第四辑

国家古籍整理出版专项经费资助项目

中医脉学

经典医籍集成

张磊 题

主审 张磊

主编 孙玉信 高翔 胡斌 王晓田

山东科学技术出版社

整理说明

中医学是中国优秀文化的重要组成部分，传承发展中医药事业是适应时代发展要求的历史使命。脉学是中医诊断学的重要内容，源远流长，特色鲜明，是中医学之瑰宝，也是世界医学领域中特有的诊断方法，具有极高的应用价值。脉诊是四诊中唯一直接触及患者人体的重要诊法，古人认为诊脉可以测知病源、断死生，备受历代医家重视。历来医家对脉学多有著述，为中医学的传承做出了不可磨灭的贡献。

中医古籍是中医学发展的根基，中医临床则是其长久发展的核心力量。传承中医，要从读医籍入手，文以载道，中医传统思维尽在于医籍，因此医籍要常读、熟读。临床医学关键在"用"，吸纳先贤行医经验，切于临床，方可学以致用。因此，"书"与"用"，二者并重。

山东科学技术出版社从贴近临床应用的角度出发，以"书""用"并重为原则，策划出版了《中医脉学经典医籍集成》。其中共收录了48种脉学医籍，所选书目均系历代医家推崇并尊为必读的经典著作。

具体书目如下。

第一辑

《脉说》《脉语》《脉经》《脉经直指》《脉经考证》《脉诀考证》《脉象统类》《诸脉主病诗》《图注脉诀辨真》《丹溪脉诀指掌》

第二辑

《三指禅》《濒湖脉学》《崔氏脉诀》《平脉考》《删注脉诀规正》《订证太素脉秘诀》《人元脉影归指图说》

第三辑

《脉诀阐微》《脉诀乳海》《脉诀汇辨》《脉诀刊误》《脉诀指掌病式图说》

第四辑

《脉义简摩》《诊家枢要》《诊家正眼》《诊宗三昧》《四诊心法要诀》《四诊脉鉴大全》

第五辑

《脉确》《脉理求真》《医脉摘要》《素仙简要》《四诊抉微》《玉函经》《重订诊家直诀》《新刊诊脉三十二辨》

第六辑

《脉微》《脉理存真》《脉理正义》《脉理宗经》《脉理会参》《脉镜须知》

第七辑

《赖氏脉案》《医学脉灯》《脉学辑要》《脉学辑要评》《脉因证治》《脉症治方》

本次整理，力求原文准确，每种医籍均遴选精善底本，若底本与校本有文字存疑之处，择善而从，整理原则如下。

1. 原书为竖排刻本的整理后改为横排。

2. 本书一律采用现代标点方法，对原书进行标点。

3. 原书中繁体字、通假字、俗写字统一改为通行的简体字，如"藏府"改作"脏腑"，"脉沈"改为"脉沉"，"觕"改为"粗"，"耎"改为"软"，"鞕"与"硬"等，不出校注。"胎、苔""盲、肓""已、以""巳、己、已"等据文意及现代行文习惯做相应改动，不出校注。

4. 原书中音近形似（如"日""曰"不分）及偏旁误用文字（如"浓"与"脓"），或明显的笔画差错残缺等处，径改。

5. 原书中倒错，有本校或他校资料可据者，据本校或他校资料改正，无本校或他校资料可据者，据文义改正。

凡底本文字引用他书，而与原书有文字差异及增减，则视情形分别处理。若虽有异文，而含义无变化，且底本文句完整，则不作校记；若含义虽有差异而底本无错误，则保留底本原字，出校记；若引文错误影响语义者，则对底本加以改正，并出校记。

6. 底本中的"经曰""经言"多为泛指，故均不加书名号。

7. 为了保持古籍原貌，原本中"元、圆、丸""证、症"未作改动。

8. 涉及医药名词术语者，保留原貌，在首见处出注。药名与现通行写法不一者，在首见处出注。其中常用中药名称径直改作通行规范药名。如"王不流行"改作"王不留行"，"黄耆"改作"黄芪"，"白微"改作"白薇"，"栝楼"改作"瓜蒌"等。

9. 原书引文较多，且大多不是原文，故凡文理通顺，意义无实质性改变者，不改不注以省繁文。唯引文及出处明显有误者，或据情酌改，或仍存其旧，均加校记。

10. 按惯例，凡原书表示文图位置的"右""左"，一律改为"上""下"；部分不规范词语按简体版习惯予以律齐，如"已上"改为"以上"等，均不出注。

11. 部分书中"凡例"正文段落前原有提示符"—"，今一并删去。

12. 原目录前无"目录"二字的，今据体例加。原目录较烦琐，今据正文重新整理。原书目录与正文存在文字差异的，今一律以正文为准，修正目录，不另出注。

13. 附图中原有文字，一律以简体字重新标注，原图字序横排者一律按从左向右排列，上下纵排及旋转排列者保持原序不变。

14. 原书中明引前代文献，简注说明。其中引用与原文无差者，用"语出"；引用与原文有出入者，用"语本"；称引自某书而某书不见反见于他书者，用"语见"。

15. 原文小字，根据内容应为大字的调整为大字。

16. 部分疑难字酌加注释和注音。注释以疏通文意为主旨，一般不引书证。有些词语颇为费解，未能尽释，已解者也或有不当，有待达者教正。文字注音采用汉语拼音。

17. 对原书稿中漫漶不清、脱漏之文字，用虚阙号"□"表示，按所脱字数据不同版本或文义补入。

18. 原书每卷卷首著作者及校刊者信息，如"京江刘吉人校正选录""绍兴裴吉生校刊"等字样，今一律删除。

总 目 录

（第四辑）

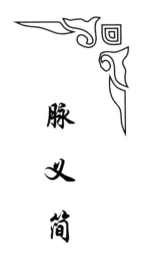

脉义简摩

清·周学海 撰

孙玉信
吴毅明
王冠
李莉娜 校注
郭金华
王永霞

内容提要

清·周学海撰。八卷。成书于清光绪十八年（1892年），刊行于清光绪二十二年（1896年）。周学海（1856—1906），字澄之，建德（今属安徽东至）人。作者参阅《脉经》《诊家枢要》《诊宗三昧》等有关文献五六十种，结合个人对脉学的研究心得，撰成此书。卷一为"部位类"，详分三部九候，三部分配脏腑等；卷二为"诊法类"，述布指、平息、举、按、寻、推等；卷三为"形象类"，论五脏平脉变脉、四时平脉变脉、六气脉、胃气脉等；卷四、卷五为"主病类"，载陈修园和郭元峰两家有关二十八脉的纲目等，并述浮沉表里辨、真脏脉、死脉等；卷六为"名论汇编"，以补前五卷所未备，如论诊脉需宗法古经、脉气、脉位，李士材人迎气口说，李东垣内外伤辨等；卷七为"妇科诊略"，阐述妇人常脉、月经不调诸病脉证、带下崩漏证、妊娠胎脉证等；卷八为"八科诊略"，有诊额法、诊虎口法、诊面五色主病法等。

本次整理以清光绪二十二年丙申（1896）池阳周学海刻《周氏医学丛书》本为底本。

目　录

第四辑

脉义简摩

第四辑

许 序

　　澄之前辈同年①，既汇刻《脉经》《本草经》《难经》诸书，表章②遗籍，嘉惠来学，俾医有绳尺，病无夭枉，卓然盛心③已。顷复示所箸④《脉简》若干卷，命兴文叙之。夫医之为道最尊，其术至难不易，三品之药，金石草木之性，能生人，亦能杀人，医操生杀之权，莫尊于是。自轩岐以逮汉晋隋唐，医学家方书汗牛充栋，文字之渊奥与治法之微眇⑤，浅儒肤学，开卷瞢然⑥，莫难于是。至所藉以行其道而施其术者，独有切脉一端。病状万殊，呼吸千变，欲其手与心合，气与神通，即脉以审证，随方以奏效，非夫精研古籍，神明⑦于古人之法，安所执以为定衡⑧耶？世徒以医卜星相并称，而医之尊者贱；业医者不识古书，随俗臆决，而医之难者易。《内经》之言曰下工切而知之⑨，今世果能切脉以知病，则固俨然上工也。《脉经》废而脉理不明，《脉诀》⑩《脉学》⑪行而脉理愈晦，前辈《脉经》之

---

　①　同年：科举时代同榜录取者互称"同年"。

　②　表章：义同"表彰"，彰显。

　③　卓然盛心：深厚美好之情。

　④　箸：同"著"。

　⑤　微眇：精微而高远。眇，高远。

　⑥　瞢（méng）然：糊涂貌。

　⑦　神明：触类旁通而自有心得。典出《周易·系辞上》。

　⑧　定衡：确定不移的标准。衡，秤杆，引为标准。

　⑨　下工切而知之：语本《难经·六十一难》。

　⑩　脉诀：指六朝高阳生所著《王叔和脉诀》。

　⑪　脉学：指明代李时珍所著《濒湖脉学》。

第
四
辑

刻①，信古人功臣矣，《脉简》之作，其殆今世导师手？曩②者先大人③善以医术济人，生平持脉精审，一以古经为断。兴文谫陋④，愧不能承家学。前辈以名进士⑤来官河上，雅好博古，乃复启扃洞⑥，窔⑦于医门。是编即寿身之益，溥⑧为寿世之资，意在执简以驭繁，非世之所为因随就简者。兴文虽不克明言其所以然，要其综古法而择之精，本心得而言之有当，脉理之谬，兹可扫荡廓清⑨矣。艰辞不文⑩，敬书简端⑪以复。

光绪十八年壬辰孟秋歙年侍⑫许兴文拜序

---

① 前辈《脉经》之刻：周学海于清光绪十七年（1891）校刻《周氏医学丛书》初集，包括《脉经》《神农本草经》等十二种医书。前辈，对周学海的尊称。

② 曩（nǎng）：从前。

③ 先大人：古时向别人称自己去世的父亲为"先大人"。

④ 谫（jiǎn）陋：浅薄。

⑤ 名进士：周学海于清光绪十八年（1892）殿试获三甲第三十九名，授内阁中书。

⑥ 扃（jiǒng）洞：门径。

⑦ 窔（yào）：（境界）深奥。

⑧ 溥：广大。

⑨ 廓清：肃清。

⑩ 艰辞不文：拙于言辞，没有文采。

⑪ 简端：书前。简，古书有简册时代，后因称"书"为"简"。

⑫ 年侍：科举时代一般同年登科者来往中的自称。

王 序

昔人谓脉之理，微如窥深渊而迎浮云①，诊之道不诚难矣哉？轩岐仓扁、仲景元化诸圣，发明脉理，虽散见于诸书，而迄无专帙②以昭示来许③，亦医林中大缺陷也。晋太医叔和王氏独出手眼，著《脉经》十卷，条分缕析，洵④为医学津梁。讵⑤六朝高阳生⑥托名叔和，著为《脉诀》，由是家弦户诵，只知伪诀⑦，而叔和真本遂晦。明代李濒湖因复著《脉学》，其大旨本之《脉经》，参以己见，编成诗歌，以便记诵，亦未始非济世之苦心。第其所载褊浅⑧简略，遗漏颇多，童年习之，又几只知有《脉学》，不知有《脉经》，而叔和真本愈晦。非斯世斯民之厄运乎？步蟾壮年搜辑叔和佚书，手录数过，即思付梓行世，奈未窥全豹，加以阮囊羞涩⑨，心长力短，迄今墓木已拱⑩，壮志愈堕⑪，自分⑫此生无复余望。壬辰秋末，路过袁江，获睹澄之司

---

① 窥深渊而迎浮云：典出《素问·六微旨大论》。
② 专帙（zhì）：专书。帙，书衣，亦指书。
③ 来许：后学。典出《诗经·大雅·下武》。
④ 洵：确实。
⑤ 讵：岂知。
⑥ 高阳生：《王叔和脉诀》的作者。宋代陈言《三因极一病证方论》卷一称"六朝有高阳生者，剽窃作歌诀"，后世有认为其为五代或北宋中期以前人者。
⑦ 伪诀：指《王叔和脉诀》。
⑧ 褊（biǎn）浅：狭隘浅薄。褊，衣服窄小，引申为狭隘。
⑨ 阮囊羞涩：经济窘迫。典出宋代阴时夫《韵正群玉·一钱囊》。
⑩ 墓木已拱：原为形容人死已久，典出《左传·僖公三十二年》。
⑪ 堕：通"惰"。《文选·七发》李善注引引郭璞《方言注》："堕，懈堕也。"
⑫ 自分：自料。

马于官寓，喜谈医理，而尤精于脉，滔滔汩汩①，口若悬河，于羲轩②后数百家言，如指诸掌。既不惜重费③，将叔和《脉经》原本，暨唐宋元诸名家医籍世无传本者，次第付梓，公诸海内矣，又复撷前贤数十家脉学之精华，参以己所阅历者，细心讨论，辑成《脉简》八卷，穷源竟委，无美不臻，索隐钩深，无疑不析。盖其藏书既富，而精神学力又足以赴之，其以一片婆心④而为渡世之慈舫⑤。公殆叔和之后身⑥欤？夫公以阀阅⑦世家，少年高第⑧，文章名贵，台阁风裁⑨，世俗风尘一毫不染，而独究心于医。每遇大证，群医束手，辄一二剂起死回生，孙真人、狄梁公⑩一流人物，今何幸及身见之？异日调和鼎鼐⑪，

① 汩汩：义同"滔滔"，形容说话连续。

② 羲轩：伏羲氏与轩辕氏的合称。

③ 费：通"赀"。《说文通训定声·屯部》："费，假借为'赀'。"

④ 婆心：仁慈之心。

⑤ 渡世之慈舫：佛教称佛、菩萨以慈悲之心救度众生脱离苦海，有如舟航，因称"渡世之慈舫"。慈舫，也作"慈航"。

⑥ 后身：佛教有"三世"之说，称某人转世之身为"后身"。

⑦ 阀阅：功勋世家。

⑧ 高第：科举时代称考试中试为"高第"。

⑨ 台阁风裁：谓有台阁之臣的神采风度。台阁，东汉初置尚书台，为皇帝秘书机构，实际辅佐皇帝处理政务，因其官署在宫禁之内，因称"台阁"。风裁，风度神采。

⑩ 狄梁公：即狄仁杰，唐代大臣，其死后曾追封"梁国公"，因称。唐代薛用弱《集异记》载有狄仁杰用针法治愈疣赘事。

⑪ 调和鼎鼐（nài）：于鼎鼐中调味，喻处理国家大事，多指行使宰相职责。鼎，烹饪器。鼐，一种大鼎。

燮理阴阳①，其恫瘝乃身②之心，臻一世③于太和④，所谓上医活国⑤者，将为公预卜焉？步蟾鸿爪印泥⑥，行李⑦匆匆，聊弁里言⑧，以志钦慕之忱云尔。

光绪壬辰秋九月下浣⑨
四海盐懒闲居士秋圃王步蟾拜识时年七十有三

---

① 燮（xiè）理阴阳：典出《尚书·周官》。辅佐天子治理国事。燮，调和。

② 恫瘝（tōng guān）乃身：语出《尚书·康诰》，也作"恫瘝"。此言表示对民间疾苦的关怀。

③ 一世：普天下之人。

④ 太和：太平。

⑤ 上医活国：语本《国语·晋语八》。

⑥ 鸿爪印泥：大雁在雪泥中留下的爪印，喻往事遗留的痕迹。此喻对周学海学术了解肤浅。

⑦ 行李：行程。

⑧ 聊弁里言：只得姑且以俚俗之言为之作序。弁，作序。里言，俚俗之言。

⑨ 下浣：古时官员十日一次休息沐浴，每月因分为上浣、中浣、下浣。浣，洗衣沐浴。

自　叙

濒湖李氏①著《脉学歌诀》，其书于脉理何所发明？而天下争奉之为圭臬②者，徒以其简而已。简者，便于省记，不待思索，已若有得，不烦③博考，已若有余。然自是以来，讲脉者无劳心苦思之功，而脉法中少心得之士矣，故吾谓《脉学》出而脉法坏也。虽然，《大易》④之言曰简则易从，易从则有功，简顾可忽乎哉？与其繁而横决，支离无当，毋宁简而空疏，意象虚涵，犹可任有志者之深思而自得也。且天下人心风气日趋便捷矣，而独持其繁且拙者，断断焉⑤以号于世，不亦傎⑥乎？故居今日而欲挽回天下之积习，以反⑦于大中至正之路，非导之以简不为功，医特其一端也。李氏之书其太简矣，吾之书以简治简，所谓从治者也。夫斯简也，其原出于《内经》《难经》《伤寒论》《金匮方论》《脉经》《甲乙经》《千金方》《翼方》及宋元以来至于近世名贤，与夫日本、泰西⑧诸国著述，参阅者五六十种，凡四百余卷，撮⑨而记之，而后乃成斯简者也。考之于古而有所本，反之于身而有可信，征之于人而无不合，斯施之于病而无不明矣，夫是之谓简。

光绪壬辰新秋澄之自记

――――――――――

① 濒湖李氏：指李时珍，晚年自号"濒湖山人"。

② 圭臬：古时测日影的工具为"圭"，测水平线的工具为"臬"，喻准则。

③ 烦：烦琐。

④ 大易：指《周易》。

⑤ 断断（yín yín）焉：争辩的样子。

⑥ 傎（diān）：错乱失次。

⑦ 反：通"返"。

⑧ 泰西：指西方。

⑨ 撮：摘取要点。

凡　例

自古阐论脉法、脉理之书，自以《脉经》为得正传而具大观，诊家宝笈，无逾于此。后世脉书，惟婴宁《枢要》①、石顽《三昧》二书发挥精透，次则士材《正眼》②、景岳"脉神"③尚有可观。兹集采自《内经》以下，博观约取，必期字字句句皆协于心而适于用。其相因之肤词，无据之僻语，一概不录。

是书专论切脉，其望闻问三诊未暇详及，他日当别为一书，以备四诊大法。惟妇人、小儿兼收察色问证之文，因二科文本无多，且脉难专恃，故聚之以便观览。

脉学先求脉体，脉体既得，进求脉理，则于脉之源流无不了彻，而各脉主病无待烦言，自能应于无穷矣。故此集于各脉主病稍略，而卷四、卷五诸文亦自可观，神而明之，存乎其人④。

每篇正文引用经文及前贤名论皆顶书，其下一格及夹杂小注则拙注也。独补义二卷，全出臆撰，因前贤书中俱无此种议论，即有之而亦未畅，不得不独出手眼，将平日读书、临证管窥所及略抒于此，以质⑤海内。

---

① 婴宁《枢要》：指元代滑寿所撰《诊家枢要》。婴宁，当是"撄宁"，滑寿，字伯仁，晚号撄宁生。

② 士材《正眼》：指明末清初医家李中梓所撰《诊家正眼》。李中梓，字士材，号念莪，华亭（今属上海）人。

③ 景岳"脉神"：指明代张介宾所撰《景岳全书》卷四之"脉神章"。张介宾，明代医家，字会卿，号景岳。著有《景岳全书》《类经》等。

④ 神而明之，存乎其人：语出《周易·系辞上》。

⑤ 质：评断。

凡前贤名论，脍炙人口而揆之事理不能确信者，必叙出所以难信之故，不敢随声附和，甘受古人之欺而自欺以欺世也。若夫有意掊击①，以炫新奇，此经生②浮薄之习也，妄诋前贤，定遭天谴。

有一说而义理彼此相通者，势不能处处皆录其说，以致繁复，故详略互见者，必然之势也。果统观全书而融会之，自无憾于阙略③矣。

读书固不可死于句下，然初学入门，却须字字句句求其着落，征之人事，确有实际，方可渐期深造自得。若开口便海阔天空，自矜融会，谈理有余，征事不足，于心无得，于事无济，名士欺世之术，岂有当于太医司命之业耶？故此书于翻衍④、河洛、八卦之说，概不阑入⑤。

医以养亲为急，古来明医多出于此，故《寿亲养老》《儒门事亲》诸书，君子重其义矣。洋烟乃近时之通患，无古法之可师。疮痍亦苦海之难堪，宜救援之有术。故第六卷名论汇编独详三者。

是书当分四截看：前五卷援先哲名言，佐以诠释，由浅入深，有条不紊，为第一截；第六卷撷拾名论，以补前五卷所未备也，为第二截；七卷妇科，八卷儿科，以证为题，与前六卷体例稍别，为第三截；补义二卷，或推畅旧论，或抒发新思，又以补前八卷之大义者也，为第四截。此书如层峦叠嶂，得其脉络，自堪引人入胜，非如一丘半壑，一览而尽。

---

① 掊（pǒu）击：打击，抨击。

② 经生：汉代称五经博士为经生，后用泛指研治经学的人。

③ 阙略：语出晋·皇甫谧《高士传·序》缺漏，不完备。

④ 翻衍：指虞翻与邹衍之学。

⑤ 阑入：擅自闯入，此指随意收录。

是书于古今脉法略已采撷无余，惟痘疹、疮疽仅见端绪，微示吉凶。然脉法已具于诸篇，义理自可以一贯。况是书本为切脉，其病证治宜本难备录。昔喻嘉言犹议叔和《脉经》之芜漏①而不纯全也，小子②其③能免于指摘与？尚冀高明匡余不逮④。

---

① 芜漏：杂乱而多遗漏。
② 小子：自称的谦辞。
③ 其：岂。
④ 匡余不逮：纠正我做得不够的地方。

寸口

十二经皆有动脉，独取寸口，以决五脏六腑死生吉凶之法，何谓也？然。寸口者，脉之大会，手太阴之脉动也。人一呼脉行三寸，一吸脉行三寸，呼吸定息，脉行六寸，一日一夜一万三千五百息，漏①水下百刻，荣卫行阳二十五度，行阴亦二十五度，为一周也，故五十度而复大会于手太阴矣。寸口者，五脏六腑之所终始，故取法于寸口也。《难经》。

此越人②发明《内经》诊脉之正法也。《内经》诊法，有专取寸口者，有兼取人迎③者，有遍取身之上中下者。至仲景书，则趺阳④、寸口并重，而又间称少阴。少阴者，太溪⑤也。人迎、趺阳以候胃气，太溪以候肾气，不似寸口能决五脏六腑之吉凶也。后世或议越人独取寸口之法为违《内经》之旨，亦未之思也。此寸口统寸、关、尺三部言，一曰气口，一曰脉口，亦有径称寸、称寸脉者，均与关前同名。荣卫行度，详见《灵

---

① 漏：漏壶，古时滴水计时的仪器。
② 越人：指秦越人，即扁鹊。
③ 人迎：在喉结旁，指颈动脉。
④ 趺阳：又称冲阳脉。在足背胫前动脉搏动处，属足阳明胃经。
⑤ 太溪：位于内踝尖与跟腱之间，属足少阴肾经。

枢》"脉度篇""五十营篇""卫气行篇"。《素问·经脉别论》发明气口成寸，以决死生，即太阴为脉大会之义也，文繁不录。

《难经·八难》曰：寸口脉平而死。徐灵胎诋之曰：如此则寸口何以决五脏六腑之吉凶哉？不知其形虽平，其神必败，此正教人察脉贵在察神，不可泥形也。如"十八难"曰：假令外有痼疾，脉不浮结，内有积聚，脉不结伏，脉不应病，是为死病也。张石顽曰：常有变证多端，而脉见小弱，指下微和，似有可愈之机，此元气与病气俱脱，反无病象发见，此脉不应病之候，非小则病退之比。慎柔和尚①曰：凡久病人，脉大小洪细，浮沉弦滑，或寸浮尺沉，或寸沉尺浮，但有病脉，反属可治。如久病，浮中沉俱和缓，体倦者，决死。诸家之论，皆与经旨相发，徐氏特未致思耳。至于所以察神之法，则滑氏所谓上下去来至止六字②者得之矣，详见后篇。开章即揭出神字，为全书宗旨。

寸关尺

脉有尺寸，何谓也？然。尺寸者，脉之大要会也。从关至尺，是尺内，阴之所治也；从关至鱼际，是寸口内，阳之所治也。故分寸为尺，分尺为寸，阴得尺内一寸，阳得寸内九分，尺寸终始，一寸九分，故曰尺寸也。《难经》。

寸后尺前，名曰关。阳出阴入，以关为界。阳出三分，阴入三分，故曰三阴三阳。阳生于尺，动于寸；阴生于寸，动于尺。《脉经》。

---

① 慎柔和尚：即胡慎柔，明末医僧，法名释住想，毗陵（今江苏常州）人。晚年将其手札及著述付于石震，刊为《慎柔五书》。

② 上下去来至止六字：见《诊家枢要·诊脉之道》。

鱼际至高骨①为一寸，内取九分，高骨至尺泽为一尺，内取一寸，凡一寸九分，寸关尺三部各得六分，其一分则关之极中，阴阳之界也。或曰关前左为人迎，右为气口者即此。鱼际者，掌后横约纹；尺泽者，肘曲横约纹也。王启玄②谓三世脉法皆以三寸为寸关尺之部，盖古者布指知寸，三寸正当三指也，与一寸九分之法言异而数实同。三世，旧谓《神农本草》《黄帝针灸》《素女脉诀》也。

三部九候

三部者，寸关尺也；九候者，浮中沉也。《难经》。

此亦发明《内经》诊脉之正法也。"脉要精微论"略见此义而未明言者，盖当时相习以为常法，不待缕叙，而又其时重在针刺，故著"三部九候论"，以人身分上中下三部，每部分天地人三候，以明针刺察病取穴之法，非以明诊脉之法也。后世乃执此以诋越人，试思《内经》察脉决病，用"三部九候论"之法者有几耶？况人迎、趺阳、太溪，要脉之必诊者也，而不列于其中，抑又何耶？寸关尺三部，每部有浮中沉三候，三而三之，故曰九候。《刊误》③曰浮以候腑，沉以候脏，中以候胃气，又有谓浮候经，中候腑，沉候脏者，皆不必拘。大概寸关尺候身之上中下，浮中沉候经络脏腑之表里，而上下去来候阴阳血气之升降嘘吸④者也。

---

① 高骨：腕骨中位于外侧之骨，即腕后高骨。解剖名桡骨茎突。
② 王启玄：即王冰，号启玄子，唐代道医，曾为《素问》作注。
③ 《刊误》：即《脉诀刊误》，又名《脉诀刊误集解》，二卷，元代戴起宗撰。
④ 嘘吸：气之吐纳。

三部分配脏腑

肝心出左，脾肺出右，肾与命门，俱出尺部。《脉经》。

玩肾与命门俱出尺部，是两尺俱候肾，俱候命门矣。盖命门为元阳与真精所聚，水火同居，浑一太极也。火之体阴，其在下也，动于右；水之体阳，其在下也，动于左。故《难经》曰右为命门，又曰其气与肾通。

心部，在左手关前寸口是也，手少阴经也，与手太阳为表里，以小肠合为腑，合于上焦。肝部，在左手关上是也，足厥阴经也，与足少阳为表里，以胆合为腑，合于中焦。肾部，在左手关后尺中是也，足少阴经也，与足太阳为表里，以膀胱合为腑，合于下焦，在关元左。肺部，在右手关前寸口是也，手太阴经也，与手阳明为表里，以大肠合为腑，合于上焦。脾部，在右手关上是也，足太阴经也，与足阳明为表里，以胃合为腑，合于中焦。肾部，在右手关后尺中是也，足少阴经也，与足太阳为表里，以膀胱合为腑，合于下焦。在关元右，左属肾，右为子户，名曰三焦。《脉经》。

此脏腑分配不易之定法也。三焦既分配于两手之三部矣，复于右尺名曰三焦者，盖三焦有腑有经，候腑于三部，候经于右尺也。经候右尺者，以其禀气于命门，候手少阳之经气，实候命门之原气也。详见命门三焦说。两尺以形之虚实候肾水，以势之盛衰候命火，此至精至确，圣人复起而不易者也。

《内经》分配脏腑

见陈修园《医学实在易》

左寸，外以候心，内以候膻中；左关，外以候肝，内以候膈①；左尺，外以候肾，内以候腹；右寸，外以候肺，内以候胸中；右关，外以候胃，内以候脾；右尺，外以候肾，内以候腹。

王叔和分配脏腑

左寸，心、小肠；左关，肝、胆；左尺，肾、膀胱；右寸，肺、大肠；右关，脾、胃；右尺，命门、三焦。

李濒湖分配脏腑

左寸，心、膻中；左关，肝、胆；左尺，肾、膀胱；右寸，肺、胸中；右关，脾、胃；右尺，肾、大肠。

张景岳分配脏腑

左寸，心、膻中；左关，肝、胆；左尺，肾、膀胱、大肠；右寸，肺、胸中；右关，脾、胃；右尺，肾、小肠。

寸关尺分诊三焦

寸，宗气出于上焦，寸脉以候之；关，营气出于中焦，关脉以候之；尺，卫气出于下焦，尺脉以候之。

陈修园曰：大小二肠，经无明训，其实尺里以候腹，腹者，二肠膀胱俱在其中。王叔和以二肠配于两寸，取心肺与二肠相

---

① 膈：通"膈"。

表里之义也；李濒湖以小肠配左尺，大肠配右尺，上下分属之义也；张景岳以大肠配左尺，取金水相从之义，小肠配右尺，取火归火位之义也。俱为近理，当以病证相参。如大肠秘结，右尺宜实，今右尺反虚，左尺反实，便知金水同病也。小便热淋，左尺宜数，今左尺如常，右尺反数，便知相火炽盛也。或两尺如常，而脉应两寸者，便知心移热于小肠，肺移热于大肠也。一家之说，俱不可泥如此。

何西池①曰：小肠与心为表里，诊于左寸；大肠与肺为表里，诊于右寸。此越人之说也。有谓小肠候于左尺，大肠候于右尺。前说从其络，后说从其位，二说相兼而不可废。盖二肠位居于下，而经脉上行，则候经于寸，候府于尺，不必歧议也。

人迎气口

关前一分，人命之主。左为人迎，右为气口。左主司官，右主司腑。阴病治官②，阳病治腑。《脉经》。

左人迎候阳，右气口候阴，如是则左当司腑，右当司脏。兹曰左主司官，官者职也，"灵兰秘典"曰凡此十二官不得相失也，是血气之功用，十二经之通称也，行于身者，阳之类也。右主司腑，腑者宫也，"阴阳离合"曰阴之五宫伤在五味，是血气之藏聚，五脏六腑之通称也，居于内者，阴之类也。故知候阳候阴，非仅以脏腑分也，亦以经络与脏腑之内外分也，故又曰寸口主中，人迎主外，盖阴阳无定义者也。以十二经言之，则阴经阴也，阳经阳也；以经络与脏腑言之，则经络阳也，脏

---

① 何西池：即何梦瑶，清代医家，字报之，号西池，广东南海人，著有《医碥》《本草韵语》《妇科良方》等。

② 官：指脏。

腑阴也；以脏腑言之，则脏阴也，腑阳也；以气血言之，则气分阳也，血分阴也。皆变见于寸口、人迎，善体之而兼以问，则知其病之所属矣。阴病治官，阳病治腑，从阴引阳、从阳引阴之义也，以明阴阳还相为宫，非谓凡治病必如此法也。

　　《灵枢·终始》曰：所谓平人者不病，不病者，脉口、人迎应四时也，上下相应而俱往来也，六经之脉不结动也。少气者，脉口、人迎俱小而不称尺寸也，如是则阴阳俱不足，补阳则阴竭，泻阴则阳脱，如是者可将以甘药，不可饮以至剂①。"四时气"曰：持气口、人迎以视其脉，坚且盛且滑者病日进，脉软者病将下。下，衰也，曰泻下者非。诸经实者，病三日已②，气口候阴，人迎候阳也。"禁服"曰：寸口主中，人迎主外，两者相应，俱往俱来，若引绳，大小齐等。春夏人迎微大，秋冬气口微大，如是者命曰平人。人迎大一倍于寸口，病在足少阳，一倍而躁，在手少阳；二倍，在足太阳，二倍而躁，在手太阳；三倍，在足阳明，三倍而躁，在手阳明。盛则为热，虚则为寒，紧则为痛痹，代则乍甚乍间。人迎四倍，且大且数，名曰溢阳，溢阳为外格。寸口大一倍于人迎，病在足厥阴，一倍而躁，在手心主；二倍，在足少阴，二倍而躁，在手少阴；三倍，在足太阴，三倍而躁，在手太阴。盛则胀满寒中，食不化，虚则热中出糜，少气，溺色变，紧则痛痹，代则乍痛乍止。寸口四倍，且大且数，名曰内关。盛则徒泻之，虚则徒补之，紧则先刺而后灸之，代则先取血络而后调之，陷下则徒灸之。陷下者，脉血结于中，中有著血、血寒，故宜灸。不盛不虚，以经取之。所谓经治者，饮药，亦曰灸刺。脉急则引，脉大以弱则欲安静，用力无劳也。

----

① 至剂：量大药峻之剂。
② 已：病愈。

"五色"曰：切其脉口，滑小紧以沉者，病益甚，在中；人迎气大紧以浮者，病益甚，在外。其脉口浮滑者，病日进；人迎沉滑者，病日损。脉口滑以沉者，病日进，在内；人迎滑盛以浮者，病日进，在外。脉之浮沉及人迎与寸口气大小等者，病难已。病在脏，沉而大者易已，小为逆；在腑，浮而大者易已。人迎盛坚者，伤于寒；气口盛坚者，伤于食。窃尝论之，自古诊法，凡四大纲，有分菽重，如《难经·五难》所云者，有两手分人迎、气口，如上文所云者，有两手各分寸关尺三部，如"脉要精微论"及《难经》"一难""二难"所云者，而"三部九候论"则求其动脉，以验穴之所在，而亦以各占①其本经之寒热虚实者也。此四法者，至于今日，或传或不传。夫分菽重者，诊久病之捷法也；分人迎气口者，诊暴病之捷法也；而分三部者，兼内外，赅②久暴，而无不候者也。故曰"脉要精微"，先圣之意不较然③乎？

《脉如》④曰：内伤七情之脉，浅者惟气口紧盛而已，深者必审其何部相应，何脏传次，何脏相克，克脉胜而本脏脉脱者死。外感六淫之脉，轻者惟人迎紧盛，或各部单见而已，重则各部与人迎相应。《慎柔五书》⑤曰：尝见虚损，六脉和缓而数，八九至，服四君、保元，温肺理脾，先右三部退去三二至，左脉尚数不退，是右表先退，左里未退也。至数脉尽退，病将

---

① 占：窥察。

② 赅（gāi）：包括。

③ 较然：明显的样子。

④ 《脉如》：脉学著作，清代郭治撰。郭治，清代医家，广东南海人，著《脉如》二卷。

⑤ 《慎柔五书》：明代胡慎柔撰，凡师训、医劳历例、虚损、痨瘵、医案五篇，故名。

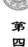

痊愈，左脉犹比右脉多一至，足见表退而里未和耳。《难知》①谓伤寒以左为表，右为里，杂病以右为表，左为里，信然。按左右表里，无论如何颠倒说来，总不外阴阳升降之义。经言左右者，阴阳之道路也，阳自左升，阴自右降，升者其本在下，其末在上，降者其本在上，其末在下。内伤者伤阴，是从内挠其阴之归路，降者不利，故脉右盛；外感者伤阳，是从外遏其阳之出路，升者不利，故脉左盛。治之之法，宣扬②与导阴迭相为用者也，在审其先后轻重而已。脉理之微，岂可执一乎？迟数不并见，右脉退去二三至，左脉尚数不退，又云数脉退尽，左脉犹比右多一至，实所未见，以俟高明。

人迎本足阳明脉，在结喉两旁，为腑脉，所以候表；气口为手太阴经脉，在两手寸口，为脏脉，所以候里。此《内经》之旨也。后世但诊气口，而以左关前一分为人迎，右关前一分为气口。又以右手分之，寸为人迎，关为气口。《脉如》。

以右手寸关分人迎、气口，止见李士材《医宗必读》中有此说，他书未见，未知士材何所本也？《脉如》引用各书，皆不著所出，今但据所见书之。

《灵枢·寒热病》篇曰：颈侧之动脉人迎。人迎，足阳明也。阳迎头痛，胸满不得息，取之人迎。阳迎，当作阳逆。"本腧"篇曰：缺盆之中，任脉也，名曰天突。一次任脉侧之动脉，足阳明也，名曰人迎。此皆谓颈侧动脉上有穴为人迎穴，非谓其脉即人迎脉也。且其脉大于气口数倍，而《灵枢》"终始""禁服"、《素问》"六节脏象"俱有气口大于人迎一倍二倍三倍四倍之文，且此人迎穴亦止候足阳明胃气而已，又何云一倍少阳、二倍太阳、三倍阳明乎？"终始"曰：少气者，脉口、人迎

---

① 《难知》：即《此事难知》，元代王好古撰。
② 扬：当作"阳"。

俱小而不称尺寸也。此又何以解之？故知两手关前分候之法必本于轩岐，非出于叔和也。至仲景所讥人迎趺阳，三部不参，则指颈脉与趺阳候胃气之盛衰，非与寸口互校其大小者也。《素问·病能》篇亦曰：有病胃脘痛者，当候胃脉，其脉当沉细，沉细者气逆，气逆者人迎甚盛，甚盛则热。人迎者，胃脉也，细绎词意，是恐后世误认人迎与左手关前相混，故以胃脉也。申释之，胃脉沉细者，即所谓右外以候胃者也，与人迎甚盛岂一脉耶？人迎有两，不可得之词气之外耶？张石顽曰：结喉两旁能候诸经之盛衰乎？此言是矣。

趺阳太溪

　　黄帝曰：经脉十二，而手太阴、足少阴、阳明独动不休，何也？岐伯曰：是明胃脉也。胃为五脏六腑之海，其清气上注于肺，肺气从太阴而行之，其行也，以息往来，故人一呼脉再动，一吸脉再动，呼吸不已，故动而不止。黄帝曰：气之过于寸口也，上出焉息，下入焉伏，何道从还？不知其极？岐伯曰：气之离于脏也，卒然如弓弩之发，如水之下岸，上于鱼以反衰，其余气衰散以逆上，故其行微。黄帝曰：足阳明何因而动？岐伯曰：胃气上注于肺，其悍气上冲头者，循咽，上走空窍，循眼系，入络脑，出顑①，下客主人②，循牙车，合阳明，并下人迎，此胃气别走于阳明者也，故阴阳上下，其动也若一。故阳病而阳脉小者为逆，阴病而阴脉大者为逆，阴阳俱静俱动，若引绳相倾者病。黄帝曰：足少阴何因而动？岐伯曰：冲脉者，

---

① 顑（kǎn）：面部骨名。
② 客主人：指上关穴，位于耳前，下关直上，当颧弓的上缘凹陷处。

十二经之海也，与少阴之大络起于肾，下出于气街①，循阴股内廉②，邪③入腘中，循胫骨内廉，并少阴之经，下入内踝之后，入足下。其别者，邪入踝，出属跗④上，入大指⑤之间，注诸络以温足胫。此脉之常动者也。《灵枢·动腧》篇，参《甲乙经》。

手太阴寸口，足少阴太溪，足阳明人迎、跌阳，岐伯止言人迎，而跌阳似属于足少阴，未晓若仲景《伤寒论》《金匮方论》则以跌阳与寸口并称者，胃气为三阳宗主，跌阳在下，较之人迎，此尤为根本也。其穴名冲阳，在胫骨下端陷中前四寸足背上。太溪穴在内踝后而下，以候肾气，为诸阴根本。昔人谓伤寒必诊太溪，盖以少阴一经实原气所系，为生死关头，故凡卒厥等证，两手无脉，但得跌阳、太溪脉在，皆有可救。张石顽曰：二脉仅可求其绝与不绝，不能推原某脉主某病也。是已。

轻重呼吸浮沉

脉有轻重，何谓也？然。初持脉，如三菽⑥之重，与皮毛相得者，肺部也；如六菽之重，与血脉相得者，心部也；如九菽之重，与肌肉相得者，脾部也；如十二菽之重，与筋平者，肝部也；按之至骨，举之来疾者，肾部也。故曰轻重也。《难经》。

---

① 气街：穴位，又名气冲，位于脐下五寸，旁开二寸处，属足阳明胃经。
② 廉：边。
③ 邪：同"斜"。
④ 跗：足背。
⑤ 指：古时手指、足趾皆可称"指"。
⑥ 菽：《春秋·考异邮》谓"大豆曰菽"。文中三菽、六菽、九菽、十二菽，以其重量比喻按脉力度的比例。

元氏《辑要》①曰：菽，小豆也。三菽者，每部一菽也，六菽者，每部二菽也，九菽、十二菽仿此。此与旧说特异。其说谓每部三菽，则不止与皮毛相得矣，推之六菽、九菽、十二菽皆然。但于菽法，迄未明言。绎《素问·经脉别论》：气归于权衡，权衡以平，气口成寸，以决死生。盖如天平，以一菽置于一边，则一边低下若干，以比手指在脉口按下若干也，如此则元说近是。

脉之体血也，其动者气也，肾间水火所蒸也。按之至骨，则脉气不能过于指下，微举其指，其来顿疾于前，此见肾气蒸动，勃不可遏，故曰肾部也。旧解多忽过举之二字，遂使来疾无根。且按至骨而来转疾，此牢、伏之类，岂所以定平人脉气之部分欤？卢氏子由②曰：此轻重五诊之法，为五脉应有之常，咸以按为则，惟肾则按中有举，举中有按。按之至骨者，骨为肾之合，此即肾部，便可诊得肾脏之气。第脉行肉中，骨上无脉，此欲得肾脏之真，故必按指至骨，而后肾真乃发。肾为水，物入则没，故按则濡；水性至刚，物起则涌，故举指来疾者即是。故欲得其详，还须随举随按，随按随举，有非一举指之劳所能尽其性者也。卢氏此说可谓独得真诠矣。此肾字赅命门在内，卢氏专指水言，未当。

呼出心与肺，吸入肾与肝。呼吸之间，脾受谷味也，其脉在中。《难经》。

心肺俱浮，何以别之？然。浮而大散者心也，浮而短涩者肺也。肾肝俱沉，何以别之？然。牢而长者肝也，按之软，举指来实者，肾也。脾主中州，故其脉在中。《难经》

---

① 元氏《辑要》：指日本丹波元简所撰《脉学辑要》。

② 卢氏子由：即卢之颐，明清间医家，字繇生、子由，号晋公，钱塘（今浙江杭州）人，著有《本草乘雅半偈》《学古诊则》等。

后世皆以腑主浮，脏主沉。近黄坤载①更以左升右降立论，谓肝肾随脾气而左升，心肺随胃气而右降，与此言若两歧，理实一贯。

呼吸与浮沉不同，呼吸以至数言，浮沉以部分言。盖脉之行也，以息往来，呼出之顷脉来至者，心肺主之，吸入之顷脉来至者，肝肾主之，呼吸之间脉来至者，脾气主之，故昔人谓脉五动而五脏之气见也。又呼吸即指脉之来去，阳嘘阴吸②也，亦通。与浮沉理虽不殊，言各有指。

有不分寸关尺，但分浮中沉，左诊心肝肾，右诊肺脾命，以定各脏病者，此因病剧证危而求其本也。诊老人虚人，久病产后，皆不可无此法。《医存》③。

此与旧说稍别，而亦自有理。

前后上下内外左右

尺内两旁，则季胁也，尺外以候肾，尺里以候腹。中附上④，左外以候肝，内以候鬲，右外以候胃，内以候脾。上附上⑤，右外以候肺，内以候胸中，左外以候心，内以候膻中。前以候前，后以候后。上竟上⑥者，喉胸中事也；下竟下⑦者，少腹腰股膝胫足中事也。"脉要精微论"。

---

① 黄坤载：即黄元御，清代医家，名玉璐，字元御，昌邑（今属山东昌邑）人，著有《伤寒悬解》《四圣心源》《长沙药解》等。

② 阳嘘阴吸：谓"阳主呼气，阴主吸气"。语本《四圣心源》卷四。

③ 《医存》：指《王氏医存》，清代王燕昌撰，十七卷。

④ 中附上：指关脉。

⑤ 上附上：指寸脉。

⑥ 上竟上：上段之尽端，即鱼际部。竟，尽头之意。

⑦ 下竟下：下段之尽端，即尽于尺部。

此《内经》气口分三部浮沉以配脏腑，并分关前、关后以候身前身后，竟上、竟下以候身上身下之全法也。尺内，谓尺之正部也。两旁，与下文竟下之下字同义，谓两尺之后也，不在正位，故曰旁也。季胁，即赆在少腹腰股之中者也。经先提而言之者，盖古人诊脉下指，是先定尺部，再取关寸，故曰中附上，上附上，非如后世有高骨为关之说，先取关而后定尺寸也。内外之义，有以浮沉解者，有以前后各半部解者，有以内外两侧解者，自以浮沉之说为适用。究之，浮也，前也，外侧也，皆属阳，当以候腑，沉也，后也，内侧也，皆属阴，当以候脏。而经文相反者，何也？尝思之矣，外以候经络之行于身者也，内以候气化之行于胸腹者也。如尺外以候肾，是候肾之经气外行于身者也，尺里以候腹，则指定腹内矣；左外以候肝，是候肝之经气外行于身者也，内以候膈，则指定膈内矣；右外以候肺，是候肺之经气外行于身者也，内以候胸中，则无与躯壳之事矣。左外以候心，是候心之经气外行于身者也，内以候膻中，则直指心体之处矣。即右外以候胃，内以候脾，亦非以脏腑分也。候胃，候其经气之行于身者也；候脾，候其气化功用之行于里者也。前以候前，谓关前以候身前胸腹；后以候后，谓关后以候身后脊背也。是总束上文，以寸关尺三部正位为脉之中段，以候身之中段矣。上竟上，下竟下，是推广于寸之上，尺之下，以分候躯壳之极上极下矣。人之一身，四维①包中心，故以浮沉言之，两头包中段，故以上下言之，两劈分前后，故以前后言之，更加以两侧分内外，气口诊法备于是矣。膻中者，心体四旁之空处，在肺叶所护之内也。胸中者，肺前空大之处皆是也。经意盖即以膻中为心，胸中为肺，膈为肝，腹为肾矣，

---

① 四维：古时称东南、东北、西南、西北四角为"四维"，此指四周。

而三焦之气化亦举赅于其中，于此见经文措词之灵而密。

左寸下指法如六菽之重，在指顶为阴为心，在指节为阳为小肠，余部仿此。《韩氏医通》①。

此即内外两侧之诊法也。李士材曾诘之曰：是必脉形扁阔，或脉有两条，则可耳。夫以指平压脉上，诚不能内外两判也，独不可侧其指以拍于脉之内侧外侧以诊之耶？外侧之诊与浮候同，内侧之诊与沉候同。察两侧之大小强弱滑涩，参之浮沉，以决其病之阳经阴经气分血分也，更可昭晰无疑矣。

上中下也，前后也，竟上竟下也，是取脉体而直诊之，浮沉也，内外两侧也，浮沉之间更加以中，是取脉体而横诊之，通为十二候矣。朱肱以浮、中、沉、内推、外推、竟上、竟下为七候，犹未为备也。且其所谓内推、外推者，即内外两侧之诊法，非《内经》因脉形之内曲外曲而推之者也，名义未免相混。其遗前后而不言者，意谓赅于寸关尺也。经文词意实是别具一法，虽他书绝无道及，而历诊以来，留心细察，觉阳明、太阴、冲、任脉虚者，两寸多细短，太阳、少阴及督脉虚者，两尺多细弱，是殆专以关前关后之长短虚实，分候躯壳经脉前后之盛衰，未必能概诊百病也。至于竟上、竟下之法，今人不讲，而尤为切用。《脉经》曰：脉来细而附骨者，积也。寸口，积在胸中；微出寸口，积在喉中。言喉则喉以上可知矣，故头痛者寸口必弦，若脉短者死，谓其不与病应也。又曰：尺脉牢而长，少腹引腰痛②。长则必出于尺下可知矣。历诊下部癫疝癖疥者，两尺以后之脉皆弦紧滑搏也。合观诸文，诊脉者岂可拘守于三指之下而已耶？

身前身后之诊，又有以左右分者。《内经》谓左主阳，右主

---

① 《韩氏医通》：明代韩㦊撰，二卷，综合性医书。

② 尺脉牢而长，少腹引腰痛：语出《脉经》卷一。

阴，又谓背为阳，腹为阴，盖人身之气，背升而腹降，太阳升而阳明降，故前人有谓左寸洪弦肩背胀痛，右寸洪弦胸胁胀痛。而滑伯仁又谓左尺主小肠、膀胱、前阴之病，右尺主大肠、后阴之病。如是其不同者何也？窃尝思之，左右者，阴阳之道路也。左寸洪弦，升气太过也；右寸洪弦，降气不及也。前阴之秘与泄，亦清升之为病也；后阴之秘与泄，亦浊降之为病也。其两尺分主之法，校两寸分主之法，用之尤多应验，以前阴之病多涉于肝，后阴之病多涉于肺故也。要之，此不过大概之词，临诊总须合参六脉，并详问兼证为是。

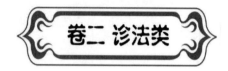

早宴①

黄帝曰：夫诊脉常以平旦，何也？岐伯曰：平旦者，阴气未动，阳气未散，饮食未进，经脉未盛，络脉调匀，血气未乱，故乃可诊有过之脉②。切脉动静，而视精明③，察五色，以观五脏之有余不足，六腑之强弱，形之盛衰，以此参伍④，决死生之分。《素问·脉要精微论》。

精明，穴名，在两目内眦。此数语，切脉视色，观形审证，诊法已无不备，而阴气未动数语，义旨精微，极宜潜玩。

凡诊平人之脉，常以平旦，若诊病脉，则不以昼夜。《刊误》。

《灵枢·终始》曰：乘车来者，卧而休之如食顷，乃刺之。出行来者，坐而休之如行十里顷，乃刺之。此亦通于诊法也。

---

① 宴：通"晏"，晚。
② 有过之脉：指有病的脉象。
③ 精明：指眼睛和眼神。
④ 参伍：亦作"参五"，错综比较，加以验证。

平臂

病者侧卧，则在下之臂被压而脉不能行；若覆其手，则腕扭而脉行不利；若低其手，则血下注而脉滞；若举其手，则气上窜而脉驰；若身覆，则气压而脉困；若身动，则气扰而脉忙①。故病轻者宜正坐直腕仰掌，病重者宜正卧直腕仰掌，乃可诊脉。《医存》。

布指

欲诊三部，先以中指揣得高骨，名为关上。既得高骨，微微抬起中指，以食指于高骨之前取寸口脉。诊寸口毕，则微微抬起食指，再下中指取关上脉。诊关上毕，复微微抬起中指，又下无名指于高骨之后，取尺中脉。诊候之时，不可正对患人，要随左右偏向两旁随左右而偏两旁，诊时气及妇女尤宜慎之，慎容止②，调鼻息，专念虑，然后徐徐诊视。若乖张失次，则非法矣。汪石山。

察病之法，先单按以知各经隐曲③，次总按以决虚实死生。然脉有单按浮总按沉者，有总按浮单按沉者，迟数亦然。要之，审决虚实，惟总按可凭，况脉不单生，必曰沉而紧、迟而细、浮而弦之类，其大纲不出浮沉迟数滑涩以别之，而其类可推矣。《脉如》。

高骨为关之说，始于王叔和，述于《千金方》及高阳生

---

① 脉忙：指脉乱。
② 容止：仪容举止。
③ 隐曲：幽深曲折，隐秘难测。

《脉诀》，而朱子一言，遂成千古定论。究竟①臂短者紧排其指，臂长者松排其指，恒须量其臂之长短，以定排指之松紧，固不必拘于一寸九分之说。即前后略有参差，而亦自不相违。

人中指上两节长，无名、食指上两节短，此参差之不易齐者。若按尺，排指疏则逾一寸九分之定位，排指密则又不及尺寸三停之界分，此犹其小者。顾指节之参差，虽疏与密，咸难举按，不但腕不能舒，肘亦牵于转动，必藉肩之提摄，或得指头上下，久则腕节不仁，臂亦酸瘠罔觉矣，又何能别形体、纪②至数、循往来、度部位、验举按以及去来乎？是必三指齐截，斯中节翘出，而后节节相对，自不待腕之能舒，而节无不转，转无不灵矣。第食指肉薄而灵，中指则厚，无名指更厚木，故必用指端棱起如线者，名曰指目，以按脉之脊，无论洪大弦革，即细小丝微，咸有脊焉，不啻睛之视物，妍媸毕判，故古法称诊脉曰看脉。每见有惜爪甲之长美，留而不去者，只用指厚肉分或指节下以凭诊视，业属不慧，反藉口谓诊视一法不过敲门砖耳，岂慈悯为行者耶？《学古诊则》③。

医者三指头内亦有动脉，须心有分别，勿误作病人之脉。《医存》。

卢氏所用指目，正人指内动脉所出之处。若此脉正与病者之脉相击，将疑病脉之大而有力矣，似不如用螺纹略前者正压脉上，为常法也。但指在脉上，须有进退展转巧为探取之法，心灵手敏而不涉成见，庶得之矣。

---

① 究竟：推求。

② 纪：通"记"。《释名·释言语》："纪，记也，记识之也。"清毕沅疏证引叶德炯："纪、记二字古通。"

③ 《学古诊则》：脉学著作，明代卢之颐撰，四卷，述脉义、脉法等。

平息

人一呼脉再动，一吸脉再动，呼吸定息，脉五动，闰以太息①，命曰平人。平人者，不病也，常以不病调病人，医不病，故为病人平息以调之。人一呼脉一动，一吸脉一动，曰少气；一呼脉三动，一吸脉三动而躁，尺热，曰病温，尺不热，脉滑曰病风，脉涩曰痹；人一呼脉四动以上，曰死。《素问·平人气象论》。

"玉机真脏论"曰：人一息脉五六至，其形虽不脱，真脏虽不见，犹死也。黄帝、扁鹊脉法皆以再动为一至也，一至一动者始于《难经》也。

陈修园曰：闰以太息脉五动，非彼之脉数，乃我之息长也。

张仲景曰：人迎趺阳，三部不参，动数发息，不满五十。盖每十动主一脏，五十动而五脏之气见矣，诊老病及虚损病，尤为要法。《灵枢·根结》曰五十动而不一代者，五脏皆受气；四十动一代者，一脏无气，《脉经》曰却后四岁死，《难经》曰肾气不至也；三十动一代者，二脏无气，却后三岁死，肝气不至也；二十动一代者，三脏无气，却后二岁死；十动一代者，四脏无气，岁中死；五动一代者，五脏皆无气，五日死矣。李濒湖曰：脉一息五动，肺心脾肝肾五脏之气皆足。五十动而一息，合大衍之数②。夫经明言五十动而不一代者，五脏皆受气，盖五十动而不代则无代矣，非五十动后必当有一代也，乃云五十动而一息合大衍之数，何其陋耶？但人苟一脏无气，当不可

① 闰以太息：张志聪注"太息者，呼吸定息之时，有余不尽而脉又一动，如岁余之有闰也。"闰，余也。

② 大衍之数：《周易·系辞上》："大衍之数五十，其用四十有九。"

第
四
辑

以旦夕存矣，此云却后至四岁三岁二岁一岁之久，则不可晓。

举按寻推_{附七候}

轻手取之曰举，重手取之曰按，不轻不重，委曲求之曰寻。
汪石山本滑伯仁。

陈修园曰：轻下手于皮肤之上曰举，以诊心肺之气也；略重按于肌肉之间曰按，以诊脾胃之气也；重手推于筋骨之下曰寻，以诊肝肾之气也。按汪说有寻而遗推，陈说合寻推为一，均未当也。今取汪说，而以《素问》补之。

推而外之，内而不外，有心腹积也；推而内之，外而不内，身有热也；推而上之，上而不下，《甲乙经》作下而不上，腰足清①也；推而下之，下而不上，《甲乙经》作上而不下，头项痛也。
《素问·脉要精微论》。

王冰注云：脉附臂筋，取之不审，推筋令远，使脉外行，内而不出外者，心腹有积也；脉远臂筋，推之令近，远而不近，是阳气有余，故身有热也；推筋按之，寻之而上，脉上涌盛，是阳气有余，故腰足冷也；推筋按之，寻之而下，脉沉下掣，是阴气有余，故头项痛也。

内而不外，脉内曲也；外而不内，脉外曲也。上而不下，寸脉盛也；下而不上，尺脉盛也。王注以上下为浮沉，于推义未协，其合推寻为一，即陈氏所本也。

无求子于三部，每部以浮中沉及四旁，分为七候，先浮按消息之，次中按消息之，次重按消息之，次上竟消息之，次下竟消息之，次推指外消息之，次推指内消息之，此合经中诸法，

---

① 清：清冷。

以为定法也。《刊误》。

无求子，宋·朱肱也。浮中沉本《难经》，上竟下竟，内推外推，本"脉要精微论"。

脉分阴阳

浮者阳也，沉者阴也。浮之损小①，沉之实大，故曰阴盛阳虚；沉之损小，浮之实大，故曰阳盛阴虚。《难经》。

此以浮沉分阴阳也。

关之前者，阳之动也，脉当见九分而浮，过者法曰太过，减者法曰不及，遂上鱼为溢，为外关内格②，此阴乘之脉也；关之后者，阴之动也，脉当见一寸而沉，过者法曰太过，减者法曰不及，遂入尺为覆，为内关外格，此阳乘之脉也。《难经》。

此以尺寸分阴阳也。张静斋曰：外关内格者，阳外闭而不下，阴内出以格拒之也；内关外格者，阴当作阳内闭而不出，阳当作阴外入以格拒之也。

此阴阳俱有余，以其太过者言之也。"辨脉"③曰：病有洒淅恶寒而复发热者何？答曰：阴脉不足，阳往乘之；阳脉不足，阴往乘之。何谓阳不足？曰：假令寸口脉微，名曰阳不足，阴气上入阳中，则洒淅恶寒也。何谓阴不足？曰：假令尺脉弱，名曰阴不足，阳气下陷入阴中，则发热也。此阴阳俱不足，内伤之恶寒发热也，东垣论之最详。

浮滑长，阳也；沉短涩，阴也。一阴一阳者，谓脉来沉而滑也；一阴二阳者，谓脉来沉滑而长也；一阴三阳者，谓脉来

---

① 损小：谓弱而小。损，减损。
② 外关内格：病名。指关格，表现为水谷不入（关闭），二便不通（阻格）。
③ "辨脉"：指《伤寒论·辨脉法》。

浮滑而长，时一沉也。一阳一阴者，谓脉来浮而涩也；一阳二阴者，谓脉来长而沉涩也；一阳三阴者，谓脉来沉涩而短，时一浮也。各以其经所在名病逆顺也。《难经》。

此以形体分阴阳也。徐灵胎曰：须知诸脉止有浮沉可以并见，余不能并见也。"辨脉"曰：凡脉大、浮、数、动、滑，此名阳也；脉沉、涩、弱、弦、微，此名阴也。凡阴病见阳脉者生，阳病见阴脉者死。

寸口脉浮大而疾者，名曰阳中之阳；沉细者，名曰阳中之阴。尺中脉沉细者，名曰阴中之阴；滑而浮大者，名曰阴中之阳。尺脉牢而长，关上无有谓无有牢长之形也，下义同此，此为阴干阳；寸口脉壮大，尺中无有，此为阳干阴。《脉经》。

此合尺寸、浮沉、形体以辨阴阳也。阴干阳者，阴抑其阳，使不得上升也；阳干阴者，阳扰其阴，使不得内敛也。《难经》曰：脉居阴部而反阳脉见者，为阳乘阴也，脉虽时沉涩而短，此为阳中伏阴也；脉居阳部而反阴脉见者，为阴乘阳也，脉虽时浮滑而长，此为阴中伏阳也。皆诊法之最密者也。

察脉须识上、下、去、来、至、止六字，不明此六字，则阴阳虚实不别也。上者为阳，来者为阳，至者为阳，下者为阴，去者为阴，止者为阴也。上者，自尺部上于寸口，阳生于阴也；下者，自寸口下于尺部，阴生于阳也。来者，白骨肉之分而出于皮肤之际，气之升也；去者，自皮肤之际而还于骨肉之分，气之降也。应曰至，息曰止也。《脉神》引滑氏《枢要》。

此以脉之动势分阴阳也。"辨脉"曰：寸脉下不至关为阳绝，尺脉上不至关为阴绝。此上、下之义也。"阴阳别论"曰：去者为阴，至者为阳；静者为阴，动者为阳；迟者为阴，数者为阳。"脉要精微论"曰：来疾去徐，上实下虚；来徐去疾，上虚下实。"平脉"① 曰：初持脉来疾去迟，此出疾入迟，为内虚外实也；初持脉来迟去疾，此出迟入疾，为内实外虚也。《难经》曰：呼出心与肺，吸入肾与肝。凡脉来盛去衰者，心肺有余，肝肾不足也；来不盛去反盛者，心肺不足，肝肾有余也。此去、来之义也。成无己曰：《正理论》② 谓阳气先至，阴气后至，则脉前为阳气，脉后为阴气，脉来前大后细，为阳气有余，阴气不足。《脉如》曰：动前脉盛，气有余；动前脉衰，气不足。应后脉盛，血有余；应后脉衰，血不足。此至、止之义也。此数说者皆阳嘘阴吸之大义也，脉学之上乘③，诊家之慧业④也。

阳盛者，气必由之而渐充；阴虚者，血必由之而渐败。血气固不外阴阳，而阴阳究不可板分血气也。若欲于指下别其病之在气在血，前人尚无明论，此篇只是辨阴阳之气之升降出入而已。

脉分脏腑

脉何以知脏腑之病也？然。数者腑也，迟者脏也，数即有热，迟即生寒，诸阳为热，诸阴为寒，故以别知脏腑之病也。《脉经》引《难经》。

此以迟数分脏腑也。"辨脉"曰：浮为在表，沉为在里，数为在腑，迟为在脏。

一脉十变者，何谓也？然。五邪刚柔相逢之意也。假令心

---

① "平脉"：指《注解伤寒论·平脉法》。

② 《正理论》：成无己《注解伤寒论》引《正理论》凡一见，其书不详。

③ 上乘：佛教称闻佛之言教而得悟苦、集、灭、道四谛者为"上乘"，即"声闻乘"，世俗用以表示相比优秀者。

④ 慧业：佛教指由智慧引发之善行。

脉急甚者,肝邪干心也,心脉微急者,胆邪干小肠也;心脉大甚者,心邪自干心也,心脉微大者,小肠邪自干小肠也;心脉缓甚者,脾邪干心也,心脉微缓者,胃邪干小肠也;心脉涩甚者,肺邪干心也,心脉微涩者,大肠邪干小肠也;心脉沉甚者,肾邪干心也,心脉微沉者,膀胱邪干小肠也。五脏各有刚柔邪①,故令一脉辄变为十也。《难经》。

此以脉象之微甚分脏腑也。又有以浮沉分脏腑者,如左寸沉候心,浮候小肠,右寸沉候肺,浮候大肠是也。又有以每部前后分脏腑者,如左寸前三分候小肠,近关三分候心,左关近寸三分候胆,近尺三分候肝是也。更有以前三分候脏,后三分候腑者,盖谓脏清居上,腑浊居下也。夫浮沉之义与微甚近,甚者浮沉皆然,微者但浮诊然也,此不易之定法。即迟数,亦必兼浮沉者也。至以前后部位分者,恐有未协,姑存以备考。

病之在十二经也,有气分,有血分。其在脏腑也,只可以在气分而不可以在血分,在血分则脏坏而死矣。书凡言在某腑某脏血分者,仍指其经络言之也。在腑者为肠痈、胃痈及淋浊也,在脏者为肺痈、肺痿也,诸证已难治多死,余脏血分岂可有此乎?

须察真假

医不明脉,固无以治病,而不明真假疑似之脉,又无以别脉,其奚以察元气之虚实,而洞明生死吉凶之机要哉?东坡云:大实有羸状,至虚有盛候。此处关头一差,死生反掌,为医之难,职是故耳。《脉如》。

持脉之道,先要会二十八脉形体于胸中,更须明乎常变。

---

① 刚柔邪:分指阳邪与阴邪。

凡众人之脉，有素大素小，素阴素阳，此其赋自先天，各成一局，常也；邪变之脉，有倏缓倏急，乍进乍退者，此其病之骤至，脉随气见，变也。故凡诊脉者，必须先识脏脉，而后可以察病脉，先识常脉，而后可以察变脉，于常脉中可以察人之器局寿夭，于变脉中可以察人之疾病吉凶。此诊家之大要也。《脉神》。

经曰：脉从而病反，其诊何如？曰：脉至而从，按之不鼓，诸阳皆然。脉至而从者，阳证见阳脉也，然使按之无力，不能鼓指，则脉虽浮大，便非阳证，不可作热治，凡诸脉之似阳非阳者皆然也。曰：诸阴之反，其脉何如？曰：脉至而从，按之鼓甚而盛也。阴证阴脉，从矣，然鼓指有力，亦非阴证。凡脉从阴阳，病易已，谓阳证得阳脉，阴证得阴脉也。若逆阴阳，病难已。《脉神》。

经，《素问·至真要论》也。不鼓与鼓甚而盛，当于滑氏上、下、去、来、至、止六字中求之。再日按之可见，察脉真假，必以沉候为准，假于外，不能假于内也。

浮为在表，沉为在里，数为多热，迟为多寒，弦强为实，细微为虚，是固然矣。然疑似之中，尤当真辨，此其关系非轻，不可不察。如浮虽属表，而凡阴虚血少，中气亏损者，必浮而无力，是浮不可以概言表也；沉虽属里，而凡外邪初感之深者，寒束经络，脉不能达，必见沉紧，是沉不可以概言里也。数为热，而真热者未必数，凡虚损之证，阴阳俱困，气血张皇①，虚甚者数愈甚，是数不可以概言热也；迟为寒，而凡伤寒初退，余热未清，脉多迟滑，是迟不可以概言寒也。弦强类实，而真阴胃气大亏，及阴阳关格等证，脉必豁大而弦健，是强不皆实

---

① 气血张皇：虚损之证，气血不足而应顾不暇，因称"张皇"。张皇，惊慌之状。

第
四
辑

也；微细类虚，而凡痛极气闭，荣卫壅滞不通者，脉必伏匿，是伏未必虚也。由此推之，凡诸脉中皆有疑似，皆须真辨，诊能及此，其庶几乎？虽然，脉有真假，而实由人见之不真耳，脉亦何从假哉？《脉神》。

真热者未必数，如风温湿温，脉皆洪滑而缓，"平人气象"曰滑而缓曰热中是也；迟未必寒，如水谷停滞，血结痰凝，或热病骤服苦寒，热为所郁也。

治病之法，有舍证从脉者，有舍脉从证者，何也？盖有阴证阳脉，阳证阴脉，有证虚脉实，证实脉虚，彼此差互，急宜详辨。大都证实脉虚，必假实证也；脉实证虚，必假实脉也。夫外虽烦热，而脉见微弱，必火虚也；腹虽胀满，而脉见芤涩，必胃虚也。此宜从脉者也。有本无烦热，而脉见洪数，非火邪也；本无胀满，而脉见弦强，非内实也。此宜从证者也。虽真实假虚，非曰必无，但轻者可从证，重者必从脉，方为切当。此《脉神》论治病法也，与察脉真假相发，附记于此。

本无烦热而脉洪数，本无胀满而脉弦强，安知非邪郁于内而未及发耶？大抵急证，如癫厥霍乱，宜从证而参素体之强弱，以定用药之重轻。缓证，则未有不脉证兼权者也。

兼察色证

经言：见其色而不得其脉，反得相胜之脉者死，得相生之脉者，病即自已。色之与脉，当参相应者。色青，其脉当弦而急；色赤，其脉当浮大而散；色黄，其脉当中缓而大；色白，其脉当浮涩而短；色黑，其脉当沉濡而滑。此色之与脉当参相应也。

色青，其脉浮涩而短，为肺金克肝木，脉胜色也；大而缓，为肝木克脾土，色胜脉也；浮而大散，为肝木生心火，色生脉也；濡而滑，为肾水生肝木，脉生色也。

色赤，其脉沉小而滑，为肾水克心火，脉胜色也；浮涩而短，为心火克肺金，色胜脉也；中缓而大，为心火生脾土，色生脉也；弦而急，为肝木生心火，脉生色也。

色黄，其脉弦而急，为肝木克脾土，脉胜色也；沉濡而滑，为脾土克肾水，色胜脉也；浮涩而短，为脾土生肺金，色生脉也；浮大而散，为心火生脾土，脉生色也。

色白，其脉浮大而散，为心火克肺金，脉胜色也；弦而急，为肺金克肝木，色胜脉也；沉小而滑，为肺金生肾水，色生脉也；中缓而大，为脾土生肺金，脉生色也。

色黑，其脉中缓而大，为脾土克肾水，脉胜色也；浮大而散，为肾水克心火，色胜脉也；弦而急，为肾水生肝木，色生脉也；浮涩而短，为肺金生肾水，脉生色也。

此色脉之相生相胜，可以验生死者也。然犹有要焉，色克脉者其死速，脉克色者其死迟，色生脉者其愈速，脉生色者其愈迟，故曰能合色脉，可以万全。《脉如》，本《难经·十三难》。

此色脉生克之大义也。脉主气，色主血。

假令得肝脉，其外证善洁面青善怒，其内证脐左有动气，按之牢若痛，其病四肢满闭，淋溲便难，转筋，有是者肝也，无是者非也。满闭即满痹，谓胀肿、麻木、酸痛皆是也。淋溲，如淋之溲也。

假令得心脉，其外证面赤口干喜笑，其内证脐上有动气，按之牢若痛，其病烦心心痛，掌中热而哕①，有是者心也，无是者非也。病字证字，指点清晰。

---

① 哕（yuē）：古同"哕"，干呕。

假令得脾脉，其外证面黄善噫①，善思善味，其内证当脐有动气，按之牢若痛，其病腹胀满，食不消，体重节痛，怠惰嗜卧，四肢不收，有是者脾也，无是者非也。

假令得肺脉，其外证面白善嚏，悲愁不乐欲哭，其内证脐右有动气，按之牢若痛，其病喘咳，洒淅寒热，有是者肺也，无是者非也。

假令得肾脉，其外证面黑善恐欠②，其内证脐下有动气，按之牢若痛，其病逆气，少腹急痛，泄而下重，足胫寒而逆，有是者肾也，无是者非也。《难经·十六难》。逆者，不顺也，微僵而屈伸不利也。

假令心病，何以知中风得之？然。其色当赤。何以言之？肝主色，自入为青，入心为赤，入脾为黄，入肺为白，入肾为黑。肝为心邪，故知当赤色也，其病身热心也，胁下满痛肝也，其脉浮心也而弦肝也。

何以知伤暑得之？然。当恶臭。何以言之？心主臭，自入为焦臭，入脾为香臭，入肝为臊臭，入肾为腐臭，入肺为腥臭，故知心病伤暑得之，当恶臭，其病身热而烦，心痛，其脉浮大而散心也。

何以知饮食劳倦得之？然。当喜味苦也，虚为不欲食，实为欲食。何以言之？脾主味，入肝为酸，入心为苦，入肺为辛，入肾为咸，自入为甘，故知脾邪入心为喜味苦也，其病身热心也而体重嗜卧，四肢不收脾也，其脉浮大心也而缓脾也。

何以知伤寒得之？然。当谵言妄语。何以言之？肺主声，入肝为呼，入心为言，入脾为歌，入肾为呻，自入为哭，故知肺邪入心为谵言妄语也，其病身热心也，洒洒恶寒，甚则喘咳肺

① 噫：指嗳气。
② 欠：呵欠。

也，其脉浮大心也而涩肺也。

何以知中湿得之？然。当喜汗出不可止。何以言之？肾主湿，入肝为泣，入脾为涎，入肺为涕，入心为汗，自入为唾，故知肾邪入心为汗出不可止也，其病身热心也，小腹痛，足胫寒而逆肾也，其脉沉濡肾也而大心也。《难经·四十九难》。

"十六难"据证而察其何脏，此据脏而察其何邪，回环指示，语意谆切，义绪详明，举心为例，而余可类推矣。徐灵胎曰：此法一开，而察脉审证之法始密而无遗矣，真足继往圣，开来学也。

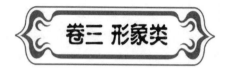

五脏平脉变脉

凡诊脉，先须识时脉、胃脉与脏腑平脉，然后及于病脉。时脉，谓春三月六部中俱带弦，夏三月俱带洪，秋三月俱带浮，冬三月俱带沉。胃脉，谓中按得之，脉见和缓。凡人脏腑胃脉既平，而又应时脉，乃无病者也，反此为病。《脉神》引《枢要》。

肝脉来濡弱招招，如揭长竿末梢①，曰平。盈一作益，脾脉同实而滑，如循长竿，曰肝病。急而益劲，如新张弓弦，曰肝死。

心脉来累累如连珠，如循琅玕②，曰平。喘喘连属③，其中微曲，曰心病。前曲后居④，如操带钩，曰心死。

脾脉来而和柔相离⑤，如鸡足践地，曰平。盈实而数，如鸡举足，曰脾病。坚锐如鸟之喙，如鸟之距，如屋之漏，如水之溜，曰脾死。

---

① 濡弱招招，如揭长竿末梢：形容脉来如举长杆末梢，柔软而长。

② 琅玕（gān）：像玉珠的美石，比喻柔滑的脉象。

③ 连属：连续不断。

④ 前曲后居：张介宾曰"前曲者，谓轻取则坚强不柔；后居者，谓重牢实而不动"。

⑤ 和柔相离：形容脉和缓从容而稳当脉率分明。和柔，雍容和缓；相离，节律分明。

肺脉来厌厌聂聂①，如落榆荚，曰平。不上不下巢氏无不字，如循鸡羽，曰肺病。如物之浮，如风吹毛，曰肺死。

肾脉来喘喘累累②如钩，按之而坚，曰平。如引葛③，按之益坚，曰肾病。发如夺索，辟辟如弹石④，曰肾死。上"平人气象论"。

肝主筋，如十二菽之重，按之与筋平，其脉如切绳，为弦。迢迢端直而长，为长，此肝平脉也。太过病在外，不及病在中，此肝气自病，为正邪也。余脏仿此。若见短涩，是肺金刑，为贼邪也；见缓大，是脾土侮，为微邪也；见洪大，是心火乘，为实邪也；见沉细，是肾水救，为虚邪也。

心主血脉，如六菽之重，略按至血脉而得者，为浮，稍加力，脉道粗大而软阔，为散，此心平脉也。若见沉细，是肾水刑，为贼邪；见毛涩，是肺金侮，为微邪；见缓大，是脾土乘，为实邪；见弦急，是肝木救，为虚邪也。

脾主肌肉，如九菽之重，略重按至肌肉滑弱者，为缓。稍加力，脉道敦厚，为大，此脾平脉也。若见弦急，是肝木刑，为贼邪；见沉细，是肾水侮，为微邪；见毛涩，是肺金乘，为实邪；见洪大，是心火救，为虚邪也。

肺主皮毛，如三菽之重，轻轻按至皮毛而得者，为浮。稍加力，脉道不利为涩，不及本位为短，此肺平脉也。若见洪大，是心火刑，为贼邪；见弦急，是肝木侮，为微邪；见微细，是肾水乘，为实邪；见缓大，是脾土救，为虚邪也。

张石顽曰：昔人以浮涩而短为肺平脉，意谓多气少血，脉

---

① 厌厌聂聂：翩翩之状，浮薄而流利。形容脉象微弱。

② 喘喘累累：形容脉象圆滑连贯。

③ 引葛：形容脉来如按牵拉之葛藤，沉紧弹指。

④ 发如夺索，辟辟如弹石：形容脉来急促而又坚硬，如以指弹石。夺索，争夺绳索。弹石，以指弹石，坚硬击指。

不能滑也。不知独受营气之先，营行脉中之第一关隘，若肺不伤燥，必无短涩之理。即感秋燥之气，亦肺病耳，非肺气本燥也。

肾主骨，重按至骨而得，曰沉。流利为滑，此肾平脉也。若见缓大，是脾土刑，为贼邪；见洪大，是心火侮，为微邪；见弦长，是肝木乘，为实邪；见短涩，是肺金救，为虚邪也。

重按至骨，不能得脉，义详第一卷中。肾脉短涩，是为逆象，岂得曰虚邪耶？

《难经》曰：从后来者为虚邪，从前来者为实邪，从所不胜来者为贼邪，从所胜来者为微邪，自病者为正邪。假令心病，中风得之为虚邪，伤暑得之为正邪，饮食劳倦得之为实邪，伤寒得之为微邪，中湿得之为贼邪。此以寒为肺邪，湿为肾邪，不过循例之词。其实寒主肾，湿主脾，寒水凌心，其证最急，岂为微邪。

《中藏经》曰：假令心病入肝，子不合传母之逆也，病即难差。出"内照法"。《内经·玉版要论》又曰：行其所胜曰从，行所不胜曰逆，是反侮也。

"平脉"曰：水行乘火，金行乘木，名曰纵；火行乘水，木行乘金，名曰横；水行乘金，火行乘木，名曰逆；金行乘水，木行乘火，名曰顺。

"五运行论"曰：气有余，则制己所胜而侮所不胜；其不及，则己所不胜侮而乘之，己所胜轻而侮之。侮反受邪，侮而受邪，寡于畏也。王冰注曰：或以己强盛，或遇彼衰微，不度卑弱，妄行凌忽，舍己宫观，适他乡邦，外强中干，邪盛真弱，寡于敬畏，由是纳邪。窃谓侮反受邪者，郁者必发，胜者必复，气之升降，不能相无也。《易》曰剥穷上反下①，《内经》曰亢

---

① 剥穷上反下：语出《周易·序卦上》。剥，剥卦；穷上反下，穷于上而反于下，谓物极则反。

则害，承乃制，其义一也。

又，不问何部，凡弦皆肝，凡洪皆心，凡缓皆脾，凡毛皆肺，凡石皆肾也。若见于一二部，或见于一手，当随其部位之生克以断顺逆。若六脉皆同，是纯脏之气、邪气混一不分也。至于本位本证而无本脉，又不合时，是为脉不应病，俱为凶兆。若见他脏之脉，是本脏气衰，而他脏之气乘之也。

又，如火克金，必肺脉与心脉桴鼓相应，两相互勘，自有影响可凭，且参以证。凡先见心火之证，而后有肺火之证，即为相克此本脏实而传于所胜也。若本脏虚，则所不胜乘之。《灵枢·五色》曰：肾乘心，心先病，肾为应，色皆如是。夫脉亦如是也。若无心火之脉与心火之证，或由脾胃积热，或由肝肾相火，或是本经郁热，即与心无涉。但凡此脏传来，必有此脏之脉与此脏之证可考，细察之，自瞭①然矣。上汪石山。

四时平脉变脉

黄帝曰：春脉如弦，何如而弦？岐伯曰：春脉肝也，东方木也，万物之所以始生也，故其气来濡弱，轻虚以滑，端直以长，故曰弦，反此者病。其气来实而强，为太过，病在外，不实而微，为不及，病在中。夏脉如钩，何如而钩？岐伯曰：夏脉心也，南方火也，万物之所以盛长也，其气来盛去衰，故曰钩，反此者病。其气来盛去亦盛，为太过，病在外；来不盛去反盛，为不及，病在中。秋脉如浮，何如而浮？岐伯曰：秋脉肺也，西方金也，万物之所以收成也，其气来轻虚而浮，来急去散，故曰浮，反此者病。其气来毛而中央坚，两旁虚，为太

---

① 瞭：通"了"。指明白，清晰。

过，病在外，毛而微，为不及，病在中。冬脉如营，何如而营？岐伯曰：冬脉肾也，北方水也，万物之所以含脏也，其气来沉而搏，故曰营，反此者病。其气来如弹石，为太过，病在外，其去如数，为不及，病在中。

脾脉独何主？岐伯曰：脾者土也，孤脏以灌四旁者也，善者不可得见，恶者可见。其来如水之流，为太过，病在外；如鸟之喙，为不及，病在中。"玉机真脏论"。

春胃微弦曰平，弦多胃少曰肝病，但弦无胃曰死，有胃而毛曰秋病，毛甚曰今病。夏胃微钩①曰平，钩多胃少曰心病，但钩无胃曰死，有胃而石曰冬病，石甚曰今病。长夏胃微濡弱②曰平，弱多胃少曰脾病，但弱无胃曰死，濡弱有石曰冬病，石甚曰今病。秋胃微毛曰平，毛多胃少曰肺病，但毛无胃曰死，毛而有弦曰春病，弦甚曰今病。冬胃微石③曰平，石多胃少曰肾病，但石无胃曰死，石而有钩曰夏病，钩甚曰今病。"平人气象论"。

春言毛，夏言石者，是见胜己之脉；长夏言石，秋言弦，冬言钩者，是见已所胜之脉。此互文以见意也。经谓脉不得胃气者，肝不弦，肾不石也，正谓此也，本脏气衰而他脏之气乘之也。

《脉如》曰：经曰如弦，又曰微弦，则非过弦可知，通指六脉而言，非单指左关也。余仿此。

又曰：经言春得肺脉，夏得肾脉，秋得心脉，冬得脾脉，其至皆悬绝沉涩者，命曰逆四时。未有脏形，于春夏而脉沉涩，

---

① 钩：钩脉，指夏季正常的脉象，稍坚洪大，来盛去衰，如钩之状。《素问·阴阳别论》："鼓一阳曰钩。"《素问·玉机真脏论》："夏脉者，心也，南方火也，万物之所以盛长也，故其气来盛去衰，故曰钩。"

② 濡弱：指柔和不劲急之脉象。

③ 微石：冬季立脉，脉来沉而微实，如石沉水中。

秋冬而脉浮大，命曰逆四时也。夫脉与时违，无病得此，诚为可虑。若因病至，不过难治，如秋月病热，脉得浮洪，乃脉证相宜，岂可断为必死乎？余可类推。窃按经必曰悬绝沉涩，又曰未有脏形，着语自有斟酌，而《脉如》所论亦是实理实事，可互发也。经本"玉机真脏论"。悬绝者，迥殊于平脉也。

未至而至，此谓太过，则薄所不胜而乘所胜也，命曰气淫；至而不至，此谓不及，则所胜妄行，所生受病，所不胜薄之也，命曰气迫。何谓所胜？曰：春胜长夏，长夏胜冬，冬胜夏，夏胜秋，秋胜春。"六节脏象论"。

春不沉，夏不弦，秋不数，冬不涩，是谓四塞。沉甚弦甚，数甚涩甚，曰病。参见曰病，复见曰病，未去而去曰病，去而不去曰病，反者死。"至真要大论"。

此义甚精，可见四时五脏之气周流和同者也，如冬末木气已动，脉当见弦，春初水气犹在，脉仍兼沉是也。若入春即弦而不沉，入夏即洪而不弦，是前脏气弱，后脏气强，母为子夺矣。"六节脏象"曰：气之不袭，是谓非常，非常则变矣。此之谓也。

六气脉

冬至后得甲子，少阳王，复得甲子，阳明王，复得甲子，太阳王，复得甲子，太阴王，复得甲子，少阴王，复得甲子，厥阴王。少阳之至，乍大乍小，乍短乍长；阳明之至，浮大而短；太阳之至，洪大而长；太阴之至，紧大而长；少阴之至，紧细而微；厥阴之至，沉短而敦。《难经》。敦，迫也。

此人身三阴三阳六经王时也。各前三十日手经王，后三十日足经王，其气与春弦夏洪秋毛冬石互见，是脉之常也。《脉

经》载扁鹊阴阳脉法，三阳则少阳而太阳、阳明，三阴则少阴
而太阴、厥阴，与此不同，未知孰是。

厥阴之至，其脉弦；少阴之至，其脉钩；太阴之至，其脉
沉；少阳之至，大而浮；阳明之至，短而涩；太阳之至，大而
长。至而和则平，至而甚则病，至而不至者病，未至而至者病。
其法：大寒至春分，厥阴风木主之；春分至小满，少阴君火主
之；小满至大暑，少阳相火主之；大暑至秋分，太阴湿土主之；
秋分至小雪，阳明燥金主之；小雪至大寒，太阳寒水主之。《脉
如》本"至真要大论"。

此周天三阴三阳六气王时也。"六微旨"曰：至而不至，来
气不及也；未至而至，来气有余也。人在气交之中，而脉象为
之转移，与六经王时先后虽若不合，而与弦、洪、毛、石四时
王脉实相贯也。

人身六经王时，因天气而迁流者也，不应与周天六气异候，
《难经》词旨昭然无疑。至于大寒至春分厥阴风木主之云云，
《内经》虽无明文，实与四时五行之序相合，言六气者必本于
此。又《灵枢·阴阳系日月》《素问·脉解》两篇所叙又各不
同，殊不可晓，存之以俟知者。

胃气脉

黄帝曰：脉见真脏者死，何也？岐伯曰：五脏者皆禀气于
胃，胃者五脏之本也。脏气者，不能自致于手太阴，必因于胃
气，乃至于手太阴也。邪气胜者，精气衰也，故病甚者胃气不
能与之俱至于手太阴，故真脏之气独见。独见者，病胜脏也，
故死。《素问·玉机真脏论》。

脉有阴阳。所谓阴者，真脏也，见则必败，败必死也。所

谓阳者，胃脘之阳也。别于阳者，知病处也一作从来，别于阴者，知死生之期。《素问·阴阳别论》。

平人之常气禀于胃。胃者，平人之常气也，人无胃气曰逆，逆者死。故人以水谷为本，人绝水谷则死，脉无胃气亦死。所谓无胃气者，但得真脏脉，不得胃气也。所谓脉不得胃气者，肝不弦，肾不石也。《素问·平人气象论》。

但得真脏脉者，但弦但钩，但毛但石也。统三部言不弦不石云者，就本脏之部言，本脏之气见夺于他脏，他脏胜而本脏之气败也。然肝但弦，心但钩，肺但毛，肾但石，亦为逆，是未尝不分各部也；春不弦，夏不钩，秋不毛，冬不石，亦为凶，是未尝不统三部也。所谓至而甚则病，至而反则死是也。

邪气来也紧而疾，谷气来也徐而和。《灵枢·终始》篇。

徐而和，即前贤所谓意思忻忻①，难以形容者也。

脉弱以滑，是有胃气，命曰易治。脉实以坚，谓之益甚。《素问·玉机真脏论》。

弱以滑，非即胃气也，病脉兼此，是有胃气耳。

四至和缓，固是无病，然惟中取之须不大不小而四至和缓，浮取之须似有似无而四至和缓，沉取之须细柔流利而四至和缓，乃为无病。寸关尺三部，皆应分浮中沉如此。《医存》。

浮候腑，中候胃气，沉候脏。或疑中候胃气，设六脉俱沉，亦可断其无胃气耶？不知中固中也，浮之中亦有中，沉之中亦有中，不当泥其形而求其神也。盖弦洪毛石各得一偏，而胃气中和合德②，有以化乎四者之偏，故四脏虽各乘时令以呈其体象，而胃气即与之偕行，是胃之气多而四脏之气少也，是为平脉。故任脉之浮沉大小，皆足以征中气。《脉如》。

---

① 忻忻：忻，同"欣"。忻忻，喜悦貌。

② 中和合德：谓胃属土居中，其德合和，其气雍容。

胃之气多而四脏之气少,有语病,拟为易之曰:是胃气之阳和,充周于四脏,而四脏之气,因以各得其正也。又五脏言四脏,终嫌渗漏,脾亦藉胃气以平也。

下指之时,须以胃气为主,若此部得其中和,则此部无病。或云独大独小者病,此言犹未尽善。假令寸关尺三部,有二部皆受热邪,则二部洪盛,而一部独小者,得其中和也,今若以小配大,不去清二部之热,而反来温一部之寒,恐抱薪救火而伤其一部中和之脉体,可不损人之天年①?故当以胃气为本者此也。《脉如》。

脉贵有根

脉无根有两说,浮无根,尺无根也。《脉如》。

《三昧》②曰:于沉脉之中辨别阴阳,为第一关楗③,此沉为根之义也。《难经》曰:上部有脉,下部无脉,其人当吐,不吐者死。上部无脉,下部有脉,虽困,无能为害。所以然者,譬如人之有尺,树之有根,枝叶虽枯槁,根本将自生,人有原气④,故知不死。此尺为根之义也。《脉经》曰:诸浮脉,无根者皆死。又曰:寸口脉,溅溅如羹上肥,阳气微;连连"辨脉"作萦萦如蜘蛛丝,阴气衰"辨脉"作阳气衰。又曰:肺死脏,浮之虚,按之弱如葱叶,下无根者死本《金匮要略》。此浮无根之说也。又曰:神门诀⑤断,两在关后,人无二脉,病死不愈。又

---

① 天年:指寿命。
② 《三昧》:即《诊宗三昧》,诊断学著作,清初张璐撰。
③ 关楗:机关。
④ 原气:元气。
⑤ 诀:通"决"。

曰：寸脉下不至关为阳绝，尺脉上不至关为阴绝，死不治。《灵枢·小针解》曰：所谓五脏之气已绝于内者，脉口气内绝不至；五脏之气已绝于外者，脉口气外绝不至。内绝不至与下不至关，皆尺无根之说也。其人当吐，不吐者死，谓其人当曾患吐也，若不曾患吐者，是真气脱而无根矣。

劳病吐血脉浮，若重诊无脉，乃无根将脱也。一切虚病、老病、久病、新产均贵重诊有脉也。大汗者，其脉轻诊弱，重诊强，仍有未出之汗，虽止之而不能止；若轻诊强，重诊无，亦将脱也；惟浮沉皆得，脉力平缓，愈之象也。《医存》。

此补出"脉力平缓"四字，最佳。盖禀赋素弱，及大病新瘥，其脉皆芤而濡，所谓芤而有胃气也。若浮诊牢强，与沉诊悬绝者，乃为无根欲脱之候矣。不但劳病久病，而卒厥霍乱等急证，尤以有根为贵也。

既大汗矣，轻诊弱，重诊强，察有当下之证，急为下之。但云仍有未出之汗，恐未然也。

脉贵有神 与胃气脉参看

不病之脉，不求其神而神无不在也，有病之脉，则当求其神之有无，以断吉凶。如六数七极①，热也，脉中有力则有神矣，为泻其热；三迟二败，寒也，脉中有力则有神矣，为去其寒。若数极迟败中不复有力，为无神也，将何所恃耶？苟不知此，而遽泻去之，神将何所依而主耶？汪石山引李东垣。

东垣以有力为神，前人曾辨之矣。究之，微弱之脉以有力鼓指为神，弦实之脉以柔软为神。"移精变气论"曰：得神者

---

① 六数七极：谓脉六至为"数"，七至为"极"。此下"三迟二败"类同。

昌，失神者亡。神者，本于肾间动气而发于胃气者也。《内经》重论谷气①，《难经》兼论原气②，神之义尽矣。《脉如》曰：弦搏之极，全无和气，微渺之极，全无神气，总皆为真脏之见。

脉有禀赋不同

　　人之禀质，各有不同，而脉应之。如血气盛则脉盛，血气衰则脉衰，血气热则脉数，血气寒则脉迟，血气微则脉弱，血气平则脉和。长人脉长，短人脉短，性急人脉急，性缓人脉缓，肥人脉沉，瘦人脉浮，寡妇室女脉濡弱，婴儿稚子脉滑数，老人脉弱，壮人脉强，男子寸强尺弱，女子尺强寸弱。又有六脉细小同等，谓之六阴，洪大同等，谓之六阳。至于酒后脉数大，饭后脉洪缓，久饥脉空，远行脉疾，临诊者皆须详察。《脉如》。

　　浮沉，有得之禀赋者，趾高气扬脉多浮，镇静沉潜脉多沉。又，肥人脉沉，瘦人脉浮也。有变于时令者，春夏气升则脉浮，秋冬气降则脉沉也。有因病而致者，病在上在表在腑则脉浮，在下在里在脏则脉沉也。推之迟数滑涩，大小长短，虚实紧缓，莫不皆然。性急躁者脉多数，性宽缓者脉多迟，此得之禀赋也。晴燠③则脉躁，阴寒则脉静，此变于时令也。至于应病，亦如是矣。富贵则脉流畅，贫贱则脉涩滞，此禀赋也。肝脉属春则微滑，肺脉属秋则微涩，此时令也。至于应病，则主乎血气之通塞也。筋现者脉长，筋隐者脉短，此禀赋也。春长秋短，此时令也。长则气治，短则气病，此病变也。六阴六阳大小，得之

---

　　①　内经重论谷气：《灵枢·终始》谓"邪气来也紧而疾，谷气来也徐而和"。

　　②　难经兼论原气：《难经·三十六难》谓"命门者，诸神精之所舍，原气之所系也"。

　　③　燠（yù）：热。

禀赋也。时当生长则脉大，时当收敛则脉小，此时令也。邪有余则脉大，正不足脉必小，此应病也。肉坚实者脉多实，虚泡者脉多虚，此禀赋也。春夏发泄，虽大而有虚象，秋冬收敛，虽小而有实形，此时令也。若因病而异，则大而实，小而虚者，可验正邪之主病。大而虚，小而实者，可验阴阳之偏枯。至于紧缓，得于禀赋者，皮肤绷急者脉多紧，宽松者脉多缓也。变于时令者，天气寒凝则筋脉收引，天气暄①热则筋脉纵弛也。因病而见者，或外感风寒，或内伤生冷，寒胜，故收引而紧急有力，或热或温，筋脉纵弛，故软弱无力也。《脉如》引何西池。

　　素未识面，乍诊脉证相合而药不应，甚或增证，乃其本脉素非平等，偶而按脉，据证用药，而未问其生来脉象也。如肥人六阴，当其无病，脉俱不见，若何部脉见，即何经有病，若六脉皆见细数，即是热甚。医者不问本脉六阴，必致误治，彼恶知其无病则无脉？今六脉细数，足当他人洪数耶？《医存》。

　　亦有本人亦不自知其本脉者，须问其平日体气之寒热强弱如何。但禀赋脉虽有各种不同，至有病时则异于常人者，亦不过浮沉大小之事耳，至于迟数虚实，不能有异也。何者？其所感之邪气同也。

脉有变幻无定

　　有是病必有是脉，乃病证之常也。乃有昨日脉浮，今日变沉，晨间脉缓，夕间脉数，午前脉细，午后脉洪，先时脉紧，后时脉伏，或小病而见危脉，或大病而见平脉，或全无病而今脉异于昔脉，变态不常，难以拘执。然既有变态，定有变故，

---

① 暄：温暖。

惟在善用心者，详问其故，核对于先后所诊之脉之证，则其脉变之由来及新夹之证，皆洞明矣。苟不详问脉变之故，而但据脉立方，鲜不误者。《医存》。

脉之忽变者，其内系于元气之盛衰存脱者，则形神俱变。若中气虚乏之人，往往小有劳逸，饥饱寒暖，其脉即变。此不过形之迟数强弱有异，而其神之为忙为暇为王为衰，细审之，未尝变也。

每一昼夜，气血之行等于天度，数则为实与热，迟则为虚与寒，病固尔矣。若饮食之五臭①伤于偏嗜，则脏腑之阴阳为其所挠，而气血之行非速即迟，不能循其常度。故多食香甘，则挠脾胃土；多食膻酸，则挠肝胆木；多食焦苦，则挠心小肠火；多食腐咸，则挠肾膀胱水；多食腥辣，则挠肺大肠金。味入脏腑，变涩与糙；臭入脏腑，变臊与膜。涩乃酸咸之变，糙乃苦辣之变，臊乃焦腥之变，膜乃腐膻之变数语扭合，牵强无义。当其变时，则脉亦忽数忽迟，忽大忽小而无定，皆饮食不节之咎也。此特迫以致之，原非病脉本象，比及时过则不复然矣。若诊者适逢其时，不知细察，认为病象，其误非浅。《医存》。

此义甚当，不涉肤渺②。又香甘属土，多食则伤肾，此相克为累也；壅肺填心，此子母相累也；甘能化湿，香能化燥，此气化为累也。其义尽矣，余仿此。此脉之因饮食而变者也。

天温日明，则人血淖液③而卫气浮，故血易泻，气易行；天寒日阴，则人血凝泣④而卫气沉。月始生则血气始精，卫气始行，月郭满则血气实，肌肉坚，月郭空则肌肉减，经络虚，卫

---

① 五臭：膻、薰、香、腥、腐五种气味。
② 肤渺：肤浅或渺茫。
③ 液：《素问注证发微》作"溢"。
④ 泣：通"涩"。《六书故·地理三》："泣……又与'涩'通。"

气去，形独居，是以因天时而调血气也。是以天寒无刺，天温无凝，月生无泻，月满无补，月空郭无治，是谓得时而调之。《素问·八正神明论》。

此脉之浮沉虚实因天时而变者也。月空无治者，静以养之，无扰其阴也。审于寒温之义，则夫厚服单衣，密室露处，亦必有辨矣。常有下旬得病，至上旬而自愈者。有病至月生而反增，月满而不减，月空而益甚者，类非佳兆。又病甚而昨见肝脉，今见脾脉，为土乘木；昨见肝脉，今见肺脉，为金克木；昨见肝脉，今见心脉，为木生火也。余仿此。

黄帝曰：人之居处动静勇怯，脉亦为之变乎？岐伯曰：凡人之惊恐恚①劳动静，皆为变也。是以夜行，喘出于肾，淫气病肺。有所堕恐，喘出于肝，淫气害脾。有所惊恐，喘出于肺，淫气伤心。度水跌仆，喘出于肾与骨，当是之时，勇者气行则已，怯者则著②而为病也。故曰：诊病之道，观人勇怯，骨肉皮肤，能知其情，以为诊法也。故饮食饱甚，汗出于胃；惊而夺精，汗出于心；持重远行，汗出于肾；疾走恐惧，汗出于肝；摇体劳苦，汗出于脾。故春秋冬夏，四时阴阳，生病起于过用，此为常也。《素问·经脉别论》。

此脉之因劳动而变者也。问脉而答以喘与汗者，言喘与汗而脉象病机举在其中也。勇者脉强，怯者脉弱，与骨肉皮肤之虚实，而脉亦因之，此出于禀赋者也。汗出五脏者，非汗自五脏出也，各因其脏之气动而鼓汗以外出也。病起过用，尊生③者当韦弦佩之④。

---

① 恚：恼恨，发怒。

② 著：古同"贮"，留存。

③ 尊生：善于养生，爱惜生命。

④ 韦弦佩之：《韩非子·观行》载"西门豹之性急，故佩韦以缓已；董安于之心缓，故弦统以自急"，后以比喻自警。韦，熟牛皮；弦，弓弦。

脉因动静而变，故安卧远行，脉形有别，无足怪者。若顷刻之动静，不必远行，即转身起坐，五七步间，其脉即见数疾，坐诊之顷，随即平静。即换诊举手，平疾必殊，一言一笑，无不变更。此种脉候，非五尸①祟气之相干，即真元内脱之明验。惟其内气无主，脏气不治，而后经脉之气失其根本，无所依据，而瞬息变更也。《辑要》引董西园②。

此变幻无定之极致，关于元气之存脱者也。

痼疾宿疾脉

人有病沉滞久积聚，可切脉而知之耶？然。诊病在右胁有积气，得肺脉结，脉结甚则积甚，结微则积微。诊不得肺脉，而右胁有积气者，何也？然。肺脉虽不见，右手脉沉伏也。其外痼疾同法耶？将异也？然。左右表里，法皆如此。假令脉结伏者内无积聚，脉浮结者外无痼疾，有积聚脉不结伏，有痼疾脉不浮结，为脉不应病，病不应脉，是为死病也。《难经》。

结者，坚搏不舒，紧而来难，非必缓中一止也。瘿瘤痔瘘，外痼疾也；癫痫积聚，内痼疾也。

伏匿不出之老疾，身病而脉常不病；酝酿未成之大患，脉病而身常不病；宿疾有见脉证者，不名伏匿矣。如湿流关节、风藏骨骱③、膈噎臌胀、瘫痪癫狂、哮喘石瘕等类，此皆有证有脉者也。《医存》

此与《难经》异者，痼疾日久，人身血气与之相习而不相

---

① 五尸：道教谓藏于五脏中的五种邪鬼魅，出自《云笈七签》卷八二，消除三鬼，涤汤五神。

② 董西园：清代医家，字魏如，杭州人，著有《医级》十卷。

③ 骱（jiè）：骨节相接处。

争。《三指禅》曰：天下怪怪奇奇之证，诊其脉依然圆静和平者，老痰也。又以年壮体强，境遇丰顺，心情舒畅，血气流通，亦有不见脉者，稍或饮食劳倦，思虑忧郁，即见矣。虽然，犹有说焉。所谓不见者，仍泥①《难经》必结之义耳。《素问·脉要精微论》曰：按之至骨，脉气少者，腰脊痛而身有痹也。痹，即痼疾类也，而云脉气少，盖有于平脉中偶见一二至牢强者，亦有偶见一二至濡弱者，牢强易见，濡弱难见也。凡病证迁延不愈，或虽愈而病根不净，时时复发者，谓之痼疾。病愈不复发，而本经血气受伤，终不能复者，谓之宿疾。王氏所谓宿疾，指时愈时发者，仍是痼疾也。

伏匿老疾，亦有见脉者，但于无新病时，每部候至百至，必见脉象，或见一二息，或见数息，或见于一部，或见于数部，过时又隐矣。其见有一定部位，故可知疾伏于此处而究无一定至数也。若于新病时诊之，则混淆难辨。大约昔患疮证血证，今见涩脉；昔患痰证，今见结脉；昔患肝郁，今见沉细促数；昔患食积寒痹，今见沉细迟结；昔患臌胀，今见濡弱；昔患血痢，今见右关沉涩；昔患暑热，今见浮大无力。此其大略，可于百至内诊得之。若此病将发已发，则此脉不待百至而已数见矣。有是脉必有是证，有是证必有是脉，诊明此脉，问明此证，设法治之，亦甚易耳。《医存》。

此仍以一脉主一病也，在迁延不愈与时愈时发之痼疾则然矣，其脉下指即见，非待百至而仅见一息数息也。惟宿疾气血不复者，则往往于平脉中而忽见一二至，细也，紧也其劲如线，虚也，散也模糊涣散，应指无力，滑也，涩也，结也，动也，可据以分其气血之寒热虚实而已，不能细分某脉主某病也。此

---

① 泥：拘泥。

篇王氏所论，游移①影响②，不似《难经》明直者，所见不真也。故有志者，总须涵泳③经旨，能于经旨陶融④，透过数层，则胸中有主，便觉后贤议论，多肤浅未的⑤也。

王氏又曰：凡杂病久治不效者，宜问明受病之因，设法重治其因，自愈，勿治见有之证也。此治久病要诀也，附记于此。

伏疾脉

脉居阴部，而反阳脉见者，为阳乘阴也，脉虽时沉涩而短，此为阳中伏阴也。脉居阳部，而反阴脉见者，为阴乘阳也，脉虽时浮滑而长，此为阴中伏阳也。《难经》。

此邪气初萌之兆也。第二卷中引《难经》一阴一阳、一阴二阳、一阴三阳云云，亦此义也，宜潜玩⑥焉。

诸脉浮数当发热，而反洒淅恶寒，若有痛处，饮食如常者，畜⑦积有脓也。"辨脉"。

巢氏《肺痈论》曰：脉紧数，其脓未成。紧去但数，脓已成也。《疮疽论》曰：弦洪相搏，外紧内热，欲发疮疽也。《医存》曰：平素六脉数，而无应脉之证，后日必生痈疽。数而有力者主痈，无力者主疽。浮数盛者主表，在身；沉数盛者主里，在脏腑。六脉齐数，而无差等，其发尚迟。若有一二部更甚，则此经所属部位穴道，当见端倪矣。

---

① 游移：来回移动，摇摆不定。
② 影响：影子与回声，喻模糊不确。
③ 涵泳：深入体会。
④ 陶融：陶铸融合。
⑤ 的：箭靶的中心。比喻目标，层次。
⑥ 潜玩：潜心研究。
⑦ 畜：通"蓄"。

右寸迟细而略结者，苟无胸痛之证，必作半截呃，不能作长呃也，即噎食之初起。《医存》。

此二节举迟数二脉以见大义，兼脉证而言，是邪气已盛之兆也。又如诊得脉弦滑，决其有痰，而其人自言无痰，及进活痰之剂，遂痰动而出多者本《医话稿》，此皆隐伏未发之疾也。凡诊得其脉，而无其证者，即宜审慎，或是未愈之宿疾，或是未发之隐疾也。内瘕、内痘、内痈，脉沉而数，并伏疾也。

又如肝病，诊得脾虚，虑其传脾，即预为裨①脾；诊得肺盛，虑其克肝，即急为泻肺。此经所谓治未病者，亦与诊隐疾之脉同法也。

新病久病脉

有故病，五脏发动，因伤脉色，各何以知其久暴至之病乎？岐伯曰：征其脉小，色不夺者，新病也；征其脉不夺，其色夺者，久病也；征其脉与五色俱夺者，久病也；征其脉与五色俱不夺者，新病也。肝肾并至，其色苍赤，当病毁伤不见血。已见血，湿若中水也。"脉要精微论"：肝肾并至，脉沉弦也。

"平人气象论"曰：脉小弱以涩，谓之久病；滑浮而疾，谓之新病。凡暴病，脉浮洪数实者顺；久病，脉微缓软弱者顺，反此者逆。久病忌数脉，暴病而忽见形脱脉脱者死。外感之脉多有余，忌见阴脉；内伤之脉多不足，忌见阳脉。此大法也。《脉如》。

盛启东②以新病之死生系乎右手之关脉，宿病之死生主乎左

---

① 裨：补益。
② 盛启东：即盛寅，字启东，明代吴江（今属江苏苏州）人。著有《医经秘旨》。

手之关尺。盖新病谷气犹存，胃脉自应和缓，即或因邪鼓大，因虚减小，必须至数分明，按之有力，不至浊乱，再参以语言清爽，饮食知味，胃气无伤，虽剧可治。如脉势浊乱，至数不明，神昏语错，病气不安，此为神识无主，苟非大邪瞑眩，岂宜见此？经谓浮而滑为新病，小以涩为久病。故新病而一时形脱者死，不语者亦死，口开眼合，手撒喘汗遗尿者，俱不可治。新病虽各部脉脱，中部独存者，是为胃气，治之可愈。久病而左手关尺软弱，按之有神，可卜精血之未艾①，他部虽危，治之可生。若尺中弦紧急数，按之搏指，或细小空绝者，法在不治。盖缘病久，胃气向衰，又当求其尺脉，为先天之根本也。启东又云：诊得浮脉，要尺内有力，为先天肾水可恃，发表无虞；诊得沉脉，要右关有力，为后天脾胃可凭，攻下无虞。此与前说互相发明也。《诊宗三昧》。各部脉脱，中部独存，措词未协。

慎柔曰：久病脉反有神，法在不治。如残灯之焰，乍明即灭矣。按虚劳脉证，《慎柔五书》言之最详，惜治法偏用温平补腻，而末分先后施治次序耳。

久病，脉滑疾如电掣，不直手略按，即空而无根，此元气将脱之兆也。新病见此，亦不可妄用表散②。《中藏经》以滑为虚，即此意也。

内因外因脉不内外因脉

结则因气，散则因忧，紧则因怒，细则因悲。《中藏经·内因》。

浮而弦者起于风，缓而大者亦风，濡而弱者起于湿，洪而

---

① 未艾：未尽，未止。
② 表散：解表发散之药。

数者起于热，迟而涩者起于寒。同上，外因。

所谓不内外因者，凡金疮跌仆、痈疽积聚、祟注尸厥、蛔动宿食，皆不内外因之例也。大抵虚则脉虚小，脓血伤耗者宜之；实则脉实大，瘀结积痛者宜之。热则脉数滑，寒则脉紧涩，虫动紧滑，尸厥弦大，痛则代，注则沉紧而长过寸口，祟则乍大乍小，乍长乍短，两手脉如出两人也，有所堕坠，恶血留内，与大怒气逆，上而不下，俱胁痛而脉弦紧，则与内因同脉也。详具《内经》《脉经》，此其大概而已。

脉来虚散，喜伤心也；结滞，思伤脾也；沉涩，忧伤气也；紧促，悲伤肺也；弦急，怒伤肝也；沉弱，恐伤肾也；动摇，惊伤胆也。此内淫所夺，脉见其情，但当平补者也。《脉如·内因》，出《三因方》。

又曰：喜则缓，悲则紧，忧则涩，思则结，恐则沉，惊则动，怒则急。《素问·举痛论》曰：怒则气上，喜则气缓，悲则气消，恐则气下，寒则气收，炅①则气泄，惊则气乱，劳则气耗，思则气结。"至真要论"曰：暴怒伤阴，暴喜伤阳。

脉来浮缓则伤风，病在卫；弦紧则伤寒，病在营；虚弱则伤暑，病在气；沉缓则伤湿，病在肉；涩则伤燥，病在血；虚数则伤热，病在皮毛。此外邪所干，脉见其情，但当解散者也。《脉如·外因》。

又曰：寒则紧，应肾；暑则虚，应心；燥则涩，应肺；湿则细缓，应脾；风则浮，应肝；热则弱，应心包络。

脉来细数弦滑，则伤食；短涩实疾，亦伤食；沉数顶指，则冷积；弦数弱大，则劳倦极也；微弱伏数，则色欲过也；沉伏滞涩，则抑郁甚也。此正气所夺，脉见其情，但当调治者也。

---

① 炅（jiǒng）：热。

脉义简摩

中医脉学经典医籍集成

《脉如·不内外因》。

又曰：思虑劳神过度，伤心，脉虚涩；举重行远，用力过度，伤肾亦伤肝，房室同，脉紧；房室过度，伤心包络亦伤肝肾，脉微涩；疲剧筋痛，伤肝，脉弦弱；饮食饥饱，伤脾，饥者弦缓，饱者滑实；叫呶①动气，伤肺，脉躁弱。

凡二十八种脉形，从其部位所见，但与人迎相应者则为外感，与气口相应者则为内伤，其病证则与诸脉主病相同。《脉如》。

此寸口主中、人迎主外之义也，详见卷一"人迎气口篇"。又《素问》以脉太过者病在外，不及者病在中，详见前"四时脉篇"。

诊外感，执定浮沉以辨其寸关尺。盖初感由于经络，病在表，轻者寸浮盛，重者关尺亦见浮盛。迨传入里，生内热，则沉盛矣。病在上则见于寸，在中则见于关，在下则见于尺。《医存》。

诊内伤，执定寸关尺以辨其浮沉。盖初病即分脏腑，各见于本位，在腑则本部浮，在脏则本部沉。迨日久，有腑病而连引脏者，有脏病而伤及腑者，有数经兼病者，皆按部而察其浮沉。凡数经兼病，须察当前之证候形色，与致病之因由，核对于脉象，得其主脑而治之。《医存》。

相类脉 附相反脉

浮与芤相类，又与洪相类，弦与紧相类，革《千金翼方》作牢与实相类，滑与数相类，沉与伏相类，微与涩相类，濡与弱

---

①　呶（náo）：喧哗。

相类，又与迟相类，迟与缓相类。《脉经》。

李濒湖有二十七脉相类歌，较此为详。

《内经》曰：审其大小缓急滑涩，而病变定矣。《难经》曰：浮滑长，阳也；沉短涩，阴也。李濒湖以浮沉、迟数、虚实、滑涩等分目，陈修园以浮沉、迟数、虚实、大缓立纲，皆以相反对待者言也。盖凡察脉，得其相类，又得其相反，则诸脉形状，可了然指下矣。其义如大易，六十四卦次序，皆相对待，一阖一辟①，天地阴阳之大义也。

———————

① 辟：开启。

陈修园二十八脉纲目

讲诊学者，必先熟于脉名脉形与各脉专主何证，然后可泛滥①以及于兼主诸证，而变化于不穷。故崔《紫虚脉诀》、李《濒湖脉学》，虽无所发明，而简约切当，犹诊书中之目录也。陈修园所辑尤为简切，且是编例不收有韵之文，故独有取于是焉。其下一格及小注，并皆原文，未尝参以臆说也。

浮轻手乃得，重手不见，为阳为表除沉伏牢三脉之外，皆可互见。

浮而中空为芤有边无中，如以指著葱之象，主失血；浮而搏指为革中空外坚，似以指按鼓皮之状，浮见也。视芤脉中更空而外更坚也，主阴阳不交孤阳越于上，便知真阴竭于下矣；浮而不聚为散按之散而不聚，来去不明，主气散。浮，不沉也，沉中诸脉俱不能兼。

沉轻手不见，重手乃得，按至肌肉以下，为阴为里除浮、芤、革、散四脉之外皆可互见。

沉而几无为伏著骨始得，较沉更甚，主邪闭；沉而有力为牢沉而强直搏指，主内实。沉，不浮也，浮中诸脉俱不能兼。

迟一息三至或二至，为在脏，为寒除数、促、紧、动四脉之外皆可互见。

迟而时止为结迟中而时有一止也，但无定数，主气郁血壅痰滞

---

① 泛滥：扩散。

亦主气血渐衰；迟而更代为代迟中一止，不能自还而更代也，止有定数，主气绝亦主经隧有阻，妊妇见之不妨。迟，不数也，数中诸脉不能兼见。

数一息五六至，为在腑，为热除迟、结、代三脉之外俱可互见。

数而牵转为紧如牵绳转索也，主寒邪内痛亦主表邪；数而时止为促数中时有一止，亦无定数，主邪气内陷；数见关中为动形圆如豆，厥厥摇动，见于关部，主阴阳相搏主气与惊，男子伤阳，女子血崩。数，不迟也，迟中诸脉不能兼见。

虚不实也，应指无力，浮中沉三候俱有之，前人谓豁然空大见于浮脉者非，主虚有素禀不足，因虚而生病者；有邪气不解，因病而致虚者。

虚而沉小为弱沉细而软，按之乃见，主血虚亦分阴阳胃气；虚而浮小为濡如絮浮水面，主气虚亦主外湿；虚而模糊为微不显也，指下不分明，若无若有，浮中沉皆是，主阴阳气绝；虚而势滞为涩往来干涩，如轻刀刮竹之象，主血虚亦主死血；虚而形小为细形如蛛丝，指下分明，主气冷；虚而形缩为短寸不通鱼际，尺不通尺泽，主气损亦主气郁。以上皆言脉势，惟细、大、长、短皆指脉形而言。细者形如蛛丝也，微与细相类，但微对显而言，细对大而言，分别在此。

实不虚也，应指有力，浮中沉俱有之。《四言脉诀》云牢甚则实，独附于沉脉者非。大抵指下清楚而和缓为元气之实，指下逼逼而不清为邪气之实也，主实。

实而流利为滑往来流利，主血治亦主痰饮；实而迢长为长上至鱼际，下至尺泽，主气治亦主阳盛阴衰；实而涌沸为洪应指满溢，如群波涌起之象，主热极亦主内虚；实而端直为弦状如弓弦，按之不移，主肝邪亦主寒主痛。

大即洪脉而兼脉形之阔大也，旧本统于洪脉，今分别出之。

邪气盛则胃气衰，故脉大而不缓新病邪强必正弱，久病外实必

第四辑

中空。

缓脉来四至，从容不迫，主正复和缓之缓主正复，急缓之缓主中湿。

胃气复则邪气退，故脉缓而不大。缓者，主脉之气象从容不迫而言，非指往来之迟缓也。迟对数言，迟则不数也。缓则所包者广，迟中有缓，数中亦有缓，非浅人所可领会，故《内经》以缓与大对言，不与数对言，其旨深哉。

郭元峰二十八脉集说

郭氏著《脉如》专辨疑似之脉，议论明畅，启发后学非浅。其文皆裒①辑士材《正眼》、景岳《脉神》及诸家脉书而成，而采之张石顽《诊宗三昧》者尤多。士材详于形状，景岳详于主病，石顽详于义理，而石顽深远矣。今于其采之未尽者，量为补录于各条之末，以备观览。其有未畅，略附鄙见，则列之小注，或加"按"字以别之。

数脉

数者，脉息辐辏②，六至以上，主阳盛燔灼，侵剥真阴之病，为寒热，为虚劳，为外邪，为痈疽，此脉随病见也。寸数喘咳，口疮肺痈；关数胃热，邪火上攻；尺为相火，遗浊淋癃。浮数表热，沉数里热；阳数君火，阴数相火；右数火亢，左数阴戕③。此按部位以测病情也，昔人论之详矣。又云数大烦躁，狂斑胀满，数虚虚损，数实实邪，数滑热痰，数涩为损，热灼血干，此大概主乎数脉而各有兼诊之殊也。夫《脉经》首重数

① 裒（póu）：收集。
② 辐辏：形容连续不断。辐，车的辐条；辏，车毂。
③ 戕：损伤。

脉，以阴阳疑似虚实表里之间，最易混淆也。但数则为热，人皆知之，而如数之脉，人多不察，此生死关头，不可不细心体认也。夫数按不鼓，则为寒虚相搏之脉；数而大虚，则为精血销竭之脉。细疾若数，阴燥似阳之候也；沉弦细数，虚劳垂死之期也。又有驶脉，即如数脉，非真数也。若假热之病，误服凉剂，亦见数也。世医诊得脉息急疾，竟不知新病久病，有力无力，鼓与不鼓之异，一概混投苦寒，遽绝胃气，安得不速人于死乎？徐东皋云：数候多凶，匀健略[①]可。惟宜伤寒，妊疟小儿。《濒湖脉学》云：数脉为阳热可知，只将君相火来医。实宜凉泻虚温补，肺病秋深却畏之。据此亦当有温补者矣，若仅言君相火来医，则犹见之未扩也。夫独不有阳虚阴盛之重恙，反得紧数有力之实脉，急温桂附，旋即痊可者乎？谨再引《内经》，为时师下一痛针。"玉机真脏论"言冬脉，曰其气来如弹石者为太过，病在外，其去如数者为不及，病在中。释云：来如弹石者，其至坚强，营之太过也；去如数者，动止疾促，营之不及也。盖数本属热，而此真阴亏损之脉，亦必急数，然愈数则愈虚，愈虚则愈数，而非阳强实热之数，故不曰数而曰如数，则辨析之意深矣<small>如数者，阴虚而吸力少也，脉去至中途即散而无踪，如去之甚速也</small>。此而一差，生死反掌，何独数？脉有相似者，即浮、沉、迟、缓、滑、涩、洪、实、弦、紧诸脉，亦皆有相似也。又非惟脉然也，即证如疟如痰如喘如风如淋等病，设非素娴[②]审辨，临事最撼心目。故庸浅者只知现在，精妙者疑似独

---

① 略：《古今医统大全》卷四作"犹"。

② 素娴：娴熟。

明①，为医之难，政②此关头矣。通一子③云：滑数、洪数者多热，涩数、细数者多寒，暴数者多外邪，久数者必虚损。读此数语，则数脉与如数之脉了然矣。今将通一子张景岳数脉有阴有阳之论及西池先生之说何梦瑶列于后，读者留心细别，其于脉道，思过半矣。

西池先生曰：虚热者脉必虚数无力，固矣，然有过服凉剂，寒热搏击，或肝邪克土，脉反弦大有力者，投以温补之剂，则数者静，弦者缓，大者敛矣，此最当知。又有虚寒而逼火浮越者，真阳欲脱者，脉皆数，甚亦强大有力，皆当以证参之勿误也。《脉经》曰：三部脉如釜中汤沸，旦得夕死，夕得旦死。

通一子云：数脉有阴有阳，后世相传，皆以数为热脉，乃始自《难经》。不知数脉主热，须分虚实。余自历验以来，凡见火热、伏火等证，脉反不数，而惟洪滑有力，如经所谓缓而滑曰热中④者是也。至如数脉之辨，大约有七，兹列于下，诸所未尽，可以类推。

外邪有数脉。然初感便数者原未传经，热自何来？所以止宜温散。即或传经日久，但必数而滑实，方可言热。若数而无力者，到底仍是阴证，只宜温中。此外感之邪不可尽以为热也。虚损有数脉。凡患阳虚而数者，脉必数而无力，或兼细，而证见虚寒，此则温之且不暇，尚堪作热治乎？又有阴虚而数者，脉必数而弦滑，虽有烦热诸证，亦宜慎用寒凉，若但清火，必至脾泄而败。且虚损者脉无不数，数脉之病，惟损最多，愈虚则愈数，愈数则愈危。疟疾有数脉。凡疟作之时，脉必紧数，

① 独明：独见之明。

② 政：通"正"。《墨子·节葬下》孙诒让闲诂："政，正通。"

③ 通一子：即张介宾。

④ 缓而滑曰热中：语出《素问·平人气象论》。

疟止之时，脉必和缓，能作能止者，惟寒邪之进退耳，真火真热则不然也。痢疾有数脉。但兼弦涩细弱者，虚数非热数，宜温命门，百不失一。有形证多火，年力强壮者，方可以热数治，必见洪滑实数之脉，方是其证。疮疡有数脉。疮疡之发，有阴有阳，可攻可补，不得以脉数概指为热。痘疹有数脉。以邪毒未达也，达则不数矣。癥癖有数脉。凡腹胁之下有块如盘，以积滞不行，脉必见数。若无火证而见细数者，不得以为热。胎孕有数脉。冲任气阻，所以脉数，本无火也。此当以强弱分寒热，不可因其脉数而执黄芩为圣药也。凡邪盛者多数脉，必兼阳脉，虚甚者尤多数脉，必兼阴脉，则是热非热可知矣。

张石顽曰：伤寒以烦躁脉数者为传，脉静者为不传，有火无火之分也。即经尽欲解而脉浮数，按之不芤，其人不虚，不战汗出而解，则知数而按之芤者，皆为虚矣。又阳明例云：病人脉数，数则为热，当消谷引食而反吐者，以发汗令阳气微，膈内虚，脉乃数也。数为客热，不能消谷，胃中虚冷，故吐也。又胃反而寸口脉微数者，为胸中冷。又脉阳紧阴数为欲吐，阳浮阴数亦吐，胃反脉数，中气大虚而见假数之象也。凡乍病脉数而按之缓者，为邪退。久病脉数，阴虚之象。瘦人脉数，多火阴虚。形充肥泽之人脉数，为痰湿郁滞，经络不畅而蕴热，未可责之于阴也。至于数则心烦，又曰滑数，心下结热，皆包络火旺而乘君主之位耳。若乍疏乍数，不问何病，皆不治也。

浮脉

浮主于表，行从肉上，如循榆荚，如水漂木，体法天属阳，脏司肺，时属秋，运主金也。为中气虚，为阴不足，为风为暑，为胀满，为不食，为表热，为喘急，此脉随病见也。又云：寸浮伤风，头痛鼻塞。左关浮者，风在中焦；右关浮者，风痰在膈。尺部得浮，下焦风客，小便不利，大便秘涩。此按部位以测病情也，昔人论之详矣。浮紧伤寒，浮缓伤风，浮数伤热，浮洪热极，浮洪而实，热结经络，浮迟风湿，浮弦头痛，浮滑风痰，浮虚伤暑，浮濡汗泄，浮微气虚，浮散劳极。此大概主于浮脉，而各有兼诊之殊也。至若浮芤失血，浮革亡血，内伤感冒而见虚浮无力，痨瘵①阴虚而见浮大兼疾，火衰阳虚而见浮缓不鼓，久病将倾而见浑浑②革至，浮大有力，皆如浮脉也。叔和云：脉浮而无根者死。其亦可以浮诊而用治表之剂乎？夫曰浮多主表证，曰如浮悉属里病，表里不明，生死系之矣。通一子云浮为在表，然真正风寒外感者反不浮，但紧数而略兼浮者，便是表邪，其证必发热无汗身疼者是也。若浮而兼缓，则非表邪矣。大抵浮而有力有神者为阳有余，则火必随之，或痰见于中，或气壅于上，可类推也。若浮而无力空豁者为阴不足，阴不足则水亏之候，或血不营心，或气不化精，中虚可知矣。若以此等为表证，则害莫大矣。其有浮大弦硬之极，甚至四倍以上者，《内经》谓之关格。此非有神之谓，乃真阴之虚极而阳亢无根，大凶之兆也。

张石顽曰：伤寒以尺寸俱浮为太阳经病，以浮主表也，但指下有力，即属有余，而太阳本经风寒营卫之辨，全以浮紧、浮缓而分。其有寸关浮而尺迟弱者，谓之阳浮阴弱，营气不足，血少之故。盖太阳以浮为本脉，一部不逮③，虚实悬殊。亦有六脉浮迟，而表热里寒，下利清谷者，虽始病有热，可验太阳，其治与少阴之虚阳发露不异。又有下后仍浮，或兼促、兼弦、

---

① 痨瘵：病名。见《世医得效方·大方脉杂医科》。即劳瘵，是指具有传染性的慢性消耗性疾病，或称"肺痨"。

② 浑浑：大水流貌。

③ 逮：及。

兼紧、兼数之类，总由表邪未尽，乃有结胸、咽痛、胁急、头痛之变端。详结胸、脏结及痞之证，皆下早表邪内陷所致，究其脉虽变异，必有一部见浮，生死虚实之机，在关上沉细紧小之甚与不甚耳。若阳明腑热攻脾，脉虽浮大，心下反鞕者，急下之，所谓从证不从脉也。至于三阴，都无浮脉，惟阴尽复阳，厥愈足温，脉浮者，皆为愈证。三阴例，皆以脉浮为欲愈，则不浮为未愈，可见也。总之，阳病浮迟，兼见里证，合从阴治，阴病脉浮，证显阳回，合从阳治，此伤寒之微旨也。若夫别病日久而脉反浮者，此中气亏乏不能内守而然。若浮而久按渐衰，更不能无假象发见之虞矣。

沉脉

沉脉为里，动乎筋骨之间，如石沉水，必极其底，外柔内刚，按之愈实，体同地属阴，脏司肾，时属冬，运主水也。两尺若得沉实有神，此为根深蒂固，修龄①广嗣②之征。如病，则为阳郁之候，为寒为水，为气为郁，为停饮，为癥瘕，为胀实，为厥逆，为洞泄，昔人论之详矣。沉紧内寒，沉数内热，沉弦内痛，沉缓为湿，沉牢冷痛，沉滑痰食，沉濡气弱兼汗，沉伏闭痛，此则大概主于沉脉，而各有兼诊之殊也。至于沉而散，沉而绝，沉而代，沉而短，沉不鼓，久病与阳病得此，垂亡之候也。若沉而芤，沉而弱，沉而涩，沉而结，主亡血伤精，六极之脉，诸如此类，不得概以沉属寒属痛而混投温散之剂也。更有如沉之脉，每见表邪初感之际，风寒外束，经络壅盛，脉必先见沉紧，或伏或止，是又不得以阳证阴脉为惑，惟亟③投以

---

① 修龄：长寿。
② 广嗣：多生子嗣。
③ 亟：急。

疏表之剂，则应手汗泄而解矣。此沉脉之疑似，不可不辨也。

通一子云：沉虽属寒，然必察其有力无力以辨虚实矣。沉而实者，多滞多气，故曰下手脉沉，便知是气，气停积滞者，宜消宜攻，沉而虚者，因阳不达，因气不舒，阳虚气陷者，宜温宜补，不得一概而混治也。

张石顽曰：伤寒以尺寸俱沉为少阴病，故于沉脉辨别阴阳为第一关楗。如始病不发热，不头痛，而手足厥冷，脉沉者，此直中阴经之寒证也。若发热头痛，烦扰不宁，至五六日渐变手足厥冷，躁不得寐而脉沉者，此传经寒邪之热证也。亦有始虽阳邪，因汗下太过而脉见沉迟，此热去寒起之虚证也。有太阳证下早，胸膈痞硬，而关上小细沉紧者，此表邪内陷阴分之藏结矣。有少阴病，自利清水，口干腹胀，不大便，而脉沉者，此热邪陷于少阴也。有少阴病始得之，反发热，脉沉者，麻黄附子细辛汤温之，是少阴而兼太阳也。此与病发热头痛，脉反沉，身体痛，当温之，宜四逆汤之法，相似而实不同也。有寸关俱浮，而尺中沉迟者，此阳证夹阴之脉也。大都沉而实大，数盛动滑而有力，为阳邪内伏，沉而细迟，微弱弦涩少力，为阴寒无疑。更有冬时伏邪，发于春夏，烦热燥渴，而反脉沉足冷，此少阴无气，邪毒不能发出阳分，下虚死证也。凡伤寒温热得汗后脉沉，皆为愈征，非阳证阴脉之比。更有内外有热，而脉沉伏，不数不洪，指下涩小急疾，无论伤寒杂病发于何时，皆为伏热，不可以脉沉而认阴寒。至于肠澼自利而沉，寒疝积瘕而沉，历节痛痹而沉，伏痰留饮而沉，石水正水而沉，胸腹结痛而沉，霍乱呕吐而沉，郁结气滞而沉，咸为应病之脉。若反浮大弦涩，或虽沉而弦细坚疾，胃气告匮，未可轻许以治者矣。

《三昧》曰：沉为脏腑筋骨之应。盖缘阳气式微，不能统运营气于外，脉显阴象而沉者，则按久愈微。若阳气郁伏，不能浮应卫气于外，脉反伏匿而沉者，则按久不衰。阴阳寒热之机，在乎纤微之辨。营卫之外别有阳气之名，殊未合。只是营不内充则气下陷，而卫不外达则气上遏，故皆令脉沉也。

迟脉

迟为阴脉，与数为阴阳对待之体，数六至，迟三至，息数甚悬。至离经之脉，则仅二至，《内经》谓之少气。然迟主脏病，多属虚寒。浮迟表寒，沉迟里寒，迟涩为血病，迟滑为气病，有力冷痛，无力虚寒。或主不月，或见阴疝，或血脉凝泣，或癥瘕沉痼。气寒则不行，血寒则凝滞。迟兼滑大，风痰顽痹。迟兼细小，真阳亏损也。或阴寒留于中，为泄为痛，元气不营于表，寒栗拘挛，皆主阳虚阴盛之病也。而独有如迟之脉，凡人伤寒初解，遗热未清，经脉未充，胃气未复，必脉见迟滑，或见迟缓，亦可投以温中而益助余邪乎？高鼓峰云迟而汗出者死，此虚实之不容不辨也。

张石顽曰：仲景有阳明病脉迟，微恶寒而汗出多者，为表未解。脉迟，头眩腹满者，不可下。有阳明病，脉迟有力，汗出不恶寒，身重喘满，潮热便鞕，手足濈然[①]汗出者，为邪欲解，可攻其里。又太阳病，脉浮，误下而变迟者，为结胸。若此皆热邪内陷之明验也。须知迟脉虽见表证，亦属脏气不充，所以邪气流连不解。详迟为在脏一语，可不顾虑脏气之困乎？

滑脉

滑脉为阳中之阴，往来流利，如珠走盘。若滑而匀平，乃

[①] 濈（jí）然：汗出貌。

得胃气之脉也。故经云：脉弱以滑，是有胃气。又云：滑者阳气盛，微有热，按之指下鼓击有力有神，如珠圆活①，替替②不绝，男得此无病，女得此有胎。乃真滑脉也，若病则属痰饮。浮滑风痰，沉滑食痰，寸滑呕吐，关滑畜血，尺滑癃淋遗泄。滑大滑数，为内热，上为心肺头目咽喉之热，下为小肠膀胱二便之热，亦脉证相应之脉也。而特有如滑之脉，骤诊亦似乎和，不大不小，不见歇止，不见克胜，息数如常，只觉平动不鼓，牒牒③而去，稍按即无，此为元气已脱此即麻子之先兆。累累如珠，自尺上趋于寸而无起伏。亦有中气郁结者，按之必实而有力，仅存余气留连脏腑经络之间，未尽断耳。先于死期旬日内便见此脉，乃绝脉也，虽卢扁④亦难复苏。每见医者尚于此际执以为痰，化气消痞，攻剂任投，只速其死耳。至于虚损多弦滑之脉，阴虚而然也，泻利多弦滑之脉，脾肾津液受伤也，此又不得通以火论矣。

张石顽曰：伤寒温热时行等病，总以浮滑而濡者为可治。昔人以滑大无力为内伤元气，夫滑脉虽有浮沉之分，终无无力之象。盖血由气生，脉因气动，若果气虚，则鼓动之力先微，脉何由而滑耶？惟是气虚不能统摄阴火，而血热脉滑者有之，阴虚血燥则气愈悍。又平人肢体丰盛，而按之绵软，六脉软滑，此痰湿渐积于中，外终日劳役，不知倦怠，若安息则重著酸疼矣，以滑则为痰也。若滑而急强，擘擘⑤如弹石，谓之肾绝。滑不直手，按之不可得，为大肠气不足，以其绝无从容和缓之胃

① 圆活：丰满，润滑。
② 替替：交替往来。比喻滑脉应指如珠往来流利。
③ 牒牒：频频貌。
④ 卢扁：即扁鹊，史载扁鹊家居卢地，因称。
⑤ 擘擘：《诊宗三昧·师传三十二则》作"辟辟"。

气也，故经云予之短期。

《正眼》曰：仲景谓翕奄沉名曰滑，而人莫能解。盖翕，浮也，奄，忽也，谓忽焉而沉，摩写往来流利之状，极为曲至矣。

涩脉

涩脉为阴，往来艰难，动不流利，状如轻刀刮竹，如雨沾沙，如病蚕食叶，参伍不调，主伤精亡血之病，为血痹，为寒湿人营，为心痛，为胁痛，为解㑊①，为反胃，为亡阳，为肠结，为忧烦，为拘挛，为麻木，为无汗，为脾寒食少，为二便不调，为四肢厥冷，男子伤精，女子失血，又为不月，为胎病，为溲淋，亦为气滞。凡见涩脉，多因七情不遂，营卫耗伤，血少而气不波澜，其在上则有上焦之不舒，其在中下则有中焦下焦之不运，在表则有筋骨之疲劳，在里则有精神之短少。经曰：脉弱以涩，是谓久病。然亦有不同者，或人禀赋经脉不利，或七情伤怀莫解，或过服补剂，以致血气壅盛，或饮食过度，不即运化，或痰多而见独涩，或久坐久卧，体拘不运，此又非主于伤精亡血之病也。至于虚劳细数而涩，或兼结代，死期可卜。凡诊此脉，须察病机，庶无谬治。《脉法》云：涩为血少，亦主伤精。寸涩心痛，或为怔忡②；关涩阴虚，因而中热，右关土虚，左关胁胀；尺涩遗淋，血利可决，孕为胎病，无孕血竭。《金匮》云：寸口脉浮大，按之反涩，尺中亦微而涩，知有宿食。有发热头痛而见浮涩数盛者，阳中雾露之气也。雾伤皮腠，湿流关节，总皆脉涩，但兼浮数沉细之不同也。有伤寒阳明腑实，不大便而脉涩，温病大热而脉涩，吐下微喘而脉涩，水肿

---

① 解㑊：病名。《素问·平人气象论》："尺脉缓涩，谓之解㑊。"
② 怔忡：病名。是指以心跳剧烈，不能自安，而又持续不断为主要表现的心悸。怔忡为心悸之重症。

腹大而脉涩，消瘅大渴而脉涩，痰证喘满而脉涩，病在外而脉涩，皆脉证相反之候。平人无故脉涩，贫窭之兆。尺中蹇涩则艰于嗣。其有脉塞而鼓如省客①，左右旁至如交漆②，按之不得如颓土③，皆乖戾不和，殊异寻常之脉，故《素问》列之"大奇"。

《正眼》曰：王叔和谓其一止复来，非也。往来迟难，有似于止而实非止也。又曰：细而迟，往来难且散者，乃浮分多而沉分少，有似于散而实非散也。

《三昧》曰：总由津血亏少，不能濡润经络，亦有因痰食胶固，中外脉道阻滞者。

实脉

实脉者，浮沉皆得脉体厚也，大而且长，应指幅幅然④不虚也。经曰血实脉实，曰脉实者水谷为病，曰气来强实，是谓太过，盖实主火热有余之证。或发狂谵语，或阳毒便结，或咽瘇⑤舌强，或脾热中满，或腰腹痈痛。或平人实大，主有痢疾，宜先下之。或痈疽脉实，急下之，以邪气在里故也。急宜通肠发汗，亟解繁苛之火，不待再计矣。又有如实之脉，久病得此，孤阳外脱，脉必先见弦数滑实，故书云久病脉实者凶，其可疗以消伐之剂乎？更有沉寒内痼，脉道壅滞而坚牢如实，不得概

---

① 省客：脉名。语出《素问·大奇论》："省客者，脉塞而鼓，是肾气不足也。"

② 交漆：脉名。语出《素问·大奇论》："交漆者，左右旁至也，微见三十日死。"

③ 颓土：脉名。语出《素问·大奇论》："脉至如颓土之状，按之不得，是肌气予不足也。"

④ 幅幅（bì bì）然：胀满的样子。此指实脉指下盈实感。

⑤ 瘇（zhǒng）：足胫肿，此为肿之义。

用凉剂，但温以姜桂之属可也。又有真阴大亏，燎原日炽，脉见关格洪弦若实，法几穷矣，尚可清凉乎？以上三证，皆假实脉，非正实脉也。通一子云：表邪实者，浮大有力，以风暑寒湿外感于经，为伤寒瘅疟，为发热头痛，鼻塞头肿，为筋骨支[①]体酸疼痛痹等证；里邪实者，沉实有力，因饮食七情内伤于脏，为胀满，为结闭，为癥瘕，为瘀血，为腹痛，为痰饮，为喘呕咳逆等证。火邪实者，洪实有力，为诸实热等证；寒邪实者，沉弦有力，为诸痛滞等证。凡其在气在血，脉有兼见者，当以类求。然实脉有真假，真实者易知，假实者易误，故必问其所因而兼察形证，必得其神，方为高手。通一子之论，殆亦恐人以如实为真实乎？

张石顽曰：实在表则头痛身热，实在里则䐜胀[②]腹满。大而实者，热由中发；细而实者，积自内生。在伤寒阳明病，不大便而脉实则宜下。下后脉实大，或暴微欲绝，热不止者，死。厥阴病，下利脉实者，下之死。下利日十余行，脉反实者，死。病脉之逆从可见矣。盖实即是石，石为肾之平脉。若石坚太过，劈劈[③]如弹石状，为肾绝之兆矣。其消瘅[④]鼓胀坚积等证，皆以脉实为可治。若泄而脱血，及新产骤虚，久病虚羸，而得实大之脉，良不易治也。

按：《内经》言邪气盛则实，此实字所赅甚广，必有兼脉，非正实脉也。凡实热者脉必洪，但洪脉按之或芤；实寒者脉必牢，但牢脉专主于沉。正实者，浮沉和缓，则寒不甚寒，热不

---

① 支：通"肢"。《正字通·支部》："支，与'肢'通，人四体也。"
② 䐜胀：指胸胀，胸闷。
③ 劈劈：《诊宗三昧·师传三十二则》作"辟辟"。
④ 消瘅：原出《内经》，又名"热瘅"，即消渴病。"消"指消耗津液而见消瘦；"瘅"指内热。消瘅就是邪热内炽，消灼津液，而见多饮食而消瘦的证候。

甚热，此正盛邪微之实脉也。若夫虚寒者，细而实，即紧脉也。积聚者，弦而实，或涩而实。孤阳外脱而实者，即《脉经》所谓三部脉如汤沸者也。皆兼他脉，此邪盛正败之实脉也。大抵实脉主有余之病，必须来去有力有神。若但形体坚硬，而来往急缓，则是纯阴之死气矣。

虚脉

虚脉者，正气虚也，无力也，无神也。有阴有阳，浮而无力为血虚，沉而无力为气虚，数而无力为阴虚，迟而无力为阳虚虚者，脉体薄也，非无力也。无力者，濡弱之类是也。虽曰微、濡、迟、涩之属皆为虚类，然无论二十八脉，但见指下无神便是虚脉。《内经》曰按之不鼓，诸阳皆然，即谓此也。故凡洪大无神者即阴虚也，细小无神者即阳虚也。阴虚则金水亏残，龙雷[①]易炽，而五液神魂之病生焉，或盗汗，或遗精，或上下失血，或惊忡不宁，或咳嗽劳热；阳虚则火土受伤，真气日损，而君相化源之病生焉，或头目昏眩，或膈塞胀满，或呕恶亡阳，或泻痢疼痛。救阴者壮水之主，救阳者益火之源，渐长则生，渐消则死，虚而不补，元气将何以复？此实生死之关也。医不识此，尚何望其他焉？

张石顽曰：经云脉气上虚尺虚，是谓重虚。病在中，脉虚难治。脉阴阳俱虚，热不止者，死。可见病实脉虚，皆不易治。盖虚即是毛，毛为肺之平脉，若极虚而微，如风吹之状，极虚而数，潎潎如羹上肥者，皆为肺绝之兆也。惟癫疾之脉，虚为可治者，以其神出舍空，可行峻补此二句大谬。盖脉虚者，邪未深痼也。此病无峻补法。且脉亦不宜全虚，全虚即脱矣。若实大为顽痰固

---

① 龙雷：龙雷之火。此处指命门之火。

结，搜涤不应，所为难耳癫疾是经络有阻，脉宜近实，固不可太实，尤不可太虚也。

《三昧》曰：叔和以迟大而软为虚，每见气虚喘乏有虚大而数者，且血虚脉虚。仲景脉虚身热，得之伤暑。东垣气口虚大，内伤于气。虚大而时显一涩，内伤于血。凡血虚，非见涩弱，即弦细芤迟。盖伤暑脉虚为气虚，弦细芤为血虚。故脉芤及尺中微细者，为虚劳亡血失精。平人脉虚微细者，善盗汗出也。慎斋有云：洪大而虚者防作泻。此脾家气分之病，大则气虚不敛之故耳。"平脉"云：趺阳脉大而紧者，当即下利，为难治。慎斋义本此，此肝脉而见脾病也。

弦脉

弦从肝化，可阴可阳，其状端直以长，若筝弓弦①，从中直过，挺然指下。体为阳中阴，脏司肝，时属春，运主木也。经云：轻虚以滑者平，实滑如循长竿者病，急劲如新张弓弦者死。戴同父云：弦而软者其病轻，弦而硬者其病重。纯弦为负，死脉也。弦缓，平脉也。弦临土位，克脉也；弦见于秋，反克脉也；春病无弦，失主脉也。其病主诸疟，支饮悬饮，头痛鬲②痰，寒热癥瘕，尺中阴疝，两手拘挛。通一子云：为血气不和，为气逆，为邪胜，为肝强脾弱，为宿食，为寒热，为疼痛，为拘急。右关见弦，胃寒腹痛，若不食者，木来克土，必难治。此则大概脉与病符也。又有如弦之脉，本非真弦，而或兼见，而或相类。弦固类细，而细则如丝线之应指；弦又类紧，而紧则如转索之不绝。为体固异，主病亦殊。紧为诸痛，依稀若弦

---

① 若筝弓弦：《濒湖脉学》作"状若筝弦"。
② 鬲（gé）：通"膈"。

之无力，其安可紊哉？弦兼洪为火炽，弦兼滑为内热，弦兼迟为痼冷，弦不鼓为脏寒。弦兼涩，秋逢为老疟。弦兼细数，主阴火煎熬，精髓血液日竭，痨瘵垂亡之候也。若诸失血而见弦大为病进，见弦小为阴消。痰清见弦，为脾土已败，真津上溢，非痰也。又有似疟，阴阳两亏，寒热往来，脉亦见弦，急扶真元，亦有生者。若误作疟治，必枉死于见病治病之舛剂①也。大要弦脉而病属经者易治，属腑者难治，属脏者不治。通一子云：诸病见此总非吉，六脉皆弦必是凶。《脉法》云：弦为肝风，主痛主疟，主痰主饮。弦居左寸，心中必痛；弦居右寸，胸及头痛。左关弦兮，痰疟癥瘕；右关弦兮，胃气疼痛。左尺逢弦，饮在下焦；右尺得弦，足挛疝痛。又云：浮弦支饮，沉弦悬饮，弦数多热，弦迟多寒，弦大主虚，弦细拘急。阳弦头痛，阴弦腹痛，单弦饮癖，双弦寒痼。亦初学察病之一端也。

张石顽曰：弦为六贼之首，最为诸经作病，故伤寒坏证，弦脉居多，虚劳内伤，弦常过半，总由中气少权，土败木贼所致。但以弦少弦多以证胃气之强弱，弦实弦虚以证邪气之虚实，浮弦沉弦以证表里之阴阳，寸弦尺弦以证病气之升沉。无论所患何证，兼见何脉，但和缓有神，不乏胃气，咸为可治。若弦而劲细，如循刀刃，弦而强直，如新张弓弦，如循长竿，如按横格，此皆弦无胃气，不可治也。又伤寒以尺寸俱弦，为少阳受病，如弦而兼浮兼细，为少阳之本脉，弦而兼数兼缓，即有入腑、传阴之两途。若弦而兼之以沉涩微弱，得不谓之阴乎？又伤寒脉弦细，头痛发热者，属少阳，此阳弦头痛也，阳脉涩，阴脉弦，法当腹中急痛，此阴弦腹痛，皆少阳部位也。凡表邪全盛之时，中有一部见弦，或兼迟兼涩，便是夹阴，急宜温散，

---

① 舛（chuǎn）剂：药不对症之剂。舛，讹误。

汗下猛剂，咸非所宜。即非时感冒，亦须体此。至于素有动气怔忡，寒疝脚气，种种宿病而夹外感之邪，于浮紧数大中委曲①搜求，弦象必隐于内。多有表邪脉紧，于紧中按之渐渐减少，纵之不甚鼓指，便当作弦脉例治。于浮中按之敛直，滑中按之搏指，沉中按之引引，涩中按之切切，皆阴邪内伏，阳气消沉，不能调和而显弦直之状，良非客邪盛紧之比也，不可不察。

《三昧》曰：弦为阳中伏阴。虚证误用寒凉，两尺脉必变弦。胃虚冷食停滞，气口多见弦脉。凡病属邪盛而见弦者十常二三，属正虚而见弦者十常六七。

《脉神》曰：弦从木化，气通乎肝，可以阴，亦可以阳，弦大兼滑者便是阳邪，弦紧兼细者便是阴邪。凡脏腑间，胃气所及则五脏俱安，肝邪所侵则五脏俱病，何也？盖木之滋生在水，培养在土，木气过强，则水因食耗，土为克伤，水耗则肾亏，土伤则胃损，肾为精血之本，胃为水谷传化之本，根本受伤则所生者败矣。肝邪与胃气，不两立者也，故百病脉见和缓者吉，指下弦强者凶。

缓脉

缓为脾脉，主乎中，应乎肌肉。阳寸阴尺，上下同等，不浮不沉，不大不小，不徐不疾，不微不弱，和缓有力，鼓指有神，如丝在经，不卷其轴，又如微风轻飐②柳梢。蔡西山曰：意思忻忻③，难以名状。四时五脏，得此为有胃气。其体属天地之交，阳中有阴，阴中有阳，脏司脾，时应长夏，运主季土也。不分男女老弱，人身得此，气和神畅，百病得此，不治自愈。

---

① 委曲：事情的底细和原委。

② 飐（zhǎn）：风吹物使颤动。

③ 忻忻：欣喜貌。

第四辑

然缓有二，此乃有胃气，雍容和缓之缓也，又有缓迟之缓，缓纵之缓，缓弱之缓。缓迟者伤湿也，缓纵者风热也，缓弱者气虚也，缓而兼涩者血虚也。浮缓者风伤经络，沉缓者湿伤脏腑，洪缓者湿热，细缓者寒湿。是皆有病之脉，非真缓脉也。尚有阴虚浮洪无力而缓，阳虚沉细无力而缓，是仅肖缓之体，而非得缓之神也。若弦居土位，缓临水宫，盖克脉也。看此缓脉，要察胃气多少，鼓击高下，去来迟速，便得真确。悟从心解，未可一诊了事也。《脉法》云：右寸浮缓，风邪所居；左寸涩缓，少阴血虚。左关浮缓，肝风内鼓；右关沉缓，土弱湿侵。左尺缓涩，精宫不及；右尺缓细，真阳衰极。通一子云：缓脉有三：从容和缓，浮沉得中，此平人之正脉。若缓而滑大有力者多实热，如《内经》所言者是也，为烦热，为口臭，为腹满，为痈疡，为二便不利。或伤寒温疟初愈而邪热未清者，多有此脉。缓而迟细者多虚寒，即诸家所言是也，为阳虚，为胃寒，为气怯，为疼痛，为晕眩，为脾弱，为痿厥，为怔忡健忘，为饮食不化，为鹜溏[①]飧泄[②]，为精寒肾冷，为小便频数，女子为经迟血少，为失血下血。凡诸疮毒外证及中风产后，但得脉缓者，皆易愈。

张石顽曰：伤寒以尺寸俱微缓者，为厥阴受病。厥阴为阴尽复阳之界，故凡病后得之，咸为相宜。其太阳病，发热头痛自汗，脉浮缓者，为风伤卫证，以其自汗体疏，自不能紧急也。又脾为湿土之经，缓为本脉，病主多湿，以土湿则软也，然必和缓有神，方为脾气之充。今日缓，则非不紧不缓之中和矣，盖凡有可名者，即非中和，即为病脉也。

《正眼》曰：缓以脉形之宽缓得名，迟以至数之不及为义，

---

① 鹜溏：指大便水粪相杂，青黑如鸭粪。
② 飧泄：又名水谷利。以泻下完谷不化为特征。

故缓脉四至，宽缓和平，迟脉三至，迟滞不同。二脉各别，安足溷①哉？李濒湖亦曰：小驶于迟，是千虑之一失也。

洪脉

洪脉指下极大，来盛去衰，体为阳，脏司心，时属夏，运主火也。主病为腹满烦渴，为狂躁，为斑疹，为头痛面热，为咽干喉痛，为口疮痈肿，为大小便不通，为动血，浮洪为表热，沉洪为里热，皆阳盛阴虚之病。若逢炎夏，诊有胃气，乃应时之脉也。若泄痢失血久嗽及痞满反胃，见之增剧难瘥。或沉兼弦涩，主痰红火炽之证。经曰：形瘦脉大，胸中多气者，死。谓其与证不合也。又曰：大则病进。若春秋冬月见之，治主升阳散火。若洪而有力，乃实脉，非洪脉，须投寒凉。此相类，宜细别耳此数语未晰。实脉非洪而有力之谓也，实以形体之厚言，有寒实，有热实，不必尽宜寒凉也；洪以来势之盛言，有实热，有虚热，有内热外寒，内寒外热，有湿热，有风热，大致偏主于热。郁者宣之，炽者泄之，虚者补之，实者攻之。又有如洪之脉，乃阴虚假热，阳虚暴证，脉虽洪大，按而无力当云应指无力，此又不得投以凉剂，致败胃气。又人临死从阳散而绝者阴气先绝，阳气后绝，则绝脉绝证均见于阳；阳气先绝，阴气后绝，则绝脉绝证均见于阴，脉必先见洪大滑盛，乃真气尽脱于外也，不可不察如涌泉沸汤，有出无入也。至于洪大至极，甚至四倍以上者，是即阴阳离绝，关格之脉也，不可治矣。《汇补》②云：浮大③之脉阴必伤，弦洪之脉胃必损。读此二语，可不顾虑元气乎？

张石顽曰：仲景有服桂枝汤大汗出，大渴烦不解，脉洪，

---

① 溷（hùn）：混淆。
② 《汇补》：即《证治汇补》，清代李用粹撰，八卷。
③ 浮大：《证治汇补》卷二作"洪大"。

为温病。温病乃冬时伏气所发，发于春者为温病，发于夏者为热病。其邪伏脏于内而发出于表，脉多浮洪而混混不清，每多盛于右手《寒温条辨》①亦云温病脉必右盛于左。若温热时行，脉反细小弱者，阳病阴脉也，有阳热亢极而足冷尺弱者，为下虚之证，皆不可治。又屡下而热势不减，洪脉如初，谓之坏病，多不可救。洪为阳气满溢，阴气垂绝之象，故蔼蔼如车盖者，为阳结。脉浮而洪，身汗如油，为肺绝，即杂病洪脉，皆火气亢甚之兆。若虚劳失血，久病虚羸，泄泻脱元，而见洪盛之脉，尤非所宜。

张景岳曰：外感寒邪，脉大者必病进，以邪气日盛也。然必大而兼紧，方为病进。若先小而后大，及渐大渐缓者，此以阴转阳，为胃气渐复②，将解之兆也。

按古无洪脉之名也，以大赅之矣。盖有形体之大，有来势之大，陈修园别大于洪，义以此也。然凡脉皆当以形势两察之，正不必多立名色，使人目眩。

细脉

细脉似微而常有，细直而软，若丝线之应指。宜于秋冬老弱，为血气两衰之象。或伤精泄汗，或湿气下侵，或泄利脱阴，或丹田虚冷，或胃虚腹胀，或目眩筋痿。《脉经》云：细为血气衰。有此证则顺，否则逆，故吐衄脉沉细者生。忧劳过度者脉亦细，治须温补。春夏少壮，俱忌细脉，谓其与时不合，与形不合也。至有如细之脉，或因暴受寒冷极痛，壅塞经络，致脉沉细，不得宣达，是细不得概言虚而误施温补，固结邪气也。

---

① 《寒温条辨》：又名《伤寒瘟疫条辨》，清代杨璿撰，六卷。
② 复：《景岳全书》卷一作"至"。

又有劳怯困殆，脉见弦细而数，盖弦主气衰，细主血少，数主虚火煎熬，奄奄将弊①。医于此时，尚欲清之平之，良可慨矣。高鼓峰曰：细脉必沉，但得见滑，即是正脉，平人多有之。若见弦数，即是枯脉，六腑内绝，不治。《脉法》云：细主气衰，诸虚劳损。细居左寸，怔忡不寝。细居右寸，呕吐气怯。细人左关，肝阴枯竭。细人右关，胃虚胀满。左尺见细，泄利遗精。右尺见细，下元冷惫。沉细而迟主寒湿，治宜温中散寒，忌汗下。见《金匮要略》。

张石顽曰：伤寒以尺寸俱沉细为太阴受病，太阴职司敷化之权，今为热邪所传，荣卫之气不能条畅百脉，所以尺寸皆沉细。不独太阴为然，即少阴之脉亦多沉细，故仲景有少阴病脉沉细数不可发汗之禁。此皆外阴内阳，非若严冬卒中暴寒，盛夏暑风卒倒，内外皆阴之比义理未见莹澈②。

《三昧》曰：《内经》细脉诸条，如细则少气，细而附骨者积也。尺寒脉细谓之后泄，头痛脉细而缓为中湿，种种皆阴邪为患。故胃虚少食，冷涩泛逆，便泄腹痛，自汗失精，皆有细脉。且以兼浮兼沉，在尺在寸，分别裁决。如平人脉来细弱，皆忧思过度，内戕真元所致。若形盛脉细，少气不足以息，及病热脉细，神昏不能自持，皆脉不应病，法在不治。

长脉

长脉不大不小，迢迢③自若，如循长竿末梢，为平。如引绳，如循长竿，为病。长有三部之长，有一部之长，此以形体言也；有来往之长，谓来有余韵也。心脉长，神强气壮；肾脉

---

① 将弊：《轩岐救正论》卷二作"待毙"。
② 莹澈：指清晰。
③ 迢迢（tiáo tiáo）：远的样子。此引申为脉长之意。

长，蒂固根深。经云：长则气治，短则气病。长主于肝应主于胃，短主于肺，皆平脉也。反此则为有余之病，非阳毒癫痫，则阳明热深。若长而缓，百病皆愈。大概虽主乎病，亦属轻浅之证。其有如长之脉，或鳏寡思色不遂，心肝两部则洪长而溢鱼际，此是七情为患，而非有邪之脉也。或癫疝而左尺偏长，是又宿疾留经，而非无病之脉也。或寒入经腑，六部细长不鼓，此非投以辛热，不能蠲除①也。若细长而鼓，又须清解，灵变在人耳。看得长脉，多有兼见，不得偏执为悉无病。但病得此，终非死脉。老人两尺脉沉长滑实，寿可期颐②，且征瓜瓞③之盛。若短脉不及本位，应指而回，不能满部，主病为内虚，为喘满气促，为胃气弱，为头腹疼。诸病见短难治，为真气不足，是又与长为霄壤之判矣。

《正眼》曰：旧说长脉过于本位，久久审度，而知其必不然也。寸而上过则为溢，尺而下过则为覆，关而上过即寸，下过即尺，故过于本位，义之所不安也。惟其状如长竿，齐起齐落，首尾相应，非若他脉之上下参差，首尾不匀也但其形缓，不似弦脉之劲急耳。

又曰：弦为初春之象，阳中之阴，天气犹寒，故如琴弦之端直以长，而挺然稍带一分之紧急也。长为暮春之象，纯属于阳，绝无寒意，故如木干之迢直以长，纯是发生之气也。

按：弦与长之异者，弦则夹阴，长则纯阳，弦以形之敛直劲急言，长以气之充满条畅言也。

---

① 蠲除：指祛除。
② 期颐：百岁。典出《礼记·曲礼上》。
③ 瓜瓞（dié）：喻子孙繁衍，相继不绝。典出《诗经·大雅·緜》。

短脉

短脉尺寸俱短而不及本位，不似小脉之三部皆小弱不振，伏脉之一部独伏匿不前也。经曰短则气病，良由肾气厄塞，不能条畅百脉肾气，命门之元气也，或因痰气食积阻碍气道，所以脉见短涩促结之状。亦有阳气不充而脉短者，所谓寸口脉中手短者，曰头痛是也。仲景曰：汗多，重发汗，亡阳谵语，脉短者死，脉自和者不死。又少阴脉不至，肾气绝，为尸厥。又伤寒六七日，大下后，寸脉沉而迟，手足厥冷，下部脉不至，咽喉不利，唾脓血者，难治。戴同甫曰：短脉只当责之于尺寸，若关中见短，是上不通寸为阳绝，下不通尺为阴绝矣。曷知关部从无见短之理？昔人有以六部分隶而言者，失之矣。

《正眼》曰：旧说短脉为不及本位，非也。戴同甫谓短脉止见尺寸，若见关中是阴阳两绝矣。然尺寸可短，依然阴绝阳绝矣。岂知非两头断绝也，特两头俯而沉下，中间突起，其实仍自贯通者也。

按：李说似矣，仍未协也。盖两头俯，中间起，指下虽觉其短，脉体仍自通长。经既云短，必实是脉体之短也。夫脉体何以短也？脉之动者，气也，气充满于脉管之中，则首尾齐起齐落，故形见长。气虚不能充贯于脉，则气来之头鼓指有力，气过之尾衰弱，不能应指矣，故其形似断非断而见短也。经曰短则气病，于此益明。《灵枢·终始》曰：上下相应而俱往来也，六经之脉不结动也。此即言尺寸首尾之齐起齐落也，结动皆短之类也。

紧脉

紧脉形如转索无常左右弹人手也，又如切绳，乃热为寒束之脉，故急而不甚鼓。暴病见之，为腹痛身疼，寒客太阳，或主风痓痫证。在尺阴冷腹疝，在关心腹沉痛。在左紧盛伤寒，在右紧盛伤食。急而紧者是遁尸，数而紧者主鬼击。紧数在表，为伤寒发热，为浑身筋骨疼痛，头痛项强，为咳嗽鼻塞，为瘴疟；沉紧在里，为心腹疼，为胸腹胀满，为中寒逆冷，吐逆出食，为风痫反张，为痃癖，为泻利，为阴疝，女子为气逆经滞，小儿为惊风抽搐。若中恶浮紧，咳嗽沉紧，皆主死，此证与脉反也。又有如紧之脉，乃伤寒阴证绝阳，七日九日之间得此脉。仲景曰：脉见转索者即日死。盖紧本属病脉，而非死脉，但有新久之异，便有生死之分，不可不察既云热为寒束，当作急而甚鼓，"不"字疑衍。

张石顽曰：紧为诸寒收引之象，亦有热因寒束而烦热拘急疼痛者，如太阳寒伤营证是也。然必人迎浮紧，乃为表证之确候。若气口盛紧，又为内伤饮食之兆。《金匮》所谓脉紧，头痛风寒，腹中有宿食也。而少阴经中又有病人脉阴伤俱紧，反汗出者，亡阳也，此属少阴，法当咽痛而复吐利，是为紧反人里之征验。又少阴病脉紧，至七八日下利而脉暴微，手足反温，脉紧又去，为欲解也，虽烦热下利，必自愈，此即紧去人安之互辞。不可下脉证中，则有脉来阴阳俱紧，恶寒发热，则脉欲厥，厥者脉初来大，渐渐小，更来渐渐大，是其候也，此亦紧反入里之互辞。因误下而阳邪内陷，欲出不出，有此厥逆进退之象，故言欲厥，脉变而紧状依然，非营卫离散乍大乍小之比，而脉法中复有寸口脉微尺紧，其人虚损多汗，知阴常在，绝不见阳之例，可见紧之所在皆阳气不到之处，故有是象。夫脉按之紧，如弦直上下行者痉，若伏坚者为阴疝，总皆经脉拘急，故有此象。若脉至如转索而强急不和，是但紧无胃气也，岂堪尚引日乎？

"平脉"曰：紧脉从何而来？假令亡汗若①吐，以肺里寒，故令脉紧也；假令咳者，坐饮冷水，故令脉紧也；假令下利，以胃中虚冷，故令脉紧也此紧之正脉也。其来如转索，左右弹手者，乃兼洪，非正紧脉也。

张景岳曰：寒邪未解，脉息紧而无力者，无愈期也，何也？盖紧者邪气也，力者元气也，紧而无力，则邪气有余而元气不足也，元气不足，何以逐邪？临此证者，必能使元阳渐充，则脉渐有力，自小而大，自虚而实，渐至洪滑，则阳气渐达，表将解矣。若日渐无力而紧数日进，则危亡之兆也紧无甚力，人多误为有胃气，先生此论，可谓独具慧眼矣。

散脉

散脉举之浮散，按之则无，去来不明，漫无根蒂，不似虚脉之重按虽虚，而不至于散漫也。散为元气离散之象，故伤寒咳逆上气，其脉散者死，谓其形损故也。可知散脉为必死之候，然形象不一，或如吹毛，或如散叶，或如悬雍，或如羹上肥，或如火薪然皆浮薄纷碎模糊之义，皆真散脉，见之必死，非虚大之比。经曰：代散则死。若病后大邪去而热退身安，泄利止而浆粥入胃，或有可生者，又不当以概论也。古人以代散为必死者，盖散为肾败之应，代为脾绝之兆。肾脉本沉，而按之不可得见，是先天资始之根本绝也。脾脉主信，而代脉去来必愆其期，是后天资生之根本绝也。故二脉独见均为危亡之候，而二脉交见尤为必死之征。

---

① 若：或。

弱脉

弱脉沉细而软，按之乃得，举之如无，不似微脉之按之欲绝，濡脉之按之若无，细脉之浮沉皆细也。弱为阳气衰微之候，夫浮以候阳，今取之如无，阳衰之明验也。故《伤寒》首言弱为阴脉，在阳经见之，固属阳气之衰。经言：寸口脉弱而迟，虚满不能食；寸口脉弱而缓，食卒不下，气填膈上。上二条一属胃寒，一属脾虚，故皆主乎饮食。又形作伤寒，其脉不弦紧而弱，太阳中暍①，身热疼重而脉微弱，可见脉弱无阳，必无实热之理，只宜辨析真阳之虚与胃气之虚，及夏月伤冷水，水行皮中所致耳。在阴经见之，虽为合脉，然阳气衰微已极，非峻温峻补，良难春回寒谷也。惟血痹虚劳，久嗽失血，新产及老人久虚，宜微弱，然必弱而和滑，可卜胃气之未艾。若少壮暴病而见脉弱，咸非所宜，即证虚，脉弱而苟兼之以涩，即为气血交败，其能荣爨②下之薪乎？

濡脉软

濡脉虚软少力，应指虚细，如絮浮水面，轻手乍来，重手乍去，不似虚脉之虚大无力，微脉之微细如丝，弱脉之沉细软弱也，为中湿，为自汗，为冷为痹。寸濡曰阳虚，关濡曰中虚，尺濡曰湿甚，为泄泻。濡为胃气不充之象，故内伤虚劳、泄泻少食、自汗喘乏、精伤痿弱之人，脉虽濡软乏力，犹堪峻补峻温，不似阴虚脱血，纯见细数弦强，欲求软弱，转不可得也。盖濡脉之浮软与虚脉同类，但虚则浮大，濡则小弱也；濡脉之

---

① 暍：中暑。
② 爨（cuàn）：灶。

细小与弱脉相似，但弱在沉分，濡在浮分也；濡脉之软弱与散脉相似，但散则从大而按之则无，濡则从小而渐至无力也。夫从小而渐至无力，气虽不充，血犹未败，从大而按之则无，则气无所统，血已伤残，阴阳离散，将何所恃而尚望其生乎？以此言之，则濡之与散，不啻霄壤矣。

芤脉

芤脉浮大中空，按如葱管。芤为孤阳脱阴之候，为失血脱血，为气无所归，为气无所附，为阴虚发热，为头晕目眩，为惊悸怔忡，为喘急盗汗。芤虽阳脉，而阳实无根，总属大虚之候。《脉法》云：芤脉中空，故主失血。随其部位，以验所出。左寸呈芤，心主丧血。右寸呈芤，相传阴亡肺为相传之官。芤入左关，肝血不藏。芤现右关，脾血不摄《脉诀》曰：关内逢芤肠胃病，必兼数也。左尺见芤，便红之咎。右尺若芤，火炎精漏。

张石顽曰：太阳病，有脉浮而紧，按之反芤，本虚，战汗而解者。暑病，有弦细芤迟，血分受伤者，芤为失血之本脉。经云：脉至如搏，血温身热者死。详"如搏"二字，即是弦大而按之则减也。凡血脱脉芤，而有一部独弦，或带结促涩滞者，此为阳气不到，中挟邪虚之兆，即是瘀血所结处也。所以芤脉须辨一部两部，或一手两手，而与攻补，方为合法。观此知芤脉止主血虚，而血滞者脉必结涩也。

《三昧》曰：浮大而软，中按虽不应指，细推仍有根气，不似虚脉瞥瞥虚大，按之豁然全无也，轻按必显弦象，却又不似革脉弦强搏指，按之全空也浮芤者，阴虚也，革则阴僭阳位，其病亟①矣。

---

① 亟：急。

微脉

　　微脉纤细无神，柔弱之极，乃血气俱虚之候，为畏寒，为恐惧，为怯弱，为少气，为中虚，为胀满，为呕哕，为泄泻，为虚汗，为食不化，为腰腹疼痛，为伤精失血，为眩运①厥逆。此虽气血俱虚，而尤为元阳亏损，最是阴寒之象。《脉法》云：左寸惊怯，右寸气促；左关寒挛，右关胃冷；左尺得微，髓竭精枯，右尺见微，阳衰命绝。此按部位以察病也。夫微脉，轻取之而如无，故曰阳气衰；重按之而如无，故曰阴气竭。长病得之多不救，谓其正气将绝也；卒病得之或可生，谓其邪气不至深重也。仲景曰：瞥瞥如羹上肥者阳气微，萦萦如蜘蛛丝者阴气衰。尝见中风卒倒而脉微，暑风卒倒而脉微，皆为虚风之象，其脉多兼沉缓。若中寒卒倒而脉微，为阴邪暴逆，所以微细欲绝也。伤寒以尺寸俱微缓为厥阴受病者微缓是由紧而渐缓也，世多作微脉缓脉，恐未是，病邪传至此经，不特②正气之虚，邪亦向衰之际，是以俱虚，不似少阴之脉微细，但欲寐耳。详二经之脉，同一微也，而有阴尽复阳，阳去入阴之异细兼寒紧，缓见阳和。即太阳病，有发热恶寒，热多寒少，脉微为无阳者，有面有热色，邪未欲解而脉微者，有阴阳俱停，邪气不传而脉反微者，若以微为虚象，不行攻发，何以通邪气之滞耶？必热除身安而脉微，方可为欲愈之机。若太阳证具，而见足冷尺微，反为下焦虚寒之验，可不建其中气而反行正发汗之例乎？诸引《伤寒论》多非微脉正解，读者详之。

---

　　① 眩运：即眩晕。
　　② 不特：不但，不只是。

动脉

此篇《三昧》之文远逊《正眼》，《脉如》仅引《三昧》而又删削太过，益以俗传《太素》之语，甚无义理。今撮取《正眼》，附以鄙意，仍效《脉如》之体。

动之为义，以厥厥动摇、急数有力而得名也。两头俯下，中间突起，极与短脉相类，但短脉为阴，不数不硬不滑也。主病为痛，为惊俱由气血不宣，为泄泻，为亡精，为失血。虚者倾摇，胜者自安。《脉法》云：右寸得动，自汗无疑；左寸得动，惊悸可断；左关拘挛，右关脾痛；左尺亡精，右尺火迅。是可按部位以察病也。后世谓动脉独诊关部者，是泥于仲景脉见关上之文。殊不知仲景云阳动则汗出，明指左寸属心，汗为心液，右寸属肺，肺司皮毛，故主汗出也，阴动则发热，明指左尺见动，真水不足，右尺见动，相火虚炎，故发热也。且《素问》曰：妇人手少阴脉动甚者，妊子①也。夫手少阴非隶于左寸者乎？庞安常强分关前关后，尤不足据矣以上《正眼》，以下新撰。大抵动脉在诸脉中最为搏击有力，是阴欲伏阳，而阳不肯伏，故为百病之善脉也。乃有如动之脉，指下散断圆坚，有形无力，此真阳已熄，阴气凝结而大气不能接续。如心脉之如循薏苡，如麻豆击手，按之益躁疾，非心阳散歇而不返者乎？王叔和曰：左脉偏动，从寸至关，关至尺，处处动摇，各异不同，其病仲夏得之，是心气不扬也。若早为善治，桃花落，阳气伸，当不至死矣。又如脾脉之如鸟喙、鸟距、屋漏、水溜，按之如覆杯，絷絷②状如摇，与胃精不足之脉至如丸泥，非肝挟寒水之邪克制

---

① 妊子：指怀孕。
② 絷絷（jié jié）：束缚。

脾阳而不复者乎？又如肾死脏之按之乱如丸，益下入尺中，非命门真火下脱乎？至于阴维如贯珠，男子胁实腰痛，女子阴痛如疮状，任脉横寸口边九丸，苦腹中有气上抢心，此又动之阴胜而阳未熄者，观其痛疮见于下，非阳热之下郁乎？腹中气上抢，非阳气之不肯下伏乎？夫动脉以滑而兼紧，滑为阳强，紧为阴实，故宜起伏暴跳鼓搏有力。若坚硬断散，不见起伏，此阴结无阳，虽与牢脉长短不同，而其事无以异矣。

《三昧》曰：阳动则汗出，阴动则发热。是指人迎气口言，然多有阴虚发热之脉动于尺内，阳虚自汗之脉动于寸口者。《金匮》云：脉动而弱，动则为惊，弱则为悸。因其虚而王气乘之也。《伤寒》以动为阳脉，是专主邪热相搏而言，非虚劳体痛、便溺崩淋脉动之比。

按：动脉乃滑之兼紧者，盛大有力，是有余之象，其主病大略与滑相同，而有微甚浅深之殊也。凡阳气乍为阴寒所伏，阳气尚强，不受其制者，与阴寒之病久服温补，阳气内复，欲透重阴者，又风寒湿热杂处膻中，以及气寒血热，阴阳易位而相激者，脉皆见动，故主病为湿热成痰，为血盛有热，及忧郁膈噎、关格吐逆、大小便不利诸证。拙著仲景《辨脉章句》中一条录下。

夫动者，气郁于血分而迫欲发之象也。既曰阴阳相搏矣，何以又分阴动阳动也？盖相搏之阴阳，指阴阳之气见于脉之浮沉者也，其气来倏浮倏沉，鼓指有力，如人之相斗而搏者。阳动阴动之阴阳，指动脉之见于寸见于尺者也，二气不畅，则必相争，阳负而阴欲胜之，则僭迫阳位而动于寸，阴负而阳欲胜之，则侵入阴位而动于尺。相搏者两强之谓也，故汗出未有不由于发热者，胜必有复也。而发热必先见形冷恶寒者，何也？阳者卫外而为固也，其原出于三焦，三焦者阳气之都会也，郁结阻遏，不能条畅以卫外故也。"伤"字不作亏损解，则动脉之理可见矣，而治法亦思过半矣。下言若数脉见于关上云者，关谓三关，即三部也，谓其来势如数，而其形止见于本关之上，上下无头尾，如豆大而厥厥动摇也。如寸动则寸部如豆，关动则关部如豆，尺动则尺部如豆，三部俱动则每部各有如豆，不相接续也。厥厥，以其形之坚搏，进退暴跳，如人之桀骜不驯者然也。

伏脉

伏脉更深于沉，须推筋著骨，细寻方见，主寒凝经络脏腑，或霍乱吐泻，腹疼沉困，或宿食沉畜，或老痰胶固，或厥逆重阴，宣阳温里，急宜着力。伤寒太阳初证，得此最为吉兆。李濒湖曰：伤寒一手伏曰单伏，两手伏曰双伏，不可谓为阳证见阴脉也。乃火邪内郁，不得发越，阳极似阴，故脉伏，必有大汗而解。正如久旱将雨，六合阴晦，雨后庶物皆苏之义。又夹阴伤寒，先有伏阴在内，外复感寒，阴盛阳衰，四肢厥逆，六脉沉伏，须服姜附及灸关元，脉乃复出也。若太溪、冲阳皆无脉者必死。以上皆正伏脉也。又有如伏之脉，乃病久阴阳两亏，脉见断续沉陷，或见或隐，真气随亡，岂初病可用消散之比乎？此乃脱脉，非伏脉也。至有暴惊暴怒暴厥，亦见沉伏，少待经尽气复，不治当自愈。若人年过四十以上，元气素虚，忽然昏聩不省人事，此为类中风，而非真中风也。喉声曳锯，六脉沉伏，惟急治以三生饮，加人参一两，亦有得生者。如遗尿汗泄，口开目合，便不救矣。但诊此脉与如伏脉，当兼察病因，庶免枉治。通一子云：如有如无，附骨乃见，此阴阳潜伏，阻隔闭塞之候。或火闭而伏，或寒闭而伏，或气闭而伏，为痛极，为霍乱，为疝瘕，为闭结，为气逆，为食滞，为忿怒，为厥逆，为水气。凡伏脉之见，虽与沉微细脱者相类，而实有不同也。盖脉之伏者，以其本有如无，而一时隐蔽不见耳。此有胸腹痛极而伏者，有气逆于经脉道不通而伏者，有偶因气脱不相接续而伏者，然此必暴病暴逆者乃有之，调其气而脉自复矣。若此数者之外，其有积困绵延，脉本微细而渐至隐伏者，此自残烬将绝之兆，安得尚有所伏？常有病人见此，无论久暂虚实，动称伏脉，而破气通痰等剂犹然任意，此恐其就道稽迟而复行催牒①耳，闻见略具，谅不至此。《脉法》云：伏脉为阴，受病人深；左寸血郁，右寸气郁。左关肝滞而痛，右关寒凝水谷，左尺气疝，右尺火郁，各应部住，学者消息②。

《三昧》曰：伏为阴阳潜伏之候，有邪伏幽阴而脉伏者，虽与短脉之象有别，而气血涩滞之义则同，故关格吐逆，非偏大倍常，即偏小隐伏，越人所谓上部有脉，下部无脉是也。凡气郁血结，久痛疝瘕，留饮宿食霍乱等证，每多沉伏，皆经脉阻塞，营卫不通之故。至于妊娠恶阻，常有伏匿之脉，此又脉证之变耳。

牢脉

牢脉者，弦大而长，举之减少，按之实强，如弦缕之状，不似实脉之滑实流利，革脉之按之中空也，为心腹疼痛，为疝癞癥瘕，为气短息促，为皮肤著肿。叔微云：牢则病气牢固。在虚证绝无此脉，惟湿痉拘急，寒邪暴逆，坚积内伏，乃有是脉。历考诸方，不出辛热开结、甘温助阳之治，庶有克敌之功。虽然，固垒在前，攻守非细，设更加之以食填中土，大气不得

---

① 就道稽迟而复行催牒：喻嫌药力不足而叠用重剂。稽迟，延迟。催牒，古时催办公干的文书。牒，一种官府文书。

② 消息：斟酌。

流转，变故在于须臾，可不为之密察乎？若以牢为内实，不问所以，而妄行迅扫，能无实实虚虚之咎哉？大抵牢为坚积内著，胃气竭绝，故诸家以为危殆之象云。

革脉

革脉者，弦大而数，浮取强直，重按中空，如鼓皮之状，为亡血，为失精，为半产崩漏，为胀满，为中风，为感湿。撄宁生滑伯仁号曰：革乃变革之象，虽失常度，而按之中空，未为真脏。故仲景厥阴例中有下利肠鸣，脉浮革者，主以当归四逆汤，得非风行木末，扰动根株之候乎？又云：妇人则半产漏下，男子则亡血失精。《金匮》半产漏下，主以旋覆花汤，得非血室伤惫，中有瘀结未尽之治乎？其男子亡失精血，独无主治，云岐补以十全大补，得非极劳伤精，填补其空之谓乎？是以长沙直以寒虚相搏例之，惟其寒，故柔和之气失焉，惟其虚，故中空之象见焉。岂以革浮属表，不顾肾气之内夺乎？革脉乃阴邪僭于阳位也，篇中未见发明。

结脉

结脉，指下迟缓，频见歇止，止而复来，不似代脉之动止不能自远也，结为阴邪固结之象。越人云：结甚则积甚，结微则气微。言结而少力，为正气本衰，虽有积聚，脉结亦不甚也。而仲景有伤寒汗下不解，脉结代，心动悸者，有太阳病，身黄，脉沉结，少腹硬满，小便不利，为无血者，一为津衰邪结，一为热结膀胱，皆虚中夹邪之候。凡寒饮死血、吐利腹痛、癫痫蛊积等气郁不调之病，多有结脉暴见，即宜辛温扶正，略兼散结开痰，脉结自退。尝见二三十至内有一至接续不上，每次皆然，而指下虚微，不似结促之状，此元气骤脱之故，峻用温补自复。如补益不应，终见危殆。若久病见此，尤非所宜。夫脉之歇止无常，须详指下有力无力，结之频与不频。若十余至或二三十至一歇，而纵指续续，重按频见，前后至数不齐者，皆经脉窒塞，阴阳偏阻所致。盖阴盛则结，阳盛则促，所以仲景皆谓为病脉。

《脉神》曰：脉来忽止，止而复起，总谓之结。旧以数来一止为促，促者为热，为阳极；缓来一止为结，结者为寒，为阴极。通谓其为血，为气，为食，为痰，为积，为癥瘕，为七情郁结。浮结为寒邪在经，沉结为积聚在内，此固促结之旧说矣。然以予验之，促类数也未必热，结类迟也未必寒。但见中止者，总是结脉，多由血气渐衰，精力不继，所以断而复续，续而复断。常见久病者多有之，虚劳者多有之，或误用攻击克伐者亦有之。但缓而结者为阳虚，数而结者为阴虚，缓者犹可，数者更剧。此可以结之微甚察元气之消长最显最切者也。至于留滞郁结等病，本亦此脉之证应，然必其形强气实，举按有力，此多因郁结者也。又有无病而一生脉结者，此其素禀异常，无足怪也。舍此之外，凡病有不退而渐见脉结者，此必气血衰残，首尾不继之候，速宜培本，不得妄认为留滞。

《正眼》曰：结之为义，结而不散，迟涩中时见一止也。昔人譬之徐行而怠，偶羁一步，可为结脉传神。大凡热则流行，寒则停滞，理势然也。少火衰弱，中气虚寒，失其乾健之运，则气血痰食互相纠缠，运行之机缄不利，故脉应之而成结也。越人曰：结甚则积甚，结微则气微"气"本"积"之误也。诸家遂相沿而误解。故知结而有力者方为积聚，结而无力者是真气衰弱，违其运化之常，惟一味温补为正治也。仲景曰：累累如循长竿曰阴结，蔼蔼如车盖曰阳结。叔和曰：如麻子动摇，旋引旋收，聚散不常，曰结，去死近也。三者虽同名为结，而义实各别。

浮得之为阳结，沉得之为阴结，止数频多，参伍不调为死结。结之主证，岂可一端而尽耶？

促脉

促乃数中一止。此为阳极亡阴，主痰壅阴经，积留胃腑，或主三焦郁火炎盛，或发狂斑，或生毒疽。五积停中，脉因为阳，最不宜于病后，若势进不已，则为可危。五积者，血、气、痰、饮、食也。若新病得此，元气未败，不必深虑。但有如促之脉，或渐见于虚劳垂危之顷，死期可卜。或暴作于惊惶造次之候，气复自愈。脱阴见促，终非吉兆，肿胀见促，不交之否①，促脉则亦有死者矣。《脉法》曰：左寸见促，心火炎炎；右寸见促，肺鸣咯咯。左关血滞，右关食滞；左尺遗精，右尺热灼。此因部位以察病也。

张石顽曰：促为阳邪内陷之象。经云：寸口脉中手促上击者，肩背痛。观上击二字，则脉来搏指，热盛于经之义，朗然心目矣。而仲景太阳例有下之后脉促胸满者，有下之利遂不止而脉促者，有下之脉促不结胸者，有脉促手足厥冷者。上四条，一为表未尽，一为并入阳明，一为邪去欲解，一为转次厥阴，总以促为阳，里不服邪之明验。虽证见厥逆，只宜用灸以通阳，不宜四逆以回阳，明非虚寒之理，具见言外。所以温热发斑，瘀血发狂及痰食凝滞，暴怒气逆，皆令脉促。设中虚无凝，必无歇止之脉也。按：所引《伤寒论》诸促脉皆主上击之义，非必有止也。

《正眼》曰：燕都王湛六，以脾泄求治。神疲色瘁。诊得促脉，或十四五至得一止，或十七八至得一止。余谓法在不治，

---

① 否（pǐ）：《周易》有否卦，乾上坤下，主阴阳不交。

而医者争之：此非代脉，不过促耳。余曰：是真元败坏，阴阳交穷，而促脉呈形，与稽留凝滞而见促者不相侔①也。果一月而殁。又曰：善化②令黄桂严，年高心痛夺食，脉三动一止，良久不还。因思痛甚者脉多代，少得代者死，老得代者生。治之两旬而起。按见促而死，得代而生，全在细察形证，然非深明道妙者，到此鲜不心迷意惑。

代脉

代脉，动而中止，不能自还略止而连来两至，谓之自还。盖本至虽稍停，而仍能自至也。不能自还者，略止而仍平动，较常脉直少一至，是本至不复能自至也，因而复动，名曰代。不似促结之虽见歇止，而复来有力也复来与有力是两层话，代为元气不续之象。经云代则气衰，在病后见之，未为死候。若气血骤损，元神不续，或七情太过，或颠仆重伤，或风家痛家，脉见止代，只为病脉。伤寒家有心悸脉代者，腹痛心疼有结涩止代不匀者，凡有痛之脉止歇，乃气血阻滞而然。若不因病，脉见止代，是一脏无气而他脏代之，真危亡之兆也。即因病脉代，亦须至数不匀者，犹或可生。若不满数至一代，每次依数而止，此必难治。经谓五十动不一代者，以为常也，以知五脏之气。予之短期者，乍疏乍数也。又云数动一代者，病在阳之脉也，泄及便脓血，此则阳气竭尽无余之脉耳。所以或如雀啄，或如屋漏，或如弦绝，皆为代脉，见之生理绝矣。惟妊娠恶阻，呕逆最剧者，恒见代脉。谷人既少，气血尽并于胎息，是以脉气不能接续。然亦二三月时有之，若至四月，胎已咸形，当无歇止之脉矣。

---

① 侔（móu）：等同。
② 善化：旧县名，其地今属湖南长沙。

娄全善曰：自还者，动而中止，复来数于前动也。不能自还者，动而中止，复来如前，动同而不数也。张景岳曰：代，更代也，于平脉之中而忽见软散，或乍疏乍数，或断而复起，凡脉无定候，更变无常，皆谓之代。元廉夫曰：《史记·仓公传》云脉不平而代。又云：代者，时参击，乍疏乍大也。张守节《正义》①曰：动不定曰代。又《伤寒论》不可下篇，厥者脉初来大，渐渐小，更来渐渐大，是其候也，亦代之类也。仲景、叔和所谓动而中止不能自还者，代中之一端耳。尝治一老者，癥块发动，痛引左胁，药食呕吐，脉紧细而迟，左脉渐渐微小，遂绝止者，二三十动许，覆手诊之亦然，又渐渐见出，如故者良久，又绝止如前。用附子建中汤加吴茱萸，十数日痛全愈，脉复常。是代之最甚者，与李士材诊黄桂严一案同也。

疾脉

疾脉，呼吸之间脉七八至，虽急疾而不实大，不似洪脉之既大且数，而无躁疾之形也。疾脉有阴阳寒热真假之异：如疾而按之益坚，乃亢阳无制，真阴垂绝之候；若疾而按之不鼓，又为阴邪暴疟，虚阳发露之征。尝考先辈治案，有伤寒面赤目赤，烦渴引饮而不能咽，东垣以姜附人参汗之而愈。又伤寒蓄热内盛，阳厥极深，脉疾至七八至以上，人皆误认阴毒，守真以黄连解毒汤治之而安。斯皆证治之明验也。凡温病大热燥渴，初时脉小，至五六日后脉来躁疾，大颧发赤者死，谓其阴绝也。躁疾皆为火象，《内经》云其有躁者在手，言手少阴厥阴二经俱属于火也《内经》明言手经受气之道近，何独指少阴厥阴耶。阴毒身如被杖，六脉沉细而疾，灸之不温者死，谓其阳绝也。然亦有

---

① 《正义》：即《史记正义》，唐代张守节撰。

热毒入于阴分而为阴毒者，脉必疾盛有力，不似阴寒之毒，虽疾而弦细乏力也。虚劳喘促声嘶，脉来数疾无伦，名曰行尸，《金匮》谓之厥阳独行，此真阴竭于下，孤阳亢于上也。惟疾而不躁躁疾分看，甚无义理，按之稍缓，方为热证之正脉。《脉经》所谓疾而洪大苦烦满①，疾而沉细腹中痛，疾而不大不小，虽困可治，其有大小者难治也。至若脉至如喘，脉至如数，得之暴厥暴惊者，待其气复自平。若夫脉至浮合，浮合如数，一息十至以上，较之六数七疾八极更甚，得非虚阳外越之兆耶？

按：此篇全用《三昧》之文，此条本李士材创立，石顽因之，意与缓脉对言也。犹陈修园专立大脉，与缓脉对言也。但疾即躁也，有数而躁，有迟而躁，篇中仍以躁、疾分说，而以疾为一息七八至，是仍指数之甚者，殊非本旨。夫疾者，其来也有顷而一掣，其去也有顷而一掣，亦有来缓而去疾，去缓而来疾，总是指下鹘突②，无上下回环接续从容不迫之度。其主病有三：一曰气郁，一曰气虚，一曰气脱。气脱者，所谓绵绵如泻漆之绝，及其去如弦绝者是也；气郁者，其起势似见艰涩，而应指有力也；气虚者，形体小弱，而应指无力也。若涩而躁疾，力弱体薄者，气血两虚而阴燥也。若洪而躁疾，力盛体厚者，湿热所郁也。大抵疾脉不在来去之数，而在起止之躁，绵绵如泻漆之绝，绵绵其去如弦绝，皆蜿蜒指下，如有所阻而不能去，而突然一去也，其来亦如不能来，而突然一来也。

---

① 烦满：烦懑。满，通"懑"。《说文通训定声·乾部》："满，又假借为'懑'。"

② 鹘（hú）突：模糊。

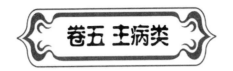

大小清浊四脉 出《诊宗三昧》

大脉者，应指满溢，倍于寻常，不似长脉之但长不大，洪脉之既大且数也。大脉有阴阳虚实之异。经云大则病进，是指实大而言《素问》曰：邪气胜则实。仲景以大则为虚者，乃盛大少力之谓。然亦有下利脉大者为未止，是又以积滞未尽而言，非大则为虚之谓也。有六脉俱大者，阴不足，阳有余也；有偏大于左者，邪盛于经也；偏大于右者，热盛于内也。亦有诸脉皆小，中有一部独大者，诸脉皆大，中有一部独小者，便以其部决其病之虚实。且有素禀六阳，或有一手偏旺偏衰者，又不当以病论也。凡大而数盛有力，皆为实热。如人迎气大紧以浮者，其病益甚，在外。气口微大，名曰平人，其脉大坚以涩者胀。乳子中风热，喘鸣肩息者，脉实大而缓则生，急则死。产后脉宜缓小，最忌实大，今证见喘鸣肩息，为邪气暴逆，又须实大而缓，方与证合，若实大急强，为邪胜正衰，去生远矣。此与乳子而病热，脉悬小，手足温则生，似乎相左而实互相发明也。伤寒热病，谵语烦满，脉来实大，虽剧可治。得汗后热不止，脉反实大躁疾者死。温病大热，不得汗，脉大数强急者死，细小虚涩者亦死。厥阴病下利，脉大者虚，以其强下之也。阴证反大发热，脉虚大无力，乃脉证之变。内伤元气不足，发热脉大而虚，为脉证之常。虚劳脉大，为血虚气衰，《金匮》云男子平人脉大为劳，气有余便是火也。所以瘦人胸中多气而脉大，久病气衰而脉大，总为阴阳离绝之候，孰谓大属有余而可恣行攻伐哉？若脉见乍大乍小，为元神无主，随邪气之鼓动，可不慎而漫投汤液耶？

小脉者，三部皆小，而指下显然，不似微脉之微弱依稀，细脉之微细如发，弱脉之软弱不前，短脉之首尾不及也。夫脉之小弱，固为元气不足，若小而按之不衰，久按有力，又为实热固结之象。总由正气不足，不能鼓搏热势于外，所以隐隐略见滑热之状于内也。设小而证见邪热亢盛，则为脉证相反之兆。亦有平人六脉皆阴，或一手偏小者。若因病而脉损小，又当随所见而为调适，机用不可不活也。假若小弱见于人迎，胃气衰也；见于气口，肺气弱也；见于寸口，阳不足也；见于尺内，阴不足也。凡病后脉见小弱，正气虽虚，邪气亦退，故为向愈。设小而兼之以滑实伏匿，得非实热内蕴之征乎？经云：切其脉口，滑小紧以沉者，病益甚，在中。又云：温病大热，而反脉细小，手足逆者，死。乳子而病热，脉悬小，手足温则生，寒则死。此与乳子中风热互发，言脉虽实，不至急强，脉虽悬小，四肢不逆，可卜胃气之未艾。若脉失冲和，阳竭四末①，神丹奚济？非特产后，即妊娠亦不出此也。婴儿病赤瓣飧泄，脉小，手足寒难已，脉小，手足温易已。腹痛，脉细小而迟者易治，坚大而急者难治。洞泄，食不化，脉微小流连者生，坚急者死。谛观诸义，则病脉之逆从可默悟矣。而《难经》又言前大后小则头痛目眩，前小后大则胸满短气，即仲景来微去大之变词，虚中挟实之指②和盘托出矣。

---

① 四末：四肢。
② 指：意旨。

清脉者，清轻缓滑，流利有神，似小弱而非微细之形，不似虚弱之不任寻按，微脉之软弱依稀，缓脉之阿阿①迟缓，弱脉之沉细而弱也。清为气血平调之候，经云受气者清，平人脉清虚和缓，中无险阻之虞。如左手清虚和缓，定主清贵仁慈。若清虚流利者，有刚决权变也。清虚中有一种弦小坚实，其人必机械②峻利。右手清虚和缓，定然富厚安闲。若清虚流利，则富而好礼。清虚中有一种枯涩少神，其人虽丰，目下必不适意。寸口清虚，洵③为名裔，又主聪慧。尺脉清虚，端获良嗣，亦为寿征。若寸关俱清，而尺中蹇涩，或偏小偏大，皆主晚景不丰及艰子嗣。似清虚而按之滑盛者，此清中带浊，外廉内贪之应也。若有病而脉清楚，虽剧无害，清虚少神，即宜温补，以助真元。若其人脉素清虚，虽有客邪，脉亦不能鼓盛，不可以为证实脉虚而失于攻发也。

　　浊脉者，重浊洪盛，腾涌满指，浮沉滑实有力，不似洪脉之按之软阔，实脉之举之减少，滑脉之往来流利，紧脉之转索无常者也。浊为禀赋昏浊之象，经云受谷者浊，平人脉重浊洪盛，垂老不得安闲。如左手脉重浊，实属污下；右手重浊，可卜愚庸。寸口重浊，家世卑微；尺脉重浊，子姓卤莽。若重浊中有种滑利之象，家道富饶。浊而兼蹇涩之象，或偏盛偏衰，不享安康，又主夭枉④。似重浊而按之和缓，此浊中兼清，外圆内方之应也。大约力役劳勤⑤之人，动辄劳其筋骨，脉之重浊，势所必然。至于市井之徒，亦复拱手曳裾，而脉重浊者，此非

---

①　阿阿：形容脉势缓慢。
②　机械：机灵。
③　洵：确实。
④　夭枉：短命早死。
⑤　劳勤（yì）：劳苦。

天性使然与？若平素不甚重浊，因病鼓盛者，急宜攻发，以开泄其邪。若平素重浊，因病而得蹇涩之脉，此气血凝滞，痰涎胶固之兆，不当以平昔涩浊论也。

濡弱微细相类 出《脉如》

濡脉极耎，如水面浮绵，轻诊则得，重诊无有。弱脉极软，重按乃得，轻诊无有。《脉学》云：浮脉如绵曰濡，沉脉如绵曰弱，浮而极细如绝曰微，沉而极细不断曰细。又曰：轻诊即见，重按如欲绝者，微也，往来如线而常有者，细也。仲景曰：脉瞥瞥如羹上肥者阳气微，萦萦如蚕丝细者阴气衰。此四脉，虽形体不一，大较阴阳两亏，病从内得，或失精亡血，或泄汗内湿，或气促心惊，或虚胀消瘅，或筋骨痿痹。老弱久病见之顺，少年春夏见之逆。治法皆宜调营益气，填精补髓，固脾健胃，急施拯救，方得全生。凡诊此脉，须察胃气之多少，以豫①示吉凶，庶不致取辱。

按：此等脉，宜温命火，兼滋胃液。若虚寒太甚者，即滋液且在所缓矣。

牢实相类 出《脉如》

牢脉，沉而有力，动而不移，明主阴寒凝固之象也。若实脉，则浮沉皆得，大而且长，指下鼓击，息数往来，动而能移，乃主阳盛实热之病。脉体固依稀相似，而主病则已悬殊。均一动也，只争移与不移，此徐东皋独得牢脉之神，识超千古矣。

---

① 豫：同"预"。

及阅方书，谓洁古实脉而投姜附，此必非实脉，乃牢脉也，不容不细别之。

浮沉表里辨说 出景岳"伤寒篇"

浮为在表，沉为在里，此古今相传之法也。然沉脉亦有表证，此阴实阳虚，寒胜者然也；浮脉亦有里证，此阳实阴虚，水亏者然也。故凡欲察表邪者，不宜单据浮沉，只当以紧数有力无力为辨，方为的确。盖寒邪在表，脉皆紧数，紧数甚者邪亦甚，紧数微者邪亦微。紧数而浮洪有力者，邪在阳分，即阳证也；紧数而浮沉无力者，邪在阴分，即阴证也。初病即紧而渐缓者，寒邪之渐退，而阳气将复也；初病犹缓而渐紧者，阳气之日衰，而寒邪内陷也。其有似紧非紧，但较平昔稍见滑疾者，此外感而邪轻也，或初病而未深入也。若和缓而全无紧疾之意，则脉虽浮大，自非外邪。

表里虚实大义 出《脉神》，本滑氏

表里虚实四者，脉之纲也。表，阳也，腑也，凡六淫之气袭于经络，而未入于胸腑及脏，皆表也。里，阴也，脏也，凡七情之气郁于心肺之间，不能越散，饮食五味之伤留于脏腑之间，不能消泄，皆属于里也。虚者，元气之自虚，精神耗散，气血衰竭也。实者，贼邪之气实，由正气之本虚，邪得乘之，非元气之自实也。故虚者补元气，实者泻邪气，经所谓邪气盛则实，精气夺则虚，此大法也。

脉病异同 出《诊宗三昧》

凡人有病同而脉异者，如六淫七情，八风①九气②，一时之病，大率相似，而所见之证亦多相类，但人有禀赋强弱不同，且有内戕神志，外役形体，种种悬殊，脉象岂能如一？如失血证，有脉浮大而芤者，有小弱而数者，伤胃及脏之不同也；气虚证，脉有气口虚大而涩者，有气口细小而弱者，劳伤与脱泄之不同也。至于病异而脉同者，内伤夹外感，阳证夹阴证，虚中有实结，新邪夹旧邪，表里交错，为患不一，而脉之所见，不离阴阳虚实之机，其细微见证岂得尽显指下？如太阳中风与瘫痪不仁，脉皆浮缓，一为暴感之邪，一为久虚之病。又虚劳骨蒸，疟病寒热，关尺皆弦紧，一为肾脏阴虚，一为少阳邪盛。又如上鱼际脉，遗尿有此脉，逆气喘急亦有此脉。又曰：脉紧而长过寸口者，注病。女子思男不遂，亦有此脉。使非脉证互参，几何不歧误耶？

脉证顺道 《脉如》，本《诊宗三昧》

脉有阴阳虚实之不同，而病则应焉。脉病形证相应而不相反，万举而万当，少有乖张，良工拙工亦无所别矣。故脉之于病，有宜有不宜，不可以不辨也。左有病而右痛，右有病而左痛，上病下痛，下病上痛，此为逆，死不可治此见《脉经》，本谓金疮仆跌，致经脉伤损者。如伤寒未得汗，脉浮大为阳，易已，沉

---

① 八风：指东方婴儿风，南方大弱风，西方刚风，北方大刚风，东北方凶风，东南方弱风，西南方谋风，西北方折风。此处泛指外来邪气。

② 九气：指怒、喜、悲、恐、寒、炅、惊、劳、思。见《素问·举痛论》。

小为阴，难已。伤寒已得汗，脉沉小安静为顺，浮大躁疾者逆。然多有发热头痛而足冷阳缩，尺中迟弱，可用建中和之者，亦有得汗不解，脉浮而大，心下反硬，合用承气攻之者。更有阴尽复阳，厥愈足温而脉续浮者，苟非深入南阳之室，乌能及此？迨夫温病热病，热邪亢盛相同，绝无浮紧之脉。观《内经》所云热病已得汗而脉尚躁盛，此阴脉之极也，死，其得汗而脉静者生；热病脉尚躁盛而不得汗者，此阳脉之极也，死，脉躁盛得汗静者生。他如温病穰穰①大热，脉数盛者生，细小者死，热病汗下后脉不衰，反躁疾，名阴阳交者死，历参温热诸病，总以数盛有力为顺，细小无力为逆。得汗后脉不衰，反躁盛，犹逆也。至于时行疫疠，天行大头，咸以脉数盛滑利为顺，沉细虚涩为逆。然湿土之邪内伏，每多左手弦小，右手数盛者，总以辛凉内夺为顺，辛热外散为逆。当知温热时疫皆热邪内蕴而发，若与表散，如炉冶得鼓铸之力耳。然疫疠虽多人迎不振，设加之下利足冷，又未可轻许以治也。故昔人谓阴阳俱紧，头痛身热，而下利足冷者死，谓其下虚也。至若温毒发斑，谵语发狂等证，总以脉实便闷②为可治，脉虚便滑者难治。若斑色紫黑，如果实臛，虽便闷能食，便通必随之而逝矣。其狂妄躁渴，昏不知人，下后加呃逆者，此阳去入阴，终不可救。卒中风口噤，脉缓弱为顺，急实大数者逆。中风不仁，痿躄不遂，脉虚濡缓为顺，坚急疾者逆。中风遗尿盗汗，脉缓弱为顺，数盛者逆。中风便溺阻涩，脉滑实为顺，虚涩者逆。中寒卒倒，脉沉伏为顺，虚大者逆。中暑自汗喘乏，腹满遗尿，脉虚弱为顺，躁疾者逆。暑风卒倒，脉微弱为顺，散大者逆。大抵卒中天地

---

① 穰穰：丰盛。
② 便闷（bì）：便秘。闷，通"秘"。《说文解字注·门部》："闷，又假为'秘'字。"

之气，无论中风中寒，中暑中暍，总以细小流连为顺，数大实坚为逆，散大涩艰，尤非所宜。不独六淫为然，即气厥痰厥，食厥蛔厥，举不外此。盖卒中暴厥，皆真气素亏，故脉皆宜小弱，不宜数盛此说非也。脉滑大者易治，以正气犹强也；空大呆硬者难治，以真气已败也。中恶腹满，则宜紧细微滑，不宜虚大急数。中百药毒，则宜浮大数疾，不宜微细虚涩。详中风中暑一切暴中，俱有喘乏遗尿，如中风中寒则为肾气乏绝，中暑中暍则为热伤气化，痰食等厥则为气道壅遏所致，死生顺逆悬殊，不可辨而混治乎？凡内伤劳倦，气口虚大者为气虚，细弦或涩者为血虚。若躁疾虚大坚搏，大汗出，发热不止者，死，以里虚不宜复见表气开泄也。内伤饮食，脉来滑盛有力者，为宿食停胃，涩伏模糊者，为寒冷伤脾，非温消不能克应。霍乱脉伏，为冷食停滞，胃气不行，不可便断为逆，搏大者逆，既吐且利，不宜复见实大也。霍乱止而脉代，为元气暴虚，不能接续，不可便断为逆，厥冷迟微者逆，阳气本虚，加以暴脱，非温补不能救疗。噎隔呕吐，脉浮滑，大便润者顺，痰气阻逆，胃气未艾也。弦数紧涩，涎如鸡清，大便躁结者逆，气血枯竭，痰火菀结①也。腹胀，关部浮大有力为顺，虚小无神者逆。水肿，脉浮大软弱为顺，涩细虚小者逆。又沉细滑利者，虽危而可治，虚小散涩者不治。臌胀，滑实流利为顺，涩短虚微者逆。肿胀之脉，虽有浮沉之不同，总以软滑为顺，短涩为逆。咳嗽，浮软滑利者易已，沉细数坚者难已。久嗽，缓弱为顺，弦急实大者逆。劳嗽骨蒸，虚小缓弱为顺，坚大涩数者逆，弦细数疾者逆。上气喘嗽，脉虚宁宁②伏匿为顺，坚强搏指者逆，加泻尤甚。上气喘息低昂，脉浮滑，手足温为顺，脉短涩，四肢寒者逆，上气脉

---

① 菀（yùn）结：郁结。菀，同"蕴"。
② 宁宁：指宁静。

敢者死，谓其形损故也。历陈上气喘嗽诸例，皆以软弱缓滑为顺，涩数坚大者逆，盖缓滑则胃气尚存，坚涩则胃气告匮之脉也。肺痿，脉虚数为顺，短涩者逆，数大实者，亦不易治。肺痈初起，微数为顺，洪大为逆；已溃，缓滑为顺，短涩者逆。气病而见短涩之脉，气血交败，安望其生？吐血衄血下血，芤而小弱为顺，弦急实大者逆。汗出若衄，沉滑细小为顺，实大坚疾者逆。吐血，沉小者顺，坚强者逆。吐血而咳逆上气，芤软为顺，细数者逆，弦劲者亦为不治。阴血既亡，阳无所附，故脉来芤软。若细数，则阴虚火炎，加以身热不得卧，不久必死咳嗽吐血，而卧有一边不宁者，脏气偏竭，难治。弦劲为胃气乏竭，亦无生理。畜①血，脉弦大可攻为顺，沉涩者逆。从高顿仆，内有血积，腹胀满，脉坚强可攻为顺，小弱者逆。金疮出血太多，虚微细小为顺，数盛急实者逆。破伤发热头痛，浮大滑为顺，沉小涩者逆金疮跌仆出血者，勿拭，谨护勿使受风，拭净则风易入，发痉而死也。肠澼下白沫，脉沉则生，浮则死。肠澼下脓血，沉小流连者生，数疾坚大身热者死。久痢，沉细和滑为顺，浮大弦急者难治，虽沉细小弱，按之无神者不治。肠澼下利，《内经》虽言脉浮身热者死，然初病而兼表邪，常有发热脉浮，可用建中而愈者，非利久虚阳发露，反见脉浮身热口噤不食之比。泄泻，脉微小为顺，急疾大数者逆。肠澼泄泻，为肠胃受病，不当复见疾大数坚之脉也下泄气虚不宜见实脉，又脾胃之病不宜见肝脉也。小便淋闷，脉滑疾者易已，涩小者难已。消瘅，脉实大，病久可治，脉悬小坚，病久不可治。消渴，脉数大软滑为顺，细小短浮者逆；又沉小滑为顺，实大坚者逆。头痛目痛，卒视无所见者死，清阳失守，邪火僭逆于上也真元脱于下也，其脉浮滑

----

① 畜：同"蓄"。

为风痰上盛，可治；短涩为血虚火逆，不治。心腹痛，痛不得息，脉沉细迟小为顺，弦长坚实者逆。癥瘕，脉沉实可治，虚弱者死。疝瘕，脉弦者生，虚疾者死。心腹积聚，脉实强和滑为顺，虚弱沉涩者逆。癫疾，脉搏大滑，久自已，小坚急不治。又癫疾，脉虚滑为顺，涩小者逆。狂疾，脉实大为顺，沉涩者逆。痿痹，脉虚涩为顺，紧急者逆。蟨蚀阴肛，虚小为顺，坚急者逆。痈疽初起，脉微数缓滑为顺，沉涩坚劲者逆，未溃洪大为顺，虚涩者逆，溃后虚迟为顺，数实者逆。肠痈，软滑微数为顺，沉细虚涩者逆。病疮，脉弦强小急，腰脊强，瘛疭，皆不可治，溃后被风多此。痉病，脉浮弦为阳，沉紧为阴，若牢细紧劲搏指者不治。妊娠宜和滑流连，忌虚涩不调。临月脉宜滑数，离经忌虚迟小弱，牢革尤非所宜。新产脉缓弱，忌弦紧。带下脉宜小弱，忌急疾。崩漏脉宜微弱，忌实大。乳子而病热，脉悬小，手足温则生，寒则死。凡崩漏胎产久病，脉以迟小缓滑为顺，急疾大数者逆。痿痹紧急，或中病脉坚，外病脉涩，汗出脉盛，虚劳心数，风家脾缓，人瘦脉大而喘，形盛脉微短气，更有伤寒厥利而脉不至，脉微厥冷烦躁，脉迟而反消食，与夫人短脉长，人滑脉涩，皆死兆也。

以上诸例，或采经论，或摭①名言，咸以脉病相符为顺，相反为逆。举此为例，余可类推，颖悟之士自能闻一知十②也。

《灵枢·动腧》篇曰：阴阳上下，其动也若一。故阳病而阳脉小者为逆。阴病而阴脉大者为逆。阴阳俱静俱动，若引绳相倾者病。既言其动若一，复言俱静俱动为病者，病在若引绳相倾，洪弦而少和缓也。阳病而阴脉小，是病未入阴也，何得为逆？惟阳脉小，则外热内寒，外实内虚，甚或阳和不振而将熄

---

① 摭（zhí）：摘取。
② 闻一知十：谓善能触类旁通。典出《论语·公冶长》。

耳。阴病而阳脉大，是生气未衰也，何得为逆？惟阴脉大，则阴虚阳往，卫燥荣竭，甚且不能内守而将脱耳。《千金翼方》曰：夫病者发热，身体疼痛，此为表有病，其脉当浮大，今反沉迟，故知当愈。病者卒腹中急痛，此为里有病，其脉当沉细，今反浮大，故知当愈以上本仲景"平脉"文。然此二脉，其病不即愈者，必当死，以其病与脉相反也。

察脉施治有贫富贵贱体质
肥瘦四方水土不同

临病察脉，全在活法推求。如诊富贵人之脉与贫贱者之脉，迥乎不同。贵显之脉，常清虚流利；富厚之脉，常和滑有神；贱者之脉，常浊壅多滞；贫者之脉，常蹇涩少神。加以劳勚，则粗硬倍常。至若尝富贵而后贫贱，则荣卫枯槁，血气不调，脉必不能流利和滑，久按索然。且富贵之证治与贫贱之证治，亦截然两途。富贵之人，恒劳心肾，精血内戕，病脉多虚，纵有表里客邪，不胜大汗大下，全以顾虑元气为主，略兼和营调胃足矣，一切苦寒伤气皆在切禁。贫贱之人，藜藿①充肠，风霜切体，内外未尝温养，筋骸夙惯疲劳，脏腑经脉一皆坚固，即有病苦忧劳，不能便伤神志，一以攻发为主，若参芪桂附等药，咸非是辈所宜。惟尝贵后贱、尝富后贫之人，素享丰腴，不安粗粝②，病则中气先郁，非但药力难应，参芪或不能支，反增悒郁③之患，在所必至。非特富贵之脉证与贫贱悬殊，即形体之肥

---

① 藜藿：藜，一年生草本植物，嫩叶可食；藿，豆类植物的叶子。以藜藿为食，比喻生活清苦。

② 粗粝：粗茶淡饭。

③ 悒（yì）郁：忧郁。

瘠亦然。肥盛之人，肌肉丰厚，胃气沉潜，纵受风寒，未得即见表脉，但须辨其声音涕唾，便知有何客邪。设鼻塞声重，涕唾稠黏，风寒所伤也。若虽鼻塞声重，而屡咳痰不即应，极力咯之，乃得一线黏痰，甚则咽腭肿胀者，乃风热也。此是肥人外感第一关键。以肥人肌气充盛，风邪急切难入，因其内多痰湿，故伤热最易。惟是酒客湿热渐渍于肉理，风邪易伤者有之。否则形盛气虚，色白肉松，肌腠不实之故，不可以此胶执也。瘦人肌肉浅薄，胃气外泄，即发热头痛，脉来浮数，多属于火。但以头之时痛时止，热之忽轻忽重，又为阴虚火扰之象也。惟发热头痛，无间昼夜，不分轻重，人迎浮盛者，方是外感的证。亦有表邪兼挟内火者，虽发热头痛，不分昼夜轻重，而烦渴躁扰，卧寐不宁，皆邪火烁①阴之候，虽宜辛凉发散，尤当顾虑真阴。独形瘦气虚，颜白唇鲜，卫气不固者，最易伤风，却无内火之患矣。矧②吾江南元气最薄，脉多不实，且偏属东方，木火常胜，治之稍过，不无热去寒起之虑。而膏粱之人，豢养柔脆，调适尤难，故善治大江以南病者，不难遍行字内也，但要识其所禀之刚柔，情性之缓急耳。西北之人，惯拒风寒，素食煤火③，外内坚固，所以脉多沉实，一切表里诸邪，不伤则已，伤之必重，非大汗大下，峻用重剂，不能克应。滇粤之人，恒受瘴热，惯食槟榔，表里疏豁，所以脉多微数，按之少实，纵有风寒，止宜清解，不宜轻用发散，以表药性皆上升横散，触动瘴气，发热漫无止期，不至津枯血竭不已也。经曰：西北之人，散而寒之，东南之人，收而温之，所谓同病异治也。是以他方

---

① 烁：通"铄"。
② 矧：况且。
③ 煤火：热之食物。

人来就治，必问方隅水土，傍①观以为应酬套语，曷知即为察脉审证用药之大纲哉？《诊宗三昧》。

此即《素问》"血气形志""异法方宜"诸篇义也。然张氏述此，亦欲医者勿偏执常法耳，勿又因此而泥之。每诊力食者，病脉多虚弱迟细，何者？津气以劳而伤也。

初诊久按不同 出《诊宗三昧》

问：脉有下指浮大，按久索然者；有下指濡软，按久搏指者；有下指微弦，按久和缓者。何也？答曰：夫诊客邪暴病，应指浮象可证，若切虚羸久病，当以根气为本。如下指浮大，按久索然者，正气大虚之象，无问暴病久病，虽证显灼热烦扰，皆正衰不能自主，随虚阳发露于外也；下指濡软，按久搏指者，里病表和之象，非脏气受伤，即坚积内伏，不可以脉沉误认为虚寒也；下指微弦，按久和缓者，久病向安之象，气血虽殆，而脏气未败也。然多有变证多端，而脉渐小弱，指下微和，似有可愈之机者，此元气与病气俱脱，反无病象发见，乃脉不应病之候，非小则病退之比。大抵病人之脉，初下指虽乏力，或弦细不和，按至十余至渐和者，必能收功。若下指似和，按久微涩，不能应指，或渐觉弦硬者，必难取效。设病虽牵缠，而饮食渐进，便溺自调，又为胃气渐复之兆。经云安谷者昌，又云浆粥入胃则虚者活，此其候也。

又有按久而医者指力既倦，指渐浮起，或渐压下，渐觉其脉应指无力者。凡遇此象，即须振作精神，操纵其指以审度之。如真不若初诊之有神，即为阳衰气竭之候矣，尤须久俟以参考

---

① 傍：同"旁"。

之。恐是《伤寒论》所谓渐渐小更来渐渐大之厥脉也，此误下而阳邪将欲内陷，内不受邪而交争也。

王脉不再见

春二月，脉一病人，其脉反沉，师言到秋当死，其病反愈。七月复病，其脉续沉，师言至冬当死。二月得沉脉，何以处之至秋死也？师曰：二月脉当濡弱而弦，得沉脉，则至秋自沉见浮，即死，故知至秋死也。七月复得沉脉，何以处之至冬死也？曰：沉脉属肾，真脏脉也，本冬王脉，非时妄见，王脉不再见，故知至冬死也。他脏仿此。《脉经》。

二月得浮毛脉，何以处言至秋当死？师曰：二月肝用事，肝属木，脉应濡弱，反得毛浮者，是肺脉也，肺属金，金来克木，故知至秋死也。余时仿此。"平脉"。

此即春脉有胃而毛曰秋病，毛甚曰今病之义也。两节文体相似而义各不同。前节言春脉沉，至秋见浮即死者，盖其人气虚下陷，不能升举，秋必见浮，则上下不续而脱矣。又言秋脉沉，至冬即死者，肾气用事太早，至冬无可再沉，必至下脱，且自春及秋皆沉，是一年之中纯见一脏之气，而无发生条畅之意矣。究竟此沉必是无神无力，抑或别见败证也，不然岂竟不可救药，而数月之久坐待其死乎？后节是五行生克之义也，前节则阴阳升降之义也，合而观之，春脉偏浮偏沉，皆非佳兆可知也。

真脏脉

大义已见前"五脏四时脉"及"胃气脉篇"，兹但记经之专言真脏脉者。

凡持真脉之脏脉者，肝至悬绝急十八日死，心至悬绝九日死，肺至悬绝十二日死，肾至悬绝七日死，脾至悬绝四日死。《素问·阴阳别论》。

悬绝者，此部独盛或独衰，以至于极，与他部悬殊也。又六部纯见一脏之脉，且至于极，与平脉悬殊也。

真肝脉至，中外急，如循刀刃责责然，如按琴瑟弦，色青白不泽，毛折乃死；真心脉至，坚而搏，如循薏苡子累累然，色赤黑不泽，毛折乃死；真脾脉至，弱而乍数乍疏，色青黄不泽，毛折乃死；真肺脉至，大而虚，如以毛羽中人肤，色白赤不泽，毛折乃死；真肾脉至，搏而绝，如以指弹石辟辟然，色黑黄不泽，毛折乃死。《素问·玉机真脏论》。

肝死脏，浮之脉弱，按之中如索，不来去，但曲如蛇行者，死；心死脏，浮之脉实，如豆麻击手，按之益躁疾者，死；脾死脏，浮之脉大坚《脉经》作缓，按之中如覆杯，絜絜状如摇者，死；肺死脏，浮之虚，按之弱如葱叶，下无根者，死；肾死脏，浮之坚，按之乱如转丸，益下入尺中者，死。仲景"五脏篇"。

肝见庚辛死，心见壬癸死，脾见甲乙死，肺见丙丁死，肾见戊己死，是谓真脏见皆死。《素问·平人气象论》。

其脉绝不往来，若人一息五六至，其形肉虽不脱，真脏虽不见，犹死也。"玉机真脏论"此以再动为一至也。

死脉

此即真脏脉也，但有不能分属五脏者列之于比，以备参考。大义已见"五脏四时脉""胃气脉有根有神""脉证顺逆篇"诸脉专篇，兹但记经之专言死脉者。

九候之脉皆沉细悬绝者，为阴，主冬，以夜半死。

盛躁喘数者，为阳，主夏，以日中死。

故寒热者，以平旦死。热中及热病者，以日中死。病风者，以日夕死。病水者，以夜半死。其脉乍疏乍数、乍迟乍疾者，以日乘四季死。形肉已脱，九候虽调，犹死。七诊虽见，九候皆从者不死，其脉候败者亦死，必发哕噫。脉不往来者，死。中部之候相减者，死。上下左右，相失不可数者，死。盛形脉细，少气不足以息者，死一作危。形瘦脉大，胸中多气者，死。《素问·三部九候论》。

七诊，谓独小者病，独大者病，独疾者病，独迟者病，独热者病，独寒者病，独陷下者病。此指十二经之动脉，非寸口也。

脉蔼蔼如车盖者，名曰阳结也蔼蔼，浮气蒸蒸也；脉累累如循长竿者，名曰阴结也累累，梗梗也。脉瞥瞥如羹上肥者，阳气微也瞥瞥，拍拍而轻也；脉萦萦如蜘蛛丝者；阴气衰也"阴"依《脉经》。萦萦，细引微曲也。脉绵绵如泻漆之绝者，亡其血也绵绵，徘徊不进也。五节并出"辨脉"。

阳结阴结，似非死脉，而病急见此，未见能愈。

脉来如屋漏雀啄者，死屋漏者，其来既绝而止，时时复起，而不相连属也。雀啄者，脉来甚数而疾，绝止又复顿来也。又经言：得病七八日，脉如雀啄者，死脉弹人手如黍米也。脉来如弹石，去如解索者，死弹石者，辟辟急也。解索者，动数而随散乱，无复次绪也。病困，脉如虾游鱼翔者，死虾游者，冉冉而起，寻复退没，不知所在，久乃复起，起辄迟而没去速者，是也。鱼翔者，似鱼不行而但掉尾动头，身摇而久住者，是也。脉如悬薄卷索者，死悬薄，散也，与羹上肥相似。卷索，紧而左衣弹，无来去。脉如转豆者，死累累如循薏苡子，是心死脉也。脉涌涌不去者，死但出不入也。脉中侈者，死《千金方》作"中移"。脉分绝者，死上下分驰，乍离乍合。脉在指下，如麻子动摇，属肾，名曰结，即死。尺脉不应寸，时如驰，半日死又云：尺脉上应寸口太迟者死。三部脉，如釜中汤沸者，旦得夕死，日中得夜半死。

肝脾俱至则谷不化，肝多即死；肺肝俱至则痈疽，四肢重，肺多即死；心肺俱至则痹，消渴懈怠，心多即死"痹"疑当作"痿"；肾心俱至则难以言，九窍不通，四肢不举，肾多即死；脾肾俱至则五脏败坏，脾多即死。

脉至浮合，浮合如数，一息十至以上，是经气予不足也，微见九十日死微见者，初起也。脉至如火薪①然，是心精之予夺也，草干而死。脉至如散叶，是肝气之予虚也，木叶落而死。脉至如省客，省客者，脉塞而鼓，是肾气予不足也，悬去枣华而死。脉至如丸泥，是胃精予不足也，榆荚落而死。脉至如横格，是胆气予不足也，禾熟而死。脉至如弦缕，是胞精予不足也，病善言，下霜而死，不言可治。脉至如交漆，交漆者左右旁至也，微见四十日死。脉至如涌泉，浮鼓肌中，是太阳气予不足也，少气味，韭英而死。脉至如颓②土之状，按之不得，是肌气予不足也，五色先见黑白，垒③发死。脉至如悬雍，悬雍者浮喘，切之益大，是十二俞之予不足也，水凝而死。脉至如偃刀，偃刀者浮之小急，按之坚大急，五脏菀热，寒热独并于肾也，如此其人不得坐，立春而死一作立冬。脉至如丸，滑不直手，不直手者按之不可得也，是大肠气予不足也，枣叶生而死。脉至如春者，令人善恐，不欲坐卧，行立常听，是小肠气予不足也，季秋而死如春，《素问》作"如华"，注谓虚弱不可正取也。三十节并见《脉经》卷五。

尺脉涩而坚，为血实气虚也，其发病腹痛逆满，气上行，

---

① 薪：原作"新"，据《素问·大奇论》改。
② 颓：原作"委"，据《素问·大奇论》改。
③ 垒：《素问·大奇论》作"垩"。

此为妇人胞中绝伤，有恶血，久成结瘕，得病以冬时，黍穄①赤而死。以下六节并见《脉经》卷四尺脉细而微者，血气俱不足，细而来有力者，是谷气不充，病得节辄动，枣叶生而死，此病秋时得之。左手寸口脉偏动，乍大乍小不齐，从寸至关，关至尺，三部之位，处处动摇，各异不同，其人病仲夏得之，此脉桃花落而死。右手寸口脉偏沉伏，乍小乍大，朝来浮大，暮夜沉伏，浮大即太过，上出鱼际，沉伏即下不至关中，往来无常，时时复来者，榆叶枯落而死。右手尺部脉三十动一止，有顷更还，二十动一止，乍动乍疏，不与息数相应，其人虽食谷，犹不愈，蘩草②生而死。左手尺部脉四十动一止，止而复来，来逆如循直木，如循张弓弦，纮纮然③如两人共引一索，至立冬《千金方》作春死。

文多古奥，卒难索解，涵泳日久，更验之人事，自然开悟矣。盖古文虽奥，而人事则同也。

---

① 穄（jì）：一种不黏的黍类，即糜子。
② 蘩草：白蒿。
③ 纮纮（gēng gēng）然：绷紧貌。

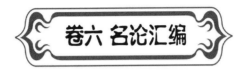

讲脉须宗法圣经

高士宗曰：经论脉法，须平素熟于胸中，则临病诊视，无往不宜。故欲求诊脉之法者，考于《灵枢》，详于《素问》，更合仲景"辨脉""平脉"而会通之，斯得其要矣。

王叔和《脉经》十卷，皆采用古今圣经贤传，异异同同，莫不毕具，任人寻绎而未尝自加断语，古脉书之犹存梗概者，赖有此书也。乃喻嘉言病之曰杂，张隐庵病之曰杜撰，且隐庵以《脉诀》之七表八里九道图画驾于《脉经》，而诋其蛇足，是并未目睹《脉经》也，肆口诋諆①何为耶？世之好诋前人者，皆未目睹其书者也。果深究其蕴，自不能生菲薄矣。"平脉""辨脉"亦有斥为叔和妄说者，是非颠倒，果何日定哉？讲脉学者，黄帝、仲景书外，如《难经》《脉经》《脉诀》《千金方》《诊家枢要》《诊家正眼》《景岳脉神》《石顽三昧》，皆所必潜玩者也。道听涂②说，岂有当乎？

---

① 诋諆（jī）：毁谤。
② 涂：同"途"。

讲脉须推求本原

张隐庵曰：或曰：识脉其难乎？余曰：子但知识脉之难，而不知审脉之更难也。识脉者，如滑伯仁《诊家枢要》，浮，不沉也，沉，不浮也，迟，不及也，数，太过也，以对待之法识之，犹易分别于指下。审脉者，体会所见之脉何因，所主之病何证，以心印之，而后得也。"平脉"曰：浮则为风，数则为热。是则为内伤乎？为外感乎？为气乎？血乎？虚乎？实乎？是必审其证之表里阴阳寒热虚实，病之久新，脉之有力无力，而断之以意也，可矣。

词不达意，当云识脉之当然，不如识脉之所以然。当然者，如浮主风，紧主寒，一脉主数病，数脉主一病，是也。所以然者，如浮主风，必推风之何以令脉浮，紧主寒，必推寒之何以令脉紧，且有时非风而何以脉亦浮，非寒而何以脉亦紧也。推明各脉变动之根原，不必屑屑焉强记各脉之主病，而自能应于无穷矣。拙著此书，详于义理而略于主病，即此义也。

脉气_{资始于肾，资生于胃}

卢子繇曰：脉者，水谷之精气分流经络，灌溉脏腑，袤①行四肢，贯注百体，资始于肾间动气，资生于胃中水谷者也。《难经·六十六》曰：脐下肾间动气者，人之生命也，十二经之根本也，故名曰原。三焦者，原气之别使也，主通行三气，经历于五脏六腑。《内经·玉机真脏》曰：五脏皆禀气于胃。胃者，

———————————

① 袤：指广阔。

五脏之本也。脏气者，不能自致于手太阴，必因于胃气，乃至于手太阴也。

脉位 三部九候有二

卢子由曰：脉有三部九候，三部者寸关尺也，九候者浮中沉也，部各有三，故为九候。其法三指齐截，中指置关之上，食指置关之前，无名指置关之后，度人之长短，以定排指之疏密，更度人之肥瘠缓急，以定按指之轻重。先按后举，初按以验浮，次按以候中，又次按以候沉。切其往来上下，人与脉相应，浮中沉相等，无偏倚者，平脉也。设或参差，察见何部，专指定候，以判其体。至脉来效象，亦不越诊切十法见后，以验寒热血气阴阳之偏胜，或内所因，或外所因，或不内不外，或形干气，或气干形，为用真无尽藏，宜审而别之。此寸口三部九候法也。

三部九候始自轩岐，而越人则会通体之三停，该摄[①]于太阴之气口。以本脏气者必因于胃气，乃能至于手太阴，著见于气口而为尺寸，如泉脉之始出，色味纯一荣卫之气，俱由胃经肺以布于周身十二经，张石顽亦曰肺为荣行脉中第一关隘，乃可察土地之优劣，谓汇流川渎则各随川渎之风土，其优劣遂不同矣。摄归太阴，只准《素问》中部之法天以候肺，为一体之眚变。如欲循九体之常变，必诊候体部之专，而后效象乃确。倘中部之候虽独调，而与众脏相失者，或与众脏相减者，则莫可依据也，不若遵古九候者之无疑矣。古之三部九候者，一身之全分为上中下，一部之内各有天地人也，内应九脏，外应九野。九脏者，

① 该摄：统摄。

形脏四，神脏五也。九野者，天分之为九野，地别之为九州也。神脏五者，肺藏魄，心藏神，脾藏意，肝藏魂，肾藏志也。形脏四者，一头角，二耳目，三口齿，四胸中是也。此通体之三部九候法也。

关前关后分阴阳诊法

卢子繇曰：关之前者，阳之动也，脉当见九分而浮。九分阳位，脉当浮也。诊法之指，去其无名指，用中指按关之上，次联食指按关之前，两指令平，先按后举，举至皮毛相得有脉之分，其脉始见为浮。太过者，多出于皮肤之上，浮之太过也。不及者，多人皮肤肤之下，浮之不及也。若按至筋膜之间，则本无脉矣。关以后者，阴之动也，脉当见一寸而沉。一寸阴位，脉当沉也。诊法之指，去其食指，亦用中指按关之上，次联无名指按关之后，两指令平，先举后按，按至肌肉相得有脉之分，其脉始见为沉。太过者多入于肌肉之下，沉之太过也；不及者，多出于肌肉之上，沉之不及也。若举至皮肤之间，则本无脉矣。

卢子由审脉部位至
数形体浮沉往来十法

若运行之过与不及，气位主客之相得与否，病传之所胜不胜，标本之层署阴阳，亦莫不各随邪正之浅深微甚实虚新故，著见脉状者，总不越诊法之十则为纲。如度形体以别大小，至数以纪①迟数，往来以循滑涩，部位以度长短，举按以验浮沉。

---

① 纪：通"记"。

浮者阳，大者阳，数者阳，滑者阳，长者阳也；沉者阴，小者阴，迟者阴，涩者阴，短者阴也。故曰脉有阴阳，亦有一阳一阴而单见，亦有二三四五阳，二三四五阴而并呈，亦有一阳一阴二三阴，一阴一阳二三阳而兼著，亦有二阳一阴二三阴，二阴一阳二三阳，或三阳一二阴，三阴一二阳，或四阳一阴，四阴一阳而错显，悉属十纲脉之互见，未列异相之脉名。至脉状多端，咸凭诊则，各以类从，条分之为目矣。如诊以形体之大者为纲，则曰肥曰洪，曰散曰横，曰弦曰革，皆目矣；诊以形体之小者为纲，则曰弱曰瘦，曰细曰微，曰萦萦如蜘蛛丝，皆目矣；诊以至数之数者为纲，则曰急曰疾，曰击曰搏，曰躁曰喘，曰促曰动，曰奔越无伦，皆目矣；诊以至数之迟者为纲，则曰缓曰脱，曰少气，曰不前，曰止曰歇，曰停按：《伤寒》《金匮》中"停"字皆作"停匀"解，曰代曰结，曰如泻漆之绝，皆目矣；诊以往来之滑者为纲，则曰利曰营，曰啄曰翕，曰章，曰连珠，曰替替然，皆目矣；诊以往来之涩者为纲，则曰紧曰滞，曰行迟，曰不应指，曰参伍不齐，曰往来难且散，曰如雨沾沙，曰如雨渝沙，曰如轻刀刮竹，皆目矣；诊以部位之长者为纲，则曰慄按：慄，非长也，曰高，曰涌，曰端直，曰条达，曰上鱼[1]为溢，皆目矣；诊以部位之短者为纲，则曰抑曰卑，曰退，曰不及指，曰入尺为覆，皆目矣；诊以举按之浮者为纲，则曰盛曰毛，曰泛曰芤，曰如循榆荚，曰肉上行，曰时一浮，曰如水漂木，曰瞥瞥如羹上肥，皆目矣；诊以举按之沉者为纲，则曰潜曰坚，曰伏曰匿，曰遏曰减，曰陷，曰独沉，曰时一沉，曰如绵裹砂，曰如石投水，皆目矣。种种诸目，可以单见，可以并呈，可以兼著，可以错显，亦可纲与目交相见呈，著显隐约

---

[1]　上鱼：越过鱼际。

于指端者也。又有去来与往来不同。往来者，脉之源，如水之流；去来者，脉之抑扬，如浪之起伏，其义仍不越乎举按之浮沉也。是故诊脉吃紧总在形体至数往来部位举按之十法按：卢氏以往来指尺寸之上下，以去来指浮沉之起伏，上言举按浮沉，乃指脉之在浮在沉也，故不得不补出此层，究竟措词太拙，不如以"势"字括之，较为简当，明乎此则，不待揣摹，而形真已毕露无遁矣。举凡前大后小，前小后大，亦不越乎形体；上盛下衰，下盛上衰，上虚下实，上实下虚，上部有脉，下部无脉，下部有脉，上部无脉，中手长者，中手短者，亦不越乎部位；中手促而上击者，亦不越乎至数；沉而坚，浮而盛，沉而弱，沉而横，沉而喘，固不越乎举按，更兼乎形体往来至数矣；脉盛滑坚，往来兼乎形体。小弱以涩，形体兼乎往来；浮滑而疾，往来兼乎举按至数矣；乍数乍疏，乍短乍长，至数兼乎部位；累累如连珠，如循琅玕，此亦形体；喘喘连属，其中微曲，至数兼乎形体；前曲后居，如操带钩，此亦形体；厌厌聂聂如落榆荚，此亦举按；不上不下，如循①鸡毛，此亦形体；如物之浮，如风吹毛，此亦举按；软软招招，如揭长竿末梢，形体兼乎往来部位矣；盈实而滑，如循长竿，形体兼乎往来；来急益劲，如新张弓弦，至数兼乎形体；和柔相离，如鸡践地，形体至数往来部位举按咸②备矣。

戴同甫审脉分合偶比类五法

分者，有脉之形分，谓脉各有形状。当先明辨，便了然不疑。大小浮沉滑涩，可以指别，迥然各异，辨之于毫厘之间，使其形不相混，如举有按无为浮，按有举无为沉之类。有脉之

---

① 循：通"揗"，抚摩。《说文通训定声·屯部》："循，假借为'揗'。"
② 咸：全部。

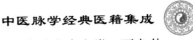

证分，谓脉之一字独见为证。如寸浮，中风头痛之类，不杂他脉，独为见证，今脉诀歌在各脉之后者是也。或独见一部，或通见三部，或两手俱现。

合者，有合众脉之形为一脉者，谓如似沉似伏实大长弦之合为牢，极软浮细之合为濡之类。有合众脉之形为一证者，谓浮缓为不仁，浮滑为饮，浮洪大而长为风眩巅疾。有二脉合者，有三四脉合者。大抵脉独见为证者鲜，参合众脉为证者多。且一脉虽独见，而为证亦不一。如浮为风，又为虚，又为气，各不同，此又一脉之证合也。如此相参以考脉，则思过半矣。

偶者，脉合阴阳，必有偶对。经曰：善为脉者，必以比类奇恒①，从容知之因其形之相反而匹配之也。浮沉者，脉之升降也。浮升在上，沉降在下，为诸脉之根本，为阴阳之定位，为表里之定诊。迟数者，脉之紧慢也。脉以四五至为平，减一至曰迟，增一至曰数。《难经》曰：迟则为寒，数则为热。亦阴阳之大别也。虚实者，脉之刚柔也。按之浮中沉皆有力，为实；迟大而软，按之豁豁然空，为虚。虚实之由，皆以有余不足占之，故以按而知。经曰：其气来实强，为太过，病在外；气来虚微，为不及，病在中。长短者，脉之赢缩也。经曰长则气治，以其充而伸也，短则气病，以其减而屈也。滑涩者，脉之通滞也。经曰：滑者阴气有余，涩者阳气有余。又曰：滑者多血少气，涩者少血多气。洪微者，脉之盛衰也。应指洪大，冲涌有余，所谓来盛也；应指微弱，委靡不振，所谓来不盛也。紧缓者，脉之急慢也。阴主敛，故有拘牵之象；阳主舒，故有纵弛之形。仲景曰：风伤卫者脉浮缓，寒伤营者脉浮紧。风为阳邪，寒为阴邪也。动伏者，脉之出处也。动见关上，厥厥如豆，出类而

① 比类奇恒：指相互比较。

第
四
辑

异于众也；伏脏于内，不见其形，如蛰虫之周密也①。促结者，因止以别阴阳之盛也。仲景曰：数中一止，阳盛则促；缓中一止，阴盛则结。外此脉不可以偶言者，不敢凿②也。《三因方》尽为偶名，而以弦弱、芤微、濡革、散代亦为偶，非一阴一阳也。因知脉不可尽以偶言也，必一阴一阳而后可偶。不可尽偶，故更增比类二法也。

比者，因其形之相似而拟议之也。比其类而并之，因其疑也；比其类而析之，决其疑也。《内经》曰：脾虚浮似肺，肾小浮似脾，肝急沉似肾，此皆三者之所乱也③，然从容得之。以知其比类也。《难经》曰：心肺俱浮，何以别之？然。浮而大散者心也，浮而短涩者肺也。肝肾俱沉，何以别之？然。沉而牢④者肝也，按之耍，举指来疾⑤者肾也。此皆于相似之中而别其同中之异也。

类者，《易》曰本乎天者亲上，本乎地者亲下，则各从其类也。如大、浮、数、动、滑，阳之类也；沉、涩、弱、弦、微，阴之类也。滑伯仁曰：浮为阳，轻手而得之，而芤洪散大长濡弦，皆浮之类也；沉为阴，重手而得之，而伏石短细牢实，皆沉之类也；迟者，减于平脉，而缓结微弱，皆迟之类也；数者，增于平脉，而促疾躁喘，皆数之类也。此又于不似之中而会其异中之同也。此篇与原文不同处，皆据鄙⑥意增损者也。

---

① 蛰虫之周密也：形容冬日脉沉在骨，如蛰虫潜藏，"周"，《太素》作"固"。

② 凿：穿凿附会。

③ 此皆三者之所乱也：《素问·示从容论》作"此皆工之所时乱也"。

④ 沉而牢：《难经·四难》作"牢而长"。

⑤ 疾：《难经·四难》作"实"。

⑥ 鄙：谦称，指浅陋。

脉神非从迹象上苦思不能悟人

李士材曰：脉之理微，自古记之。昔在黄帝，生而神灵，犹曰若窥深渊而迎浮云。许叔微曰：脉之理幽而难明，吾意所解，口莫能宣也。凡可以笔墨载、口舌传者，皆迹象也。至于神理，非心领神会，乌能尽其玄微？如古人形容胃气之脉而曰不浮不沉，此迹象也，可以中候求也。不疾不徐，此迹象也，可以至数求也。独所谓意思忻忻，悠悠扬扬，难以名状，非古人秘而不言，欲名状之而不可得，姑引而不发，跃如于言词之表，以待能者之自从耳。东垣至此亦穷于词说，而但言脉贵有神。惟其神也，故不可以迹象求、言语告也。又如形容滑脉而曰替替然如珠之圆转，形容涩脉而曰如雨沾沙，形容紧脉而曰如切绳转索，形容散脉而曰如杨花散漫，形容任脉而曰寸口丸丸①，此皆迹象之外别有神理。就其所言之状，正惟穷于言语，始借形似以拟议之耳。盖悟理虽极微之事，然迹象未明，从何处悟人？思境未苦，从何处悟出？必于四言之诀，二十七字之法，诵之极其熟，思之极其苦，夫然后灵明自动，神鬼来通。王启玄曰：欲登泰岱，非径奚从；欲诣扶桑，无舟莫适。其是之谓乎？观于此篇，知士材之功深矣。

韵伯论读脉五法

柯韵伯曰：脉有十种，阴阳两分，即具五法。浮沉是脉体，大弱是脉势，滑涩是脉气，动弦是脉形，迟数是脉息，总是病

---

① 形容任脉而曰寸口丸丸：出血《脉经》卷二，谓"横寸口边丸丸，此为任脉，苦腹中有气如指，上抢心，不得俯仰，拘急"。丸丸，圆滑端直貌。

脉，非平脉也。脉有对看法，有正看法，有反看法，有平看法，有互看法，有彻底看法。如有浮即有沉，有大即有弱，有滑即有涩，有数即有迟。合之于病，则浮为在表，沉为在里，大为有余，弱为不足，滑为血多，涩为气少，动为搏阳，弦为搏阴，数为在腑，迟为在脏，此对看法也。如浮大滑动数，脉气之有余者名阳，当知其中有阳胜阴病之机；沉弱涩弦迟，脉气之不足者名阴，当知其中有阴胜阳病之机。此正看法也。夫阴阳之在天地间也，有余而往，不足随之，不足而往，有余从之，知从知随，气可与期。故其始为浮、为大、为滑、为动、为数，其继反沉、反弱、反涩、反弦、反迟者，是阳消阴长之机，其病为进；其始为沉、为弱、为涩、为弦、为迟，其继微浮、微大、微滑、微动、微数者，是阳进阴退之机，其病为欲愈。此反看法也。浮为阳，如更兼大、动、滑、数之阳脉，是为纯阳，必阳盛阴虚之病矣；沉为阴，而更兼弱、涩、弦、迟之阴脉，是为重阴，必阴盛阳虚之病矣。此为平看法。如浮而兼弱、兼涩、兼弦、兼迟者，此阳中有阴，其人阳虚，而阴气早伏于阳脉中也，将有亡阳之变，当以扶阳为急务矣；如沉而兼大、兼滑、兼动、兼数者，此阴中有阳，其人阴虚，而阳邪下陷于阴脉中也，将有阴竭之患，当以存阴为深虑矣。此为互看法。如浮、大、滑、动、数之脉体虽不变，然始为有力之强阳，终为无力之微阳，知阳将绝矣；沉、弱、涩、弦、迟之脉虽喜变而为阳，如忽然暴见浮、大、滑、动、数之状，是阴极似阳，知返照之不长，余烬之易灭也。是谓彻底看法。更有真阴真阳之看法。所谓阳者，胃脘之阳也，脉有胃气，是知不死；所谓阴者，真脏之阴也，脉见真脏者死。然邪气来也紧而疾，谷气来也徐而和，此又不得以迟数定阴阳矣。

从证从脉说_{景岳有此说，已见卷二}

陶节庵曰：脉浮当汗，沉当下，固其宜也。然浮亦有可下者，邪热入腑，大便难也，大便不难，其敢下乎？沉亦有可汗者，少阴病，身有热也，身不发热，其敢汗乎？

高鼓峰曰：治病之法，在临证时先察其内外、脏腑、经络、新久、虚实、痰食、血气，再以脉合之。如证与脉合，或正治，或从治，可也。有证与脉不合者，则当审其轻重，辨其真假，或舍证从脉，或舍脉从证，以治之。复有证与时不合者，或舍证从时，或舍时从证以治之。脉证时三者，须互相参考。

李士材曰：脉浮为表，治宜汗之，此其常也，而亦有宜下者焉。仲景云若脉浮大，心下硬，有热属脏者，攻之，不令发汗是也。脉沉为里，治宜下之，此其常也，而亦有宜汗者焉。少阴病始得之，反发热而脉沉者，麻黄附子细辛汤微汗之是也。脉促为阳，当用葛根芩连清之矣，若脉促厥冷为虚脱，非灸非温不可，此又非促为阳盛之脉也。脉迟为寒，当用干姜附子温之矣，若阳明脉迟，不恶寒，身体濈濈①汗出，则用大承气，此又非迟为阴寒之脉矣。四者皆从证不从脉也，世有切脉不问证者，其失可胜言哉？又表证汗之，此其常也。仲景曰：病发热头痛，脉反沉，身体疼痛，当救其里，用四逆汤。此从脉之沉也_{按：脉亦必迟也}。里证下之，此其常也。日晡发热者属阳明，脉浮虚者宜发汗，此从脉之浮也_{按：脉亦必兼紧}。结胸证具，常以大小陷胸下之矣，脉浮大者不可下，下之则死，是宜从脉而治其表也。身疼痛者，常以桂枝麻黄解之矣，然尺中迟者不可

---

① 濈濈（jí jí）：汗出的样子。

汗亦不可攻，以营血不足故也，是宜从脉而益其营矣。四者皆从脉不从证也，世有问证而忽脉者，得非仲景之罪人乎？

阴证阳脉阳证阴脉辨

高鼓峰曰："辨脉"曰阳证得阴脉者死，阴证得阳脉者生。此二句是论伤寒，若别证，便不可如此断外感重阳，内伤重阴。阳证阴脉，如发热而脉不洪大浮数，此必是火遏也，或胃阴不能充拓也，或胃水不能化其营血也，治之者舍证从脉可也。阴证阳脉，如内伤不发热，其脉当静，反洪大浮躁而数，此是阴亡也，或阳明有食与火也，或肾虚不能纳气也，或过服乌附，下焦津液枯竭也。又有一种重按有力却不弦，从肌肉渗开，脉与肉无界限，此近于浮洪豁大也，总是阴之象也，阴亡也。"辨脉"原文作阴病阳病，今改"病"作"证"，义自不同。

童男童女脉

杜光庭曰：欲识童男与童女，诀在寸关更尺里。自然紧数甚分明，都缘未散精华气。

紧数甚分明，五字著力，此无病者也，有病者别论。病者，泻利便血，经月不调，与久患痛疽也。

李士材人迎气口说

李士材曰：关前一分，人命之主，左为人迎，右为气口，人迎以辨外因，气口以辨内因。又曰：人迎紧盛伤于风，气口紧盛伤于食。盖寸部三分，关部三分，尺部三分，共得九分。

每部三分者，前一分，中一分，后一分也。此云关前一分，仍在关上之前一分耳。人多误认关前二字，竟以左寸为人迎，右寸为气口，误矣。须知左关前一分正当肝部，肝为风木之脏，故外伤于风者，内应风脏而为紧盛也；右关前一分正当脾部，脾为仓廪之官，故内伤于食者，内应食脏而为紧盛也。观其但曰伤于风，勿泥外因而概以六气所伤者俱取人迎也；但曰伤于食，勿泥内因而概以七情所伤者俱取气口也。又曰：古法人迎、气口有两说：在左右两手分之，左为人迎，右为气口；在右手一手分之，肺在寸为人迎，脾在关为气口。盖肺主毛皮，司腠理，凡风邪来客，先犯皮毛，皆肺经腠理不密所致也。

按：人迎气口之说，聚讼纷纭，迄无定论。窃谓结喉两旁，有穴名人迎，无人迎脉也，两手高骨，有脉名气口，无气口穴也，不得相提并论。义固显然，不待比较二脉之大小也。惟左主外，右主中者，何也？盖即左升右降之义耳。经曰：左右者，阴阳之道路也。阳自左升，而外感遏其阳之出路，故气口紧盛矣；阴自右降，而内伤遏其阴之归路，故气口紧盛矣。是知分三部九候者，分候经络脏腑也；分人迎气口者，统候阴阳升降也。拘拘①于肝脾，失之矣。

李东垣内外伤辨脉

东垣曰：古人于脉上辨内外伤于人迎气口，人迎脉大于气口为外伤，气口脉大于人迎为内伤。此辨固是，但其说有所未尽耳。外感风寒，皆有余之证，是从前客邪来犯也，其病必见于左手，左手主表，乃行阳二十五度；内伤饮食及饮食不节、

---

① 拘拘：指拘泥。

第
四
辑

劳倦过度，皆不足之病也，必见于右手，右手主里，乃行阴二十五度。故外感寒邪，则独左寸人迎脉浮紧，按之洪大，紧者急甚于弦，是足太阳寒水之脉。按之洪大而有力，中见手少阴心火之脉，丁与壬合，内显洪大，乃伤寒脉也火为水抑故也。若外感风邪，则人迎脉缓大于气口一倍，或两倍三倍；内伤饮食，则右寸气口大于人迎一倍。伤之重者重者病久邪盛，深入里也，过在少阴则二倍，太阴则三倍，此内伤饮食之脉。若饮食不节，劳役过甚，则心脉变见于气口，是心火刑肺，其肝木挟心火之势，亦来薄①肺，经云侮所不胜，寡于畏者是也，故气口脉急大涩数，时一代也。涩者，肺之本脉；代者，元气不相接，脾胃不及之脉；洪大而数者，心火刑肺也；急者，肝木挟心火而反克肺金也。若不甚劳役，惟右关脾脉大而数，谓独大于五脉，数中显缓，时一代也。如饮食不节，寒温失所，则先右关胃脉损弱，甚则隐而不见，惟内显脾脉之大数微缓，时一代也。宿食不消，则独右关脉沉而滑，经云脉滑者有宿食也。以此辨之，岂不明白易晓乎？

又曰：如腹痛恶寒而脉弦者，是木来克土也，小建中主之。如脉沉细，腹痛者，是水来侮土，理中主之。如脉缓体重，腹胀自利，是湿胜也，平胃散主之。

东垣辨脉悉矣，而条理未尽。前人已有辨之者，谓内伤饮食有伤饱伤饥不同也，又谓劳役当作劳逸，世只知有劳病，而不知有逸病也，此即《内经》形志俱乐，病生于肉之义也。窃谓劳役之中亦尚有劳心劳力之辨，形苦志苦，不得混治。劳力伤卫伤筋，病在肝脾；劳心伤营伤血，病在心肾。劳力脉涩而芤，劳心脉细而结；劳力脉强而坚，劳心脉虚而散。

---

① 薄：通"迫"。

陶节庵伤寒六经脉证附史载之说

陶节庵曰：经云尺寸俱浮大者，太阳受病也，当一二日发，以其脉上连风府，故头项痛，腰脊强，伤寒则发热恶寒无汗，伤风则鼻塞恶风有汗按：伤寒亦鼻塞，伤风亦发热，但伤寒热紧而无汗，伤风热缓而易汗。尺寸俱长者，阳明受病也，当二三日发，以其脉侠鼻络于目，故身热，目疼鼻干，不得卧。又曰：不恶寒而作渴，此为在经；不恶寒，反恶热，自汗出，大便难，此为在腑阳明气血俱多，故其脉长。尺寸俱弦者，少阳受病也，当三四日发，以其脉循胁，络于耳，故胸胁痛而耳聋口苦，咽干目眩，往来寒热而呕。此三经受病，未入于腑者，可汗而已。尺寸俱沉细者，太阴受病也，当四五日发，以其脉布胃中，络于嗌，故腹满而咽干，或腹痛，手足温，自利不渴。尺寸俱沉者，少阴受病也，当五六日发，以其脉贯肾，络于肺，系舌本，故口燥舌干而渴，恶寒，口中和，默默欲寐，时时腹痛，又咽痛。尺寸俱微缓者，厥阴受病也，当六七日发，以其脉循阴器，络于肝，故烦满而囊缩唇青，舌卷筋急，或渴不欲饮，食即吐蛔。此三经受病，已入于腑者，可下而已。此皆自阳经传来者，故宜下而去之。非若阴经直中之寒，为真阴证，当用四逆汤辈温之。

按：伤寒六经，三阳之脉乃较其本脉之气而太过也，病属邪盛；三阴之脉乃较其本脉之气而不及也，病兼正虚。太阴湿土脉当缓，少阴君火脉当洪，厥阴风木脉当弦也。细者缓之反也，沉者洪之反也，缓者弦之反也，世或以为六经之本脉，误矣。

史载之①曰：一日巨阳受之，其脉当疾数而浮以散，如新浴沐如风，而左尺脉微紧而数。二日阳明受之，其脉当疾数而浮，渐渐按之，如通于里，以阳明主肉，通于筋也，六脉虽浮数，而胃脉一指微洪而数。三日少阳受之，其脉当疾数而利，得六七至以上，而肝脉又差数。此三阳受病，皆属于表，故其脉疾数而浮。四日太阴受之，其脉当疾数而洪大有骨力，胃脉差大。五日少阴受之，其脉最为洪大，六七至以上，心脉隐隐应指，来去如一。六日厥阴受之，其脉疾数如长。按史氏所叙六经脉与陶氏异者，陶本仲景原文，史据素所亲历也。细求之，实皆相同而未尝异也。即如太阴脉细，史谓洪大而有骨力，则知细者专取其骨力言之也，余可例推。尝诊伤寒病稍重及为日稍久者，多见少阳脉，少阳脉者细数微弦，趯趯②于中沉之分，而其气不扬也。热入血室，昏寐谵语者，亦多见此脉。皆宜清解疏通，不可汗下，妄用即死。

张景岳曰：凡脉见浮空无力，或沉紧细弱者，皆太阳合少阴之阴证也。凡脉见浮长无力，或短细结促者，皆阳明合太阴之阴证也。凡脉见弦数无力，或沉细微弱者，皆少阳合厥阴之阴证也。此内伤而合外邪，非两感也，两感者，外邪并伤其阴阳也。

陶节庵伤寒脉伏说

陶节庵曰：夫头疼发热恶寒，或一手无脉，或两手全无者，

---

① 史载之：即史堪，字载之，宋代医家，眉州（今四川眉山）人。著有《史载之方》等。

② 趯趯（tì tì）：跳跃的样子。趯，跳跃。

庸俗①以为阳证得阴脉，便以为死证。不知此因寒邪不得发越，便为隐伏，必有邪汗也，当攻之。又有伤寒六七日以来，别无刑克证候，或昏沉冒昧，不知人事，六脉俱静，或至无脉，此欲正汗也，勿攻之。此二者便如久旱将雨，六合阴晦，万木无声，雨后庶物皆苏之意。当攻者发汗，冬麻黄汤，三时羌活冲和汤，勿攻者止汗，五味子汤，各有治法，宜切记之，勿误也。

欲汗脉伏，按至骨中，必当隐隐动滑应指也。

易思兰杂病脉伏治验

临证见伏脉多致惶惑，故独录治案俾②预讲焉。

《易氏医案》曰：瑞州一妇，产后逆吐清水。以为胃寒，煮鸡倍用姜椒其俗常用此也，初觉相宜，至三五日愈觉清水，近一月口气渐冷，四肢发厥，昼夜作逆，腹中冷气难堪，有时战栗。诊其六脉俱无，以食指复按尺部，而以中指无名指按尺部之后，脉来数实有力，左右皆同。发言壮厉，一气可说三五句，唇焦颊赤，大便五六日一次，小便赤少。此实热证也。以三黄汤连进四盏，六脉俱见，至四日口中热气上升，满口舌尖俱发黄小粟疮，后又吐出酸水一二碗，下黑弹粪十数枚，调理一月乃愈。

又曰：瑞昌王妃患泄泻，屡用消导，四五年不愈。后用补中益气加人参服之，泄止。一月忽觉胸膈胀满，腹响如雷，大泻如倾，昏不知人，口气手足俱冷，浑身汗出如雨，又以参汤灌苏。后至肌肤如冰，夏不知热，再加桂附，饮食入口即泻出，腹中即饥，饥即欲食，食又即泻。至冬身不知寒，目畏灯火，诊其六脉全无，久按六部，来急去缓有力如石，语声雄壮，乃

---

① 庸俗：指一般的医生。

② 俾：使。

第四辑

大郁火证也。

二按皆有语声壮厉，然热伤元气，亦有出语懒怯而喘促者，且此皆因过服热药所致。若真邪热至此，则正气败而难治矣。

吕元膺伤寒发癍脉伏治验

赵氏子，伤寒十余日，身热而人静，六脉尽伏，医以为死也。吕诊之，三部举按皆无，舌苔滑，而颧赤如火，语言不乱。因曰：此必大发赤癍。脉者，血之波澜也，今血为热所搏，犹沟渎之水，虽有风不能成波澜，癍消则脉出矣。及揭其衾，已见赤癍烂然。因用白虎加人参汤化其癍，脉乃复常。继投承气下之，愈。

全本然，伤寒旬日，邪入阳明。医以为津液外出，脉虚自汗，进真武汤实之，遂神昏如熟睡。其家邀元膺，问死期。切其脉，皆伏不见，而肌热灼指。曰：此必荣热致癍，非阳病阴脉也。见癍则应候，否则畜血耳。视其隐处及少腹，果见赤癍，脐下石坚，且痛拒按。为进化癍汤半剂，即癍消脉出。复用韩氏地黄汤逐其血，是夕下黑血。后三日腹又痛，遂用桃仁承气攻之，所下如前而愈。

俞震曰：阅二案，知发癍、畜血俱有脉伏。然癍未出而脉伏，理或有之，癍既透矣，何以必待化癍脉始复耶？吴又可有脉厥之说，用承气微下则脉出，其义与此仿佛。

按：有阴证发癍，脉或浮大，或沉细，必俱躁疾而无力，形证亦必不同。

诸家各病脉伏治验

许学士治一人，头疼身温躁烦，指末皆冷，胸满恶心，六脉沉伏，深按至骨则若有力。曰：此阴中伏阳也，须用破散阴气导达真火之药，使火升水降，然后得汗而解。授破阴丹二百粒，作一服，盐汤送下，不时烦躁，自昏达旦，热退病除。破阴丹方：硫黄、水银等分，熔结成砂，加陈皮、青皮减半，细末，糊丸梧子大。火升水降有大学问。他书引作水升火降，谬。近日此病极多，而治法不明，枉死甚众。

王肯堂治一人，六月患热病，肢体不甚热而间扬踯手足，如躁扰状，昏愦不知人事，时发一二语，不可了而非谵也，脉微细欲绝。或谓宜温，或谓宜下。王曰：姑以大柴胡汤下之。时大黄止①用二钱，又熟煎，他医以为太少。金坛曰：如此脉证，岂宜峻下？及服药大便即行，脉已出，手足温矣。继以黄连解毒，数服而平。此即刘河间《伤寒直格》所谓畜热内盛，脉道不利，反致沉细欲绝者，通宜解毒合承气下之，俗医不知，误认阴寒，多致危殆者是也。

慎柔治一仆，远行忍饥，又相殴脱力，遂发热谵语，六脉俱无，乍有则甚细。曰：此阳虚也。舍证从脉治之，用附子理中冷服，二帖脉稍见，六帖脉如常。但谵语未已，曰：此有燥粪也。以猪胆汁导之而愈。按：脉伏而谵语不已，亦有由于畜血者。

张路玉治一人，伤寒恶寒，三日不止。已服过发散药二剂，至第七日躁扰不宁，六脉不至，手足厥逆，独左寸厥厥动摇，知是欲作战汗之候。令勿服药，但与热姜汤助其作汗，果如言而愈。

按：统观诸论案，伏脉大义尽矣。伏之主病，有寒有热，有闭有脱。伏之为脉，有极沉细见于骨分者，有极短缩见于尺后。如易氏所云者，此犹非真伏脉也。有两手全无而但见头项

① 止：通"只"。

之脉者，有头项全无而但见趺踝之脉者，有趺踝亦无而但见股阴之脉，如扁鹊之诊虢太子者。总有一部脉见，须就见脉处诊其有力无力，是空是实，参合于证，自有把握。至于病之变化，则前列诸案，略已备之。

慎柔一案，先用附子理中，后用胆导，前后若两岐①者。凡素体多热而偶中于寒，素体多寒而偶中于热，治法多是如此，是先治其胜，后治其复也，岂得谓忽补忽泻，忽热忽寒，中无定见耶？徐灵胎治中暑误服凉药，先用附子，后用西瓜，即此义也。慎柔用胆导而不服药，尤巧而稳。

张路玉所谓左寸动摇，知欲作汗，即彼释阳动则汗出，谓阳动为人迎之义也。然汗为心液，心脉勃勃，自是发越之机，何必附会阳动则汗上去？

《三因》论五脏相乘脉

陈无择曰：人之五脏配木火土金水，以养魂神意魄志，生怒喜思悲恐。故怒则魂门弛张，木气奋激，肺金乘之，脉必弦涩若肝强克脾，又当脉见弦缓，余仿此；喜则神廷融泄，火气赫义②，肾水乘之，脉必沉散；思则意舍不宁，土气凝结，肝木乘之，脉必弦弱；忧则魄户不闭，金气聚涩，心火乘之，脉必洪短；恐则志室不遂，水气旋却③，脾土乘之，脉必沉缓。此盖五情动不以正，侮所不胜，既不慕德，反能胜而乘之，侮反受邪，此之谓也。其病有五，五五二十五变。若其交互传受，胜克流变，又当详而论之。

---

① 岐：同"歧"。
② 赫义：显著盛大。
③ 却：返回。

按：据理动者克人，而静者受克，如肝木因怒而动，则必克土。今曰木受金克，何也？观其未云侮反受邪，是推其变之极致而言之也。《脉经·论五脏相乘并至脉》甚显，详见前卷"死脉篇"。

新病旧病相杂脉

张石顽曰：素有动气、怔忡、寒疝、脚气种种宿病，而夹外感之邪，于浮紧数大中委曲搜求，弦象必隐于内。

王汉皋曰：旧日曾患梅疮，虽医愈，伏毒未尽者，今有病时，左关重取，常芤而结，忽大忽小，左尺重取，常细而涩。旧有痔漏者，今有病时，右尺重取，常涩而结。

又曰：感冒时疾而先有杂疾，则旧病之脉不见，惟见新病之脉。但旧有虚弱病，则脉虽浮数，亦不比壮人之脉盛也。须问明新旧之病，治新病，勿妨其旧病。

又曰：外感脉证相符，若兼内伤，或夹食水血怒遗精等杂疾，则脉证不符。内伤脉证相符，偶夹外感，则脉证不符。假如昔伤惊恐，今肺脉细弱，是虚在肺，肺主皮毛，风寒必易入，又必常咳嗽，肺司宗气，虚则力弱，此肺家有未愈之惊恐也惊恐伤肺，常见人立而有从后突拍其肩，立者急惊，旋即发热神呆，小便不禁。又如百至之中，偶一芤涩血也，偶结气也，偶沉怒也，偶数热也，偶迟寒也，偶滑痰也，偶洪暑也。偶如七怪脉，忽迟忽数，大小不匀，老痰在脏腑也。凡伏疾，其见于百至内之脉，沉细数涩者多，迟者少也。若迟中见结其后发疽，必难治。

按：旧病未愈而增新病，如旧病深重，则见旧病脉多，新病深重，则见新病脉多。旧病已愈而生新病，必旧病伤及本元未复，乃见脉也。

早晚不同脉必难治<small>附新卧起脉吐脉</small>

韩飞霞曰：重大之病，一日三脉多变，难治。沉疴日日脉不移，难治。

易思兰曰：久病气虚，早晚脉同，虽危可疗。

《脉经》曰：左手寸口脉偏沉伏，乍小乍大，朝来浮大，暮夜沉伏。浮大即太过，上出鱼际。沉伏即不至关中，往来无常。时时复来者，榆叶枯落而死<small>复来者，频并也</small>。

常见劳损之人，脉象早晚不一，时迟时数，时缓时急，时浮时沉，时如无病，时如病危。此即所谓正气不能自主，或痰饮尸注所为，故每难治。使医者不能得其病之真际，即病者亦不能自知其病之真状也。

《脉经》曰：夫吐家，脉来形状如新卧起。

按：新卧起者，午睡初起也，其形圆滑而上击，以卧则气上壅也。医者诊见此脉，即须问明，于妇人之孕脉尤易相混。《伤寒论》曰：关上脉细数者，吐之过也。又曰：寸口脉滑者，可吐之。

内因外因脉

高鼓峰曰：何谓内？言七情也，喜怒忧思悲惊恐也。七情之病起于脏，七情过极，必生怫郁，病从内起。怫郁之脉，大抵多弦涩凝滞，其来也必不能缓，其去也必不肯迟，先有一种似数非数躁动之象，细体之来往不圆滑也<small>可谓摹绘入微矣，拙著</small>《补义》有论喘、躁、驶三脉，文内所论躁脉即此，此为郁脉，法当疏之发之。如火在下而以湿草盖之，则闷而不宣，必至烧干而自尽，疏之发之，使火气透，则可以自存。何也？郁是气抑，抑则气不透，不透则热，热则为火矣。<small>胡念庵①曰：七情不专主郁，《内经·九气论》言之详矣。</small>

何谓外？言六淫也，风寒暑湿燥火是也。六淫之邪，或从皮毛传络，从络传经，从经传腑传脏是也。亦有竟②感于络，竟感于经者。六淫所感，必生怫郁，病从外入，故必皮毛先闭，外束其所感之邪而蒸蒸发热也，法当疏之散之。大抵脉浮，或洪或大或紧，而必数者也，是往来不肯沉静，而必欲出于皮肤之外也<small>"必欲"二字新增</small>，亦谓之郁脉，是外郁也。疏发之不愈，则霜雪以压之，古方麻黄、桂枝、白虎、承气是也，此真外感也。有内伤似外感者，此火不可发散也，散之则亡阳，不可以霜雪压也，压之则火灭。<small>胡念庵曰：六淫亦不可概言郁也，况风主疏泄，善行数变耶。</small>

血积脉<small>附治验</small>

高鼓峰曰：何谓血？凡六淫七情之病，皆有因死血薄③积于脏腑而成者。其证见于外，或似外感，或似内伤，医者多以见证治之，鲜不失矣。大凡死血在内，脉必涩滞，其出于皮肤也，必不满，其入于筋骨也，必不完，其形大都如线涂生漆不能充润之象。医者遇此，多以痰食求之，而于死血多不加察也。

喻嘉言曰：大抵挟血之脉，乍涩乍数，或沉伏。血热交并则脉洪盛。男子多在左手，女子多在右手也。<small>"论热入血室"。</small>

---

① 胡念庵：即胡珏，字念庵，号古月老人，清代医家，钱塘（今浙江杭州）人。曾订正高鼓峰《医家心法》，又为《扁鹊心书》作评注。

② 竟：直接。

③ 薄：通"迫"。

孙文垣曰：书云滑为痰，弦为饮，若瘀血，脉必沉伏，或芤或涩也，面色亦必带黄。

易思兰曰：大司马①潭石吴公患痰咳喘促，诊其脉，左寸浮弱，左关弦长，按之洪大，左尺沉弱，右寸沉而芤，气口脉按之紧而且牢，时或一駃②，右关尺和而无力。此为不病，当以右寸并气口断之。右寸沉而芤，非痰乃血也。书云：弦駃而紧，沉细而牢，六部见之，皆为积聚。今气口紧而駃，乃积血在肠胃之间壅滞其气，气滞则血愈凝，故为积血证也。时值季春，地气上升，以越法治之可知脉见气口，血止在胃，不在肠也，吐出紫黑血二三升，臭不可闻，证顿减。予曰：夜半时当有汗，可预防之，勿令太过。至时果然。次日脉气和平，以枳桔二陈汤加香附、归尾、茜根、茅根、童便调理，半月全愈。

又曰：瑞昌王镇国将军，久患腹痛，每饮诸药不效，饮烧酒数杯即止。诊其脉，左寸沉大有力，左关弦大而坚，时或一駃，左尺沉弱无力。曰：此积血证也。弦大而坚，血有余也；时或一駃，血积而不行也。

合观二案，是血积证以弦坚牢直为主脉，与痰食正自相同。其芤涩者，非血积也，乃血虚而燥也，或血积日久而新血不生也。与第四卷"芤脉"篇参看。

气郁脉 附治验

戴元礼曰：郁者，结聚而不得发越也。当升者不得升，当降者不得降，当变化者不得变化，此为传化失常，六郁之病见

---

① 大司马：明清时对兵部尚书的敬称。

② 駃（kuài）：通"快"。《说文解字·马部》徐铉注："（駃）今俗与'快'同用。"

矣。气郁者，胸胁痛，脉沉涩；湿郁者，周身走痛，或关节痛，遇阴寒即发，脉沉细；痰郁者，动即喘，寸口脉沉滑；热郁者，瞀[①]，小便赤，脉沉数；血郁者，四肢无力，能食便红，脉沉；食郁者，嗳酸腹满，不能食，人迎脉平，气口紧盛是也。

王汉皋曰：气郁则热，而血液又凝，故每于洪滑中见细。如右寸洪，肺热也，洪而滑，又有痰，而中有一线之细，是其虽细而力强，乃能见象于洪滑之中，主上焦有痛。不为促结弦大而为细，其痛是郁热，非实火。治宜解郁，清肺化痰，不宜寒凉攻伐。余仿此。

又曰：脉有反象，皆郁极而阻闭者也。如肝病，左关弦，郁则细而弦，郁极则细而结，甚则伏矣。然其弦反见于相克之经，故右关弦也。余例推。凝痰宿食，填塞膻中，脉有见迟弱者，即此义也。

又曰：凡两关重取，至数不匀而见结促，皆郁脉也，须解肝脾之郁。在杂疾须先解郁而后治病，常有脉证相符，医之不应者，皆有郁未解也。近郁易愈，远郁难愈。盖初郁为病，其抑遏阻闭处必有显而易见之脉之证，但用宣通之剂即应矣。若日久未治，又生他病，医者留心四诊，见为兼郁，则于方中兼用宣通之品，亦可并愈。若但治新证，未知解郁，不独久郁未除，即新病亦不应药。如肝木郁必克脾土，土受克则湿生，脾湿则阴寒聚于下，肝郁则虚热积于上，上热则周身之火上炎，诸虚热证作矣，下寒则周身之水下注，诸虚寒证作矣。治虚热用寒凉固非，用温补又因上热而有妨；治虚寒用温平固谬，用峻补亦因上热而不受。盖郁未解而遽温之，必助相火；湿未渗而辄补之，转滞胸膈。相火久浮于上则热结，寒湿久蓄于下则

---

① 瞀（mào）：昏眩。

寒凝，解郁渗湿，其可缓乎？解肝之郁，宜兼养真阴以销结热；渗脾之湿，宜兼扶真阳以化凝寒。朱丹溪治久病必兼郁法，与刘河间极论玄腑，叶天士重讲疏络，皆《内经》守经隧之义也。

又曰：平常郁结之脉，兼热则数中见促，兼寒则迟中见结，乃数息中偶见结促也。若逐息皆见促结，乃疼痛之脉，非郁结也。

又曰：伊参戎①昌阿，暑月忽僵仆，不能言。诊之，六脉沉弦不数，二便不利，面赤唇紫。问其怒否，其仆曰：大怒未发，不时即病也此即"生气通天论"所谓薄厥也。夫唇紫、二便不利，乃积食作热是必饱后怒也，饥后大怒则必气脱；脉沉，中气也，脉弦，肝木克土也；舌本属脾，以大怒之郁克之，则痰随气升，僵硬不灵，故不能言。乃先用宣郁降气以达经络而利机关，后加消食化痰，全愈。此怒郁也。

又曰：一女子，忽嬉笑怒骂，经巫婆治，数日更甚。医用祛痰镇心药，止而复发。诊得六脉沉细略数，望其目赤眉红，问其二便有热。乃用逍遥散加山栀、丹皮，同甘草小麦汤，一剂证止，三剂全愈。盖思有所郁兼脏燥也。此思郁也。汪石山亦有此案，脏燥多悲，自古竟无二治法。

仓公曰：济北王侍者韩女，病要②背痛，寒热。臣意诊③，曰：内寒，月事不下也。即窜以药，旋下，病已。病得之欲男子而不可得也。所以知韩女之病者，诊其脉时，切之，肾脉也，啬④而不属⑤。啬而不属者，其来难坚，故曰月不下。肝脉弦，出左口，故曰欲男子不可得也。此欲郁也。思与欲不同，思则兼忧。

---

① 参戎：即参将，武官名。
② 要：当作"腰"。
③ 臣意诊：指淳于意。
④ 啬：涩滞。
⑤ 属：连续。

气血痛脉

王汉皋曰：气痛，脉两关沉细而数，正痛则促矣，甚则弦紧。其异于他证者，有时痛止则但沉细也。此多有热，故痛有止时。血痛，脉两关沉涩无力而迟，正痛则细，甚则细结，痛减则迟缓而仍结。此皆寒证也。

考诸经论，曰动则为痛，紧则为痛，弦则为痛，沉则为痛，伏则为痛，细则为痛，牢则为痛，结则为痛，促则为痛，代则乍痛乍止。一痛也，而脉如是不同者，有气、血、寒、热、虚、实不同也。血热气实则动滑促数，气虚血寒则结涩迟紧。至于弦与伏，则郁与闭之所分也。前贤有云：痛在经者，脉多弦大；痛在脏者，脉多沉微。

结脉主证

《金匮》曰：寸口脉紧而芤，紧则为寒，芤则为虚，虚寒相搏，脉为阴。结而迟，其人则噎。关上脉数，其人则吐。数，一音促。

王汉皋曰：右寸细迟而略结者，苟无胸痛之证，必作半截呃，不能作长呃也，即噎食之初起。按：此脉必应指促上击而中有细线。

又曰：杂病，左关浮结细紧，背胛痛，右关浮结细紧，胸腹痛，左全浮结，大背不舒，右全浮结，大腹不畅。按：此即左阳右阴、背阳腹阴之义也。滑伯仁曰：左尺主小肠前阴之病，右尺主大肠后阴之病。又别是一义。

又曰：有初病而脉结者，在外感主周身麻痛，乃气血瘀滞也，亟宜宣通气血，但分有汗无汗、行气行血之不同，在杂病乃湿寒食积滞其气也，当渗湿温寒，消积调气开郁。按：此即高鼓峰所谓血也。

临诊先据见证

王汉皋曰：九窍者，脏腑之门户也，故临证先据九窍所见之证与脉核对。自胸至头有证，必见象于寸；脐上两手两胁有证，必见象于关；少腹两腿大小便有证，必见象于尺。

临诊先问病因

朱丹溪曰：良医治病，必先求其得病之因。虚邪当治其母，实邪当治其子，微邪当治其所胜，贼邪当治其所不胜。正邪当治其本经。杂受病邪者，非止一端，察其杂合之重轻，视其标本之缓急，以为施治之先后。按：张景岳解治病必求于本，有曰从此来者须从此去，即丹溪意也。

王汉皋曰：因乃病之由来也，问明病因，然后切脉问证，望其形体之强弱，容色之枯润，闻其声音之巨细，呼吸之缓急，则是据其病因，再参合望闻问切四法，虽脉有侊侗①，或反形，或闭伏，而病情已得于五法中矣，指下之疑自释也。如腿痛病，左关尺浮洪五至，知其痛在肝胆膀胱之络，右关虽有力而不浮，并无口渴、口苦、胃热等证，问得素嗜肥豚，是因湿热生痰，下注于腿而痛也。土旺而木不能疏，故胃不浮，而浮洪五至但见于左关尺。脾属四肢，为湿土，故湿热从类而注于腿。其湿随热入络，未入肠，故不泄。苟右关虽大而无神，则又脾湿困倦也。

---

① 侊侗（lǒng tǒng）：浑然不别的样子。

病脉有定位无定位

王汉皋曰：寸主上焦，关主中焦，尺主下焦。头左偏痛则左寸浮，上于鱼际，不上鱼际但主膻中；左少腹腿足痛则左尺浮，下于尺泽，不下尺泽但主小肠膀胱；头右偏痛则右寸浮，上于鱼际，不上鱼际但主胸膈；右少腹腿足痛则右尺浮，下于尺泽，不下尺泽但主大肠大便久结之脉，有尺伏而沉短者，有浮长下尺泽者。腹左偏与胆经病，则左关浮，腹右偏与胃经病，则右关浮，以单指按之自见也。左寸盛忌参及补心火，右寸盛忌芪及补肺补中，关尺以此例推。

又曰：实热之脉常浮数，火性炎上，故尤强在寸，治之须由寸渐降于关尺而始平。若沉数，则多虚热而实热少。

又曰：脏腑杂证，各有主病即各有主脉。如心实火盛，则左寸洪数有力，火生于木，左关必盛，且诸火皆因而动，诸脉皆因而数，其定为心病者，以所见之证皆心经实热之证，并无他脏腑大热也。或略兼别经，如口渴，不知味，右关亦浮，似系胃热，究竟渴非多饮，口非干苦，舌无黄苔，其热乃心火所延，何则？火炎土自燥，其脉其证必未如心经之剧也。

又曰：左寸浮，宜小肠病。参以望闻问，果有小肠证则医之。若无小肠证，惟是头痛发热，脊强无汗，则非小肠病，乃膀胱经初感寒也。若又无太阳经证，惟心烦咽干，舌痛，内眦痛，乃热在膻中也此亦小肠经证。若小便见热证，乃淋浊，小腹痛，其膀胱小肠脉乃见于左尺。

又曰：右尺浮数，若见三焦热证，是病在三焦。若无三焦证，则必是大肠热证。若浮数，有力则便结，无力则便泄，结则肛痛，尤则便血。若虚大而迟，右寸亦弱，则脱肛。右尺若浮细涩促，则肛风生虫，浮滑而结则泄利，迟而滑则虚泄。滑伯仁曰：左尺主小肠膀胱前阴之病，右尺主大肠后阴之病。

又曰：以脉求病，只论经络，不执部位。如膀胱在左尺轻诊，然太阳经证初取左寸之浮，渐及左三部皆浮。肾在左尺重诊，而少阴经证常上见于耳目口咽。又如杂疾，脉多见于两寸两尺，时疾脉多见于两关。又如三焦命门，本在右尺，其病在下则脉见于尺，若病在上则脉见于寸。大肠与肺在右寸，小肠与心在左寸。其病在上则脉见于寸，若病在下则脉见于尺。盖脉象见于何部，知其病到此经，究不可专执而谓彼此不相涉也。

病脉有定象无定象

王汉皋曰：凡左脉弱，右脉强，主汗多、遗精、肝郁等证。右脉弱，左脉强，主易怒腹痛及误服补火丸散，必生肝热滑精诸证。右脉盛，左手无脉，主痰结气虚。左脉盛，右手无脉，主食滞肝郁。

又曰：表有风寒热燥者脉浮，而虚病阳脱，久病临危，脉皆浮。病在里者脉沉，而暴怒者，腹痛极者，水肿者，瘟疫汗不能出者，脉皆沉。寒病脉迟，而伤暑滞食，因水及冷风迫汗，凝滞其气血者，脉皆迟。热病脉数，而内痛甚者，汗将出者，虚阳将越者，及泄利疮疡，初产，喘咳呕吐，脉皆数。故须参望闻问以辨之。

又曰：头痛者脉上鱼际，而耳目口鼻喉舌病，及三阳有燥热致遗精血漏者，脉亦上鱼际，两尺反不盛。

又曰：二便有热者，尺脉浮盛，而发得上半身汗者，尺赤浮盛。腿足痛者，尺脉下尺泽，而疝瘕痔漏者亦下尺泽，足心贴膏者亦下尺泽。

又曰：伤寒少阳病脉弦，而瘟疫疟疾，及寒冷闭汗者，脉皆弦。按：寒热脉弦者防成疟，泄利脉弦者防化疟，泄利脉弦而芤者中气竭也。

又曰：失血者脉芤，而肝郁胃热，吐血正多而未平者，脉弦数，反不芤。按：此乃初吐而邪在内者，正可察其初起之脉象，审其何邪而治其本也，久则同归于芤矣。

按：血虚者脉芤，血虚气滞者脉芤而涩。更有血虚内热，大便不通，脉反沉滑数盛，有力搏指，此乃血中之津为热所灼，血不淖泽，不能流通，陈远公所谓大则血干，非血少而虚也。尝见产后及大热病后有此脉，其证皆心中懊恼，四肢困倦。若误认为痰，仍用疏药渗药，则真阴愈伤，孤阳无依，愈见滑搏矣。急用清润，脉见缓弱，或转见濡涩，斯邪热退而津液日生矣。用清润者，益津也，不可补血也，叶天士所谓救阴不在补血而在养津是也。由此推之，水泄日久，并非有热，而脉来搏击，以伤津也。有热者易治，以能胜清润也；无热者虽有力而无神，必难治，以其不受清润也。

《太素脉》

吴崑曰：太素之说，固不可信，然亦有可采者。如曰脉形圆净，至数分明，谓之清；脉形散涩，至数模糊，谓之浊。质清脉清，富贵而多喜；质浊脉浊，贫贱而多忧。质清脉浊，此为清中之浊，外富贵而内贫贱，失意处多，得意处少也；质浊脉清，此为浊中之清，外贫贱而内富贵，得意处多，失意处少也。若清不甚清，浊不甚浊，其得失相半，而无大得丧也。富贵而寿，脉清而长；贫贱而夭，脉浊而促。清而促者，富贵而夭；浊而长者，贫贱而寿。此皆太素可采之句也。巢氏曰：太

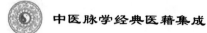

素者，善于相法，特假是以神其术耳。

《明熹脉》

史载之曰：春戌夏丑，秋辰冬未，四时之喜神，取五行之养气为用，皆历三辰而数。如春以戌为喜神，即正月在戌，二月在亥，三月在子，四时仿此而推。若于脉中得之，不犯他脉，主有喜庆之事。四时脉皆于胃中见，以五行皆资土以致用，而周身之脉亦因胃气乃见于气口。如春脉以弦为主，须六部皆循循，不急不绝，不紧不数，而胃脉微弦而缓。弦为春，缓为本，六脉无犯，主一月内喜应。若正月于戌日见，二月于亥日见，三月于子日见，则旬内应。如胃脉带弦而毛，则主灾。夏脉以洪为主，六脉皆隐隐而大，不散不浮，不滑不数，胃脉微洪而缓。洪为夏，缓为本，六脉无犯，一月内喜应，旬内得脉，皆不出旬。秋脉主毛，胃脉上轻带毛而缓，又须有根蒂。此一脉难辨于四时之脉，盖若毛而轻，如风如气，则反为灾，不为喜脉。惟不浮不轻，缓缓而徐，浮手按之，乍如秋脉，重手取之，则去来如一，压之不散，举之不轻，然后为喜脉。日辰之应，与春夏同法。冬脉最为易辨，但胃脉沉而不击即是。

因形气以定诊

李士材曰：逐脉审察者，一成之矩①也；随人变通者，圆机之士也。肥盛之人，气居于表，六脉常带浮洪；瘦小之人，气敛于中，六脉常带沉数。性急之人，五至方为平脉；性缓之人，

———————

① 一成之矩：指一定的规格。

五至便作热医。身长之人，下指宜疏；身短之人，下指宜密。北方之人，每见实强；南方之人，恒多软弱。少壮之脉多大，老耄之脉多虚。酒后之脉常数，饭后之脉常洪。远行之脉必疾，久饥之脉必空。室女尼姑多濡弱，婴儿之脉常七至。经曰形气相得者生，参伍不调者死，其可不察于此乎？

按：仲景曰肥人当沉，瘦人当浮。与此异者，谓肥人多皮厚而肉坚，瘦人多皮薄而肉淖①也。室女尼姑多濡弱，亦未确切。室女，童女也，脉宜紧盛。尼姑之脉，亦宜视其老少强弱而定之。

王汉皋论老人脉病证治

老年之伤，多食痰忧郁。

呼吸速则脉至多，呼吸慢则脉至少。故婴儿气盛身短，脉络近，故呼吸速，脉至多；老耄元气耗，而脉络有不尽之痰，故呼吸不匀，六脉滑结。

凡人六十岁后，六脉弦实而不数，其人素勤俭能食，应有之平脉。偶感风寒，酌量诊治，勿以太盛为疑。

老人、虚人、产后、久病人，最忌脉忽强盛，恐汗出上脱，立危也。又忌便溏或泻，恐下脱。又忌心嘈，中气败也。

老人真阴不足，津液既亏，故多燥证。如嗜茶汤则生湿，嗜酒则生热，嗜坚黏食物则多积滞，大便结，故大便燥润不时，大肠燥与脾湿也；小便短者，小肠热也；小便赤浊，小肠热与膀胱湿也；脐腹时痛时缓，积滞在胃也；大便结秘，右尺不浮不盛，大肠与肺伤热而气弱，不足以运送也；小便闭涩，左尺

---

① 淖：柔弱。

不浮不数，小肠燥热上行膻中，胃之湿热下渗膀胱，津液不足以化水，中气又不足运送也；干咳者，热伤肺也；咳多痰者，湿热蒸肺也；牙血，胃热也；咯血，肺热也；喉干舌强，脾热肾涸也。怔忡头晕，二便有热者，肺不生津，阴不足以养阳，膻中小肠脉皆上行，故不能眠也。若二便无热，乃元阳已亏，血不养心，故怔忡，髓不实脑，故头晕。目昏者，脾湿乘肝热而上蒸；目隙花者，真阳虚而光不聚也；并无外感，而鼻塞口干，是湿热淤滞肺窍也。

老人不眠头晕、怔忡心烦、干咳咯血、粪干尿赤、痰稠等证，皆宜养阴生津，固气益血，如白芍、二冬、石斛、乌梅、三仁、芝麻、蜂蜜、梨汁、萝卜汁、饴糖、北沙参、苁蓉，一切清润之味为妙。若作实热治之，如新受外感，或可不坏，若系宿疾则大误矣；若泥执虚寒而常用温补，如龙眼、益智仁等味，必生上热胸满诸证；若利气化痰而用二陈、沉香、南星、礞石，定伤中气。若发汗必上脱，若攻下必下脱。老人日久思虑伤脾，故少食也；津液涸，故咽干便燥也；不眠者，肝热也；胸烦怔忡心跳者，胃热肺燥也；噎食者，三阳经郁热也；烦渴多饮者，胃燥也；下身肿者，脾湿不能摄水也；能食不能消，胃热脾虚也。果系实热，大便结而润之不下者，须稍加人参或潞党参，盖气盛乃能使下，气弱不足转运，虽攻亦不下矣。小便涩而欲利水者同法，盖清气未能上升，则淤浊皆下陷，水道仍阻耳。按：老人上盛下虚，气郁于上而下元不能接引，则不能顺降，补足其气，自能周流矣，塞因塞用也。

老年津液亏则生燥，故有头晕耳聋，发白眼花，怔忡健忘不寐①，久咳口臭，一切上焦热证，皆燥也。又有大便干结，小

---

① 寐：原作"昧"，据《王氏医存》卷八改。

便赤数，则燥热在二肠。又有口渴，而多饮茶水则作胀闷，食干物则噎而难下，燥热在上脘。凡诸燥证，皆不可认为实火。盖津液乃化生之原，人身内外赖以滋濡，况老年真阴不足以化生津液，亟须保养真阴，生津润燥，则上下一切假热证自愈。若但曰水不胜火而直补其水，则必作寒泻，中气易陷矣；若但曰脾胃弱而直补其土，则津液被茯苓所渗而燥更甚，纵教胃热能食，而脾虚不化，积滞生矣若合和失法，即术亦为燥；若但疏达肝木则疏泄令行，易汗易尿易泻，津液益亡而燥益胜；若清理胃土，中气本虚，又受抑遏，必作胃寒之证；若但清其肺金，金冷不足以生水而微阳受制，必生畏寒、手足冷等证。按：经云心营肺卫，余每用桑白皮则身洒渐畏寒，故泻白散为老年禁药。

老年病愈之后，亟须峻补元气。若元气足，则动而生阳而真火发，静而生阴而真水潮，神力自健，津液自生。神力健则周身爽利，醒睡皆安；津液生则口体滋濡，渴烦皆免。加以清补肺金而勿用寒凉，舒畅肝木而勿用热燥，使金自生水，无待于补水，木自生火，无待于补火，每日饮食留心调养脾胃，务使胃强能食而不致饱闷、嘈杂、吐酸、嗳呃，脾健能消而不为飧泄、燥结、腹胀、脐痛、尿赤，斯真老当益壮矣。

老弱人皆表虚易汗，凡麻黄、羌活、独活、荆芥、防风、白芷、细辛，一切发汗之药，固当慎用。然补虚方中常有桂枝、肉桂、升麻、干姜，凡属宣扬疏达之性，皆能发汗。又如当归能温血，血温则汗出，得川芎更易汗矣。又脾虚则易泻，凡大黄、芒硝、二丑、巴豆攻下之药，固当慎用。而补虚方中常有二冬、二地、知母、莲子，凡属阴寒油湿滑润之性，皆能致泻。又降香、沉香、山查①、麦芽、只壳②、苏子等，皆能破气，若

---

① 山查：山楂。
② 只壳：枳壳。

用此而无固气之药，则气虚更易汗泻也。故有不发表而汗，不攻下而泻，甚有汗脱泻脱者，此类是也。然则见为不宜汗，则当留心于能汗之药，见为不宜泻，则当留心于能泻之药，盖立方大非易事也。

老人久病未痊，偶见泻证，乃有限之元气将脱也。或并无大痰大热、大烦大燥，但每日零进饮食，而卧床不起，时清时愦，即危证也。若偶而汗出，或二便数次，皆危证也。此但据证而脉不可恃矣。按：此证多属肝木克脾土，脉来弦而急缓，颇似无病长缓之象。《脉经》所谓肝脾俱至，则①谷不化，肝多即死，岂真脉不可恃乎？

诸家论老人脉病证治

《脉经》曰：老人脉微，阳羸阴强者生，脉焱大②加急者死。阴弱阳强，脉至而代，奇月而死。李士材有曰少得代者死，老得代者生，未知何义。

李士材曰：老者脉宜衰弱，若过旺者病也；壮者脉宜充实，若衰弱者病也。虽然，老者脉旺而非躁，此禀之厚，寿之征也，若其躁疾，有表无里来多去少，阴力不吸，此孤阳外脱，死期近矣；壮者脉细而和缓来去一样，是谓无病，三部同等，此禀之静，养之定也，若细而劲直，前后不等，死期近矣。

屡诊寿脉，皆弦长滑实，其步履饮啖③，过于常人，此其素禀然也。若素小而忽大，以及弦长呆硬，或来盛去衰者，皆凶。又尝诊夭脉，应指无力无神，如不欲动，即重按亦来不击指，

---

① 则：原作"食多"二字，据《脉经》卷五改。
② 焱（yàn）大：脉突现浮大而无根。
③ 饮啖：饮食。

去不极底，外强而中干矣。

喻嘉言曰：事亲养老诸方皆以温养下元为务，诚有见于老少不同治。少年人惟恐有火，高年人惟恐无火，无火则运化艰而易衰溢于上则为涕为涎，郁于中则吞酸吐酸，有火则精神健而难老，故火者老人性命之根，未可以水轻折也。温养下元者，所以收摄肾气也。高年之人，肾水已亏，真火易露，故肾中之气易出难收，况有厥阴风木为之抯取①乎？故收摄肾气者，老人之先务也，用药须知引阴引阳之法。阳不入阴者，用七分阳药、三分阴药而夜服，从阴以引其阳；阴不至阳者，用七分阴药、三分阳药而昼服，从阳以引其阴。又如以姜附肉桂为小丸，曝令干坚，然后以他药为外廓，俾喉胃间不致助中上二焦之虚热，而直达下焦，以补元阳也。

喻嘉言曰：黄起潜患时温，头面甚红。谓曰：望八老翁，下元虚惫，阳浮于上，与在表之邪相合，所谓戴阳也。不知者更行表散，则孤阳飞越而立危矣原文取陶氏参附汤加葱白法，表里兼顾。又曰：石晓开病伤风咳嗽，未尝发热，自觉急迫欲死，呼吸不能相续。见其头面赤红，躁扰不宁，脉亦豁大而空，讶曰：此戴阳也，何以伤风小恙亦有之？询知因连服麻黄药四剂，遂尔躁急欲死。总因其人平素下虚，是以真阳易于上越耳。按：此证呼吸闷急，孔窍生烟，目畏灯光，恶闻热气，由冬不脏精，或汗泄大过，真液不足也。故春温秋燥，多有此证。

喻嘉言曰：补虚有二法，一补脾，一补胃。如疟痢后脾气衰弱，饮食不能运化，宜补其脾补脾之阳，即补肾中真阳，火生土也，如伤寒后胃中津液久耗，新者未生，宜补其胃补胃之阴，即补肾中真阴，津血相资也，二者有霄壤之殊也。清热亦有二法，初病

---

① 抯取：汲取，此谓耗伤。

为实热，宜以苦寒清之，大病后为虚热，宜以甘寒清之，二者亦霄壤之殊也。人身天真之气全在胃口，津液不足即是虚，生津液即是补虚，故以生津之药合甘寒泻热之药，以治病后之虚热，最为合法。设使误投参芪苓术补脾之剂，则余焰不复起乎钱仲阳亦曰：热病愈后不可行温补，温补则病必复？至于饮食之补，但取其气，不取其味，如五谷之气以养之，五菜之气以充之，每食之间便觉蒸蒸欲汗不可真有汗也。原作"津津汗透"，失之，将身中蕴蓄之邪热以渐运出于毛孔，何其快哉？世不知此理，急用厚味阻滞经络，则邪热余气愈无出期，而星火且将燎原矣。《内经》所谓热病时有所遗者，谷入太过，食入于阴，长气于阳，夺其食即已是也。

喻嘉言曰：老人患热证，但小水仍通，即是肾水有余，阴气未绝之征也，可治。

黄履素曰：损病六脉俱数，经云数则脾气虚，此真阴虚也。用四君加味煎，去头煎不用，止服第二三煎，此为养脾阴秘法也。嗣用参苓白术散，亦去头煎，晒干为末，糊丸，百沸汤下。盖煎去头煎则燥气尽，遂成甘淡之味，淡养胃气，微甘养脾阴，师师相承之秘，毋轻忽焉按：此法陈修园亦极赏之。盖凡物生皆有黏汁，去头煎则黏汁轻矣。老人煮饭宜用陈米，无陈米，即先将米略炒再煮，亦取其不黏而易于运化也。《慎柔五书》论虚损调理法甚详，正可移为老人调理法也。

陈修园曰：老人虚人，正气既衰，邪气方盛，或先服补药，然后攻之，或攻药去病之半而即补之，或服攻药三日，服补药一日。神而明之，存乎其人。

按：邪在身而用补，须知避邪之法。如邪在气，则补其血而疏其气，邪在血，则补其气而攻其血，自不相碍矣。若不如此，虽分日间服，仍必偾事①。钱仲阳曰：邪在肺而气虚者，先补其母，使脾气足而后攻其肺。此亦避邪之法也。

洋烟体性功用 全出王汉皋《医存》

洋烟味苦性涩臭②香，苦则助火，涩则凝血，香则散气，与各血相反，犯之者死。

本草载阿芙蓉，即鸦片也，谓以二三厘开水冲服，能救危急诸证，又能止诸痛。

瘾者多不染瘟疫，以疫邪由鼻孔入膜原，洋烟亦入膜原，故足以御之。

孕妇闪跌，腰痛胎动，急吸洋烟二三口，曲身稳卧，再从容以药治之，亦救急法。

瘾者病证

凡诊瘾者病，须知其病皆有所兼，如兼痰、兼湿、兼食、兼虫之类腹疼而面有白点者是虫，唇有白点者亦是，其证不等。且无病吸烟成瘾与有病吸烟成瘾者，均宜分别。因病吸烟成瘾者，瘾至而吸迟则原病必发，盖病因烟愈，根株仍在，吸迟则证见也。有因倦吸烟成瘾者，吸迟则思卧。因好色吸烟成瘾者，吸迟则精滑。总之，因何成瘾，瘾来则原因皆见，此乃本病。若新受外感内伤，为其标病，医者治标病，要须问明本病而兼治之。瘾伤何经，各有见证。伤肺者喷嚏，伤心者汗出，伤脾者倦卧，伤肝者泪流，伤肾者腰痛精滑。

---

① 偾（fèn）事：坏事。
② 臭（xiù）：指气味。

瘾者脉象

瘾者之脉以缓而无力为平，原为烟所凝滞也。

凡瘾者脉，多左弱右强，左沉右浮。左弱者，气伤而虚也，沉者，阳滞而陷于阴也；右强非健，津液不足而胃燥肺热也；浮非风，津液不足而化痰也。故壮人吸烟即成弱人，气伤阳陷故也。肥人吸烟即成瘦人，脾胃干涸，不生肌肉，肺液成痰，无以华表故也。

瘾者上焦皆燥痰，中焦皆积滞，下焦皆寒湿。其热在腑，其虚在脏。瘾将至而未吸烟，其脉各见，应有病象，若既吸则脉证不符矣。

瘾既至而未吸烟者，何部脉偏强，则此经有实与热矣，何部脉偏弱，则此经有虚与寒矣。浮则病在表在腑，沉则病在里在脏。又须晨起诊之，尤妙。

瘾者延医常于吸烟后，故脉浮数而弦，与证多不符，须以问为先，问得本病与诸兼病因，乃有下手处。盖未吸烟时气滞血凝，面色淡白面青，声音迟钝，精神倦怠，迨吸烟后一切改观，故望闻与脉不足据也，先之以问，病无遁情矣。

瘾者患病治法

烟力迅烈，片刻周身，入口即与卫气激撞，卫气猛被抑遏，晕而似爽。故阳气受涩则化燥，津液受燥则化痰，填塞胸膜，故吸烟之后六脉皆弦，缘由膜原串入腠理故也。善治瘾病者，均宜加用达膜原、润胸臆之药，再各随证而治之。脉弦者，以其燥也。

素受烟伤，与虚弱同体，凡有感冒，则郁热在胸，不爱吸烟，亦犹常人感冒不爱吸水烟旱烟，同是肺窍塞也。盖瘾者凡病连一二日不能吸烟，元气定不能支，或汗不止，或泻不止，或遗精，即是脱烟。但知治病，药皆不应，延至日久，力乏而吸不能入，医益棘手矣。

瘾病误用桂附，则上下生热，或大汗不止；误服大黄、芒硝则泻脱；误服羌活、麻黄则汗脱；误服半夏，痰未化而烦躁生；误服香散药，防破气而不能食；误服消导药，防大泄而不能食。

烟利烟脱

凡人病泄利，以其脾湿而有积滞也。瘾者泄利，乃元气耗竭，阳不上升，阴从下注，加冷食杂积淤腐于肠胃之中。初时元气未竭，兼受烟之涩滞，故便结不泄。今元气久虚，提摄全无，脾湿下陷，因而成痢。其脉象证候与众略同，而病原大异。众利初起，宜重用归、芍润下，久病宜消补兼施。烟利初起，即宜渗湿固脾，扶助元阳，日久形脱神败，面色晦暗，阴臀无肉，不日即危。

凡瘾者病时不能吸烟，其初左三脉弱，右三脉强，即脱烟也。其证必略能食粥，胸似结而舌无苔，口不苦而汗常出，甚则便泻不止，右关盛而口渴，喜饮热，不喜饮冷，左关弱而耳反聋。盖汗乃上脱，泻乃下脱也。右脉盛，口渴食粥者，肠胃燥也；饮喜热，舌无苔，非实火也。治法：急用上好烟泡一粒化开，水服。每剂药中再加烟泡一粒，较为妥便。若但吸烟服药则功缓，且气弱之人烟亦未吸入内耳。若病久六脉不全，或二手无脉，即难救矣。

戒烟

凡欲戒烟，皆须治愈其本有之病，俟气血足，然后立方以戒烟。若不先治其本病而骤然戒烟，定生大病。盖无瘾之人，卫气自充于腠理，中气自升于中宫。有瘾之人，其气久为烟所提涩，即赖烟为助力。若偶而不吸，则卫气之力不足充于腠理，中气之力不足升于中宫矣。故凡病忌开腠理，开则汗出不易收，忌攻脾胃，攻则便泻不易止。

一少年，四月戒烟，午节后感冒。初用桂附，致尿赤多汗谵语。复用大黄，致便滑结胸，十日矣。诊其左脉沉细无力，右脉皆洪，寸上鱼际，尺下尺泽，耳聋，唇舌如常，有津而渴，喜饮热，频汗频泻，长卧而已，知非实热，而结胸又不可补。用洋参、白芍、贝母等无效，嗣问知戒烟未久，急用烟泡一粒开水化服，再用生首乌、洋参、甘草、麦冬、牡蛎、贝母等味，仍加烟泡一粒，数日愈。

前谓凡欲戒烟，须先治本病，俟气血足乃戒烟，此非笃论也。补药与洋烟并进，则烟毒愈为补药所留矣，气血何由而足耶？必须先洗去烟毒之半，使本病露出真相，然后因而补之。兹分新瘾久瘾、体强体弱两法。如新瘾一年以内而体强者，可先用解毒清热药加大黄、车前，利一二日，然后用四君、六君补之。利不止者，加益智、肉果。能截然断去不吸者最好，否则起手停去一半，此一半逐日减之，须有恒心也。久瘾在一年以外及体弱有病者，可先用清热解毒药略洗烟毒，十日半月烟瘾似减，肺气似弱，大便略溏，小便略清，即兼服补药，随病立方。解毒宜空心早服，补益宜临卧夜服，皆以膏为妙，丸次之。不可用汤剂，伤脾也。烟瘾逐日略减，须从夜间减起。凡人惮于戒烟者，多因日间应事接物，力不能支也，夜烟渐减而补药夜服，又不相碍矣。夜烟最伤人，而夜补又最得力，昔人云病在骨髓者服药宜临卧而在夜，即此义也。又凡戒烟，宜在冬后，最忌夏秋，汗泄气散也。

齐德之
《外科精义·论脉证名状二十六种》

夫脉之大体，二十六种，此诊脉之纪纲也。细而论之，毫厘少差，举止必远。总而言之，逆从虚实，阴阳而已。两者议之，以要其中，谨于诸家脉法中撮其机要，翦去繁芜，载其精义如下：

浮脉之诊，浮于指下，按之不足，举之有余，再再寻之，状如太过，瞥瞥然见于皮毛间。其主表证，或为风，或为虚。浮而散大者心也，浮而短涩者肺也，浮而数者热也。浮数之脉，应发热，其不发热而反恶寒者，疮疽之谓也。

洪脉之诊，似浮而大，按举之则泛泛然满三部，其状如水之洪流，波之涌起。其主血实积热。"疮肿论"曰：脉洪大者，疮疽之病进也。如疮疽结脓未成者，宜下之。脓溃之后，脉见洪大则难治。若自利者，不可救治也。

滑脉之诊，实大相兼，往来流利如珠，按之则累累然滑也。其主或为热，或为虚，此阳脉也。疮疽之病，脓未溃者宜内消也，脓溃之后宜托里也，所谓始为热而后为虚也。

数脉之诊，按之则呼吸之间动及六至，其状似滑而数也。若浮而数则表热也，沉而数则里热也。又曰：诸数为热。仲景曰：脉数不时见，则生恶疮也。又曰：肺脉洪数，则生疮也。诊诸疮洪数者，里欲有脓结。

散脉之诊，似浮而散，按之则散而欲去，举之则大而无力。其主气实而血虚，有表无里。疮肿脓溃之后而烦痛尚未全退者，诊其脉洪滑粗散，难治也，以其正气虚而邪气实也。又曰肢体沉重，肺脉大则毙，谓浮散者也。

　　芤脉之诊，似浮而软，按之中央空，两边实。其主血虚，或为失血。疮肿之病，诊得芤脉，脓溃后易治，以其脉病相应也。

　　长脉之诊，按之则洪大而长，出于本位。其主阳气有余也。伤寒得之，欲汗出自解也。长而缓者，胃脉也，百病皆愈，谓之长则气治也。

　　牢脉之诊，按之实大而弦，且沉且浮，而有牢坚之意。若瘰疬结肿，诊得牢脉者，不可内消也宜温消不宜攻下也。

　　实脉之诊，按举有力而类结，曰实。经曰邪气盛则实，久病虚人，得此最忌。疮疽之人得此，宜急下之，以其邪气与脏腑俱实故也。

　　弦脉之诊，按之则紧而弦。其似紧者为弦，如按弦而不移，紧如切绳而转动，以此为异。春脉浮弦而平，不时见，则为饮为痛，主寒主虚。"疮疽论"曰：弦洪相搏，外紧内热，欲发疮疽也。

　　紧脉之诊，似弦而紧，按之如切绳而转动。其主切痛积癖也。疮肿得之，气血沉涩也，亦主痛也。

　　涩脉之诊，按之则散而复来，举之则细而不足。脉涩则气涩也，亦主血虚。疮肿溃后得之，无妨也。

　　短脉之诊，按举则不及本位。《内经》曰短则气病，以其无胃气也。诸病脉短，皆难治也。疮肿脉短，真气短也。

　　细脉之诊，按之则萦萦如蜘蛛之丝而欲绝，举之如无而似有。细而微，其主亡阳衰也。疮肿之病，脉来细而沉，时直者，里虚而欲变证也。

微脉之诊，按之则软，小而极微。其主虚也，真气复者生，邪气胜者危。疮肿之病溃后脉微而匀举，自差也。

迟脉之诊，按举来迟，呼吸定息，方得三至，其状似缓而稍迟。痼疾得之则善，新疾得之则正气虚惫。疮肿得之，溃后自痊。

缓脉之诊，按举似迟而稍驶于迟。仲景曰：阳脉浮大而濡，阴脉浮大而濡，阴阳同等谓之缓。脉见长缓，百疾自瘳①。凡诸疮肿溃后，其脉涩迟缓者，皆易愈，以其脉候相应，是有胃气也。

沉脉之诊，举之不足，按之方见，如烂绵。其主邪气在脏也，水气得之则逆，此阴脉也。疮肿得之，邪气深也。

伏脉之诊，比沉而伏，举之则无，按之至骨方得。与沉相类而邪气益深也。

虚脉之诊，按之不足，迟大而软，轻举指下豁然而空。经曰脉虚则血虚，血虚生寒，阳气不足也。疮肿脉虚，宜托里和气养血也。

软脉之诊，按之则如帛在水中，极软而沉细，亦谓之濡。其主胃气弱。疮肿得之，补虚排脓托里。

弱脉之诊，似软而极微，来迟而似有。仲景曰：微弱之脉，绵绵如泻漆之绝。其主血气俱虚，形精不足。大抵疮家沉迟濡弱，皆宜托里。

促脉之诊，按之则去来数，时一止而复来。仲景曰阳盛则促，主热畜于里也，下之则和。疮肿脉促，亦急下之。

结脉之诊，按之则往来迟缓，时一止复来。仲景曰阴盛则

---

① 瘳（chōu）：病愈。

结，经曰促结则生，代则死。

代脉之诊，按之则往来动而中止，不能自还，因而复动者，曰代脉也。代者，气衰也，诸病见之不祥。大凡疮肿之病，脉促结者难治，而况见代脉乎？

动脉之诊，见于关上，无头尾，如豆大厥厥然而动摇者是也。《脉经》曰：阴阳相搏，故谓之动。动于阳则阳气虚而发厥，动于阴则阴气虚而发热，是阳生于尺而动于寸，阴生于寸而动于尺，不可不辩①也。

齐德之
《外科精义·论三部诸脉主证》

夫寸关尺者，脉之位也；浮沉滑涩者，脉之体也。莫位分体，指文语证者，诊脉之要道也。《脉经》曰：大凡诊候，两手三部脉滑而迟，不浮不沉，不长不短，去来齐等者，无病也。

寸口脉浮者，伤风也；紧者，伤寒也；弦者，伤食也；浮而缓者，中风也；浮而数者，头痛也；浮而紧者，膈上寒，胁下冷饮也；沉而紧者，心下寒而积痛；沉而弱者，虚损也；缓而迟者，虚寒也；微弱者，血气俱虚也。弦者，头痛，心下有水也；双弦者，两胁下痛也；偏绝者，不遂也；俱绝者，不治也；漱漱如羹上肥者，阳气微也；连连如蜘蛛丝者，阳气衰也一作阴气衰。

关主中焦胸腹中事，去来徐而缓者，无病也。浮者，腹满而不欲食，胃虚胀也；滑者，客热在胃也；数者，热结中焦也；沉伏者，中焦水气，或呕逆而吞酸也；弱者，胃气虚也，虽有

---

① 辩：通"辨"。《说文通训定声·坤部》："辩，假借为'辨'。"

虚热，不可大攻，须防热去则生寒也；牢而实者，腹满响响，噎塞而不通，或复大痛；涩者气逆也，苁则泻血；涩坚大实，按之不减而有力者，中焦实，有结伏在胃也；微浮者，积热不消，蛔动心悸也。

尺主下焦腰肾膝胫足中事也。足脉浮者，风热，小便难也；沉者，腰背痛而肾气不足；数者，脐下热痛，小便赤色而恶寒也；迟者，下焦寒而阴虚也；紧者，脐下小腹急痛也；缓者，脚弱下肿而痿痹也；弱者，下冷而肾气衰也；软者，脚不收而风痹，小便难也；伏者，小腹痛而疝瘕，谷不化也；细者，溏泄而下冷也；苁者，小便溺血而下虚也；牢而小者，足膝寒痹，脚下隐隐疼痛也；细而急者，筋挛不能行也；来而断绝者，男子小腹有滞气也，妇人月水不利也。

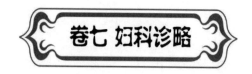

妇人常脉

凡妇人脉，常欲濡弱于丈夫也。《千金翼方》。

脉之大小缓急，根于性气者也。女脉弦长多悍，洪滑多淫。右尺洪数，与左寸相应，或左关长出寸口，气来上击者，恒主多欲未遂。大率女子体静气阴，脉宜略沉而静，其形柔软为佳。若有一部独乖①，本于禀赋者，即非美质。《脉如》曰：乍浮乍沉，乍迟乍疾，稍兼虚散而数者，问无别证，即与人期约私会也。是未必然。

男子脉在关上，女子脉在关下，故男子尺脉恒弱，女子尺脉恒盛，是其常也。反者，男得女脉为不足，病在内；女得男脉为有余，病在四肢。左得之病在左，右得之病在右。随脉言之，此之谓也。《难经·十九》。

魂魄谷神，皆见寸口。左主司官，右主司腑。左大顺男，右大顺女。《脉经》。

经曰：左右者，阴阳之道路也②。左为阳，右为阴。男脉左大，女脉右大，夫复何疑？然他书多言左主血，右主气，女血盛，故左大，男气盛，故右大者，何也？盖男右女左者，以血

---

① 乖：背离。
② 左右……路也：语出《素问·阴阳应象大论》。

气之本体言之，即以脉之形状言之也；男左女右者，以阴阳之升降言之，即以脉之来去言之也。故《脉经》专取寸口言之，来去之盛衰，最显于寸部也；他书盖取尺中言之，形体之虚实，最重于尺部也。丹溪于《脉经》不得其解，以医者之左右手释之，岂非离遁之词耶？又有以妊娠之男女言者，于本文上下亦乖。

张石顽曰：古人虽有女子右脉常盛及女脉在关下之说，要非定论①。何梦瑶曰：古谓女脉左大于右，验之不然。盖人右手比左手略大，故脉亦应之而右大于左也②。按：右大于左者，因人右手常劳于左，故其气强于左也。即女尺恒盛，亦不过尺寸平等，不似男脉尺弱于寸耳，非能更盛于寸也。

经月不调杂病脉证

妇人左③关尺忽洪大于右④手者，口不苦，身不热，腹不胀，此经⑤将至之时也。《医存》。

月事不来者，胞脉闭也。胞脉者，属心而络于胞中。今气上迫肺，心气不得下通，故月事不来也。《素问·评热病论》。

此外热邪风所灼也，宜滋养心液，清降肺气。

二阳之病发心脾，有不得隐曲⑥，女子不月，其传为风

---

① 古人……定论：语出《诊宗三昧·妇人》。
② 古谓……左也：语本《医碥》卷五。
③ 左：《王氏医存》卷十二作"右"。
④ 右：《王氏医存》卷十二作"左"。
⑤ 经：指月经。
⑥ 隐曲：王冰注："隐曲"，谓隐蔽委曲之事也。

消①，其传为息贲者，死不治。"阴阳别论"。

此忧思郁结所致也前节为外因，此节为内因。二阳，胃及大肠也；病者，胃不容纳，大肠秘结也；发心脾者，发原于心脾也；有不得隐曲者，忧思之郁结也。忧愁思虑伤于心脾，则三焦不通，故上拒于纳，下艰于出也，若在女子则为不月矣。风消，所谓干血痨也；息贲，胸膈气结而喘，如肺积也。

肾脉微涩为不月。《灵枢·邪气脏腑病形》篇。微，末甚也。

尺脉滑，血气实，妇人经脉不利，男子溺血，宜服朴硝煎、大黄汤，下去经血。前节为虚闭，此节为实闭。

《内经》曰：缓而滑曰热中。《脉经》曰：尺脉滑而疾，血虚。《慎柔五书》曰：脾经湿热盛则克肾水②。尺脉滑者，土厚而水壅也，故以朴硝、大黄下之。以上四节，病因与脉大概尽矣。

左手关后尺中阳绝者，无膀胱脉也，苦逆冷，妇人月使不调，王月则闭，男子失精，尿有余沥。刺足少阴经，治阴。右手关后尺中阳绝者，无子户脉也，苦足逆寒，绝产带下，无子，阴中寒。刺足少阴经，治阴。王月，膀胱寒水，王月是仲冬也。

左手关上脉阴虚者，足厥阴经也。病苦胁下坚，寒热腹满，不欲饮食，腹胀，悒悒③不乐，妇人月经不利，腰腹痛。

从寸口邪入上者，名曰解脉来至，状如琴弦，苦少腹痛。女子经月不利，孔窍生疮。男子病痔，左右胁下有疮。《脉经》。

有病胸胁支满者，妨于食，病至则先闻腥臊臭，出清液，

---

① 风消：《张氏医通》谓"风消者，发热消瘦"，指因情无郁结面形体消瘦的一种证候，妇女见经闭，其发展可因血虚气郁而生热，阴液不断被消耗，故形体日渐消瘦。

② 脾经漫热盛则克肾水：语本《慎柔五书》卷一。

③ 悒悒：愁闷不乐貌。

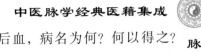

先唾血，四肢清，目眩，时时前后血，病名为何？何以得之？岐伯曰：病名血枯，此得之年少时有所大脱血，若醉入房，中气竭，肝伤，故月事衰少不来也。治之奈何？曰：以四乌鰂骨一藘茹①，二物并合之，丸以雀卵，大如小豆，以五丸为后饭，饮以鲍鱼汁，利伤中一作肠中，及伤肝也。《素问·腹中论》。

此与下节病证略同而更重。下为坠堕而畜血，属于实，故肝脉浮沉皆急。此为大脱血，属于虚，观于中气竭、肝伤，是损及血分，肝脉虚散可知也。男女破身太早，有患此者。

肝脉沉之而急，浮之亦然，苦胁下痛，有气支满，引少腹而痛，时小便难，苦目眩头痛，腰背痛，足逆寒，时癃，女子月信不来，时无时有，得之少时有所坠堕。

脾脉沉之而濡，浮之而虚，苦腹胀烦满，胃中有热，不嗜食，食而不化，大便难，四肢苦痹，时不仁，得之房内，月使不来，来而频并。《脉经》。

来而频并，无定期也。脾主信②，脾虚故尔。

妇人脉，寸关调如故，而尺脉绝不至者，月经不利，当患少腹引腰绞痛，气积聚，上叉胸胁也。巢氏。

统观诸文，凡月事不调，未有不胸胁支满，腰腹胀痛，目眩头痛者，大概实者多痛，虚者多胀也。

以上诸文，率推原月使不调之因。窃尝深维③其义，病之处所在于肝肾，病之根原在于心脾，而旋转之枢纽则全在肺也。缪仲醇谓白薇为调经圣药④。白薇，清降肺气者也，气逆降而降

---

① 藘（lǘ）茹：茜草。

② 脾主信：古时将五脏与仁、义、礼、智、信"五常"相配，脾与信配，因称。

③ 维：通"惟"，思。《说文通训定声·履部》："维，假借为'惟'。"

④ 白薇为调经圣药：《神农本草经疏》卷八谓"妇人调经种子方中往往日之……其方以白薇为君，佐以地黄、白芍药……久服可使易孕。"

之，气陷宣而降之，血实决而降之，血虚补而降之，血寒温而降之，血热清而降之，未有肺气调而月使不调者也，未有肺气不调而月使调者也。昔人或注意肾，或注意脾，虽皆属吃紧，而不理肺气，仍是无效。肺气不调，半由肝热，半由脾湿也。

脉微而涩，血气俱虚，年少者亡血也。乳子下利为可，不者，此为居经，三月一来。《脉经》，下并同。

寸口脉，卫浮而大，荣反而弱，浮大则气强，反弱则少血。孤阳独呼，阴不能吸，二气不停不停匀也，卫降荣竭。阴为积寒，阳为聚热，阳盛不润，经络不足，阴虚阳往，故令少血。时发洒淅，咽燥汗出，或溲稠数，多唾涎沫，此令重虚，津液漏泄，故知非躯，畜烦满溢①。月禀一经，三月一来，阴盛则泻，名曰居经。"畜烦"二字未晓。

寸口脉微而涩，微则卫气不足，涩则血气无余。卫不足，其息短，其形燥；血不足，其形逆，营卫俱虚，言语谬误。趺阳脉微而涩，微则胃气虚，虚则短气，咽燥而口苦，胃气②涩则失液。少阴脉微而迟，微则无精，迟则阴中寒，涩则血不行③，此为居经，三月一来。

妇人经一月再来者，经来其脉欲自如常而反微，不利、不汗出者，其经二月必来。谓必间④月至第二月始能来也。

《医存》曰：妇人脉软如常，虽经水或前或后，或多或少，或一月未来，皆不成经病。又曰：妇人有两月而经一行者，有三月而一行者，有一生不行经者，皆由禀赋，无妨生育。又有怀孕后逐月行经者，亦禀赋然也。夫两三月而经一行及一生不

---

① 溢：田间水沟，喻经脉。
② 气：原作"热"，据《脉经》卷九改。
③ 行：《脉经》卷九作"来"。
④ 间：间隔。

行经者，凡病不宜过凉其血及破其血。孕后逐月行经者，凡病皆宜清血热，兼固中气。又有倒行经者，每月依期鼻衄而不下行，多由血热而下有寒湿也。多行者，肝不摄、脾不举也；逆行者，肾不纳、肺不降也。

妇人来脉，反得微涩，法当吐。若下利，而言不，因言夫人年几何，夫人年七七四十九，经水当断，反至今不止，以故致此虚也。

妇人来诊，言经①少，不如前者，何也？曰：曾更下利。若汗出、小便利者可。何以故？曰：亡其津液，故令经少。设经下反多于前者，当所困苦，当言恐大便难，身无复汗也。

脉浮，汗出者，必闭。

《寓意草》曰：杨季登长女及笄②，经闭逾年，发热食少，肌削多汗。嘉言诊之，曰：此证可疗处全在有汗，汗亦血也。设无汗而血不流，则皮毛槁，死矣。宜用极苦药敛血入内，下通冲脉。于是以龙荟丸，两月而经水大至，诸证全瘳。次女亦病多汗，食减肌削，诊时手间筋掣肉颤，始以为大惊大虚之候，治以温补，略无增减。继见面色时赤时黄无定，知有邪祟附人脏腑，于是以犀角、羚羊角、龙齿、虎威骨③、牡蛎粉、鹿角霜、人参、黄芪合末，以羊肉半斤煎浓汁，调末，一次尽服之，竟愈。

妇人常呕吐而胃反，若常喘一作多唾，其经必断。设来者必少。

妇人血下，咽干而不渴，其经必断。此荣不足，本有微寒，

---

① 经：《脉经》卷九作"经水"二字。

② 及笄（jī）：古时女子十五岁盘发插笄，为成年之礼。

③ 虎威骨：《本草纲目》卷五十一谓"《脏器曰》虎有威骨如乙字，长一寸，在胁两傍，破肉取之。尾端亦有，不及胁骨"。

故不引饮。渴而引饮者，津液得通，荣卫自和，其经复下。上并
出《脉经》。

肝心脉弦紧而疾，肺脉浮而大，尺泽郁郁不散，月候不通，
大腑①秘热，两足痛不能行，肌肉消瘦，渐如马蓝节。

六脉弦紧而长，心脉洪大而实，尺脉结，月经不通，时常
淤怒，不得安处淤怒，即郁怒也，忽忽似颠②狂，夜不睡，小便
赤，大腑如常，或③下鸭溏。

肝脉虚弦而长，按之无骨力，心脉动而疾，肝邪传心，日
夜烦躁，或如颠狂，不得眠睡。肝主疏泄，肝邪传心，疏泄大过，故
见诸证。

六脉大而沉，肝脉横，肺脉浮，主妇人血热，血候④行少，
背上非时有一片发热，口无津液，或两三月一次，或半年不行，
或止些小黑血。

六脉沉而洪大，重手取之，其深至骨，隐隐然应指有骨力，
来疾去迟，至数与常人无异，但胃脉亦洪大，上隔有伏涎，此
为血涩生积，当经候不快或不行，腰痹，口干而渴，背进胀也，
眼睛进，两臂重，缺盆进，大腑秘，心憎烦也，夜不得眠。

六脉疾大虚急者，大⑤为风浮血溢，急为尺泽有寒。或因经
候行时，或因产后吃生冷不相当之物，或产后早起伤风，血气
俱病，临经行时忽先气痛，或小腹急痛。

心脉芤，肝脉虚，尺泽微细，血海虚损，经候过多，或成
片流下，不可禁止。

六脉皆沉，肝脉弱而虚，尺泽细细如缕，又带涩而迟，肝

---

① 大腑：大肠。
② 颠：通"癫"。《说文通训定声·坤部》："颠，假借为'瘨（癫）'。"
③ 或：《史载之方》卷上作"忽"。
④ 血候：《史载之方》卷上作"经候"。
⑤ 大：《史载之方》卷上作"疾大"二字。

肾多感寒，伏在子宫，血海虚损，经候过多，小便白浊如米泔，少阴肾脉贯脊而行，背上忽有一片寒冷，口中即吐清水。

六脉疾大而浮，肾脉急而浮，心脉差①洪，血风头痛，口干吐痰痰，当作"沫"。

六脉弦大，肝心脉涩而短，尺脉急沉而搏，缘使性多瘀怒，伤损肝心正气，因而积涩。怒则气逆，涩随气上，其状闻得心前昏闷，溃乱不快闻，犹觉也，遂有一块之物上触到咽喉，即手足俱冷，口噤不开，不省人事即所谓中气也。

六脉弦大而疾，尺脉亦弦而动，泛泛不绝，经候过多，七八日不止，皆下鲜血。此非虚，不可补，止可凉风，血缘风盛血散。然久而不止，即肝气脱血。上并出史载之。

妇人月经不利，脉绝小，实者生，浮虚者死。

凡血热者，经多先期而至，然须察其虚实，不可以假火作真火也。若形证无火而经早者，乃心脾气虚，不能固摄而然。若一月二三至而无定期者，此气血败乱之证，当随其寒热而调治。

凡血寒者，多后期而至，然常有阴火内烁，血本热而亦过期者，此水亏血少，燥涩而然，治宜清火滋阴。

又有以血质之浓淡分寒热者，较以先期、后期分者略为有准。大抵血浓，却匀净，不成㽲，色鲜妍②，临期无腰痛腹痛诸证者，气血俱调之妇也。若下过多者，血热也。血浓成㽲，带紫色，下多者，此血实气虚也。气不健运，故血多而成㽲也。成㽲，带紫黑色。下少者，此血热气寒也。因寒束于外，热郁于内，血不得行，为热煎熬，故成㽲带黑，又下少也。色深黑成㽲而下少者，血败气虚也。色略淡而下多，不成㽲者，有水

---

① 差：略微。
② 鲜妍：鲜红。

气也。若下过少者，血虚也。色淡中带黑䐆，下少者，气血俱寒也。色极淡如屋漏水者，虚寒之极也。故以多少定虚实，以浓淡定寒热，往往可信。

凡经有不调而证见不足者，皆不可妄行克削①及寒凉等剂，再伤脾肾，以伐生气。

经行腹痛，证有虚实。实者或因寒滞，或因血滞，或因气滞，或因热滞；虚者有因血虚，有因气虚。然实痛者多痛于未行之前，经通而痛自减。虚痛者多痛于既行之后，血去而痛未止，或痛益甚。大都可按可揉者为虚亦为热，拒按拒揉者为实亦为寒。有滞无滞，于此可察。但实中有虚，虚中有实，全虚全实不多见也，当于形气禀质兼而辨之。上并出景岳。

有初按快，久按不快，轻按快，重按不快者，即虚实兼证也。《难经》曰：内痛外快为内实外虚，外痛内快为外实内虚。

前谓调经，重在理肺，是指月水不来也。若来常先期，或一月两行者，则又由肝气之疏泄太过也。疏泄太过，有由土湿木郁，有由土虚木陷，有由水枯木散，有由水寒木沉，治之或宣或举，或温养，各视其本也。

经水适来适断热入血室
误汗误触房室诸脉证

妇人中风，发热恶寒，经水适来，得之七八日热除，脉迟身凉，胸膈下满如结胸状，其人谵语，此为热入血室，当刺期门，随虚实而取之。

妇人中风，七八日续有寒热，发作有时，经水适断者，此

---

① 克削：指攻伐。

为热入血室，其血必结，故使如疟状，发作有时，小柴胡汤主之。

妇人伤寒发热，经水适来，昼日了了，暮则谵语，如见鬼状，此为热入血室。治之无犯胃气及上二焦，必当自愈。阳明病下血而谵语，此为热入血室，但头汗出者，当刺期门①，随其实而泻之，濈然②汗出者则愈。言周身濈然汗出也。

阳明病，热入血室而谵语，男子亦有之。上并出《脉经》。

大抵挟血之脉，乍涩乍数，或沉伏，血热交并则脉洪盛，男子多在左手，女子多在右手也。杨仁斋论热入血室。

按热入血室则心液枯干，神机不灵，故证见谵妄，脉多洪散也。亦有因津液不滑，血结而气亦郁，脉来滑动搏击见于中沉之分，或细小数疾见于中沉之分者。气郁，故膈满如结也。此脉多见于左手寸关，而右手多见浮大，与温热病相似。凡洪散者治宜生津以活血，细滑者宜理气以活血。叶天士于此证不用柴胡，谓耗肝阴，不为无见。徐灵胎斥之，何耶？又热入血室，多恐发斑疹，慎用清凉，勿闭其邪，大法以凉散轻扬为主。

妇人病，经水适下而发其汗，则郁冒③不知人，何也？师曰：经水下，故为里虚，而发其汗，为表复虚，此为表里俱虚，故令郁冒也。

妇人病如癫疾郁冒，一日二十余发。师脉之，反言带下，皆如师言。其脉何类？何以别之？师曰：寸口脉濡而紧，濡则阳气微，紧则营中寒，阳微卫气虚，血竭凝寒，阴阳不和，邪气舍于营卫。疾起少年时经水来以合房室，移时过度，精感命门开，经下血虚，百脉皆张，中极感阳动，微风激成寒，因虚

① 期门：足厥阴肝经肝经募穴，乳头直下，第六肋间隙前正中线旁开四寸。
② 濈（jí）然：汗出貌。
③ 郁冒：指头晕目眩或昏迷的症状，见于《金匮要略》。

第四辑

舍营卫，冷积于丹田，发动上冲，奔在胸膈，津液掩口入，涎唾涌溢出，眩冒状如厥，气冲髀里热，粗医名为颠，灸之因大剧。上俱出《脉经》，后篇血厥证与此参看。

带下崩漏脉证附吐血、下血

带下者，崩漏之总名也，世以轻为带，暴为崩，久为漏。

妇人带下，六极①之病，脉浮则为肠鸣腹满，紧则为腹中痛，数则为阴中痒，洪则生疮，弦则阴疼掣痛。

有一妇人，年五十所，病但苦背痛，时时腹中痛，少食多厌，喜䐜胀②。其脉阳微，关尺小紧，形脉不相应，愿知所说。师曰：当问病者饮食何如。假令病者言我不欲饮食，闻谷气臭者，病在上焦；假令病者言我多少③为欲食，不食亦可，病在中焦；假令病者言我自饮食如故，病在下焦，为病属带下治之。

妇人带下，经水不利，腹满痛，经一月再见④，土瓜根散主之。

妇人带下，脉浮，恶寒漏下者，不治。上并《脉经》。

妇人六脉沉细而急，左尺⑤微而紧，应指如缕而转，连及肝脉，按之即结而散，此胞精不足，当久患败血，赤白带下。若动而数，更加以短，即不久倾危。史载之。

妇人左关脉忽大动者，必将血崩；右寸气口脉弦而细者，为伤中。按：吐血漏血，皆有伤中也。许乐泉《喉科白腐症治》。

---

① 六极：指六种虚损病证，"血极"则发堕善忘，"筋极"则拘挛转筋"内极"则肌削姜黄，"气极"则短气喘急，"骨极"则齿浮足痿，"精极"则目暗耳聋。
② 䐜（chēn）胀：腹胀。
③ 多少：《脉经》卷九作"少多"。
④ 再见：指一月两次月经。
⑤ 左尺：《史载之方》卷上作"左手尺泽"四字。

五崩何等类？师曰：白崩者形如涕，赤崩者形如绛津，黄崩者形如烂瓜，青崩者形如蓝色，黑崩者形如衃血①。《脉经》。

阴虚阳搏谓之崩。《素问·阴阳别论》。

寸口脉弦而大，弦则为减，大则为芤，减则为寒，芤则为虚，寒虚相搏，脉则为革，男子则亡血失精，妇人则半产漏下，旋覆花汤主之。

妇人陷经漏下，下黑不解，胶艾汤主之。

妇人漏血下赤白，日下血数升，脉急疾者死，迟者生。

妇人漏下赤白不止，脉小虚滑者生，大坚②实数者死。

从尺邪入阳明者，寒热也。大风邪入少阴，女子漏白下赤，男子溺血，阴痿③不起，引少腹疼。邪入阳明，脉外曲也；邪入少阴，脉内曲也。

妇人年五十所，一朝而清血，二三日不止，何以治之？师曰：此妇人前绝生，经水不下，今反清血，此为居经，不须治，当自止。经水下常五日止者，五日愈。清血，便血也。

妇人年六十所，经水常自下，设久得病利，小腹④坚满者，为难治。

妇人年五十所，病下利，数十日不止，暮则发热，小腹⑤里急痛，腹满，手掌热，唇口干燥，何也？师曰：此病属带下。何以故？曾经半产，瘀血在小腹⑥中不去，何以知之？其证唇口干燥，故知之，当与温经汤。

张景岳曰：妇人于四旬外，经期将断之年，多有渐见阻隔，

---

① 衃（pēi）血：紫黑色的瘀血。
② 坚：《脉经》卷九作"紧"。
③ 阴痿：指阳痿。
④ 小腹：《脉经》卷九作"少腹"。
⑤ 小腹：《脉经》卷九作"少腹"。
⑥ 小腹：《脉经》卷九作"少腹"。

经期不至者，此际慎宜防察。若果气血和平，素无他疾，此固渐止而然，无足怪也。若素多忧郁及湿痰诸患，而见此阻隔，便是崩决之兆。隔浅者其崩尚轻，隔深者其崩必甚。

妇人著坐药，强下其经，目匡①为痛，足跟难以践地，心中状如悬。按：六味地黄丸主之。

寸口脉微迟，尺微于寸，寸迟为寒在上焦，但当吐耳。今尺反虚，复为强下之，如此发胸满而痛者，必吐血，少腹痛、腰脊痛者，必下血。

此为强下所致，非崩漏也，以形证相近而类附之。前三节非崩漏而实与崩漏一体也，此二节似崩漏而实与崩漏异原也。

吐血有因经水逆行，每月依期从口鼻出者，治宜降肝逆，疏肺壅，清养胃液，仍温固下元。血上出者，下不受也。

血结血厥血分水分脉证俱出《脉经》

妇人少腹满如敦敦②状，小便微难而不渴。生后者，此为水与血并结在血室③，大黄甘遂汤主之。又尺脉涩坚，血结胞中，详下篇。

妇人病，苦气上冲胸，眩冒，吐涎沫，髀里气冲热。师脉之，不名带下，其脉何类？何以别之？师曰：寸口脉沉而微，沉则卫气伏，微则荣气绝，阳伏则为疹④，阴绝则亡血，病当小便不利，津液闭塞。今反小便通，微汗出，沉变为寒，咳逆呕沫，其肺成痿，津液竭少，亡血，损经络，因寒为血厥，手足

---

① 匡：同"眶"。
② 敦：原脱，据《脉经》卷九补。
③ 血室：指胞官。
④ 疹：病。《集韵·屑韵》："疹，疾也。"

苦痹，气从丹田起，上至胸胁，沉寒怫郁于上，胸中窒塞，气历阳部，面翕如醉，形体似肥。此乃浮虚，医反下之，长针①，复重虚荣卫，久发眩冒，故知为血厥也。

病有血分，何谓也？师曰：经水前断，后病水，名曰血分，此病为难治。

病有水分，何谓也？师曰：先病水，后经水断，名曰水分，此病易治。何以故？去水，其经自当下。

寸口脉沉而迟，沉则为水，迟则为寒，寒水相搏，趺阳脉伏，水谷不化，脾气衰则鹜溏②，胃气衰则身体肿。

少阳脉革一作卑，少阴脉细，男子则小便不利，妇人则经水不通。经为血，血不利则为水，名曰水分一作血分。

寸口脉沉而数，数则为出，沉则为入，出则为阳实，入则为阴结。趺阳脉微而弦，微则无胃气，弦则不得息。少阴脉沉而滑，沉则为在里，滑则为实，沉滑相搏，血结胞门，其藏不泻，经络不通，名曰血分。当与下篇尺脉涩坚、血结胞中参看。

趺阳以候胃气，少阴太溪以候肾气，今妇科无此诊法。喻嘉言以右关当趺阳，两尺当少阴，张石顽、陈修园俱从其说。

寸口脉微而弱，气血俱虚。若下血、呕吐、汗出者可，不者，趺阳脉微而弱。春以胃气为本，吐利者可，不者，此为水气，其腹必满，小便则难。前"不者"是歇后语。

脉濡而弱，弱反在关，濡反在巅③，迟在上，紧在下。迟则为寒，名曰浑；阳浊则湿，名曰雾。紧则阴气栗，脉反濡弱，濡则中湿，弱则中寒，寒湿相搏，名曰痹。腰脊骨节苦烦，肌

---

① 长针：谓使用长针。《灵枢·九针论》："长针，取法于綦针，长七寸，主取深邪远痹者也。"

② 鹜溏：指大便水粪相杂如鸭粪。鹜，野鸭。

③ 巅：《脉经》卷九作"颠"。

为不仁，此当为痹，而反怀躯，迟归经，体重，以下二句当有脱误，脚为胕①肿，按之没指，腰冷不仁，此为水怀。喘则倚息，小便不通，紧脉为呕，血气无余，此为水分。荣卫乖亡，此为非躯。迟，即合濡弱而言之，上者浮，下者沉也。

疝瘕积聚脉证

疝瘕积聚，非独妇人，第妇人患者最多，当为妇科一大宗病也。

任脉者，起于胞门、子户，侠②脐上行，至胸中而散；带脉者，起于季肋，回身一周。任之为病，其内苦结，男子为七疝，女子为瘕聚；带之为病，苦腹满，腰溶溶③若坐水中。《脉经》。

肠覃④何如？曰：寒气客于肠外，与卫气相搏，气不得营，因有所系，癖而内著，恶气乃起，瘜肉乃生。其始生也，大如鸡卵，稍以益大，至其成，如怀子之状。久者离岁⑤，按之则坚，推之则移，月事以时下，此其候也。《灵枢·水胀》篇，下同。瘜肉，气囊、水囊也。

石瘕⑥何如？曰：石瘕生于胞中，寒气客于子门，子门闭塞，气不得通，恶血当泻不泻，衃以留止，日以益大，状如怀子，月事不以时下，皆生于女子，可导而下。导，坐导也。

肝脉微缓，为水瘕痹也。滑甚，为癀疝。"邪气脏腑病形篇"。

诊妇人疝瘕积聚，脉弦急者生，弱小者死。

尺脉涩而坚，为血实气虚也。其发病，腹痛逆满，气上行，

---

① 胕（fū 肤）：同"跗"，足。
② 侠：通"夹"。《正字通·人部》："侠，傍也，并也，与'夹'通。"
③ 溶溶：畏寒的样子。
④ 肠覃：病名，指妇女下腹部有块状物，而月经又能按时来潮的病证。
⑤ 离岁：越年，即非止一年。
⑥ 石瘕：病证名。多因月经期间，寒气入侵，恶血停积所致。

此为妇人胞中绝伤，有恶血，久成结瘕。得病以冬时，黍穄①赤而死。《脉经》。

脉来中央坚实，径至关者，冲脉也，动苦少腹痛，上抢心，有疝瘕。

少阴脉浮而紧，紧则疝瘕，浮则亡血。《脉经》。

尺脉紧而动，按之即虚，为癫疝。

肺脉轻弦而虚，胃脉沉濡，肾脉绵软，寒厥入胃②肺，主少腹，当有形，肾虚即成癫疝。史载之。

诊得心脉而急，此为何病？曰：病名心疝，少腹当有形。何者？心为牡脏③，小肠为之使也。《素问·脉要精微论》。此盖仓公牡疝之病。急，细劲也。

肾脉大急沉，肝脉大急沉，皆为疝。心脉搏滑急，为心疝。肺脉沉搏，为肺疝。肾脉小急，肝脉小急，心脉小急，不鼓，皆为瘕。三阳急为瘕，三阴急为疝。"大奇论"。

脉急者，曰疝瘕少腹痛。又寸口脉沉而弱，曰寒热及疝瘕少腹痛。"平人气象论"。王冰以沉弱不主疝瘕腹痛，史载之书中辨之。他书亦引作"沉而喘"。

合观诸文，癫疝脉多沉搏弦滑，瘕聚脉结涩或细滑。癫疝者，气滞于大经，兼累于血；瘕聚者，血室于细络，兼累于气也。《史记》仓公论涌疝、气疝皆曰大而实，大而数，论遗积瘕则曰紧小，即此义也。惟牡疝得番阳脉，入虚里处，似沉细者，盖以滞入血分故也。巢氏有入瘕之目，见后"鬼胎篇"。

---

① 穄（jì）：不黏的黍类。

② 寒厥入胃：此四字原脱，据《史载之方》卷上补。

③ 牡脏：雄性之鸟兽称牡，雌性之鸟兽称牝，牝、牡乃阴阳之代名词，即雄性为阳，雌性为阴。五脏之中，心有"君火"，肝有"相火"均属阳，故称心、肝为牡脏。

咽中如有炙腐脉证

腐，一作脔，此病有数种，俗名梅核气。

妇人咽中如有炙腐①状，半夏厚朴汤主之。《脉经》。

《灵枢·邪气脏腑病形》曰：心脉大甚，为喉吤②。又曰：胆病者，咽中阶阶③然，数唾。《中藏经》曰：大肠虚，则咽喉中如核妨矣。《脉经》又曰：右手气口以前脉阴实者，肺实也。咽中塞，如欲呕状，阳实者，大肠实也，咽喉中如核状。又曰：尺部小滑者，厥也。足下热，烦满，逆上抢④心，上至喉中，状如恶肉，脾伤也。而史载之又谓病本于肝，盖肝气郁结，滞于血分，久而上逆，肺胃从之，故痰涎常逆于咽中而不通利也。治法不但理气，并宜理血。

按曰心脉大，曰肺实，曰大肠实，皆脉见两寸者也。又"积聚篇"⑤曰：脉来细而附骨者，积也。寸口，积在胸中；微出寸口，积在喉中。夫喉中何积？炙腐是也。细而附骨，形必弦劲可知矣。又曰：横关入寸口中者，膈中不通，喉中咽难，刺关元。盖气之上逆皆由于下不容纳，且咽喉诸病多关少阴也。《金匮·水气》篇曰：寸口脉沉而紧，沉为水，紧为寒，沉紧相搏，结在关元，荣卫相干，阳损阴盛，肾气上冲，咽中室塞，状如炙肉，胁下急痛。此所谓时著男子，非止女身者也。治法详《金匮·痰饮》篇中，桂苓味甘加干姜细辛也。又少阴脉络咽，肾阴不能上朝，络中燥急，遂觉咽中室碍矣。故虚劳多见

---

① 炙腐：《金匮要略·妇人杂病脉证并治》作"炙脔"。

② 喉吤（jiè）：喉中梗塞感。吤，象声词，喉中哽塞所出声。

③ 阶阶：吤吤。

④ 抢：指顶撞。

⑤ 积聚篇：指《金匮要略·五脏风寒积聚病脉证并治》。

此证，时时似咳，但不必尽如炙肉。《素问·咳论》：心咳之状，喉中介介如梗状。王汉皋亦谓始觉如树皮草叶一片附于喉内，而滞涩不疼，俗名梅核气。因事不遂心，肝郁脾伤，三焦火结，上炎于喉也。男妇皆有之，其脉两关或浮或沉，必细数而促，尺寸亦因之不扬，上下各见热证，每用逍遥散、阳和汤加减愈之。

人有病肝脏风壅，积涎所聚伏膈间，口干而黏，食即恶心，全恶肉味，心躁不安，夜卧不得，咽喉隔塞，如物抵筑①，多喘或是唾。诊其脉，六脉皆大而沉伏，重手取之，隐隐然骨间乃得，再再寻之，来疾去迟。宜用治涎药，荆芥穗、天南星、防风、羌活、僵蚕、连翘、麻黄、荷叶、干蝎、半夏等分，细末，每以三钱水煎，食远②服之。

又有人得此涎候，却缘久病而虚，又误服热药，或元气本虚，六脉大而无骨力，却浮洪而数，重手按之则浮指而虚，有表无里，却不宜用前方。此病难治，当用人参半两，南星、防风、独活、麻黄、天麻、枇杷叶、半夏、僵蚕、薏苡仁治，仍宜时时以补药助其元气，而徐以此坏涎药挠③之。史载之。

前节实证，即《脉经》所谓如有炙腐者也，后节虚证，似《内经》所谓传为息贲者也，明者详之。用药贪用辛燥，是蜀人习气，恐未尽合。近治一孀妇，脉象证候全如史载之前节所云，重以朝食暮吐，完谷不化，时时欲咳，左胁内痛，治以辛温则病益甚，后重用竹茹煎水，即以此水煎白芍、赤芍、丹皮、半夏、厚朴、桂枝、吴萸、郁金、桃仁、秦艽、川芎治之。然得药则病愈，停药则病起，至今未能断根也。

---

① 抵筑：阻碍。

② 食远：指饭后。

③ 挠：搅扰。此处指除涎。

脏燥脉证

妇人脏燥①，喜悲伤欲哭，状如神灵所作，数欠，甘草小麦汤主之。《脉经》。

燥属秋气，秋气清肃，故悲伤欲哭也。治宜温润肝脾，以存养肺气，则病愈。

《医存》曰：孕妇喜笑怒骂，如见鬼神，非颠狂也，乃脏燥。古用枣十枚、甘草一两、小麦三两，真乃神验。余尝用此方治男妇室女无端而病如颠狂者，随手皆应，乃知古人制方之神奇也。

《金匮·中风门》防己地黄汤，治病如狂状，独语不休，无寒热，其脉浮，此亦脏燥之类也。言为心声，肝又主语，独语不休，心火不扬，肝被肺抑也。寒水凌心，其证亦同而尤急。李、叶二案附览。

李东垣曰：悲愁不乐，情常惨惨，健忘，或善嚏，此风热大损寒水，燥金之复也。六脉中之下得弦细而涩，按之空虚无力，此大寒证，亦精气伤，宜辛甘温热滑润之剂泻西方北方，姜附汤主之，与理中丸间服。

叶天士案曰：悲惊不乐，神志伤也。心火之衰，阴气乘之，则多惨戚，主大建中汤。此亦火衰金亢之义也，与李案同。盖寒水凌心，其证如此，故《内经》太阳司天之胜有喜悲数欠证也。二案皆冷燥也。

喻嘉言《寓意草》曰：姜宜人得奇证，依《本草经疏》治交肠用五苓散。余见而辨之：交肠者，二便易位而出，五苓专

---

① 燥：《金匮要略·妇人杂病脉证并治》作"躁"。

通前阴也，此证二便俱出前阴，况交肠乃暴病，气骤乱于中，此乃久病，血渐枯于内，二者毫厘千里。此病盖始于忧思郁结伤脾，脾伤不能统血，错出下行，有若崩漏，实名脱营①，治宜大补急固。乃认为崩漏，凉血清火，脱出转多，高年气弱，无以实漏卮②，于是胞门子户之血日消，而借资于大肠，大肠之血又消，而仰给于胃脘，久之胃血亦尽，无源自止，幽门辟为坦途，不能泌别清浊，水谷并归一路，势必大肠之故道复通，乃可拨乱返治。况五苓劫阴，尤亡血家深忌耶？是病也，余三指才下，便问曰：病中多哭泣否？婢媪③曰：时时泣下。乃知脏燥者多泣，大肠方废而不用也。今大肠之脉累累指下，可虞者其④枣叶生时乎？此虚燥也。

腹痛阴寒转胞脉证

俱出《脉经》，妊娠转胞别见妊娠杂证门。

妇人小腹硍磊⑤转痛而复自解，发作无常，经反断，膀胱中结坚急痛，下引阴中气冲者，久必两胁拘急。

妇人腹中诸疾痛，当归芍药散主之。一云治妊娠腹中疼痛。

妇人腹中痛，小建中汤主之。一云腹中痛，小便利，理中汤主之。

腹痛多由肝气之逆，而肝气之逆又分虚实，实者血实也，虚者血虚也，实者急切如锥刀，虚者隐隐而胀满也。故痛脉多紧，但以洪细迟数分寒热虚实而已。

---

① 脱营：病名，因情志所伤而成的一种虚劳证。
② 漏卮：形容正虚不固。卮，古时盛酒器。
③ 媪（ǎo）：老妇。
④ 其：《寓意草》卷二此下有"来春"二字。
⑤ 硍（gǔn）磊：众石滚动貌。

右手关后尺中阳绝者，无子户脉也，苦阴中寒。

少阴脉微而弱，微则少血，弱则生风，微弱相搏阴中，恶寒。

少阴脉迟，阴中寒。

妇人阴寒，温中坐药，蛇床子散主之。

问曰：有一妇人病，饮食如故，烦热不得卧，而反倚息者，何也？师曰：此病转胞①，不得溺②也。何以故？师曰：此人故肌盛，头举身满，今反羸瘦，头举中空减，胞系了戾③故也。但利小便则愈，宜服肾气丸，以中有茯苓故也。

水入膀胱，以气化而出者也，脏腑相络，皆有系焉。昔肥今瘦，则胞系弛长，俯仰太急，以致胞系缭于别处，有碍膀胱，不得转也。治宜仍作俯仰之势，或蜷曲侧卧，左右辗转，则缭者旋释矣。今用肾气丸泻水者，以水满膀胱胀大，胞系益急，水去则膀胱缩小，而可纵释也。然此病男子亦有之，有因私欲不遂，穷思极想，肝气下注而不得泄，致小腹胀痛，膀胱逼迫而不得溺也。喻氏《寓意草》言三焦之决渎重在膀胱，膀胱之气化权在保肾，肾气屡动不已，膀胱胀满窒塞。

有因过忍小便，或忍便行房，持重过力，盛怒叫呶④，从高坠堕，致膀胱胀大，不得转动者，有因大便久闭，大肠充实，挺互膀胱之后，使不得转，但通大便而小便自出者，皆转胞之类也，法治不宜全用利水降气。一妇产后膀胱蹉失⑤，小便不禁，日坐灰褥，后遇串医⑥，针之而愈。以泄其气，则胞系之了戾，纵释而转正也。

---

① 转胞：病名。指妊娠小便不通。多与中气不足有关。

② 溺：小便。

③ 了戾：迂曲。

④ 呶（náo）：喧哗。

⑤ 蹉失：错位。

⑥ 串医：走方医。串，走方医用的串铃。

阴吹阴痒阴痛阴疮
阴挺脱下鼠乳脉证

师曰：脉得浮紧，法当身躯疼痛。设不痛者，当射云何①，因当射言②。若肠中痛，腹中鸣，咳者，因失便，妇人得此脉者，法当阴吹。

师曰：寸口脉浮而弱，浮则为虚，弱则为无血，浮则短气，弱则有热而自汗出。趺阳脉浮而涩，浮则气满，涩则有寒，喜噫吞酸，其气而下，少腹则寒。少阴脉弱而微，微则少血，弱则生风，微弱相搏，阴中恶寒，胃气下泄，吹而正喧。

师曰：胃气下泄，吹而正喧，此谷气之实也，膏发煎导之。妇人带下六极之病，脉浮则为肠鸣腹满，紧则为腹中痛，数则为阴中痒，洪则生疮，弦则阴疼掣痛。《脉经》。

妇人肝脉洪大而反结涩，《诀》云涩主妇人败血。若脉洪大而又伏 既云洪大，何又伏邪？伏者，沉也，则积块而血不行，久则阴门肿，以厥阴脉络门而过。

肾脉搏而沉，阴中湿痒生疮。

肝脉急而沉，肾脉小急紧，阴痒，阴中痛肿。史载之。

寸口中脉躁，竟尺关中无脉应，阳干阴也，动苦腰背腹痛，阴中若伤，足寒。《脉经》，下并同。

初持寸口中脉如细坚状，久按之大而深，动苦心下有寒，胸胁苦痛，阴中痛，不欲近丈夫也。

一妇产后阴中痛，每遇丈夫即痛欲死，数年自愈。此筋络伤损，有所牵绊也。

---

① 何：原脱，据《脉经》卷九补。
② 因当射言：此四字原脱，据《脉经》卷九补。

尺脉牢，腹满，阴中急。

从寸口中邪入上者，名曰解脉，来至状如琴弦，苦少腹痛，经月不利，孔窍生疮。

少阴脉滑而数者，阴中则生疮。

少阴脉数则气淋，阴中生疮。

妇人阴中蚀疮烂，狼牙汤洗之。

一妇因暑天行倦，息坐石上，阴中忽如蚁啮之状，旋即肿痛。草野无医，久延翻榴①而死。

妇人脏肿如瓜，阴中疼，引腰痛者，杏仁汤主之。

少阴脉弦者，白肠必挺核。

据《难经》，白肠即大肠也，此以为妇阴之称，未晓。

少阴脉浮而动，浮为虚，动为痛，妇人则脱下。

师曰：妇人带下，九实中事。假令得鼠乳之病，剧易。当剧有期，当庚辛为期，余皆仿此。鼠乳，谓初乳小鼠也，即上挺核脱下病。

鼠乳肺病，金气邪胜，故庚辛当病剧也。故凡病之剧易无定者，察其剧易之期，而知病之在何脏腑也。

"九实"二字恐误。巢论妇人有九痛七害，内皆列阴中痛伤之病，或九痛七害之误耶？

趺阳《千金方·肺脏脉论》作太阳脉浮缓，少阳微紧，微为血虚，紧为微寒，此为鼠乳，其病属肺。趺阳、少阳似当作太阴、少阴，指右手寸口、尺中两脉也。

阴中生息肉者，此由胞络虚损，冷热不调，风邪客之。邪气乘于阴，搏于血气，变生息肉也，其状如鼠乳。巢氏。

巢氏曰：诸虫在人肠胃，腑脏调和，血气充实，不能为害。

---

① 翻榴：形容疮肿的样子。

若经络劳伤，肠胃虚损，则动作侵食于阴，轻者或痒或痛，重者则生疮也①。又曰：阴痛者，有诸虫因虚动作，食阴作痛者，其状成疮。其风邪乘气冲击而痛者，无疮，但疼痛而已②。亦令阴肿也。按诸虫皆湿热之所成也，不宜利湿，使热毒之气全行下注矣，宜清利宣疏，以缓治之。

巢氏曰：阴挺下脱者，胞络损伤，子脏虚冷，气下冲，令阴挺出，谓之下脱。亦有因产用力偃气③而下脱者④。又曰：新产后带急举重，子阴挺出或倾邪，月水不泻，阴中激痛，下寒，令人无子⑤。又曰：阴癀者，或因带下，或举重，或产时用力，损于胞门、子脏、肠下，乘而成癀⑥。

又巢氏论妇人八瘕，皆血气不调之所为也。其黄瘕，曰少腹阴中如刀刺，不得小便；血瘕，曰阴里若生风冷，子门辟，月水不利；狐瘕，曰阴中肿，小便难，胞门、子户不受男精。巢氏止论病源，少论脉象，措词亦繁，今择其切实晓畅者，附录于篇末。

无子绝产脉证

右手关后尺中阳绝者，无子户脉也，苦足逆寒，带下，阴中寒，绝产无子。

一妇两手寸关实大弦强，按之不减，两尺陷伏如无，前经小产或正产、不育及臀痛、足痿诸病矣，仍常时胸胁支满，自

---

① 诸虫……疮也：语本《诸病源候论》卷四十。
② 阴痛……而已：语本《诸病源候论》卷四十。
③ 偃气：屏气。
④ 阴挺……脱者：语本《诸病源候论》卷四十。
⑤ 新产……无子：语本《诸病源候论》卷三十九。
⑥ 阴癀……成癀：语本《诸病源候论》卷四十。

腰有气上冲，肩背胀闷，体肥健啖①。医者犹以尺伏为阴虚，四物加减与之。余力争不可，其夫不信，恐不出三年当有痿厥之患也。

脉来中央坚实，径至关者，冲脉也，动苦少腹痛，上抢心，有瘕疝，绝孕，遗失溺，胁支满烦也。

师曰：脉微弱而涩，年少得此为无子，中年得此为绝产。

又曰：妇人少腹冷，恶寒久，年少得此为无子，年大得此为绝产。久者谓常如此，非偶尔也。

少阴脉浮而紧，紧则疝瘕，腹中痛，半产而堕伤，浮则亡血绝产，恶寒。

肥人脉细，胞有寒，故令少子。其色黄者，胸上有寒。上出《脉经》。

妇人之脉，阴阳与男子相反，当要尺泽隐隐，来去如一和缓，不涩不弦，寸口平，方能孕育。若尺泽弦急，肝脉动，心脉疾，或六脉涩而不匀，无子。

妇人肺脉盛，肝脉软而虚，或微而动，心脉芤，肺气有余，相刑克肝，木受金伤，不能生血，月候多少，迟速不定，多下不节，以致无子，偶然怀之，又无故坠下，当减其肺，益其肝。

肺脉短涩盛者，短涩之本气盛，非洪大也。金伤木者，燥伤血也。减肺益肝，润燥补血以养筋也。子脏为万筋所细结，寒燥则拘急，湿热则纵弛，俱不利于孕育也。《脉经》云：男子脉浮弱而涩，为无子，精气清冷。

关尺微细而沉，肾气亏乏，不能生肝，经候多少迟速不定，不能生子。上史载之。

女子二七而天癸至，任脉通，太冲脉盛，月事以时下，故

---

① 啖（dàn）：吃。

能有子。七七任脉虚，太冲脉衰少，天癸竭，地道不通，故形坏而无子[1]也。《素问·上古天真论》。

半产死胎脉证

双胎一死一生。

妇人怀胎，一月之时足厥阴脉养，二月足少阳脉养，三月手心主脉养，四月手少阳脉养，五月足太阴脉养，六月足阳明脉养，七月手太阴脉养，八月手阳明脉养，九月足少阴脉养，十月足太阳脉养，诸阴阳各养三十日，活儿。手太阳、少阴不养者，下主月水，上为乳汁，活儿养母。怀妊者不可灸刺其经，必堕胎。

妇人怀妊，三月而渴，其脉反迟者，欲为水分。复腹痛者，必堕胎。

脉浮汗出者，必闭。其脉数者，必发痈脓。五月六月脉数者，必向坏。脉紧者，必胞满满，一作漏。脉迟者，必腹满而喘。浮者，必水坏为肿。

言脉浮汗出，必非躯[2]也。若加数，更发痈脓矣。五月六月，审真是躯也。数紧迟浮，各有病变焉。

少阴脉浮而紧，紧则疝瘕，腹中痛，半产而堕伤，浮则亡血绝产，恶寒。

妇人怀躯，六七月暴下斗余水，其胎必倚[3]而堕，非时孤浆[4]预下也。上并出《脉经》。

---

① 无子：不能孕育胎儿。
② 躯：身孕。
③ 倚：随着。
④ 浆：原作"奖"，据《脉经》卷九改。

阳施阴化，故得有胎，荣卫调和，则经养周足，故胎得安而能成长。若血气虚损，子脏为风冷所乘，则血气不足，不能养胎，以致数堕。其妊娠而恒腰痛者，喜堕胎也。巢氏。

凡胎孕不固，无非血气伤损。盖气虚则提摄不固，血虚则灌溉不周。且怀胎十月，经养各有所主，所以屡见小产者，多在三月或五月七月之间。下次之堕，必复如期，正以先次伤此一经，再值此经，则遇缺不能过耳。故凡治堕胎者，必先察此养胎之源而预①培其损，若临期则无及矣。张景岳。

半产之后，其将养当过于正产十倍。正产止血脏空虚，半产即肌骨腐烂，或误服药饵，或寒邪热毒所伤，或扶轻举重，或跌仆金疮，胎脏损伤，胞系腐烂，然后其胎坠下。当养其脏气，生其肌肉，庶可平复也。史载之。

惯堕胎者，固多因闪跌，亦有幼时常患泄泻，以致气虚，平常多汗，正气愈怯，及孕则气不摄胎，稍有不慎，随即腰痛下血，伤堕矣。《医存》。

闪跌，胎脉亦沉洪而滑，但加以结促耳。结则腹痛，促则痛甚，亟须安胎，宜四物加黄芩、知母、杜仲、续断、参、术之类，忌用峻剂、热性、转能、动血也。若脉促而数，必已下血矣，其胎必堕，亟于前药加阿胶、艾叶止之。书有成方，皆可选用。《医存》。

闪跌下血时，六脉重取细缓而不洪滑，两尺沉弱而无神，是已小产而无胎也。若六脉不匀而有力，右尺强壮，腹虽疼而胎未伤。《医存》。

胎死腹中，其脉洪大而沉，尺泽当溢透下部，不涩不绝，即无畏也。谓胎未下，当气满实，所以洪大而沉，又溢寸过。

---

① 预：提前，预先。

若涩而短，即死。史载之。

寸口脉洪而涩，洪则为气，涩则为血。气动丹田，其形即温。涩在于下，胎冷若冰。阳气胎活，阴气必终，欲别阴阳，其下必彊①。假令阳终，畜然若杯。《脉经》。

寸口脉浮洪而沉涩，洪者气有余，涩者血不足。凡妊娠，必阳气动于丹田，脉见沉洪，始能温养胎形。今涩在沉候，是阳气上越，胎冷若冰矣。盖胎得阳气则活，得阴气则绝。欲别阴阳，必其脉之沉候洪强，始为阳气而胎活也。假令沉候阳气衰绝，则畜然若杯，顽块而已，谓胎必死也。或本非胎，是痞块也。

问曰：妇人妊娠病，师脉之，何以知此妇人双胎，其一独死，其一独生，而为下其死者，其病即愈，然后竟免躯句似不续，其脉何类？何以别之？师曰：寸口脉卫气平调，荣气缓舒，阳施阴化，精盛有余，阴阳俱盛，故知双躯②。今少阴微紧，血即浊凝，经养不周，胎则偏夭。小③腹冷满，膝膑疼痛，腰重起难，此为血瘕。若不早去，害母失胎。《脉经》。

妇人有胎，腹痛，其人不安。若胎病不长，欲知生死，令人摸之。如覆杯者则男，如肘头参差起者女也。冷在何面？冷者为死，温者为生。《脉经》。

胎动不安者，多因劳役气力，或触冒冷热，或饮食不适，或居处失宜，轻者止转动不安，重者便致伤堕。若其母有疾以动胎者，治母则胎安。若其胎有不牢固，致动以病母者，治胎则母瘥。若伤动甚者，候④其母面赤舌青者，儿死母活。母唇口

---

① 彊：《脉经》卷九作"殭"。
② 双躯：双胎。
③ 小：《脉经》卷九作"少"。
④ 候：诊。

青，口两边沫出者，母子俱死。母面青舌赤，口中沫出，母死子活。巢氏。

《寓意草》曰：顾季掖乃室孕已五月，因下血，勉服固胎药。身肿气胀，血逆上奔，食入即痛楚而吐。咸以为胎气也。诊其脉，尺部微涩，肺部洪大，手臂青紫肿亮，若殴伤色。夫肺脉洪大，饮食即吐，此必肺生痈也；尺脉微涩，遍身青肿，此必胎久腐也。因主清肺，用泻白散，加芩、桔以开之，一剂而腹痛坠如产，二剂而下白污数斗，裹朽胎①而出，略无血点相间，旬余气平肿消而愈，始终以清肺为主也。朽胎方下时，忽大喘可畏，设先用峻剂硝黄下之，此时亦恐气脱不返矣。

梦交鬼胎怪胎脉证

凡人脏腑调和，则血气充实，风邪鬼魅不能干之。若荣卫虚损，则精神衰弱，妖魅鬼精得入于脏，状如怀娠，故曰鬼胎也。巢氏。

妇人与鬼交通者，脏腑虚，神守弱，故鬼气得凭②之也。其状不欲见人，如有对忤③，独言笑，或时悲泣，是脉来迟伏，或如雀啄，皆邪物病也。又脉来绵绵，不知度数，而颜色不变，此亦病也。巢氏。

妇人梦与鬼交通④者，亦由脏腑气弱，神守虚衰故也。巢氏。

有一妇人来诊，因言阴阳俱和调，阳气长，阴气短，但出不入，去近来远，故曰反。以为有躯，偏反血断，断来几日。

---

① 朽胎：死胎。
② 凭：附体。
③ 对忤：仇家。
④ 交通：指性交。

假令审实者，因言急当治，恐经复下。设令宫中人若寡妇，曾夜梦寐交通邪气，或怀久作癥瘕，急当治下服耳汤。设复不愈，因言发汤当中下胎。《脉经》。反，脉名，详后。

此言脉但出不入者，非躯也，或经闭，或鬼胎，总宜治下之。耳汤、发汤，殆下胎方也。

脉得诸芤，动微紧，男子失精，女子梦交，桂枝龙骨牡蛎汤主之。《金匮·虚劳门》。

两尺乍大乍小，乍有乍无，或浮或沉，早暮不同者，鬼胎也。须连视二三日乃可见。宜补气活血，温养脾胃，则经自通。若脉来疾如风雨乱点，忽然而去，久之复来如初者即巢氏所谓雀啄也，是夜叉胎也。亦有左关脉两歧而产夜叉者，总之，与平常之脉不类也。《三昧》。

此恐是从祟脉附会来。吾闻鬼胎之义，由其人阳气之衰，则亦当见病脉，而不当见怪脉也。但为鬼物凭附者；亦当有异。今将祟脉列后以便览。

两手阳脉浮之细微，绵绵不可知，俱有阴脉，亦复细绵绵，此为阳跷、阴跷之脉也。此家曾有病鬼魅风死，苦恍惚，亡人为祸也。《脉经》。

脉有表无里，邪之所止，得鬼病也。何谓有表无里？寸尺为表，关为里，两头有脉，关中绝不至也。《脉经》。

脉来乍大乍小，乍短乍长者，为祟。洪大袅袅[1]者，社祟[2]。沉沉泽泽巢氏作涩涩，四肢不仁而重者，土祟。《脉经》。土，一作亡。

按：此节下云脉与肌肉相得，久持之至者可下之，弦小紧者可下之，紧而数，寒热俱发，必下乃愈，弦迟者宜温药，紧

---

[1] 袅袅：柔动貌。
[2] 社祟：土地神为祟。社，土神。

第
四
辑

数者可发其汗，似是历言治祟之法。盖邪祟之来，必因人身之病，去其病而祟自退矣。未知是否，待质高明。

病似伤寒，恶寒发热，初得病便谵语，六部无脉，大指之下，寸口之上，有脉动者，名鬼脉。《伤寒补天石》①。

妇人荣卫经络断绝不通，邪气便得往，入合于脏。若经血未尽而合阴阳，即令妇人血脉挛急，小腹重急，支满胸胁，腰背相引，四支酸痛，恶血结牢，月水不时，因生积聚，如怀胎状，令人恍惚多梦，苦寒热，四支不欲动，阴中生气，肿内生风，甚者小便淋沥涩痛，不复生子。其八瘕者，黄、青、燥、血、脂、狐、蛇、鳖也。黄瘕者，左胁下牢结，不可得按，小腹阴中如刀刺，令人无子。青瘕者，聚在②右胁，藏于背膂，上与髀，髀腰下挛，两足肿，月水不通，或不复禁，令人少子。燥瘕者，因其人虚惫，夏月劳极，汗出饮冷，血结所成，大如半杯，腹中苦痛，还③两胁下，上引心而烦，喜卧④盗汗，小便自出及失精，月水闭塞，大便难，令人少子。血瘕者，横骨下有积气，牢如石，阴里若生风冷，子门辟，令人无子。脂瘕者，腰背如刺，四支不举，左右走腹中切痛，膀胱胀，大小便血不止，令人无子。狐瘕者，阴中肿，小便难，胞门子户不受男精，如有娠状⑤，终身无子。其瘕有手足成形者杀人也，未成者可治。蛇瘕者，上食心肝，长大其形若漆，在脐上下⑥，还疗左右胁，不得气⑦，不复生子。其手足成形者杀人也，来成者可治漆

---

① 《伤寒补天石》：伤寒学著作，明代戈维城撰，二卷，续编二卷。
② 聚在：此二字原脱，据《诸病源候论》卷三十八补。
③ 还：原脱，据《诸病源候论》卷三十八补。
④ 卧：原脱，据《诸病源候论》卷三十八补。
⑤ 如有娠状：《诸病源候论》卷三十八此下有"四肢不举"四字。
⑥ 长大其形……脐上下：《外台秘要》卷三十四作"长大条条在脐下"七字。
⑦ 气：《外台秘要》卷三十四作"吐气"二字。

字未晓。鳖瘕者，大如小盘，腹痛，按之跃手，令人无子。其手足成形者杀人也，未成者可治。巢氏。

妇人脉如孕，尺脉亦绝，与孕无殊谓心脉洪滑，肺脉毛而不浮，肝脉略横而涩，按之不绝，尺泽微陷，与肝脉微间，但六脉动而不匀，胃脉轻带伏，此因经候行次，或产后起早，并误吃生冷，伤损气血俱病，因生积聚。久而失治，变成恶物，其状腹中成块，如蛇鼠如虎如鹿之类，以手按之，冲手跳起。但此病到年深，其恶物带命，吃人血尽，或绝无经候通行，或经候行时只如淡水，如此即倾危人也。史载之。

夫俗云月家病者，因新产未满一月，男女媾①而成疾也即巢氏脂瘕病因也。其证经闭，或成新孕，或成血块，晚夜发热腹疼，变证多端，久则咳咯骨瘦，面红颧热，到七八月后咳吐腥块，即不食，死矣。大约三月以前，犹可医治。妇身壮者先破瘀滞，正宜用下胎药也，少愈即补血气。身弱者先补中气，兼用行血之药，数剂后亟破其瘀，略兼固气，瘀血既去，即峻补气可也。此病总非平平攻消所能应也。《医存》。

《月令》曰：仲春之月，雷乃发声，起居不慎，生子不备，必有凶灾。此非其时也。又星露之下，庙宇山林溪涧之间，必招厉气②。此非其地也。又交接不依常理，受孕形体不备，横生逆产，种种祸患，皆自取也。

经闭血败癥瘕劳损似胎非胎脉证

问曰：妇人病，经水断一二月而反经来。今脉反微涩，何也？师曰：此前月中若当下利，故令妨经。利止，月经当自下，

---

① 媾：原作"构"，据《医存》卷十二改。
② 厉气：邪恶乖戾之气。

此非躯也。

妇人经自断而有躯，其脉反弦，恐其后必大下，不成躯也。大下者，崩也。

妇人怀躯，七月而不可知，时时衄血而转筋者，此为躯也。衄时嚏而动者，非躯也。

脉来近去远，故曰反。以为有躯而反断，此为有阳无阴故也。来，阳也；去，阴也。来近去远，来短去长也。其象属沉，有阴无阳。若有阳无阴，当云来远去近。

胎脉必滑。《内经》曰：阴阳相过曰溜。溜，即滑也。相过者，浮而能沉，沉而能浮，阴阳两气相入来去，高下停匀也。若来强去弱，去强来弱，即不能相交矣。李中梓曰：反者，来微去大，病在里也。本仲景"平脉"①。

问曰：师曰：妇人妊娠三月，师脉之，反言非躯。今月经自当下，其脉何类？何以别之？师曰：寸口脉，卫浮而大，荣反而弱反，退掣之义也，浮大则气强，反弱则少血。孤阳独呼，阴不能吸，二气不停不停匀也，卫降荣竭。阴为积寒，阳为聚热，阳盛亢也不润，经络不足荣行脉中，竭，故不足，阴虚阳往阳气下陷入阴中也，故令少血。时发洒淅，咽燥汗出，或溲稠数，多唾涎沫，此令重虚。津液漏泄，故知非躯，畜烦满洫。月禀一经。三月一来，阴盛则泻，名曰居经。此与下节脉义最精，言非孕而孕脉可见矣，且凡脉之理皆可见矣，深宜潜玩。

此即但出不入，去近来远，有阳无阴者也，又曰脉浮汗出者必闭，即此义也。

脉濡而弱，弱反在关，濡反在巅。迟在上，紧在下。迟则为寒，名曰浑；阳浊则湿，名曰雾。紧则阴气栗，脉反濡弱，

濡则中湿，弱则中寒，寒湿相搏，名曰痹。腰脊骨节苦烦，肌为不仁，此当为痹，而反怀躯，迟①归经，体重，以下脚为跗肿，按之没指，腰冷不仁，此为水怀。喘则倚息，小便不通，紧脉为呕，血气无余，此为水分。荣卫乖亡，此为非躯。上《脉经》。

此有阴无阳，所谓怀娠三月而渴，其脉反迟，必为水分，与夫涩在于下，畜然若杯者也。

六脉皆涩又迟缓，丈夫失精，妇人败血。

肝脉涩，心脉滑，肺脉衰，一如孕脉然。尺泽急而长，为败血，为积血，非孕。

肺脉急而弦长，尺脉浮而短，小腹坚硬如孕。

肺脉急而沉，肾脉濡沉，少腹有形如孕。

六脉大而沉，重手取之，隐隐乃得，轻手如无，重取却有骨力，非如寻常沉伏之脉。此因胎脏本热，或因产后未经百日，恣吃冷物，寒热相伏，经二三年，月候不通，全如怀孕，恶血所聚。如有身，露下有块，但坚硬不动，往往胸胁气痛，只以辛温药散之，自然行下，不必疏通。上史载之。

胎孕之脉数，劳损之脉亦数，大有相似。然损脉之数多兼弦涩，胎孕之数必兼和滑，此当于几微②中辨其邪气、胃气之异，而再审以证，自有显然可见者。张景岳。

凡湿热溃于血分，郁为痰涎，与夫血煤气沸，脉象俱能累累③指下，鼓搏有力，与替替流利之滑脉略无分别。故昔人谓诊室女④孀尼多见此脉，只是血燥气郁，清燥宣郁，即渐缓弱矣，

---

① 迟：此下原衍"曰"字，据《脉经》卷九删。
② 几微：细微。
③ 累累：连续不断的样子。形容脉象短而坚实。
④ 室女：指未婚女子。

慎勿误谓有娠也。

妊娠正胎脉证

何以知怀子之且生也？身有病而无邪脉也。《内经》。

《内经》曰：阴搏阳别，谓之有子。此是血气和调，阳施阴化也。又曰：诊其手少阴脉动甚者，妊子也。少阴，心脉也，心主血脉，又肾名胞门、子户，尺中，肾脉也，尺中之脉按之不绝，法①妊娠也。

左右三部脉，浮沉正等，按之无绝者，法妊娠也。妊娠初时，寸微小略小也，呼吸五至，三月而尺数也。脉滑疾，重以手按之散者，胎已三月也。脉重手按之不散，但疾不滑者，五月也。

问曰：有一妇人，年二十所，其脉浮数，发热呕咳，时下利，不欲食，脉复浮，经水绝，何也？师曰：法当有娠。何以故？此虚家，法当微弱，而反浮数，此为戴阳。阴阳和合，法当有娠，到立秋热当自去。何以知然？数则为热，热者是火，火是木之子，死于未，未为六月位，土王，火休废，阴气生，秋节气至，火气当罢，热自除去，其病即愈。

妇人经月下，但为微少。师脉之，反言有躯，其后审然。其脉何类？何以别之？师曰：寸口脉阴阳俱平，荣卫调和，按之滑，浮之则轻，阳明、少阴各如经法，身反洒淅，不欲食饮，头痛心乱，呕哕欲吐，呼则微数，吸则不惊，阳多气溢，阴滑气盛当作血盛，滑则多实，六经养成。所以月见，阴见阳精，汁凝胞散，散者损堕。设复阳盛，双妊二胎。今阳不足，故令激

---

① 法：应当是。

中医脉学经典医籍集成

脉义简摩

经①也。

此与前"孤阳独呼，阴不能吸，二气不停，卫降荣竭"对看，深有意义。"阴见阳精"以下，乃推论堕胎、双胎之理，谓所以月见者，因已孕之妇复合阴阳，阴见阳精，前汁之凝于胞者散，散则堕胎矣。设复受精，则成二胎，而脉必复阳盛矣。今阴盛而阳不足谓按之滑，浮之则轻，血气不能纯固，故激经而月下也。激经者，受胎后复合阴阳所激也。

师曰：脉妇人得平脉上节所谓阴阳俱平，脉来去大小停匀也，阴脉小弱，其人渴，不能食，无寒热，名为躯，桂枝汤主之。法六十日当有此证，设有医治逆者，却一月②加吐下者，则绝之。

妇人脉平而虚者，乳子法也。平而微实者，奄续法也。而反微涩，其人不亡血下利而反甚，其脉虚，但坐③乳大儿及乳小儿，此自其常，不能令甚虚竭，病与亡血虚等，必眩冒而短气也。乳大儿及乳小儿，谓乳大儿又孕小儿也，两"乳"字义不同。

师曰：有一妇人好装衣来诊，而得脉涩，因问曾乳子④下利，乃当得此脉耳。曾半生漏下者可。设不者，经断三月六月。设乳子漏下，可为奄续，断小儿勿乳。

师曰：乳后三月有所见谓经来也，后三月来脉无所见，此便是躯。有儿者护之，恐病利也。何以故？怀身阳气内养，乳中虚冷，故令儿利。

师曰：有一妇人来诊，自道经断不来。师言一月为衃，二月为血，三月为居经，是定为躯也，或为血积。譬如鸡乳⑤子，

---

① 激经：怀孕后月经按月来潮，唯量少时短。

② 却一月：一月后。

③ 坐：由于。

④ 乳子：为孩子哺乳。

⑤ 乳：孵化。

热者为禄①，寒者多浊②。且当须后月复来，经当人月几日来。假令以七日所来，因言且须后月十日所来相问日数俱有微意，详见后注。设其主复来者，因脉之，脉反沉而涩一作滑。因问曾半生，若漏下亡血者，定为有躯。其人言实有是，宜当护之。今经微弱，恐复不安。设言当奈何，当为合药治之。

师曰：有一妇人来诊，自道经断。脉之，师曰：一月血为闭，二月若有若无，三月为血积。譬如鸡伏③子，中寒即浊，其热即禄。欲令胎寿，当治其母，侠寒怀子，命不寿也。譬如鸡伏子，试取鸡一，毛拔去，覆子不遍，中寒者浊。今夫人有躯，小腹寒，手掌反逆，奈何得有躯？妇人因言当奈何，师曰当与温经汤。

妇人怀娠六月七月，脉弦发热，其胎逾腹，腹痛恶寒，寒著小腹，如扇之状。所以然者，子脏开故也，当以附子汤温其脏。并出《脉经》。经初断而脉印弦者，非躯也。六七月而脉乍弦者，病寒也。

子脏者，万筋所细结也。寒则拘急不能固密，热则纵弛不能提摄，故皆堕胎也。开者，挛缩而不能周裹，有隙为寒气所侵也。

妇人胎孕，左手关寸脉滑数，而肺部脉虚而毛，尺泽陷而与关脉不际者，孕也。所谓陷而不际，只是描摩，沉实不弦之意耳。

血盛气衰为孕，谓心脉洪大，流利替替而滑，肺脉毛而微，却不浮，为孕。仍须尺泽与肝脉微间，而肝脉微横，即是孕。

肝脉涩而不绝，尺脉微陷，心脉滑，是孕。上史载之。

凡妇人怀孕者，其血留气聚，胞宫内实，故脉必滑数倍常。

---

① 禄：福，指能孵出小鸡。
② 浊：浑浊，指孵不出小鸡。
③ 伏（fū）：孵卵。

然有中年受胎，及气血羸弱之妇，脉见细小不数者，但于微弱之中亦必有隐隐滑动之象，此正阴搏阳别之谓，是即妊娠之脉有可辨也。张景岳。

陈修园曰：三部如常，经停莫恨。尺中有神，得胎必定。又曰：妇人有胎，亦取左寸。不如神门，占之不遁。如常者，经所谓无邪脉也；左寸者，经所谓手少阴动甚也。神门，穴名，非指尺部也，穴在掌后，与寸口横值，为心脉所过。左大为男，右大为女。《医学实在易》。

妇人无论气分何病，但得血分无病，经期未愆①，即能受孕。或经期前后不定在二三日，亦能受孕。经后数日，间有房事，勿论妇患何证，但右尺与左寸沉取有神，八分是孕。尝见经后数日，每日妇昏死数次，且不能食，但用安胎方，自愈。经后血虚，脉当虚涩。若在月空，尤见软滞，转见滑疾有神，即防是孕，宜也。但用药仍当对证，勿伤胎耳，岂得无论何病俱用安胎方邪。

孕脉最难辨。惟经前无病之妇，比及②怀孕三四个月，多是右尺洪滑，左尺沉动，此易为辨也。若经前有病未痊，或先屡次小产，则从初孕以至十月脉皆细弱，非易辨也。尝见气弱之妇，久病初愈之妇，屡次堕胎之妇，此三等人孕，脉一二三四月时有右尺沉细略滑，左寸沉细略有神者。比及四月以后，忽右尺似无脉，左寸亦微弱，但止左关动者，比及七八九月时，两尺寸俱弱，微见两关动者，又或动而忽数忽迟似结似促者，此气血本弱，而试疼也。

又见气盛初胎，一二三四月时皆左脉大于右脉，惟右尺沉滑，左寸动，知其孕也。

又见气血俱盛初胎，一二三四月时六脉洪数，上焦常见热

---

① 愆（qiān）：延误。
② 比及：等到。

证，惟右尺沉洪而滑，左寸动王①，及三指齐按则滑而有力，来撞于寸而去撞于尺。

又见血盛有孕，右脉大于左脉，而左寸细而有神。

又见气血俱热，六脉洪数，而每月经血不止，其初惟据右尺沉滑，左寸动，以知其孕。大约一二月之孕常见杂证，多不喜食，甚有昏死频频及如狂者。然所见之证，每日夜间，时而证见，似乎病甚，时而证止，全似无病。迨三四月时乃多呕吐，五月以后不呕吐矣。又有素多胃热之妇，孕一二月即呕。又有肥妇气盛，八九月时忽大呕者。

书云心脉动甚者有孕，又两尺王与两寸迥别者亦有孕。若流利带雀啄，乃数月之胎也。盖经闭不得流通，故孕数月后而脉歇至不匀也。妇无他病，诊此皆准。夫雀啄者，平缓中忽而连来数至，如雀啄物也，常见五月以后。胎脉不皆雀啄，有四至或五至不改者，有兼结者，大小疾徐不匀也。结脉在杂疾为郁结疼滞等证，雀啄在久病为死脉，而在孕妇，乃数月后胎动试痛应有之脉也。但虽结与雀啄，而其形滑利圆活，俨似流珠。又见八九月胎脉，三指齐按，觉两关竟似流珠滑刺圆活，惟不坚硬耳。两寸与尺俱细缓，亦无大病。究竟结与雀啄，虽其应尔，亦宜详问有无腰脐腹胁酸痛，恐或伤堕也。上并出《医存》。

历诊胎脉，验之圣经②，而知其不妄③也。世谓妊娠有不见脉者，非不见脉也，即经所谓身有病而无邪脉也。其脉三部浮沉大小正等，无浮弦芤涩之形，亦无搏击流利之象，三指齐按，指下俱似有形，即所谓按之不绝是也。五月以前止能按至中候，五月以后始能按至沉候。有形，即所谓按之不散，胎已五月也。

---

① 王：通“旺”。《说文通训定声·壮部》：“王，假借为‘眐（旺）’。”

② 圣经：经典重复的医书。

③ 妄：假。

又有受胎一二月，关尺两部中候细滑，来去分明，至三四月转见软涩，不甚分明，五六月后复渐见滑实者。夫一二月即见细滑者，因每月行经，血下有期，骤无所泄，故相激而乍见壅盛也。《脉经》必问经期入月几日来，当几日来，问即此义也。气血流行之道既熟，至期而不得泄，必搏激而脉象变见也。至三四月气血已定，而胎气又未充满，血停气滞，故见软涩也。大抵初孕一二月，细滑见于中候，多在关尺部内，所谓按之濡，举指来疾，肾气乍充也。四五月始能正见关部洪大。至于寸部，非呕吐咳嗽之甚，未有于三月前见滑疾者。总是四月后始渐自尺，上充于寸也。

凡诊孕脉，必以平旦。经曰：平旦者，阴气未动，阳气未散，饮食未进，经脉未盛，络脉调匀，血气未乱。此时客气未形，纯是一团真气，故能诊见脉之真象也。饱后劳后，则失其本矣。常人午睡初起，脉必滑疾有力有神，未可据为胎孕，尤未经前人道破者也。《脉经》曰：吐家，脉来形状如新卧起。可想见新卧起之脉状矣。潜初①。

凡诊胎脉宜凝神，移时过五十动。盖阴中伏阳，阳中伏阴，脉之错综杂沓，惟胎为甚。因人之禀赋本各不同，而又所受之胎有得阴气而成女，有得阳气而成男，有得王气而胎寿，有得废气而胎夭，莫不变见于脉。必须从错综杂沓中细心剖析，所见何脉，所兼何脉，所杂何脉，所伏何脉，一一了然。即双胎一男一女，一生一死，且能辨矣，何论余耶？《医存》曰：男妇本脉，皆有六阴，皆主富贵。肥人肉紧，六阴之极，则六脉俱伏，惟三指齐按至骨，方见微动，乃其平脉也。若有一部脉见，单诊即得，或细而有力，即此经有病。若细而数，乃热证也，

---

① 潜初：即周学海。

结则有郁有痛也。至于妊娠，初孕则先右尺脉见，三月则左寸亦见，此后六部皆渐见矣。但所见皆细滑，非洪滑也。盖本妇乃六阴脉常伏不见，所见者胎中气息之脉耳。若见洪脉，则为热极之证矣，此亦孕脉无定之一端也。潜初。

凡诊胎脉，必迭用举按以审其势。诊者先以指重按至骨，令脉气断绝，不能过指，旋忽微举其指，若是有孕，尺部之下必有气如线，漉漉争趋，过于指下，如矢之上射也。大举其指，反有不见，此滑疾之象者。故孕者无论其脉如何软弱，如何迟缓，而当按断微举之时，必有气随指上浮，争趋如线。既举复按，既按复举，累审不爽，孕无疑矣。若非孕也，无论其脉如何洪滑，如何数疾，而当按断微举之时，必无气线过指。即或有之，亦必不能滑疾有神，且不能随指即上，指既举而气乃至，不似胎脉之直同指未举而气已至也。盖胎孕者，肾之事也，诊者自当以审察肾气为主。无如前贤仅称尺脉滑动之言，未明指法操纵之诀，今吾从《难经》肾脉指法悟出，历用皆验，决应如神。夫胎脉惟不得弦、芤、牢、革，若迟、涩、细、弱、微、散，莫不有之。独至按断微举之时，气线过指之际，则滑疾之真象见矣。此象初孕二十日即见，一二月时最显，三四月时间有脉转软散者，此象亦或不见，然两尺部中总有一部微见也。更有因患病误治，致伤气血而不见者，但服调养气血药一二剂，必见矣。更有临诊时，孕者两手从冷水中初起，脉气为冷气逼退而不见者，温待少顷即见矣。故诊者临时必须问明，顷间有无劳怒、饮食、卧起、冷水等事，最为切要。此皆亲历之词也。三节义本圣经，为胎脉诊法中必不可少之法，前人未经道及，故特疏论其义。与旧文一例顶书者，以便醒目耳。非敢与先哲格言抗行也，故谨附于篇末云。

妊娠分男女脉证

妇人妊娠四月，欲知男女法，左疾为男，右疾为女，俱疾为生二子。

又法：得太阴脉为男，得太阳脉为女。太阴脉沉，太阳脉浮。<small>太阴、太阳别是浮沉之专名，非十二经者也。</small>

又法：左手沉实为男，右手浮大为女。左右手俱沉实，猥①生二男；左右手俱浮大，猥生二女。

又法：尺脉左偏大为男，右偏大为女，左右俱大产二子。大者，如实状。

又法：左右尺俱浮，为产二男，不尔则女作男生；左右尺俱沉，为产二女，不尔则男作女生也。<small>《汪石山集》有此医案。</small>

男作女生，女作男生者，言此人体性不与人同而相反也。浮本生男，若生女者，则其人必沉而生男也，故曰女作男生；沉本生女，若生男者，则其人必浮而生女也，故曰男作女生。是脉无一定，各因人而定也。

又法：遣妊娠人面南行，还复呼之，左回首者是男，右回首者是女也。

又法：看上圊②时，夫从后呼之，左回首是男，右回首是女。

又法：妇人妊娠，其夫左乳房有核是男，右乳房有核是女也。<small>上出《脉经》。</small>

胎脉初二三月，右尺沉洪，而无此经热证。所谓热证者，如相火妄动、经血不止、咽痛舌痛、耳鸣目赤之类是也。三四

---

① 猥：多。
② 圊（qīng）：厕所。

月右尺，左寸皆沉洪而滑，再以三指齐按，左脉皆沉洪而滑疾，男也，右脉皆沉洪而滑缓，女也。此时多有临食呕吐，并无他证应此脉也。五月后两关洪滑，两寸洪滑，或寸关皆洪滑，或两尺洪滑，难限部位。盖妇有强弱，或兼别病而然，要其沉洪而滑，三指齐按必见也，惟单指各诊有不同耳。若两手均洪滑者，双胎也。又肥妇脉多沉细，须作六阴诊之。如细而有力，三指齐按而滑者，即胎也。《医存》。

旧云：胎在右是女，胎在左是男，及左脉大是男，右脉大是女，皆不准。常见右脉大胎在右者多生男。况二三月之孕，多是右尺沉滑，而左尺不及也。《医存》。

脉左男右女、沉男浮女二说，虽不能尽准，却是十应七八。又谓浮男沉女者，盖非谓脉象之见于浮、见于沉也，谓脉之鼓力能及于浮、不能及于浮也。又有谓两寸滑为男，两尺滑为女者，尤不尽准。大抵左寸沉滑为男，历验不爽也。至于摸之如肘头参差起者为女，如覆杯者为男，是儿已成形者，在五六月后矣。

妊娠杂病脉证

重身①九月而喑②，何也？曰：胞之络脉绝也。胞络者系于肾，少阴之脉贯肾，系舌本，故不能言。此无治也，当十月复。胞，子肠也，非膀胱之外胞，更非心之胞络也。少阴，足少阴肾经也。

重身，毒之奈何？曰：有故无殒，亦无殒也。并出《素问》。

五月六月脉紧者，必胞漏。

师曰：妇人有漏下者，有半生后因续下血都不绝者，有妊

---

① 重身：怀孕。
② 喑：音哑。

娠下血者，假令妊娠腹中痛，为胞漏一作阻，胶艾汤主之。胞漏、胞阻，皆妊娠下血之名，非指恶阻也。漏血不时，与妊娠经月依期而下者不同。

妇人宿有癥病，妊娠当有"六月"二字经断三月，而得漏下，下血四五日不止，胎①动在于脐下一作脐上，此为癥痼害。妊娠六月动者，前三月经水利时，胎也。下血者，后断三月，衃也。所以下血不止者，其癥不去故也。当下其癥，宜桂枝茯苓丸。

六月动者，言胎至六月始能动。今欲动，是前三月经未断时已胎也，所下之血乃后断三月所积之衃也。夫衃何以下也？止因胎至六月形已壮大，经断三月，血又壅盛，与瘕相碍，不相容也。桂枝动血，妊娠所忌，况已下漏乎？此时固不可用固胎之药，而动血之品，非见证必真者不可妄用也。

妇人妊娠，小便难，食如故，当归贝母苦参丸主之。腹中疞②痛，当归芍药散主之。呕吐不止，干姜人参半夏丸主之。

妇人妊娠，有水气，身重，小便不利，洒洒苦寒，起即头眩，葵子茯苓汤主之。上并出《脉经》。

肝脉长而溢③寸，胎漏失血。胎下血有二，有肝气虚微，肾脉绵软，胎脉陷下，动而失血者，宜补之。若肝脉有余而失血，是胎溢，当凉血也。肝气虚微，胎脉陷下，"气脉"二字互易，文义较顺。

妊娠六脉疾而动，肝脉如长而散，主胎漏失血，不可补之，此血溢也，当凉血以安胎。

妊娠六脉洪大，过关溢寸，主上鬲④有热，唇口干焦，口舌

---

① 胎：此下原衍"欲"字，据《金匮要略·妇人妊娠病脉证并治》删。

② 疞（jiǎo）：腹中急痛。

③ 溢：超出。

④ 鬲：通"膈"。

第
四
辑

生疮，非时头痛不安，小便黄赤。

妊娠尺泽沉伏，肺脉实沉而动，腰痛不可举，两手沉重，行步无力。此《内经》所谓脾太过则四肢不举，脾经湿热壅盛，浊气上蒸入肺，而下克肾水也。

妊娠之脉，若肺虽微，然浮而聚于寸口，当上气喘促。

妊娠，六脉虽要滑而流利，然肝脉滑而洪大，胃脉亦有骨力，则上喘而口胶，见食多呕。两关滑实，只是中焦痰结。

妊娠，尺脉不绝，与肝脉相连而绵软无力，又沉以细，当主少腹疼痛，盖胎气热则在上，冷则坠下。

妊娠，尺脉沉急而搏，胃脉濡而重，六脉又软，胎气坠下，阴门肿。凡专言某脉者，一指单按也；统言六脉者，三指齐按也。

妊娠，心脉洪大而浮，肺脉浮而散，胃脉浮而大，通身瘙痒，渐次面目，浑身俱肿，心躁不安。俗名子肿，盖风水也。

妊娠，六脉皆结而伏，胃脉沉而动，主忽然如中风，心前昏闷，即如有一块物填塞，此缘脏腑本热，而或感寒，或吃生冷，寒热相伏而不散，以辛温散之。又有子痫，是湿痰壅入心包络之经也，宜桃仁、青皮、陈皮、香附、远志、菖蒲、白芍，和血降气主之。

妊娠，血有余，六脉大而疾，又紧而流利，表里俱有骨力，主浑身碎痛，并腹内疼不可忍者，宜凉其血。此水谷之悍气窜入荣气之道也，宜以凉药破其气，又以辛凉疏其表，使逆气从汗出，即愈矣。

妇人妊娠，有发热如疟，虽夏常畏风，此肝盛血热，风行于表，热极即生寒。若肝盛胃虚，即更右一壁寒，以妊则血盛而气衰故也。诊其脉，当左脉长而紧，微带浮，右关沉而濡，如按泥浆。此肝脾不和即荣卫不和，宜以轻剂和中，即愈矣。上史载之。

妇人伤寒，怀身腹满，不得小便，从腰以下重，如有水气状。怀身七月，太阴当养不养，此心气实，当刺泻劳宫及关元，小便微利则愈。伤寒一作伤胎，非。太阴，手太阴肺也。《脉经》。

胎脉乃沉洪而滑，流利不滞，非数亦非浮也。数乃热证之脉，浮乃表证之脉，有热有邪，自有其证。若前日诊明胎脉，后日复诊其脉，沉洪而滑，新加以数，则有胎热之证矣，或加以两寸浮数，则新受外感，其证皆可问而知。若见结脉，必内有痛处。《医存》。

妊娠恶阻者阻，即孕也，谓经阻也，故经谓孕妇为阻妇，心中愦闷①，头眩，四肢烦疼，懈惰不欲执作，恶闻食气，欲啖咸酸果实，其大剧者至不能自胜举也。此由元本虚羸，血气不足，肾气又弱，兼当风饮冷太过，心下有痰水挟之，而有娠也。经血既闭，水渍于脏，脏气不宣通，故烦闷气逆而呕吐也。血脉不通，经结否滞，则四肢沉重，挟风则头目眩。风，肝气也。

妊娠子满体肿者，此脾胃虚弱，脏有停饮，而挟以妊娠故也。经血壅闭，以养于胎，若挟有水气，则水血相搏，水渍于胎，兼伤脏腑。脾胃主肌内，脾气虚弱，水气流溢，故令体肿，水渍于胞，则令胎坏。凡妊娠临产之月脚微肿者，其产易，胞脏水血俱多而乘于外也。若初妊而肿，是水气过多，儿未成具，故坏胎也。五月六月脉浮者，必腹满而喘，坏胎，为水肿。

妊娠子烦者，凡脏虚而热气乘于心者，则令心烦而躁热，停痰积饮在于心胸。其冷冲心者，则令心烦而呕吐涎沫。妊娠既血饮停积，亦虚热相搏，故令心烦也。上出巢氏。

妊娠咳嗽者，寒伤于肺也。巢氏此论全取《内经》咳论之文，仍是外感病也。又有初妊即咳，至儿出腹而即止者，此火少土弱，水气射肺也。妊娠呕吐、咳嗽二证，最能伤胎，剧者急宜救治，理肺温脾。

妊娠转胞，不得溺者，膀胱为胎所碍，不得转也。此由中气不足，不能升举胎系，其脉细弱亦有因湿热致筋络纵弛者，脉多

①　愦闷：昏乱。

缓滑也，胀急欲死。宜先令老妇以香油涂手，入产门托起其胎，以出其溺，再用补中益气药以渐升举之。《丹溪心法》此病或先服药探吐，或辗转侧卧而出之，更妙，与前篇转胞参看。

人世所有百病，孕时俱能患之，治法总须对证施治，而勿伤胎耳。寻常伤胎之药，但于证相合，即可放心用之，勿过剂也，或以药佐之。

妊娠七八月及将产脉证

妊娠七月，脉实大牢强者生，沉细者死。

妊娠八月，脉实大牢强弦紧者生，沉细者死。

妇人怀妊，离经，其脉浮。设腹痛引腰脊，为今欲生也。但离经者，不病也。诸书有引作"不产"者，盖未得其义，以意改之也。

《难经》有损脉一呼一至曰离经，至脉一呼三至曰离经，是离经本非脉之定名，只是离乎日行十六丈二尺之常经耳。损至离经为病脉，将产离经不为病脉也。即实大弦强，更加洪滑，故曰其脉浮。仍恐人疑与病脉混也，再以不病申之。

妇人欲生，其脉离经，半夜觉，则日中生也。上《脉经》。

尺中细而滑，妇人欲产。《千金翼方》。

产妇腹痛而腰不痛者，未产也。若腹痛连腰甚者，即产。所以然者，肾候于腰，胞系于肾故也。诊其尺脉，转急如切绳转珠者，即产也。巢氏。

妇人欲产，浆破血下，浑身疼，诊其脉当洪大而有骨力，尺泽透而长，方是正产，谓孕则尺脉不来，欲产而浆下则尺泽透。若浑身疼甚而浆未破，血不肯下，即难产。凡浑身痛甚，须是腰痛连谷道疼，进痛迫，胀也，方是正候，以少阴挟胞之络脉连腰过脊及肛门。若只是腹痛，不可用作正产候。史载之。

《达生编》《福幼编》等书，皆医林之至宝。为家长者当使识字子弟庄诵而讲说之，使妇人熟知。又须知两中指顶节之两旁非正产时则无脉，不可临盆也。若此处脉跳，腹连腰痛，一阵紧一阵，二目乱出金花，乃正产时也，速临盆。《医存》。

易产难产子死腹中
胞衣不下下血不止脉证

将产，脉洪长滑数者易产，虚细迟涩者逆。

大凡妊妇脉细匀易产，大浮缓散气散难产。大抵总以匀滑、有根、有力为吉也。《丹溪心法》。

妊娠养胎，白术散主之。又宜服当归散，即易产无疾苦。《脉经》。此节是平日养胎使易产之方法也。

将产，服独参汤，人参一二两，长流河水煎汤，呷之，能定痛安神，增气益血，即易产无苦，世医不知也。《本草经疏》。此方甚验，无力者，党参再倍代之亦可，胎前服破气破血药多者，即不堕胎，亦必难产。故昔人谓砂仁安胎，多服难产也。此节是临产所用之方法也。

妊娠临产之月脚微肿者，即易产。所以尔者，胞脏水血俱多，故令易产，而水乘于外，故微肿，但须将产之月。若初娠刷中者，是水气过多，儿未成具，则坏胎也。

产难者，或先因漏胎，去血脏燥，或子脏宿挟疹病，或触犯禁忌，或始觉腹痛，产时未到，便即惊动，秽露早下，致子道干涩，产妇力疲，皆令难也。候其产妇，面赤舌青者，子死母活，唇青口青，口两边沫出者，子母俱死，面青舌赤沫出者，母死子活。

横产逆产者，由初觉腹痛，产时未至，惊动伤早，儿转未竟，便用力产之，故令横产逆产也。亦由傍看产人抱腰持捉失理，或触犯禁忌所为。凡将产，坐卧产处须顺四时方面，并避五行禁忌。若触犯，多致灾祸也。

产子但趋后孔者，由坐卧未安，匆遽强喝①，气暴冲击，故儿失其道。凡妇人产，有坐有卧。坐产者须正坐，傍人扶抱肋腰持捉之，勿使倾邪②。卧产者亦待卧定，背平著席，体不伛曲，则儿得顺其理。若坐卧未安，身体邪曲，儿身转动，匆遽强喝，气暴冲击，故令儿趋后孔，或横或逆也。巢氏。

产子，上逼心者，由产难用力，胎动气逆，胎上冲逼，迫于心也。如此则产妇暴闷而绝，胎下乃苏，甚者至死。巢氏。

孕妇十月，临盆太早，加以婆妈多般安排，劳苦艰楚，产妇力尽，胎亦气微。若三指沉取而尚洪滑，或细数有力，是其胎未伤也，法须正卧静养，则母子无虞矣。若三指沉取而细弱且迟，两尺无神，是胎死胞中矣。医者万勿张惶，恐使产妇气馁胆虚，则死胎不下，妇亦危矣。总须抚以好语，以壮其胆，依方服药，即下。《医存》。

王汉皋曰：胞衣中有气无血，儿在其中，以脐呼吸，故儿脐由胞联于母之呼吸也。未产之先，儿摺叠胞内，方产之时，儿乃伸手舒足，破衣而出。近日稳婆忍心谋财，不但妄言诞说，恐吓产妇，竟以小刀附着指内，口称试胎，其实刀指并入阴户，但将两指略开，刀已割裂胞衣矣。此时儿尚叠折未动也，忽而胞裂，浆入灌其口鼻，儿惶急挣抓，难寻出路，立刻溺死胎中，不可产矣。稳婆见妇疼减，诳称早系死胎，用钩搭儿手足，零割而下，居功索谢。既杀胞中之儿，又杀昏迷之妇，种种残忍，

---

① 喝：当作"偃"，卧。按此字见于《诸病源候论》，古时字书唯《字汇补》收录，注为"音未详"。

② 邪：通"斜"。

不堪尽述。

潜初尝论延医，无问术之高下，但眉宇和蔼者，多得春气，必能活人。稳婆亦然，颜色晴和，言语静细，其心必慈。若深目高鼻，大口长颈，颧耸额阔，睛动声雄，皆忍人之相也。

有产儿下，苦胞衣不落者，世谓之息胞。由产妇初时用力，比产儿出，体已疲顿，不能更用气产胞。经停之间，外冷乘之，则血道否涩，故胞久不出，弥须急以方药救治，不尔害于儿。所以然者，胞系连儿脐，胞不出，则不得以时断脐浴洗，冷气伤儿，则成病也。旧方胞衣久不出，恐损儿者，依法截脐，而以物系其带一头。亦有看产人不用意慎护，挽牵急甚，胞系断者，其胞上掩心，则毙人也。纵令不死，久则成病也。巢氏。

有露恶流入胞中，胀满不出者，老成稳婆但以手指项胞底，以使血散，或以指摸上口，攀开一角，使恶露倾泻，胞空自落矣。张景岳。

产后脉结而涩，尺脉短而动，肺脉浮而急，即是衣未下。

衣未下者，肺气必上逆，而血随气升，心气亦满，故两寸必弦滑而实甚也。宜重用破血，佐以降气，旧方有用苎叶或荷叶，水煎服，贝母研末，酒调服，立下者，俱未试也。

脏衣必择年月及本命吉方，则儿吉祥无病。若蚁蚀犬撕，儿多夭矣。

正产半产，出血过多，不可禁止。忽气闷不识人，其脉洪大而浮以泛，如新沐，如破肚之脉，若微细而涩绝，其候凶。史载之。

新产子壮大，子门坼裂，出血不绝《脉经》作金疮在阴处，出血不绝，阴脉不能至阳者死，接阳而复出者生。不能至阳者，即上不至关也。

新产生死脉象

妇人新生乳，脉沉小缓滑者生，实大坚弦急者死。

妇人新产后，寸口脉焱疾不调者死，沉微附骨不绝者生。不绝者，有根也。焱疾者，直驶也。

新产之脉，缓滑者吉，沉重小者吉，坚牢者凶。《脉经》。

按临产脉洪滑者，新产儿初出腹，仍宜缓滑，不甚洪强。三四日后渐见沉弱，此最为吉。若骤见沉小，或尺脉上不出关，寸脉下不入关，或旋引旋收，上下分驰，或牢直不动者，皆气散不治。若临产脉本沉滑者，儿下后亦宜沉滑稍缓，三部不绝而有根也。

寸口脉平而虚者，乳子法也。

此节是寻常哺子脉，非新产后也。

产后杂病脉证

问曰：新产妇人有三病，一者病痉，二者病郁冒，三者大便难，何谓也？师曰：新产①血虚，多汗出，喜中风，故令病痉。何故郁冒？师曰：亡血复汗，寒多，故令郁冒。何故大便难？师曰：亡津液，胃燥，故大便难。产妇郁冒，其脉微弱，呕不能食，大便反坚，但头汗出。所以然者，血虚而厥，厥而必冒，冒家欲解，必大汗出，以血虚下厥，孤阳上出，故但头汗出。所以生妇喜汗出者，亡阴血虚当作亡血阴虚，阳气独盛，故当汗出，阴阳乃复。其大便坚，若呕不能食者谓便坚若因呕不

---

① 产：此下原衍"亡"字，据《金匮要略·妇人产后病脉证治》删。

能食者，当治其呕，小柴胡汤主之。病解谓呕已也能食，七八日而更发热者谓复便坚，此为胃热气实，承气汤[1]主之，方在《伤寒》中。

妇人产得风，续续数十日不解，头微痛，恶寒，时时有热，心下坚一作闷，干呕汗出，虽久，阳旦证续在者，可与阳旦汤，方在《伤寒》中，桂枝汤加黄芩是也。

妇人产后中风，发热，面正赤，喘而头痛，竹叶汤主之。

妇人产后腹中疗痛，可与当归羊肉汤。

师曰：产妇腹痛烦满，不得卧，法当枳实芍药散主之。假令不愈者，此为腹中有干血著脐下，宜下瘀血汤。

妇人产后七八日，无太阳证，少腹坚痛，此恶露不尽。不大便四五日，趺阳脉微实再倍，其人发热，日晡所烦躁者，不能食，谵语，利之则愈，宜承气汤。以热在里，结在膀胱也。

妇人产中虚，烦乱呕逆，安中益气，竹皮大丸主之。

妇人热利重下，新产虚极，白头翁加甘草汤主之。《千金方》加阿胶。上并见《脉经》。

乳子而病热，其脉悬小，手足温则生，寒则死。悬小者，绝小也。《脉经》作弦小，非是。

乳子中风热《脉经》作中风伤寒热病，喘鸣肩息者，脉实大也，缓则生，急则死。《脉经》作实大浮缓者生，小急者死。上二节《素问·通评虚实论》。

产后血风，虚热搏之，洪大而数。数与疾不同，数则兼动与短，主血晕，面色深赤，身体如醉，见屋宇如悬倒，忽头痛重不安。

产后血风，虚热搏之，洪大而疾。心脉实而有骨力，肺脉

---

[1] 承气汤：《金匮要略·妇人产后病脉证治》作"大承气汤"四字。

第四辑

洪而浮，主血逆，头面赤如醉，身体如在空虚，大腑秘涩，语声微细。

产后六脉得洪大，如血晕脉，胃脉实而弦，肺脉浮而洪，主大腑秘热，头痛面赤，恶心呕逆。

产后六脉浮数，来疾去迟，中风，四肢躁，身体疼，精神昏闷，大腑秘涩。

产后如骨蒸脉，六脉弦而微紧有骨力，主血行少，未经数日，身下干净，腹中余血恶血未下，非时气痛，攻心刺肋。

产后恶血行少，腹中块刺痛，须六脉大而紧，肺脉紧而虚弦，为寒，肺主少腹，当有形。

产后血热，肝脏风搏生涎，发为疼痛，即急心痛，六脉当得二阳一阴，二阳者实大，一阴者沉也。

产后六脉洪大而结，肝脉涩，肺脉浮，忽然乳疼，坚硬成块，将欲成痈肿。

产后未经百日，腹痛气疼，转泻不止，六脉沉细而虚，此余寒在中。

产后六脉沉细而伏，此寒气在下，腰痛，起动不得。

产后六脉皆沉而迟，主浑身厥冷，非时闷不识人。

产后六脉沉细，肾脉伏而沉，肺脉虚而大。产后乳汁多，故流出，其乳汁冷而口干，此肾冷肺虚寒，不可以口干为上热，误服凉药。此肾少阴之脉从肺出络心，注胸中，其直行者从肾上贯肝膈，入肺中，循喉咙，侠舌本，故如此。以其津液虚，非以气血热也。

产后心脉一指偏小而动，又芤陷。若肺脉重而洪大，却无骨力，则主乳多。肺脉如常，惟心脉如此，加之肾脉微细，则小便虚秘。

产后尺泽虚软而代，至数不及，加之胃脉濡湿而散载之书中多言湿脉，是从"濡"字化出，即水土俱寒，多下白涕。

产后尺泽虚软而代，至数不及，白涕不止，血崩下带。

产后六脉动而疾，胃脉滑而溢于尺泽，肾脉软而虚弦，此缘产迟或衣迟胞下迟也，即产后早起伤风、吐泻不定之脉，宜温其胃。

产后六脉轻浮，微有骨力而来迟，肝脉细而虚弦，多因小遗登后早，或乱吃食物早，宫脏伤风，饮食减可，近以十日，远经半月，粥食不进，才吃一口汤水，即闻汤水巡历胸中，方下入胃。既入胃，仍下出，面色肉色并黄，形体困重，此候宿风邪在中，血热而感寒，成寒热隔气，风不①用事，食不化，此病须是吃得酒一雨盏方可调理，每日宜服酒一两盏，如治风噎调理风噎，即肝风郁而成噎证也。详见原书，兹不琐具。方用细辛、当归、桂、芎、羌活、藿香、木香、桑寄生、炙甘草、吴萸、莪术，细末，空心防风汤调下，每三钱。吃了浑身手足暖。忽头疼，即连吃酒一两盏，候②通身发热，忽行下恶物，即便安乐也。若人得此病，须是依上件题目，方可服此也。血虚有热者，不可入口。

产后乱吃物早，伤损脾气，非时腹胁胀满，饮食不快。诊其脉，胃脉迟而肝脉弱。

产后乱吃物早，伤损血气，身体虚弱，饮食减少，眼如猫儿眼。诊其脉，肺脉横格，而肝脉苊伤微弱伤者，涩之义也，肾脉泛泛欲动而无力，此血气俱病。当调其血，益其气，暖其胃，使进食。

产后肾脉微而沉，胃脉濡湿而沉，多缘寒气所损，或因坐草多时，天之寒气所损，或因坐草多时，地之寒气所冲，腹中

---

① 不：原作"木"，据《史载之方》卷上改。
② 候：等到。

第四辑

成块，或冲心背，脐腹疼痛，呕逆恶心，不思饮食。产后血气微弱，六脉沉细，重手取之，细细乃得脉气，别无阳脉，惟肺脉差浮而弱，主头冷重，项颈蔋①，不时头面上肌肉麻痹。大肠虚冷，频出后，又多虚往，或时泄泻，两足沉重，少精，行步无力，面黄瘦。或未经百日，经候通行；或误吃凉药，有此疾候，或自怀孕时间通身寒冷，至产后却有此疾。但极以补肾补肝药补益气血，而以祛风邪药助之。

产后六脉浮而虚，肾脉微而小，至数迟，来去无力，绵绵若代，中风，肌肉麻痹，肢节牵抽，非时憎寒，大腑虚冷。

产后心虚中风，心中战栗，惊动不安，如人将捕。大腑伤冷，六脉微而肝心脉偏沉细。又产后只缘肾气虚寒，风邪所中，肾脉细而搏以沉，肾既受病肾属水，得寒气则水愈横，传其所胜，心感肾邪，不时惊悸，如人将捕。初以益心气、去风邪药治之，次当补其肾，又次当益其肝，足其血。缘心受肾邪，而又肝气微弱，不能生其心气，故以三方治之。

产后肝肾虚冷受邪，六脉虚微，肾脉搏沉，心脉轻带滑此以肾水凌心而脉动也，主产后肝虚中风。

产后血晕之疾有二：风搏血热而晕，即六脉洪大有骨力，又有一般虚冷，却因使性激怒，伤损肝心，其气上逆，因而血晕。其状头觉重痛，昏昏如醉，语声低小，但多思睡。诊其脉，六脉轻有骨力，不至洪大，肺脉轻浮而不毛，心脉促而朝上。此用药最为难也。激怒病成于内，自比寻常难治，然大法不外逍遥散加桃仁、黑姜也。原方不合，未录。

产后恶血未尽，因感风邪，与热血相搏，壮热头痛，面赤如醉，眼涩瘑②急，昏闷不醒，身如在空虚，见食即吐，食不住

---

① 蔋：无力而下垂。
② 瘑：疑为"㖞"。

腹，脉气结而不匀，逐位间绝，然各有骨力而微，此用药亦难。前证温下后，恐别见虚热之证，更须以他药平补之，此乃抵当汤丸、下瘀血汤之的证。原方未合，不录。凡产后中气虚有瘀者，只宜破血，不可用泄气之药，如葶苈、桑皮、白前、大戟之类。肺气陷则外邪深入，其祸不测，有迁延成劳者，有即时变见险恶证候者。上并出史载之。

新产腹痛，皆云畜血，非也。盖子宫畜子既久，忽而相离，血海陡虚，所以作痛，胞门受伤，必致壅肿，所以拒按而亦有块，实非真块也。治此者宜用和养，不宜破瘀，致损脏气。张景岳。

此论儿枕痛也，"和养"二字最佳。产后不宜寒凉，人所知也，不宜温热则未知也。

凡妇人未孕之前有宿病者，若是气分小疾，乘产后一月内医治，可愈。若是气分大病，由初产以至满月，必得良医细心调理，又须家人小心照护，寒暑雨旸①，毫不可懈，乃能保全。稍有失误，儿或可生，产妇必危。《医存》。

室女经闭劳瘵脉证

室女六脉皆弦而长又洪，尺脉微紧，经候通行，两足痛肿，行步不得，肌肉消瘦，大腑干涩，头痛眼昏。

室女十六七，肝脉弦而长，胃脉轻弦，表里如一，骨槽风热②，风行周身，上焦壅结，肌肉消瘦，或③通身黄黑，面色带黑，小便黄赤，五心烦躁，渐欲成劳。上史载之。

张氏曰：室女月水久不行，切不可用青蒿等凉药。医家多

---

① 旸：晴天。
② 风热：《史载之方》卷上作"蒸热"。
③ 或：《史载之方》卷上作"忽"。

以为室女血热，故以凉药解之。殊不知血得热则行，冷则凝。若经候微少，渐渐不通，手足骨肉烦疼，日渐羸瘦，渐生潮热，其脉微数，此由阴虚血弱，阳往乘之，火逼水枯，耗亡津液，治当养血益阴此语误尽苍生矣。大黄䗪虫丸，世无能用者，而劳证乃多不治。慎毋以毒药通之，宜用柏子仁丸、泽兰汤。此所谓果子药者也。张景岳。

室女经闭，固由禀赋薄弱，先天亏损，亦有因小时曾患伤寒温热大病，痈疽大毒，脓血出多，津液不复，其脉数细结涩，又有因家难频仍，独坐无聊，忧郁成疾者，其脉浮候必略带弦，沉候数细结涩，止歇频多。此冲任当盛不得盛，天癸当至不得至，其理如痘证不能灌浆，必致倒靥而死，故最为难治。

又素多盗汗者，津液泄越，久则令人短气，柴瘦而羸瘠也，亦令血脉减损，经水否涩，甚者至成劳瘵也。

乳痈肺痿肺痈肠痈胃痈脉证

诸证男妇均有，妇人患者独多，故附于卷末。

产后六脉洪大而结，肝脉涩，肺脉浮，忽然乳疼，坚硬成块，欲成痈肿。史载之。

肿结皮薄以泽，是痈也。足阳明之经脉有从缺盆下于乳者，劳伤血气，其脉虚，腠理空，寒客于经络，寒搏于血，则血涩不通，其血又归之，气积不散，故结聚成痈，痈气不宣，与血相搏则生热，热盛乘于血，血化成脓。亦有因乳汁蓄结，与血相搏，蕴积生热，结聚而成乳痈者。年四十以还治之多愈，年五十以上慎不当治之，多死，不治自当终年。又怀娠发乳痈肿，及体结痈，此无害也。盖怀胎之痈，病起阳明，阳明胃之脉也主肌肉，不伤脏，故无害。诊其右手关上脉，沉则为阴虚者，则病乳痈。乳痈久不瘥，因变为瘘。巢氏。

巢氏又有石痈候，即今所谓乳岩，证最险恶，十死不治，此极冷无阳，脉当牢结而涩也。乳痈乃阳证，乳亦肺气所治，脉当与肺痈大同也。巢氏谓右关沉虚者，盖脓血已出后也。乳头属肝，乳房属肺。

问曰：热在上焦者，因咳为肺痿，从何得之？师曰：或从汗出，或从呕吐，或从消渴，小便利数，或从便难，数被驶药①下之，重亡津液，故得之。

寸口脉不出犹不鼓也，反而发汗，阳脉早索②，阴脉不涩，三焦踟蹰③，入而不出，阴脉不涩，身体反冷，其内反烦，多吐唇燥，小便反难。此为肺痿，伤于津液，便如烂瓜，亦如豚脑，但坐发汗故也。阴脉不涩，下元真阴未伤。只因发汗正伤肺中津液，而肺气又虚而下陷，不能运化他脏津液使之上朝也，故曰三焦踟蹰，入而不出。故肺痿伤于津液，而反多涎沫，其内反烦者，津液不归其经也。

肺痿，其人欲咳不得咳，咳则出干沫，久久小便不利，甚则脉浮弱。

肺痿，吐涎沫而不咳者，其人不渴，必遗溺，小便数。所以然者，以上虚不能制下也。此为肺中冷，必眩，多涎唾，甘草干姜汤以温其脏。服汤已，渴者属消渴。经曰：水在肺，吐涎沫，欲饮水④。

师曰：肺痿，咳唾咽燥，欲饮水者，自愈。自张口者，短气也。咳而口中自有津液，舌上苔滑，此为浮寒，非肺痿也。

问曰：寸口脉数，其人咳，口中反有浊唾涎沫者，何也？

---

① 驶药：峻猛之品。驶，迅疾。

② 索：离散。

③ 踟蹰：徘徊貌，形容不畅通。

④ 水在……饮水：语本《金匮要略·痰饮咳嗽病脉证并治》。

第
四
辑

师曰：此为肺痿之病也。若口中辟辟燥，咳则胸中隐隐痛，脉反滑数，此为肺痈。

咳唾脓血，脉数虚者为肺痿，脉数实者为肺痈。上并出《脉经》。

妇人吐涎沫，医反下之，心下即痞，当先治其吐涎沫，小青龙汤主之。涎沫止，乃治痞，泻心汤主之。

妇人之病，因虚积冷结气，为诸经水断绝，至有历年，血寒积结，胞门寒伤，经络凝坚。在上呕吐涎唾。久成肺痈，形体损分；在中盘结，绕脐寒疝，或两胁疼痛，与脏相连，或结热中，痛在关元，脉数无疮，肌若鱼鳞，时著男子，非止女身；在下未疑误多，经候不匀，令阴掣痛，少腹恶寒，或引腰脊，下根气街，气冲急痛，膝胫疼烦，奄忽眩冒，状如厥癫，或有忧惨，悲伤多嗔①。此皆带下，非有鬼神，久则羸瘦，脉虚多寒，三十六病，千变万端，审脉阴阳，虚实紧弦，行其针药，治危得安，其虽同病，脉各异源，子当辨记，勿谓不然。上《金匮》。

此节有肺痈、寒疝、肠痈、阴痛、脏燥诸病在内，宜详味之。未多，当是来多。

问曰：病咳逆，脉之，何以知此为肺痈？当有脓血，吐之则死，后竟吐脓死，其脉何类？师曰：寸口脉微而数，微则为风，数则为热，微则汗出，数则恶寒。风中于卫，呼吸吸，一作气不入，热过于荣，吸而不出，风伤皮毛，热伤血脉。风舍于肺，其人则咳，口干喘满，咽燥不渴，多唾浊沫，时时振寒，热之所过，血为凝滞，蓄结痈脓，吐如米粥。始萌可救，脓成则死。

---

① 嗔：愤怒。

咳而胸满，振寒脉数，咽干不渴，时时出浊唾腥臭，久久吐脓如粳米粥者，为肺痈，桔梗汤主之。

肺痈，胸满胀，一身面目浮肿，鼻塞，清涕出，不闻香臭酸辛，咳逆上气，喘鸣迫塞，葶苈大枣泻肺汤主之。

寸口脉数，趺阳脉紧，寒热相搏，故振寒而咳。趺阳脉浮缓，胃气如经，此为肺痈。

问曰：振寒发热，寸口脉滑而数，其人饮食起居如故，此肺痈肿病。医反不知，而以伤寒治之，应不愈也。何以知有脓？脓之所在？何以别知其处？曰：假令痛在胸中者，为肺痈，其人脉数，咳唾有脓血。设脓未成，其脉自紧数，紧去但数，脓为已成也。

脉数，身无热，为内有痈也，薏苡附子败酱汤主之。上并《脉经》。

丹溪曰：内痈者，在腔子里向，非干肠胃也。以其视之不见，故名之曰内。

肝脉大甚，为内痈。脾脉微大，腹里大，脓血在肠胃之外，涩甚，为肠溃《脉经》作"瘕"。微涩，为内溃《脉经》作"溃"。多下脓血，肾脉涩甚，为大痈。《灵枢·邪气脏腑形》篇。涩者，脓血已出之脉也。

诸浮数脉，当发热，反洒淅恶寒，若有痛处，当发其痈。

"其"字即指痛处也。

脉微而数，必发热，弱而数，为振寒，当发痈肿。

脉浮数，身无热，其形默默，胸中微燥，不知痛之所在，此当发痈月中。其形默默，有血热归心发痈者。

问曰：官羽林妇病，医脉之，何以知其人肠中有脓，为下之则愈？师曰：寸口脉滑而数，滑则为实，数则为热。滑则为荣，数则为卫，卫数下降，荣滑上升，荣卫相干，血为浊败。

少腹痞坚，小便或涩，或时汗出，或复恶寒，脓为已成。设脉迟紧，聚为瘀血，下之则愈。

肠痈之为病，其身体甲错，腹皮急，按之濡，如肿状。

肠痈者，少腹肿，按之则痛，小便数如淋，时时发热，自汗出，复恶寒。其脉迟紧者，脓未成，可下之，当有血。脉洪数者，脓已成，不可下也，大黄牡丹汤主之。上并见《脉经》。

肠痈，腹如积聚，按之痛如淋，小便自调，甚则腹胀大，转侧闻水声，或绕脐生疮，或脓从脐出。《千金方》。

黄帝问曰：人病胃脘痈者，诊当何如？岐伯曰：诊此者当候胃脉，其脉当沉细，沉细者气逆此指气口右关胃脉。逆者，人迎甚盛，甚盛则热。人迎者，胃脉也此指结喉两旁。逆而盛，则热聚于胃口而不行，故胃脘为痈也。《素问·病能论》

病有少腹盛，上下左右皆有根。此为何病？可治不？岐伯曰：病名伏梁，裹大脓血，居肠胃之外，不可治。治之，每切按之致死。此下则因阴，必下脓血，上则迫胃脘，出鬲，侠胃脘内痈，此久病也，难治。居脐上为逆，居脐下为顺，勿动亟①夺。

人有身体髀股胻②皆肿，环脐而痛，是为何病？岐伯曰：病名伏梁，此风根也。其气溢于大肠，而著于肓，肓之原在脐下，故环脐而痛也。不可动之，动之为水溺涩之病。《素问·腹中论》。

凡人无病，忽大渴，饮水无厌者，三年内当发痈疽。又常默默不乐，多嗔少喜，时或烦躁者，当发大痈疽也。皆由血菀③热极之故。凡肠痈之病，其外证必有一足不得曲伸，内引极痛。

此篇惟乳痈为妇人专病，其诸痈乃连类及之，他如胃痛、

---

① 亟（jí）：急。

② 胻（héng）：小腿。

③ 菀：通"郁"。

气厥、吐血、黄疸、黄汗，亦妇人所常患也，不能具录。喻氏《寓意草》有妊娠肺痈案，《洄溪医案》有产后肠痈案。

　　妇人诊候治疗之法，当以《金匮要略》《千金方》《翼方》为准。后来各家可信者甚少，议论陈陈相因，率皆敷浅①，治法或攻消，或滋补，总非真正法门。所尤怪者，胎前产后，无论何病，必以四物加味，传为妙诀，真杀人不用刃也。陈修园谓妇科自古无善书，诚不诬矣。此编多取史载之书者，以其言脉独详，但繁杂无绪，是随时据所诊而记也，读者须细心辨其主客乃可。再妇人大病多关奇经，《脉经》有《奇经》篇及末卷《手检图》，论之甚详，集隘②不收，读者当讨论及之。

---

① 敷浅：肤浅。南朝顾野王《进玉篇咨》："末学敷浅，诚所未详。"
② 集隘：谓篇幅所限。

小儿诊法，以望为重。书中所述五脏证治，皆以备望诊之法也。

诊额法

半岁以下，于额前发际以名、中、食三指轻手满按之，儿头在左举右手候，在右举左手候，食指近发为上，名指近眉为下，中指为中。三指俱热，外感于风，鼻塞咳嗽；三指俱冷，外感于寒，内伤饮食，发热吐泻；食中二指热，主上热下冷；名中二指热，主夹惊；食指单热，主胸膈气满一云邪在太阳；名指单热，主乳食不消一云邪在阳明。见《正眼》①。

邪在太阳，外感风寒也；邪在阳明，内伤饮食也。太阳在后，阳明在前，故《内经》曰面热者足阳明病，不热者无病也又有体倦身凉，独额常温热者，寒湿深痼筋脉，阳气仅上达于额也，辛温重剂开之。

诊虎口法

五岁以下，未可诊寸关尺，但诊虎口，男左女右。食指第一节寅位为风关，脉见为病浅，易治；第二节卯位为气关，脉

---

① 正眼：即《诊家正眼》。

见为病深，难治；第三节辰位为命关，脉见为病危，难治，多死。《正眼》。

凡看指纹，以大指侧面从命关推入风关。切不可覆指而推，以螺纹有火，克制肺金，纹必变色。更不可从风关推上命关，此纹愈推愈出，大损肺气，戒之。《铁镜》①。

男左女右，以左阳右阴故也。然男女均有阴阳，两手亦当参验，左应心肝，右应肺脾，于此变通消息②可也。故有以左手红纹似线者发热兼惊，右手红纹似线者脾积兼惊，三叉者肺热风痰夜啼。风关无脉则无病，有脉病轻，气关病重，命关脉纹短小而色红黄，外证又轻，则无妨。若直射三关，青黑，外证又重者，不治③。

五色红黄紫青黑，由其病盛，色能加变。如红黄之色，红盛作紫，红紫之色，紫盛作青，紫青之色，青盛作黑，青黑相合，乃至纯黑④。黄色无形者，即安乐脉也淡黄隐隐，不成浓线。红若无形，亦安宁脉也淡红隐隐，不成浓线。紫为热，红为伤寒，淡红为虚寒淡红结聚成脉形者，青为惊为风，白为疳泄，黑为中恶，为血，死不治，黄为脾困湿痰凝结，有寒有热。肝主风，其色青；心主热，其色红；脾主谷，其色黄。白者，气血不荣也，故主疳。黑者，凶色也，故主血死⑤。

惊风初得，纹出虎口。或在初关，多是红色。传至中关，色赤而紫。病又传过，其色紫青，病势深重，其色青黑而脉纹乱者，病危不治。大抵红者风热轻，赤者风热甚，紫者惊热，

---

① 铁镜：清代夏鼎有《幼科铁镜》，六卷，然未见此上语。此上语见《幼幼集成》卷一。
② 消息：斟酌。
③ 男左……不治：语本《医学入门》卷五。
④ 纯黑：《医学入门》卷五此下有"者不治"3字。
⑤ 血死：《育婴家秘》卷一作"中恶"。

青者惊积，青赤相半，惊积风热俱有，主急惊风，青而淡紫，伸缩来去，主慢惊风。或紫系、青系、黑系隐隐相杂，似出不出，主慢脾风。三关通度，是急惊，必死，余病可治。若脉纹小或短者，轻病不妨。若纹势弯曲入里者，病虽重而证顺，犹可治。纹势弓反出外，骎骎①靠于指甲者，断不可回。其有三关纹如流珠碎米，三五点相连，或形于面，或形于身，危恶尤甚。

又曰：曲向内者病在内，曲向外者病在外。下大上者吉，下小上大者凶。

或青或黄，有纹如线一直者，是乳食伤脾，及②发热惊。左右一样者，是惊与积齐发。有三条或散，是肺生风痰。色青，是伤寒及嗽。如红火，是泻。有黑相兼主下利，青多白利，红多赤利。有紫相兼，加渴，气虚③。脉纹乱者，胃气不和也。

凡小儿三岁以下，有病深重危急者，虎口、指甲、口鼻多作黑色，此脉绝神困，良医莫治也。

既辨其色，又当察其形。长珠形，主夹积伤滞，肚腹疼痛，寒热，饮食不化。来蛇形，主中脘不和，积气攻刺，脏腑不宁，干呕。去蛇形，主脾虚冷积泄泻，神困多睡。弓反里形，主感寒热邪气，头目昏重，心神惊悸，倦怠，四肢梢冷，小便赤色。弓反外形，主痰热，精神恍惚，作热，夹惊夹食，风痫证候。枪形，主邪热痰盛生风，发搐惊风。鱼骨形，主惊痰热。水字形，主惊，积热烦躁，心神迷闷，夜啼痰盛，口噤搐搦。针形，主心肝受热，热极生风，惊悸烦闷，神困不食，痰盛搐搦。透关射指④，主惊风痰热四证，皆聚在胸膈不散。透关射甲⑤，主

---

① 骎骎（qīn qīn）：迅疾貌。
② 及：《保婴撮要》卷一作"必"。
③ 气虚：《幼幼新书》卷二作"是虚也"三字。
④ 透关射指：小儿指诊时指纹命脉向里。
⑤ 透关射甲：诊断学术语，指小儿食指指络脉透过风、金、命三关，一直射至指甲端，多属病势危重。

惊风恶候，受惊传入经络，风热发生，十死不治。

原注云：来蛇即是长珠，一头大，一头尖。去蛇亦如此，分上下朝，故曰来去也。角弓反张，向里为顺，向外为逆。枪形直上，鱼骨分开，水字乃三脉并行，针形即过关一二粒米许，射甲命脉向外，透指命脉曲里。虽然，亦有不专执其形而投剂者，盖但有是证即服是药，而亦多验。

按皮厚则纹隐，皮薄则纹显，血盛则色浓，血少则色淡，气旺则血温而色活，气怯则血寒而色滞，此由于禀赋之强弱者也。至于病变，众议纷纭，理未见真，法有难守。窃本《内经》、仲景之意，而举其概曰：赤者，血多而为邪热所沸也；紫者，血壅而为邪热所灼也；黑者，血瘀而为邪热所腐也；白者，血少而气寒也，为盗汗，为泄利，为水肿，为吐血便血久病；青者，血滞而气寒也，为感冒，为呕吐，为瘰疬，为腹痛气喘，饮食不化，寒水为患；黄者，血本盛而乍衰，又为气壅也，为湿热，为湿寒，为热痰，为寒饮，为饮食停滞，为喘促，为二便不利；淡红淡黄，若隐若见而鲜润者，此无病也；黄色滞而带青黑者，此气乱也；当腹痛不食，在新病为寒热相杂，在久病为脾肺两败也；赤色浓而直上下者，此血沸也。

卫气陷入荣分，血为气所搏激，当身体胀痹，烦躁不宁也；淡红淡黄而散不成线者，血散也；似浪纹皴皱者，水气也。至于脉内曲者，有心腹积也，脉外曲者，身有热也。上大下小，上实下虚，上小下大，上虚下实，是又可与切脉同法矣。身有病而纹色未变者，病浅未动血分也。

关纹浮者，邪在皮肤，腠理不通，可用疏解。渐沉者，病机入里，不可解散，宜从阳明胃中求之。涩滞者，气留食郁，中焦风热也。水形者，脾肺两伤也。《铁镜》。

凡小儿形体既具，经脉已全，所以初脱胞胎，便有脉息可

第
四
辑

辨。自《水镜诀》及《全幼心鉴》等书，乃有三岁以上当候虎口三关之说。其中可取者，惟曰脉从风关起，不至气关者易治，若连气关者难治，若侵过命关者危。只此数语，于危急之时，亦有用辨吉凶。至若紫为风，红为伤寒，青为惊，白为疳，及青是四足惊，赤是火惊，黑是人惊，黄是雷惊，最属无稽，乌足凭邪？张景岳。

　　紫为风等语，即《内经》诊血络法望诊中一大法也，于射血分之病；尤为精切，虽大人不可废也，岂可诋耶？青为四足惊等语似诞，然观《脉经·四时得病所起》篇，则古法多有不可解者，切脉尚尔，况视络耶？大凡古法，今人有能用，有不能用，亦有可解，有不可解，未可任意排斥也。

诊山根法

　　山根上有青筋直现、横现者，俱肝热也；有红筋直现、斜现者，心热也；黄筋现者，皮色黄者，不论横直，皆脾胃病也。

　　山根明亮，病将愈也；山根黑暗，胃有痰饮，脾阳败也。

　　山根本有络横度，但肉坚皮厚者不现，而皮薄者易现也。故俗谓青筋驾梁①者，易受风寒，以其皮薄也。至于诊视，似不能以此为准。旧有此法，姑存备考。

诊鱼络色法

　　《灵枢·经脉》曰：凡诊络脉，色青则寒且痛，赤则有热。胃中寒，手鱼之络多青矣。胃中有热，鱼际络赤。其暴黑者，

―――――――――――

　　① 青筋驾梁：一种病症，指青筋显于鼻梁之上。

留久痹也。其有赤有黑有青者，寒热气也。其青而短者，少气也。"论疾诊尺"曰：鱼上白肉有青血脉者，胃中有寒。"邪气脏腑病形"曰：鱼络血者，手阳明病。血者，赤也；手阳明者，大肠也。

诊络色法

经有常色，而络无常变也。心赤，肺白，肝青，脾黄，肾黑，此经脉之色也。阴络之色应其经，阳络之色变无常，随四时而行也_{阳，外络也；阴，内络也。}寒多则凝泣，凝泣则青黑；热多则淖泽，淖泽则黄赤。此皆常色，谓之无病_{常字对上多字言。此本常色无病者也，多则病矣。}五色具见者，谓之寒热。"经络论"。

浮络，其色多青则痛，多黑则痹，黄赤则热，多白则寒，五色皆见则寒热也。"皮部论"。

诊血脉者，多赤多热，多青多痛，多黑为久痹，多赤多黑多青皆见者，寒热身痛。而色微黄，齿垢黄，爪甲上黄，目黄，黄疸也。"论疾诊尺篇"。

臂多青脉，曰脱血。"平人气象论"。

阳气蓄积，久留而不泻者，其血黑以浊，故血出而不射。新饮而液渗于络，而未合和于血也，故血出而汁别焉。其不新饮者，身中有水，久则为肿。"血络论"。

上二篇即诊虎口法所从出也，此节更视刺出之血，以决邪之虚实浅深云。

五脏苗窍部位论

舌为心苗，鼻准①与牙床及唇为脾苗，鼻孔为肺苗，耳与齿为肾苗，目为肝苗。又目分五脏，黑珠属肝，白珠属肺，瞳人属肾，外眦属大肠，内眦属小肠。上胞属脾，下胞属胃。《铁镜》。

原文五脏之苗俱列各色主证，而大义不外紫热，青风痛，黄湿滞，白虚寒，黑病笃，淡黄湿寒，淡红虚寒，故不复一一赘录。又舌亦分五脏，详见后。

鼻者肺之官也，目者肝之官也，口唇者脾之官也，舌者心之官也，耳者肾之官也。故肺病者喘息鼻张，肝病者眦青，脾病者唇黄，心病者舌卷短颧赤，肾病者颧与颜黑。五脏各有次舍，故五色见于明堂以候五脏之气，左右上下，各如其度也。"五阅五使篇"。

钱氏曰：左颊为肝，右颊为肺，额上为心，鼻上为脾，下颏为肾。本"刺热论"。予每以两颧颊俱属肺而以两眉属肝，尤验。

面目五色吉凶总论

以五色命脏：青为肝，色青者其脉弦，病在肝亦为在脾木克土也，在肺木侮金也，下同；赤为心，色赤者其脉钩，病在心；白为肺，色白者其脉毛，病在肺；黑为肾，色黑者其脉石，病在肾；黄为脾，色黄者其脉代，病在脾。肝合筋，心合脉，肺合皮，脾合肉，肾合骨也。"五色篇""邪气脏腑病形篇""论疾诊尺

---

① 鼻准：指鼻头。

篇"。

色味当五脏：白当肺，辛；赤当心，苦；青当肝，酸；黄当脾，甘；黑当肾，咸。故白当皮，赤当脉，青当筋，黄当肉，黑当骨。故色见青如草滋①者死，黄如枳实者死，黑如焰②者死，赤如衃血者死，白如枯骨者死，此五色之见死也。青如翠羽者生，赤如鸡冠者生，黄如蟹腹者生，白如豕膏③者生，黑如乌羽者生，此五色之见生也。生于心，如以缟裹朱；生于肺，如以缟裹红；生于肝，如以缟裹绀④；生于脾，如以缟裹瓜蒌实；生于肾，如以缟裹紫。此五脏所生之外荣也。"五脏生成论"。

色起两眉薄泽者，病在皮，唇色青黄赤白黑者，病在肌肉，营气沛然⑤者，病在血脉，目色青黄赤白黑者，病在筋，耳焦枯如受尘垢者，病在骨。《灵枢·卫气失常》篇。

诊面五色主病法

视其颜色颜者，庭也；庭者，额直下正中也。《千金方》注云颜当两目下，未是黄赤者多热气，青白者少热气，黑色者多血少气。所谓痹也⑥。"五音五味篇"。

色泽以浮，谓之易已；色夭不泽，谓之难。"玉机真脏论"。

厥逆者，寒湿之起也。常候阙中⑦，薄泽为风，冲浊为痹。《内经》又曰：面肿曰风，足胫肿曰水。

---

① 滋：《素问·五脏生成论》作"兹"。
② 焰：指黑色的烟灰炱。
③ 豕膏：指猪油。
④ 绀（gàn）：微带红的黑色。
⑤ 沛然：充盛的样子。
⑥ 所谓痹也：《灵枢·五音五味》无此4字。
⑦ 阙中：两眉之间。

审察泽天，谓之良工。沉浊为内，浮泽为外。黄赤为热为风，青黑为痛，白为寒，黄而膏润为脓喻嘉言曰：脓即痰也，赤甚者为血，痛甚为挛，寒甚为皮不仁。"五色篇"。

　　色青为痛，色黑为劳，色赤为风，色黄者便难，色鲜明者有留饮。《金匮要略》。

　　伤寒面色缘缘正赤者，阳气拂①郁在表，汗不彻也。

　　伤寒面赤而潮热谵语者，胃热也。上为太阳证，此为阳明证。

　　伤寒戴阳，面赤如微酣，或两颧浅红，游移不定，此内虚也。必下利，必小便清白，或淡黄，脉沉细，或浮数无力，按之欲散，虽烦躁发热而渴欲饮水，却不欲咽，肌虽大热而按之不热，且两足必冷。又有面赤烦躁，遍舌生疮生刺，敛缩如荔枝状，或痰涎涌盛喘急，小便频数，口干引饮，两唇焦裂，喉间如烟火上攻，两足心如烙，脉洪数无伦，按之有力，此肾虚火不归元所致，证最难辨。但病由内伤，其来以渐，是乃干柴烈火不戢②，自焚者也。上并出《三昧》。

　　热病汗不出，大颧发赤，哕者死。"热病篇"。

　　赤色出于两颧，大如母③指，病虽小愈，必卒死。"五色篇"。

　　黑色出于庭，大如母指，必不病而卒死。同上。

　　黄而明如橘子者，湿少热多也；黄而如烟熏，暗浊不明者，湿多热少也。黄而黯淡者，为寒湿；黄白不泽，有蟹爪纹者，为水为虫；黄黑而泽者，为畜血。五色之中，青黑黯惨，无论病之新久，总属阳气不振。《脉如》。

　　凡察色之法，大都青白者少热，主阴邪，黄赤者多热，主阳盛。青主风，主肝邪，主脾胃虚寒，主心腹疼痛，主暴惊伤

---

　　① 拂：《伤寒论·辨太阳病脉证并治》作"怫"。

　　② 戢（jí）：止。

　　③ 母：通"拇"。

心胆之气，主惊风。当察兼色，以分急慢。白主气虚，甚则气脱，主脾肺不足，兼青主慢惊，主寒泄。赤主火，主痰热，主急惊，主闭结，主伤寒热证，主痈疡痘疹。黑主水，主阴寒，主厥逆，主痛极，主血痹。沉黑主危笃。黄主积聚，主畜血，主脾病胀满。兼白主脾寒脾弱，兼青主脾虚泄泻，主慢脾风，兼赤主疳热，两颧鲜红，时起时灭，此面戴阳，乃阴虚，非阳证也，不得与赤热同论。张景岳。

色周于面者，辨其有神无神；色分于部者，辨其相生相克。暗淡者病从内生，紫浊者邪自外受。陈修园。

有神者，润也，活也，鲜明匀净也，沉静而充然内涵也；无神者，枯也，滞也，黯淡杂乱，成片成点也，浮泛而莹然外露也。相生者，部生色也，如额心火部而见土黄色，鼻准脾土部而见金白色，左颧肝木部而见火红色，右颧肺金部而见水黑色，下颏肾水部而见木青色是也。色生部者同，但有神者皆不病也。相克者，色克部也，如黑水色而见于额，青肝色而见于鼻，红火色而见于右颧，白金色而见于左颧，黄土色而见于颏是也。部克色者稍轻，但病不死也。又有以病与色言者，如张洁古云：肝病面白，肺病面赤，脾病面青，心病面黑，肾病面黄。若肝病惊抽，而又加面白，痰涎喘急，即为难治。余仿此。此以五行之生克论也。更有以阴阳之顺逆论者，面自额中至鼻准左右至目下及颧为上部，若见黑色为阴乘阳位，为逆，赤色太过为重阳，亦死矣。自人中至上下唇下颏两颊两耳为下部，若见赤色为阳乘阴位，为逆，黑色太过为重阴，亦死矣。天地万物，莫非二气五行所充周也。明于斯义，其何施而不可乎？

以上录诊色法甚详，大人原可通于小儿也，惟初生月内小儿略有不同。五色之中，只宜见赤而杂之以黄，所谓赤子也。但过于紫浊者，胎毒血热太甚，宜预用解毒清热，防牙疳急风也。黄色宜鲜明深厚，以初出母腹且饮乳汁，津液宜充，不得与大人水饮同论也。夏禹铸谓眉头鼻准见黄色必脐风，验之不然，前人已有正之者。大抵脐风，必眼胞环口先见青色也。白而晶莹者，主痰水，赤色见于额中者，心火太盛，防生急惊也。旨①哉！夏禹铸曰：望其色若异于平日，而苗窍之色与面色不相符，则寒热虚实百病可得而测矣②。又面色主六腑，目色主五脏，面色生目色者，其病易愈，面色克目色者，其死有期。详《千金翼方》中。凡察色，以远望而乍视之，为能得其真。

诊目形色主病法

足太阳之筋为目上纲，足阳明之筋为目下纲。"经筋"。

纲者，司开阖者也。故寒湿伤筋，则或目胞欲垂，或卧而睛露，艰于开阖也。反折戴眼，太阳风急也；蜷曲俯视，阳明风急也。

胃中有水气者，目下先见微肿，如新卧起状，颈脉动而咳，水气盛已入肺也，气化不行，发为肿胀。

小儿饮乳，胃湿本重，目下微壅，亦是常事。若面黄而上下胞𦜗③起者，病矣，多由饮食不节，或伤冷也。

久病形瘦，若长肌肉，须从目内眦与下胞长起。以此处属阳明胃，胃气渐复，故渐生肌肉也。以上论目胞之形也。

精明五色者，气之华也精明，穴名，在目内眦。赤欲如白裹朱，不欲如赭④；白欲如鹅羽，不欲如盐；青欲如苍璧之泽，不

① 旨：美好。
② 望其……测矣：语本《幼幼集成》卷一引夏禹铸曰。
③ 𦜗（fèn）：切的熟肉。
④ 赭：赭石。

欲如蓝；黄欲如罗裹雄黄，不欲如黄土；黑欲如重漆色，不欲如地苍一作炭色。

色青为痛，黑为劳，赤为风，黄者便难，鲜明者有留饮。

目赤色者病在心，白在肺，青在肝，黄在脾，黑在肾，黄色不可名者，病在胸中。肝脾不和也。

两目眦有黄色隐隐起者，病欲愈也。

两目下有青色隐隐晕者，阳明感风也，胃有痰食也。以上论目胞之色也。

两眼白睛青为风，黄为湿，赤为热。黑睛见黄，为湿热，亦有肾虚。青白而光直者死，青赤而光直者痉。

凡青色，无论见于何部，须防内风，更须防外风接引内风。风行善变，幻证极多。小儿稚阳，肝气独旺，最易生风。若生而面目多青者，尤宜慎之。

白珠似微带青色，小儿之常也。但不光直而环口眼胞额中鼻准无青色相应者，无病也。以上论目睛之色也。旧无专论，故僭述此。

诊目痛，有赤脉，从上下者太阳病，从下上者阳明病，从外走内者少阳病。《内经》又云：目赤痛从内眦始者，取之阴跷。又云：邪客足阳跷之络，令人目痛，从内眦始。王冰注云：阴跷脉入顺①，属目内眦，合太阳、阳跷而上行。

寒热瘰疬，有赤脉上下贯瞳子者，不治。有一脉一岁死，二脉二岁死，二脉半二岁半死。以此推之，赤脉不贯瞳子者可治也。

此厥阴火炽，灼肺入肾也。凡血分久有热病者，但见目有赤脉，均依此例决之。

---

① 顺（qiú）：颧部。

无病，常札目①者，内有风热，目中燥故也。额上有赤色应者，必作急惊。

黑睛少，白睛多，面色㿠白，此肾阳不足也，瞳人散大，两目不见白睛，神水少光，此肾阴不足也，皆夭。盖两目神光固在黑睛，亦须白睛衬而显之，故大小最宜相称。若生而偏大偏小，枯滞不灵，皆先天亏缺，其根不固。近每见小孩患疫痧者，皆黑睛大而光滞，即不救。

目正圆者，痉不治。正圆直视不眴②，身热足冷面赤，目脉赤，头摇，卒口噤，背反张者，痉也。详见后篇。以上论目脉目睛之形色也。

诊鼻法

《内经》谓之面王。

鼻头色青，腹中痛，苦冷者，死。鼻头色微黑者，有水气。色黄者，胸上有寒黄色鲜明者有痰饮。色白者，亡血也。设微赤非时者，死。仲景。

鼻孔如烟煤黑者，发热久不愈而成疳也；鼻孔扇动者，发热久不愈而伤液也。皆肾水告竭，肺叶欲焦候也。凡伤寒温热，或饮食停滞，失治皆致于此。又脉浮，鼻中燥者，必衄也。鼻孔疮，久不愈者，必疳也。

诊耳法

耳冷而后有红丝者，麻痘也。耳热者，伤寒也，疟疾也。耳

---

① 札目：目眨动。
② 眴：《金匮悬解》卷一作"瞬"，是。

为少阳经所过，平人微凉不热。

耳焦枯如受尘垢者，病在骨。耳轮干燥，主骨疳蒸热，为肾经虚热也。

面黄目黄连耳者，疸也。

耳后完骨上有青脉如线三两路，卧不静者，此痫疾候，当刺破，掐令血出，即安。若自肿破者死，此即《脉经》所谓耳间青筋起者掣痛，《灵枢·五邪》曰取耳间青脉，以去其掣，正此事也。

诊唇口法附人中

青气环于唇口者，木克土也，为惊风角弓反张，为霍乱吐泻，为噤口痢，在初生小儿为撮口脐风，在久病为脾绝；黑气环于唇口者，水侮土也，为泄泻，为水肿，为咳嗽，为饮食不化。钱氏曰：时气，唇上青黑点，不治。鼻孔唇下有疮，流汁久不愈，好吃泥土者，疳也。

唇色紫为热，红为血虚，白为虚寒为虫，青为胆气犯胃，常苦呕逆，亦为风。黑为肠胃有瘀血伏痰，微燥而渴者可治，不渴者不可治。淡红而面上有白斑者为虫疳。黄为湿痰，有寒有热。唇青黑而腹急痛者，有中寒，有中毒。淡而四绕起白晕，为骤亡血。唇齿焦黑，为燥屎冲膈，虽急下之，多不可救。

舌常欲伸于口外者，心有热，舌中胀也。常以舌舔唇者，胃热而唇燥也。

腹痛腰痛而人中如黑色者，面上忽有红点者，多死。

病人鼻下平者，胃病也。微赤者病发痈，微黑者有热，青者有寒，白者不治。唇青，人中满者，不治。

诊舌法

舌尖属心，舌根属肾，中间属脾胃，两边属肝胆。赤为热，深黄为湿热食滞，厚白为湿寒水饮，灰白为极虚极寒，紫黑为极热，或脾胃有瘀血伏痰。芒刺燥裂，亦为热极。红紫如猪肝，为火上灼胃烂，死证也。《医镜》。此论杂病也。

舌上津津如常，邪尚在表。见白苔而滑厚而腻，是寒邪入胃矣，黄而厚者化热也，黄而燥者热盛也。厚苔渐退，而底见红色如猪肝者，火灼水亏，津液将竭也。见黑苔有二，如黑而焦裂硬刺者，为火极似炭之热苔，如黑而有津，软润而滑者，为水来克火之寒苔。如连牙床唇口俱黑者，则胃将蒸烂矣，在时疫斑疹伤寒热病多有之。更有舌中忽一块如钱无苔而深红者，此脾胃包络津液大亏，润溉不周也。亦有瘀血在于胃中，无病或病愈而见此苔者，宜疏消瘀积，不得徒滋津液。《三昧》，下同。此论伤寒外感也。按舌面细如鱼子者，心与命真火所鼓。若包络有凝痰，命门有伏冷，则舌面时忽一块光平如镜。

温热初发便烦热发渴，舌正赤而多白苔如积粉者，虽滑，亦当以白虎清内热也。又中宫有水饮者，舌多不燥，不可误认为寒证也。亦有虚热者，舌心虽黑，或灰黑而无积苔，舌形枯瘦而不甚赤，其证烦渴耳聋，身热不止。大便五六日十余日不行，腹不硬满，按之不痛，睡中或呢喃一二句，或带笑，或叹息，此津枯血燥之虚热也，宜大料六味汤。若误与承气，必死矣。此论温热也。

诊指爪法

五指梢冷，是惊风也；中指独热，是伤寒也；中指独冷，是麻疹也。五指尖常冷者，脾阳不足也。卒冷者，有气厥，有急痛。

凡三岁以下病深重危急者，指甲口鼻多作黑色，此脉绝神困，良医莫保。

久病，爪甲青者肝绝也，爪甲黑者血死脉绝也，爪甲白者血脱也，俱死。淡红者血虚也，淡紫者血痹也，红而成点不匀者，血少而气滞也。层层如浪纹者，有水气，将为水肿、泄泻也。甲后近肉有白晕者，气虚也。深黄如染者，黄疸也。淡黄者，饮食停滞，脾胃弱也。卒病，爪甲青而腹急痛者，有中寒，有中毒，有心包络或胃络中有死血所致也。

关纹、鱼络、唇口、爪甲之色，皆血之所见也，变则俱变，故主病多同。

诊齿法

并出《内经》《脉经》。

久病，爪甲焦黄，憔悴自折，与齿如熟豆者，谓之大骨枯槁，死不治。

久病，唇肿齿焦者死，齿光无垢者死，齿忽变黑者死。

热病，阴阳俱竭，齿如熟豆，其脉驶①者死阴阳俱竭，谓汗便并闭也。骨蒸，齿槁者死。

诊大肉捷法

久病，形相得者生，皮肤著者死。脱肉，身不去者死。形肉已脱，九候虽调，犹死。急病，形肉虽不脱，犹死。"三部九

① 驶：疾速。

候论"。

赵晴初曰：病人大肉已脱，为不可救。盖周身肌肉瘦削殆尽，脾主肌肉，此为脾绝也。余每以两手大指次指后，验大肉之落与不落，以断病之生死，百不失一。病人虽骨瘦如柴，其大指次指后有肉隆起者，病虽重可治。若他处肉尚丰而此处无肉，转见平陷者，便不可治鱼络本候胃气，而次指又大肠脉所过也。此法前人未道，实不可易。周慎斋先生所谓久病形瘦，若长肌肉，须从目内眦下胞长起，亦此义也。说已见前。

诊尺肤寒热法

脉急者，尺之皮肤亦急；脉缓者，尺之皮肤亦缓。脉小者，尺之皮肤亦减而少气；脉大者，尺之皮肤亦贲而起。脉滑者，尺之皮肤亦滑；脉涩者，尺之皮肤亦涩。"邪气病形篇"。

尺脉缓涩，谓之解㑊尺与脉俱缓涩也。解，懈也；㑊，㑊也；尺涩脉滑，谓之多汗；尺寒脉细，谓之后泄；脉尺粗常热者，谓之热中。粗者，臂上鼠肉也。脉下似当有脱字，又似当作脉粗尺常热者，《内经》有云粗大者阴不足，阳有余，为热中也。见"平人气象论"。

审其尺之缓急大小滑涩，肉之坚脆，而病形定矣。视其人目窠上微痈①，如新卧起状，其颈脉动，时咳，按其手足上窅②而不起者，风水肤胀也。尺肤滑以③淖泽者，风也。尺肉弱者，解㑊安卧，脱肉者，寒热不治。尺肤涩者，风痹也。尺肤粗如枯④鱼之鳞者，水溢⑤饮也。尺肤热甚，脉盛躁者病温也，其脉

① 痈：肿起。
② 窅（yǎo）：眼深陷。
③ 以：《灵枢·论疾诊尺》作"其"。
④ 枯：原作"粗"，据《灵枢·论疾诊尺》改。
⑤ 溢：《灵枢·论疾诊尺》作"泆"。

盛而滑者，汗^①且出也。尺肤寒，其脉小者，泄而少气也。尺肤炬然^②，先热后寒者，寒热也。尺肤先寒，久持之而热者，亦寒热也。肘所独热者，腰以上热；手所独热者，腰以下热。肘前独热者，膺前热；肘后独热者，肩背热。臂中独热者，腰腹热。肘后粗即鼠肉也，一作廉，非以下三四寸热者，肠中有虫。掌中热者腹中热，掌中寒者腹中寒。尺炬然热，人迎大者，当夺血。尺坚大，脉小甚，少气，悗，有加者死。"论疾诊尺篇"。

诊肠胃寒热法

胃中热则消谷，令人悬心善饥，脐以上皮热；肠中热则出黄如糜，脐以下皮寒当作热。胃中寒则腹胀，肠中寒则肠鸣飧泄。胃中寒，肠中热，则胀而且泄；胃中热，肠中寒，则病饥，小腹痛胀。"师传"。

面热者，足阳明病。鱼络血者，手阳明病。两跗^③之上脉竖当是坚字陷者，足阳明病，此胃热^④也。"邪气病形篇"。

下利者，湿也，有寒有热，有在肠，有在胃。肠胃湿而俱寒者，泄如注下而无禁也。肠胃湿而俱热者，胸中嘈杂无奈，肛门逼迫，重坠不堪，时时登圊而少所出也。胃中寒而肠热者，腹痛重坠，久而便出，便出即快然而衰也。胃中热而肠寒者，略一腹痛，或不腹痛，即已便出，便出复见重坠，不欲起也。

---

① 汗：《灵枢·论疾诊尺》作"病"。
② 炬然：指灼热。
③ 跗：足。
④ 热：《灵枢·邪气脏腑病形》作"脉"。

诊五脏骨蒸法

小儿痨疾同此。

五痿者，生于大热也。何以别之？曰：肺热者，色白而毛败；心热者，色赤而络脉溢；肝热者，色苍而爪枯；脾热者，色黄而肉蠕动；肾热者，色黑而齿槁。"痿论"。骨蒸者，风寒饮食失治而成者也。

东垣内外伤辨证

伤于七情六欲，饮食作劳，为内伤，宜养正；伤于风寒暑湿燥火，为外感，宜祛邪。如发热证，外感则发热无间，内伤则时作时止；恶寒证，外感虽絮火不除，内伤则得暖便减。头痛证，外感则常痛不休，内伤则时痛时已。外感则手背热于手心，内伤则手心热于手背。外感则鼻塞不通，内伤则口淡无味。

按：小儿无嗜欲劳倦，而内伤更有甚者，或禀赋不足也，或饮食不知也，或久病失治也，或病后失调也。禀赋之伤多在肾，因病之伤多在脾。

切脉法

凡诊小儿，既其言语不通，尤当以脉为主，而参以形色声音，则万无一失。小儿之脉，非比大人之多端，但察其强、弱、缓、急四者之脉，是即小儿之肯綮。盖强弱可以见虚实，缓急可以见邪正，四者既明，则无论诸病，但随其证，以合其脉，而参此四者之因，再加以声色之辨，更自的确无疑，又何遁情之有？此最活最妙之心法也。若单以一脉凿言一病，则一病亦兼数脉，其中真假疑似，实有难于确据者。<small>张景岳。</small>

小儿脉一息八至者平，九至者伤，十至者困。<small>《脉经》。</small>

五岁以上，以一指取寸关尺三部，六至为和平，七八至为热，四五至为寒。<small>《正眼》。</small>

小儿脉多①雀斗，要以三部为主。若紧为风痫，沉者乳不消，弦急者客忤②气。沉而数者，骨间有热，欲以腹按清冷也。<small>《脉经》。</small>

小儿是其日数应蒸变③之期，身热脉乱，汗不出，不欲食，食辄吐呗④者，脉乱无苦也。<small>《脉经》。</small>

《脉经》论小儿脉止此三条，而余不言者，余与大人同也。后世既有专家，遂为之条分缕析矣。

小儿之脉，气不和则弦急，伤食则沉缓，虚惊则促急，风则浮，冷则沉细，脉乱者不治。<small>仲阳。</small>

凡看脉，先定浮沉迟数，阴阳冷热。沉迟为阴，浮数为阳。浮主风，沉迟主虚冷，紧主癫痫，浮缓主虚泻，微迟有积有虫，迟涩胃不和。沉主乳食难化，紧弦主腹痛，牢实主大便秘。沉数而细，骨中有热。弦紧而数，惊风。浮洪胃热，沉紧寒痛。虚濡者有气，又主慢惊。芤主大便利血。<small>薛立斋。</small>

小儿之脉，其主病与大人同，但部位甚狭，难于分辨。然小儿病因无多，脉象当无多变，正不必多立名色，以自炫奇。又小儿六七岁以下，肾气未至，脉气止在中候，无论脉体素浮素沉，重按总不能见脉。若重按见脉，即与大人牢、实、动、

---

① 多：《诸病源候论》卷四十五此下有"似"字。
② 客忤：旧俗以婴儿见生客而患病为客忤。
③ 蒸变：《脉经》卷九作"变蒸"。
④ 呗（xiàn）：干呕。

第四辑

结同论，但亦不可太浮无根耳。小儿肝气有余，肾气不足，脉体似宜见长，止因稚阳气弱，经络柔脆，不能如大人之充畅，首尾齐动也。故其脉来累累如电之掣，如珠之跃。又因乳食血液有余，故滑利如不可执也。雀斗者，数中一止，止而又数，频并也。血多气少，气之力弱，未能鼓荡，血又壅盛，故其行易踬①。八至为平者，三岁以下也；六至为平者，五岁以上也。

诸脉应病

并出王肯堂《证治准绳》，大义如此，未可泥也。

诸数脉为热，属腑；诸迟脉为冷，属脏。阳数脉主吐逆，不吐必发热；阴微脉主泄泻，不泻必盗汗。沉数脉，寒热，寒多热少，亦主骨蒸；紧数脉，寒热，热多寒少，又主骨蒸，急则惊痫。沉紧脉，心腹痛，短数同，亦主咳嗽咳嗽脉忌沉紧；沉细脉，乳食不化，亦主腹痛下利；沉伏脉，为积聚，亦为霍乱。微缓脉，乳不化，泄泻，沉缓亦同；微涩脉，瘰疬筋挛；微急脉，寒热吐血。浮滑脉，宿食不消，亦主咳嗽；浮紧脉，疝气耳聋；浮弦脉，头疼身热。紧滑脉，吐逆恶心。心脉急数，惊痫，不痫者疳麻；肝脉急甚，癫痫风痛，痰涎流液；肺脉浮实，鼻塞，二便不通。关脉紧滑，主蛔虫。尺脉沉，亦主蛔。尺脉微细，溏泄冷利，乳食不化；尺脉微涩，便血，无血者必盗汗。脉过寸口入鱼际，主遗尿。

诸病应脉

惊搐，脉浮数顺，沉细逆，身温顺，肢冷逆；夜啼，脉微

---

① 踬（zhì）：摔倒。

小顺，洪大逆，身冷逆；心腹痛，脉沉细顺，浮大逆，身温顺，肢冷逆；伤寒，脉洪弦顺，沉细逆，浮大顺，微伏逆；汗后，脉沉细顺，洪紧逆，困睡顺，狂躁逆；温病，脉洪大顺，沉细逆，身热顺，腹痛逆；咳嗽，脉浮滑顺，沉细逆，身温顺，肢冷逆；霍乱，脉浮洪顺，迟微逆，身温顺，肢冷逆前言沉伏主霍乱，是初发时也；吐呃，脉浮大顺，沉细逆，身温顺，肢冷逆；泄泻，脉缓小顺，浮大逆，身温顺，肢冷逆；诸痢，脉沉细顺，浮大逆，身温顺，肢冷逆身大热者亦逆；诸渴，脉洪数顺，微细逆，身温顺，肢冷逆；诸肿，脉浮大顺，沉细逆，脏实顺，肠泄逆；腹胀，脉浮大顺，虚小逆，脏实顺，肺泄逆；痰喘，脉滑大顺，沉细逆，身温顺，肢冷逆；寒热，脉紧数顺，沉细逆，倦怠顺，强直逆；疳劳，脉紧数顺，沉细逆，脏实顺，脾泄逆；虫痛，脉紧滑顺，浮大逆，身温顺，唇膏逆《金匮》：腹痛，脉沉弦若洪大，为蛔；黄疸，脉浮大顺，沉细逆，腹宽顺，泄泻逆；火瘅，脉浮洪顺，沉细逆，身温顺，身冷逆消渴也；诸失血，脉沉细顺，浮数逆，身温顺，发热逆；中恶腹胀，脉紧细顺，浮大逆，身热顺，身冷逆。

闻声法

　　声悲是肝病，声笑是心病，声慢是脾病，声呼是肺病，声沉是肾病。声清是胆病，声短是小肠病，声速是胃病，声长是大肠病①，声微是膀胱病。声悲慢是肝脾相克病，声速微细是胃与膀胱相克病。声细长②是实，声轻是虚。声沉粗是风，声短细

---

　　①　是大肠病：此4字原脱，据《察病指南》卷下补。
　　②　长：原作"断"，据《察病指南》卷下改。

是气，声粗是热，声短迟是泄，声细①长是痢，声实是闭涩。《幼科全书》②。

此病中言语之声也。夫声为阳，根于肾，发于心，出于肺者也。声之根有病者病在肾，声之音有病者病在肺，此当于哭时察之。声来充足有余不尽而圆润无累者，肺肾俱足也。声来尾音空弱，若难继者，肾不足也。声来燥涩，若有所碍者，肺有病也，或痰或风。声来柔嫩，不甚激烈者，心气不足，肝气亦不旺也。声来宏远激烈，却宽缓不迫促者，可卜福德兼优。声来粗雄短促者，定知劳贱无赖。此听声以察根气者也。

声哑者，风痰伏火，或暴怒叫喊所致。形羸声哑，劳瘵之不治者，咽中有肺花疮③也。伤寒坏病声哑，狐惑也。声重鼻塞，伤风也。声暗不出而咳者，水寒伤肺也，亦中湿也。声哑如破而咳者，客寒裹热也。骤然声暗而咽痛如刺，不肿不赤，不发热，二便清利者，阴寒也。骤然声暗而赤肿闭胀，或发热便秘者，龙火也。音嘎而腿常酸软者，肾虚暗痱④也。哭而腰曲者，腹痛也。哭而按之，其哭更急者，其处有痛也。哭而声不敢肆者，喉痛也。儿睡忽自醒而急啼者，腹痛，或身有痛也。先啼而后下利者，腹痛，有冷积也。呼吸似欲喘，而烦躁不宁者，鼻塞，或气痰聚胸也。俯视攒眉，哭声长而细者，头痛也。

相初生寿夭法

出张景岳。他书尚有详于此者，以禀于生初，不关证治，

---

① 细：《察病指南》卷下无此字。

② 《幼科全书》：儿科专书，旧题朱丹溪撰，原书佚，部分内容见于《古今图书集成医部全录》，有人考证其作者非朱丹溪。

③ 肺花疮：阴虚久咳，喉中疮痛的病证。

④ 暗痱：指舌强不能语，足痿不能用。

故不备载。

看小儿法，以听声为先，察色为次。凡声音清亮者生，有回音者生，涩者病，散而无出声者夭。忽然大声而无病者，须急视其身，恐有疮疡，急宜治之。亦恐针刺虫啮，更有为火星入包裹中者，伤筋见骨，多致死也。

脐带中无血者生，脐带银白色者生。短带紫胀者，于断带之后捻去紫血，可保无虞。

额皮宽者寿。

卵缝通达，黑色者寿，初生下如水泡者险，阴囊不收者夭，白色赤色皆夭。

面转微黄者吉。生下粉白花色，必主脐风而死。生下皮宽肉瘦，五六日顿肥者，亦必有脐风之患。

生下皮肉不光者夭，泣而无泪者夭，舌如猪肝者夭，口角上有紫色丝如虾须者夭。发粗长者寿，细软不放者夭。

初生诸病，莫详于《验方新编》，其治法亦颇稳，今不及详录，治儿科者必当肄业及之也。

相病吉凶要诀

小儿病，证或可畏，若太冲有脉，神气未脱，囟门未陷，看颜色三关未至黯点者，犹可著力。虽然，五脏六腑之精气上注于目，望而知之，当先以目中神气之全为验。若目中神气在者必不死，目无神者必死。徐春圃《古今医统》。

相病吉凶杂法

小儿大便赤青瓣，飧泄①脉小，手足寒难已，手足温易已。小儿病困，汗出如珠，著身不流者，死。头毛皆上逆者，死。囟②陷者，死。头足相抵，卧不举身，四肢垂，或其卧正直如缚，掌中冷，皆死，至十日不可复治。《脉经》。下同。

卒肿，其面苍黑者死此下五节本是专论跗肿，因小儿多有此证，故类抄。手掌肿无纹者死，脐肿反出者死小儿久哭，多有此证，阴囊茎俱肿者死小儿久卧，溺湿褥被，亦有此证。足跗肿，呕吐头倾者死太阳风寒则仰而反张，阳明虚寒则俯而视深。小儿病，体重不得自转侧，并不可举抱者，死。小儿病，若吮乳紧者易治，吮乳松者难治。《准绳》。下同。

寒热病，咽汤水并药喉中鸣，是胃脘直不能荫肺也。此证医书少有，累验多死水下喉中有声，似欲作哽也。小儿无病，教令咽气而不得下者，脘燥而直也，胃底沉寒，气化不利，而又有虫耗其津液也，故《心鉴》③曰哽饮知危候。

病因治法大略

小儿之疾，如痘疹、丹瘤、脐风、变蒸、斑黄、虫疥、解颅、五软之类，皆胎疾也，如吐泻、疟、痢、肿胀、痞积、疳劳之类，皆伤食之疾也，惟发热、咳嗽有因外感风寒者。故曰小儿之疾，属胎毒者十之四，属食伤者十之五，属外感者十之

---

① 飧（sūn）泄：又名水谷利。以泻下完谷不化为特征。
② 囟：原作"卤"，据《幼科类萃》卷二改。
③ 心鉴：即《全幼心鉴》。

一二。《万氏育婴家秘》。

凡小儿一岁以下有病者，多是胎毒，并宜解毒为急；二岁以上有病者，多是食伤，并宜消食健脾。《幼科全书》。

凡初生小儿病，须要辨其胎中所患与出胎时所受为最，盖胎中蕴者宜清利，出胎所受者宜解散也。许橡村。

古论脐风皆由于水湿风冷，此犹未尽也。盖脐风有内外二因，有可治、不可治之别。外因即风湿所伤，内因乃禀父之真阳不足也。尝见一士，产十数胎，尽殇于七日内之脐风，何无一能避风冷者？此内因之显而易见。凡男子真阳不足者，右尺脉必细涩无神，生子必有脐风《脉经》有察母脉以决禄浊①。外因者发于三四五日之间，由表及里，可治；内因发于六七日内，动于脏，不可治也。《集成》。

小儿中客忤，吐下青黄赤白，腹痛夭纠②，面色变易，其候似痫，但目不上插，其脉弦急数大，稍迟失治，即不救矣。急视上腭左右，有青黑肿核，如麻豆大，或赤或白或青，以银针溃之，或爪决之，并以绵拭去恶血，勿令下咽。仍以豉数升入水捣熟，丸摩囟门、手足心各五六遍，摩心胸及脐，上下行转，食顷破视，中当有毛，掷丸道中，即愈。

按：今用有以荞麦面者，有以山栀、麦麸者，均酒调，先以青布拭前后胸背心，摩之，良验。

小儿始生，生气尚盛，但有微恶③，即须下之，必无所损。若不时下，则成大疾，难治矣。凡下，四味紫丸最佳代赭石、赤石脂、巴豆、杏仁。《千金方》。

---

① 禄浊：《脉经》卷九谓"一月血为闭，二月若有若无，三月为血积。譬如鸡伏子，中寒即浊，中热即禄"。

② 纠：同"纠"。

③ 微恶：稍有不适。

第
四
辑

　　脐中水及中冷，则令儿腹绞痛，夭纽①啼呼，面目青黑，此中水之过。当灸粉絮以熨之，不时治护。脐至肿者，当随轻重，重者灸之可至八九十壮。轻者脐不大肿，但汁出，时时啼呼者，捣当归末和胡粉傅②之，灸絮，日熨之，以啼止为候。

　　凡初生小儿，以脐风、牙疳、急惊、客忤四者为最急，其后乃有虫疳、慢脾以及痘疹，皆小儿专证也。其蕴于胎中者，有胎惊义见《内经·奇病论》中、胎痘、胎疹、胎黄。凡母病临产未愈，儿多带病出腹，此先病于胎中也。其出胎而发者，胎寒则有盘肠，有脐风观此则胎病岂尽宜清利，胎虚则有解颅、五软，胎热则有牙疳、夜啼夜啼有因腹冷痛者。其出胎而受者，亦有脐风、牙疳、腹痛、泄泻。其证甚多，大抵专属于外邪者轻，外邪与胎毒相激而发者重。

　　夏禹铸预防脐风有绕脐灯火，预防牙疳有用细青布蘸淡盐汤，时时拭口中，出恶涎。

　　惊风一证，前人过于穿凿，自方中行谓即痉病，喻氏从而和之，好奇者莫不是此非彼矣。殊不知痉即惊风也。惊者，言其躁扰不宁也，《素问·著至教》篇曰三阳积并则为惊，其病起如疾风礔砺③，阳气滂溢，九窍皆塞是也；风者，言其僵直不和也，《内经》曰诸暴强直，皆生于风是也。痉言证也，惊风亦言证也，非言因也。依此推之，慢惊之义，亦可通矣。

　　喻氏辟八岁以前无伤寒之说，而谓痉即伤寒发热，脉络柔脆，不任其虐，以致血虚筋急也。理固甚是。其实小儿血液充盈，易于壅实，而生气之锐，进而不已，偶不流通，即窒塞迫逼，呼吸顿闷，而成急惊风矣。卒然肢动目瞪，并无寒热，非

────────────

　　① 夭纽：短命。
　　② 傅：通"敷"。《说文通训定声·豫部》："傅，假借为敷。"
　　③ 礔砺：霹雳。

惊非风，亦非伤寒，必角弓反张，乃风寒外袭，以致筋络拘转，是急惊亦有内外因也。

旧说治急惊宜凉，慢惊宜温，此不尽然。急惊亦有发于内之寒痰，慢惊每多成于内之燥热。

尝论脐风即古之真中风，详见《中藏经》及《巢氏病论》。五脏俱坏，数日即死，惟急灸可以救之。儿在母腹，以脐呼吸，初出腹时，吸受风寒，直达命门，故证至急也。急慢惊风，即类中风也。急惊即类中之邪盛者，慢惊即类中之正虚者。学者能读《内经·风论》《中藏经》《巢氏病论》《千金方》《翼方》及张洁古、刘河间诸书，考其诊法治法，斯无不通矣，奚必局局于儿科抄撮秘本乎？中风，看面目、鼻准、人中五色以定吉凶，脐风何独不然？牙疳，胃热也。内连肝肾，其证甚急，宜常醮①盐茶掠口，去毒涎。见证，速煎竹茹、车前汁或入青果膏及以核磨汁饮之。

小儿暴得呕吐，多系饮食当风，风气入胃所致。侠寒者，腹痛作泻，最宜急治，迟恐接引内风，便成不治。宜桂枝汤加吴茱萸。

小儿极多虫证，始于湿热，成于湿寒，而亦必兼风也。虫在胃则胸中懊恼嘈杂，如饥易渴，在肠则腹胀，时肿聚往来，行动作痛，按之如块，大便黄糜，或白沫，溏而不结，面无定色，初起多青黄，久多青白。若肚大青筋，不食呕吐者，死期近矣。又有身常蕴热不止，而唇内生疮，声音嘶嗄，或肛门生疮，此即疳䘌，所谓狐惑②也。

小儿唇淡红而艳者，虫也；唇上红白成点不匀者，虫也；

---

① 醮（jiào）：沾。方言。
② 狐惑：病名。语出张仲景《金匮要略·百合狐惑阴阳毒病脉证并治》之"状如伤寒，默默欲眠，目不得闭，卧起不安。蚀于喉为惑，蚀于阴为狐"。

第
四
辑

上下唇内白点者，虫也；舌尖两边有淡红点者，虫也。面色黄黯，而有多少白斑，圆如钱大者，食积生虫也；咽管干硬，教令咽唾，而不得下者，虫耗胃津，将成隔噎也。食未久而即饥者，虫也；渴饮无厌者，虫也；腹痛即大便者，虫也；目四围黄者，虫也；目光滞而睛黄者，虫也；面色黄黯而有蟹爪纹者，虫也。虫脉，弦紧而涩，或滑。又腹中痛，脉当沉弦，而反洪大，为有蛔虫也。狐惑，其脉沉细而数，吐沫腹痛者，虫也。吐沫腹不痛，胃冷也。

虫谓之疳，骨蒸亦谓之疳。虫有湿热所生者，谓之蛔虫，在于肠胃，易治。又有瘀血所化，即为痨虫，在于血肉，难治。骨蒸者，因病失治，久热不退所成也。有积滞伤脾胃，有汗下伤津液，皆令骨瘦如柴，两唇灰白，或咳或泻，是痨瘵也。始萌可救，病成则死。

小儿寒热病久，必有瘀血。必兼行瘀，乃能全愈。或吐紫虾，或下黑粪寒则血凝，热则血驶，忽凝忽驶，瘀积成矣。疟之有母，即此义也。

外感失于汗下，即成瘾疹，史载之谓热病欲发斑者，其脉虽大，而重按如重夹绫绢裹状。所以然者，其肤已微肿故也。

小儿被褥溺湿，勿复卧其上，能令面黄成疸。目上下胞浮起者，是其征兆也。

小儿脑后耳后多核者，此太阳、少阳之气不达，常病寒热，气与液抟结而成，所谓恶核失荣①也。亦由于先天不足，宜外治以散之，内服生津补血之剂以清之。愈后须用温补以助肾气。核多者，不宜种痘，以其气结也。旧法生山药擦之。

解颅怪证，小儿囟门前后宽大，头大异于常儿，以烛火隔

---

① 恶核失荣：病名，是以颈部肿块坚硬如石，推之不移，皮色不变，面容憔悴，形体消瘦，状如树木失去荣华为主要表现的肿瘤性疾病。

照，见其头裹光亮。西医谓其头中有水三四五斤。有一年死，有数年死，无不夭者。一岁至八岁有之，过八岁即无此矣。此盖中国所谓头风之类，惟滨海有之。

疳者，脾胃病亡津液之所作也。因大病或吐泻后，以药吐下，致脾胃虚弱，亡津液。假如潮热，是一脏虚，一脏实，而内发虚热也，法当补母而泻本脏，则愈。假令日中潮热，是心虚热也。肝为心母，宜先补肝，肝实而后泻心，心得母气则内平而潮热愈也。医见潮热，妄谓其实，而以大黄、牙硝辈诸冷药利之，利既多矣，不能禁约，而津液内亡，即成疳也。疳候不一，鼻疮目翳，唇艳面黄，或唇下生疮，流汁不愈，身瘦皮干作疥，喜卧冷地，好食泥土，下利青白，腹满发逆，头大项细，皆是也。钱氏。

牙疳为肾脏水亏火炽，毒气上攻，此急证也，与此虚劳五脏疳证异，详见前文。

潮热者，闲时发热，过时即退，来日依时发热，此欲作惊也。壮热者，一向热而不已，甚则发惊痫也。风热者，身热而口中气热，有风证。温壮者，但温而不热也。均同上。

小儿耳冷骱①冷，手足乍冷乍热，面赤，时嗽嚏惊悸，此疮疹欲发也。阎氏，下同。

小儿惊风方搐时，但扶持，不可擒捉，盖风气方盛，恐流入筋脉，或致手足拘挛。气血壅闷，方借抽掣以助气运之力，擒捉之则气难运矣。

凡足胫热，两腮红，烦渴不止，头面好露，扬手掷足，大便闭，小便黄，身壮热不退，凡此皆宜凉解，不可服热药补药也。《幼科全书》。

---

① 骱（kāo）：尻骨，指臀部。

如足胫冷，面晄①白，口中气冷，寒热进退不安，身常偎人，眼珠青，吐泻不止，肚腹作痛，凡此皆宜温补，不可用凉药利药也。

凡病先虚，或已经下，仍有合下者，必实其母后泻其子也。假令肺虚而痰实，此可下之证，先当益脾，后方泻肺也。钱氏。

凡热病，疏利或解化后无虚证，勿温补，热必随生。同上。

小儿之病，古人谓之哑科，以其言语不能通，病情不易测。故曰宁治十男子，不治一妇人；宁治十妇人，不治一小儿。此甚言小儿之难也。然以余较之，则三者之中，又惟小儿为最易。何也？盖小儿之病，非外感风寒，则内伤饮食，以至惊风吐泻及寒热疳痫之类，不过数种。且其脏腑清灵，随拨随应，但能确得其本而撮取之，则一药可愈，非若男妇损伤积痼痴顽者比，余故谓其易也。第人谓其难，谓其难辨也；吾谓其易，谓其易治也。设或辨之不真，则诚然难矣。然辨之之法，亦不过辨其表里寒热虚实，六者洞然，又何难治之有？故凡外感者，必有表证而无里证，如身热、头痛、拘急、无汗，或因风抽搦之类是也；内伤者，止有里证而无表证，如吐泻、腹痛、胀满、惊疳、积聚之类是也。热者必有热证，如热渴、躁烦、秘结、痈疡之类是也；寒者必有寒证，如清冷、吐泻、无热、无烦、恶心、喜热者是也。凡此四者，即表里寒热之证，极易辨也。然于四者之中，尤惟虚实二字最为紧要，盖有形色之虚实，有声音之虚实，有脉息之虚实。如体质强盛与柔弱者有异也，气色红赤与青白者有异也，声音雄壮与短怯者有异也，脉息滑实与虚细者有异也。故必内察其脉候，外观其形气，中审其病情，参此数者而精察之，又何虚实之难辨哉？必其果有实邪，果有

---

① 晄：通"眈"。

火证，则不得不为治标。然治标之法，宜精简轻锐，适当其可，及病则已，毫勿犯其正气，斯为高手。但见虚象，便不可妄行攻击，任意消耗。若见之不真，不可谓姑去其邪，谅亦无害。不知小儿以柔嫩之体，气血未坚，脏腑甚脆，略受伤残，萎谢极易，一剂之谬，尚未能堪，而况其甚乎？矧以方生之气，不思培植，而但知剥削，近则为目下之害，远则贻毕世之羸，良可叹也。凡此者，实求本之道，诚幼科最要之肯綮。虽言之若无奇异，而世竟茫然，非有明察之见者，不足以语此，此其所以不易也。张景岳。

脏腑外应病证通义

肝，牡脏①，阳中之少阳，其窍目，其应在面为年寿②，为左颊，为舌本，在身为筋，为爪，为两胁，为卵。其动为呼，为语，为握，其情为怒，其变为呕吐，为胁胀，为少腹两旁胀，为惊骇瘛疭。潜初新辑，俱本《内经》。

心，牡脏，阳中之太阳，其窍舌一曰耳，其应在面为额中，为山根额中在眉心之上，经名阙上，本候咽喉也。山根经名下极，为舌本，在身为血，为脉，为缺盆。其动为笑，为噫，其情为喜，其变为忧，为善忘，为谵言，为不语。包络同。

脾，牝脏③，属于至阴，其窍口，其应在面为山根，为鼻准，为唇，为舌本，在身为肌肉，为四肢，为腹。其动为歌，为吞，其情为思，其变为恐，为胀满，为痿，为水肿。

肺，牝脏，阴中之少阴，其窍鼻，其应在面为眉心眉心，经

---

① 牡脏：阳脏。
② 年寿：眉心至鼻尖之间部位。
③ 牝脏：阴脏。

名阙中，为右颊，为两颊。在身为皮，为毛，为背，其动为哭，为咳，其情为悲，其变为喘喝①，为寒热。

肾，牝脏，阴中之太阴，其窍耳一曰口，环口也，其应在面为齿根，为下颏，为耳轮，为耳前，为两颧，为发，为舌本，在身为骨，为腰，为二阴。其动为呻，为欠，为嚏，其情为恐，其变为栗，为厥。

胆，其窍舌下，其应在面为年寿两旁年寿，两旁鼻柱两壁也，为耳中，为眉，在身为爪。其变为呕苦，为瘕疝，为叫骂不休，为目不瞑，为恐如人捕之。

小肠，其窍目内眦，其应在面为目下侠鼻两傍，在身为皮肤，为脐腹。其变为小腹控②睾冲心，为里急后重。

胃，其窍目下胞，其应在面为两颊略下，为鼻准两傍两颊略下，内直下齿处也，鼻准两傍，即迎香是也，为唇内，为牙床，在身为肉胭。其变为鬲塞不通，为气逆，为哕，为恐，为不欲食，为呕吐。

大肠，其窍目外眦，其应在面为两颧直下，在身为皮肤，为腹，为后阴。其变为腹中常鸣，为下利不禁，为秘结。

膀胱，其窍目上胞，其应在面为人中，为额两角，在身为腠理毫毛，为前阴。其变为癃，为不约③。三焦同。经曰：肾合三焦、膀胱，腠理毫毛其应。

脏腑之经，相为表里，病证多同，可参观也。大抵太阳、少阴行于背，凡病在身后者属之；阳明、太阴行于胸腹，凡病在身前者属之；少阳、厥阴行于两侧，凡病在身侧者属之。

---

① 喘喝：气喘有声。《素问·生气通天论》："烦则喘喝。"王冰注："喝，谓大呵出声也。"

② 控：牵引。

③ 约：固摄。

小儿五脏证治

《万氏育婴家秘》五脏证治

五脏平和，则病不生。或寒暑之违和，或饮食之失节，则风伤肝，暑伤心，寒伤肺，湿伤肾，饮食伤脾，而病生矣。语其色，则肝青、心赤、肺白、肾黑、脾黄也；语其脉，则肝弦、心洪、脾缓、肺毛、肾沉也；语其证，则肝主风、心主惊、脾主困、肺主喘、肾主虚也；语其治，则心脾肺三脏有补有泻，肝则有泻无补，肾则有补无泻也。色脉证治，本诸五脏，心中了了，谓之上工。"总论"①。

人皆曰肝常有余，脾常不足，予亦曰心常有余，肺常不足。有余为实，不足为虚。此虚实非经所谓邪气盛则实，精气夺则虚也。盖肝之有余者，肝属木，王于春，春乃少阳之气，万物之所资以发生者也。儿之初生曰芽儿者，谓如草木之芽，受气初生，其气方盛，亦少阳之气方长未已，故曰肝有余。有余者，乃阳气自然有余也。脾常不足者，脾司火气，儿之初生，所饮食者乳耳，水谷未入，脾未用事，其气尚弱，故曰不足。不足者，乃谷气之自然不足也。心亦有余者，心属火，王于夏，所谓壮火之气也。肾主虚者，此父母有生之后，禀气不足之谓也。肺亦不足者，肺为娇脏，难调而易伤也。脾肺皆属太阴，天地之寒热伤人也，感则肺先受之；水谷之饥饱伤人也，感则脾先受之。故曰脾肺皆不足。论五脏有余不足，即吾血多气少之义也。

肝者，足厥阴风木也。钱氏云：肝主风，实则目直视，大

---

① 总病：指《育婴家秘》卷一之"五脏证治总论"篇。

叫呵欠，烦闷项急，虚则咬牙多欠，气热则外生风，气湿则内生风。此肝病之证也。肝开窍于目，故有病常以目候之，如肝有风则目连劄①，肝有热则目直视，肝疳则白膜遮睛之类是也。又肝主筋，肝病则筋急，为项强，为搐搦牵引，肝主怒，病则性急，大叫呼，甚则卵肿，俗呼气卵是也。肝在下焦，热则大小便难。肝脏魂，肝热，手寻衣领，胡乱捻物，甚则捉空摸床，此丧魂之病也。肝病。

　　肝胆之病，从火治者，木中有火。燧人氏传曰知空有火，丽木则明，此其验也。肝胆之火，水不能灭，寒不能胜，又谓之龙雷之火，惟甘温之剂如人参、甘草之辈可以制之，故曰甘能泻火也。《内经》曰辛以散之，如川芎、防风之类。又曰辛甘发散为阳，以辛甘之药合而用之，所谓火郁则发之当云木郁则达之。此治肝病之大略也。肝热，以泻青丸、当归芦荟丸泻之，肝实同法。肝虚，以六味地黄丸补之，肝为肾子，虚则补母也。肝寒，以温胆汤及吴茱萸、生姜之类。肝病，钱氏有泻青丸一方而无补者，谓其气有余也。然肝乃少阳之气所以养生者，固不可过泻，以伐生生之气也。肝治。

　　儿病，目视物不转睛，或斜视不转，或目合不开，目开不合，或哭无泪，或不哭泪自出者，皆肝绝也。肝不治。

　　《内经》曰：心者君主之官，神明出焉。儿之初生，知觉未开，见闻易动，故神怯而易生惊也。钱氏云：心主惊，实则叫哭发热，饮水而搐，虚则困卧，悸动不安，此心病之证也。心主血脉，色者血之华，脉者心之合也。如色见红润，脉来大数者，此心气有余之象，其儿易养；如色见昏黯，脉来沉细者，此为不足，其儿多病难养。此观其形色脉以知其心中之虚实也。

---

　　① 劄（zhá）：眨眼。

心恶热，与风相搏则发搐，故肝生风，得心热则搐也；心属火，火盛则津液干而病渴；心藏神，热则神乱而卧不安。喜合面卧者，心气热则胸中亦热，欲言不能而有就冷之意，故合面卧此为虚热。心气实则气上下行涩，合则气不通，故喜仰卧。有弩①其身而直伸者，谓之上窜，亦心热也此为实热。舌者心之苗，热则舌破成疮。又有重舌、木舌、舌长出不收之病。《内经》曰：诸痛痒疮疡，皆属于心火。儿病瘤丹瘤疹、蛇缠虎带、虫疥癣疮，皆心火之病也。心病。按：所谓心火之病者，心主血，血热而津液灼燥也。

钱氏治心热病以导赤散，夫导赤乃泻小肠之药也。心为君主，不可犯之，泻其腑者，以避嫌也。心虚则主不安，故以安神丸补其脏也。心为火脏，常苦缓散而不收，孙真人立生脉散，夏月服之，以五味子之酸能收耗散之气也此非夏月可通服也。凡劳心苦思，早起宴②罢，有虚热，神不安者宜之，治儿心病者扩而充之可也。故心热病生于内者，宜导赤散、泻心汤、东垣安神丸之类；生于外者，如口舌生疮，洗心散主之。心气虚者钱氏安神丸，虚易惊者琥珀抱龙丸。《内经》曰以苦泻之，黄连是也，以咸补之，泽泻、车前子是也。神气浮越，多惊悸者，宜朱砂、赤石脂、龙骨以镇之。心治。

如心病久，汗出发润，或舌出不收，或暴哑不语，或神昏愦乱，或瘤疹变黑，此皆心绝之候也。心不治。

《内经》曰脾胃者仓廪之官，谓为水谷之所聚也。儿之初生，脾薄而弱，乳食易伤，故曰脾常不足也。钱氏云：脾主困，实则困睡，身热饮水，虚则吐泻生风，此脾病之证也。脾属土，其体静，故脾病喜困。土主湿，湿伤则为肿为胀为黄，为吐泻

---

① 弩：同"努"。
② 宴：通"晏"，晚。

不止，则成慢惊风。《内经》曰：土位之下，木气承之。土为坤，坤为腹，故脾病则腹中痛，脾疳则肚大青筋也。脾之窍在口唇，脾有风则口㖞唇动，热则口臭唇疮，寒则口角流涎，谓之滞颐，气不和则口频撮。脾主舌本，热则弄舌吐舌；脾主肉，虚则瘦，大肉折；脾主味，虚则不欲食，热则食不作肌肤，伤于食则成积聚，久则成癖；脾主津液，热则口干引饮，虚则津液不生而成疳也。脾病。

脾胃不同，盖胃受谷，脾消谷者也。调其脾胃者，当适其寒温，节其饮食也。故饱则伤胃，饥则伤脾当云饥则伤胃，饱则伤脾，热则伤胃，寒则伤脾又燥则伤胃，湿则伤脾也。脾喜温而恶寒，胃喜清凉而恶热，喜恶不同，故难拘一法也。脾胃属土，居中以应四傍①，其立法也，必四气俱备，五味调和而后可。四气者，谓寒、热、温、凉也；五味者，谓酸、苦、甘、辛、咸也。辛甘温热为阳，酸苦咸寒为阴。气味合而服之，是谓阴阳相济，得中和之法也。如偏热则伤胃，偏寒则伤脾，非中道也。钱氏立方以益黄散补脾，东垣老人谓其偏热，而以异功散代之，其虑深矣。祖训钱氏诸方，法当遵守，惟脾胃一条，吾于脾热者泻黄散，胃热者人参白虎汤，脾胃寒者理中汤丸，脾胃虚者调元汤、人参白术散、养脾丸，伤食者消积丸、保和丸，宿食成积者枳朴大黄丸，湿胜者胃苓丸，欲成疳者肥儿丸，已成疳者集圣丸，此吾家秘之法也，不可轻泄。脾治。

如脾病久，大肉消削，肚大青筋，或口噤不开，或唇口开张，或遍身虚肿，或脚背肿，眼下胞肿，或吐泻不止，饮食不入，或睡则露睛，口开不合，或多食而瘦，口馋喜啖甜物，或虫出于口，或唇謇而缩，此皆脾绝也。脾不治。

---

① 傍：通"旁"。

肺居最上，为脏腑之华盖，口鼻相通，息之出入，气之升降，必由于此，故肺主气。钱氏云：肺主喘，实则闷乱喘促，有饮水者，有不饮水者，虚则哽气，长出气，此肺病之证也。《难经》曰形寒则伤肺，儿衣太薄则伤寒；《内经》曰热伤肺，儿衣太厚则伤热。寒热伤肺则气逆，为喘为咳。鼻为肺窍，肺受风则喷嚏，流清涕，受寒则鼻塞，呼吸不利，受热则鼻干，或为衄血。肺疳，则鼻下赤烂。肺主皮毛，肺虚则皮干毛焦。病喘咳者，喘不止则面肿，咳不止则胸骨高，谓之龟胸，兼惊者死证也。肺属金，其体燥，病则渴不止，好饮水，谓之鬲消。肺病。

《内经》曰天气通于肺，轻清为天，清阳出上窍。本乎天者亲上也，故治肺病者宜用辛甘升浮之药。如苦酸，必用酒炒，使上升也。钱氏立方，肺实者以泻白散、葶苈丸，虚者以阿胶散，祖训云其法太简。肺主喘嗽，因于寒者以麻黄汤主之，因于热者以泻白散，热在胸者以东垣凉膈散，渴饮水者人参白虎汤，咽喉痛者甘桔牛蒡子汤，咳有痰者玉液丸，肺虚甚者调元汤。肺为脾子，虚则补其母也。或单以生脉散。其法始备。肺治。

如肺久病，咳嗽连绵，喘息不休，或肩息，或龟胸，或咳血不止，或咳而惊，或鼻干黑燥，或鼻孔张开而喘，或泻利不休，大孔如筒，或面目虚浮，上喘气逆，此肺绝也。肺不治。

肾属水，乃天一真精之所生也。人之有肾，犹木之有根。其脉在尺，肾之虚实，以尺脉候之。命门在两肾之间，为元气聚会之所。儿之强弱寿夭，尤系于斯，全宜实不宜虚也。肾气不足则下窜，盖骨重，惟欲下坠而缩身也。肾水，阴也，肾虚则目畏明。儿本虚怯，由胎气不成，则神不足，目中白睛多，其颅即解，色晄白，此皆难养。或有因病而致，非肾虚也，此肾病之证也。肾主骨，肾虚者骨髓不满也，儿必畏寒，多为五软之病。尻骨不成，则不能坐；髌骨不成，则不能行。齿为骨之余，骨不余则齿生迟。肾之液为血，血之余为发，肾虚则发稀不黑。肾之窍为耳，肾虚则耳薄，热则耳中出脓。肾主齿，热则生牙疳。肾又开窍于二阴，热则二便不通，冷则小便下如米泔。肾病。

经言二火者，君火、相火也。又曰一水不胜二火，水为阴，火为阳，一水不胜二火，此丹溪所谓阳常有余，阴常不足，肾之本虚也明矣。故钱氏只用补肾地黄丸一方。不敢泻者，因无实证也。或谓痘疹肾不可实，当泻之，此言甚谬。盖肾主液，痘中之血化为水，水化为脓，皆肾之津液所化也。若无肾水，则疮枯黑而死矣，岂可泻耶？痘疹曰归肾者，疮疹之毒内发于骨髓，外达于皮毛者为顺。变黑复陷入骨髓者，乃火旺水亏，非水盛为害也。钱氏以百祥丸、牛李膏治黑陷者，乃急泻肾中之火毒以救水，非泻肾中之真阴也。肾热大便不通者，宜以猪胆蜜导法导之。小便不利者，宜五苓散以泻膀胱，东垣滋阴丸以泻肾火。肾治。滋阴丸疑是滋肾丸，黄柏知母桂。

如肾久病，身下窜，目中如见鬼状，或骨委①弱，不能起立，或二便遗失不知，此肾绝也。肾不治。

《难经》有五邪之论，本脏自病为正邪，自前来为实邪，自后来为虚邪，自所胜来为微邪，自所不胜来为贼邪，此以五行之生克论也。钱氏所论，肝主风，心主惊，脾主困，肺主喘，肾主虚，此皆本脏自病，所谓正邪者也，故立五补六泻之方以主之。洁古先生乃取《难经》之言，以明五脏传变之证，补钱氏之所未及，而其法始大备矣。故风伤肝，热伤心，寒伤肺，

---

① 委：通"萎"。《文选·赫白马赋》："竟先朝露，长委离兮。"李善注："萎，与'委'古字通。"

湿伤肾又曰湿伤肺，燥伤肾，饮食劳倦伤脾。此五脏自受之邪，为本病也。如肝主风，其中风者本病也，谓之正邪；由伤热得之，乃心乘肝，自前来者，为实邪；由伤湿得之，乃肾乘肝，自后来者，为虚邪，由饮食劳倦得之，乃脾乘肝，自所胜来自，为微邪；由伤寒得之，乃肺乘肝，自所不胜者，为贼邪。余脏仿此，详见"四十九难"。洁古论五脏治法，如肝自病，只治其肝，宜泻青丸。心乘肝者，宜导赤丸泻心，实则泻其子也；肾乘肝者，宜姜附四逆汤补肾，虚则补其母也；肺乘肝者，宜泻白散泻肺，地黄丸补肝，先补而后泻也；脾乘肝者，宜调元汤以益脾制肝非也。脾乘肝者，饮食之湿热壅滞肝中生气，脾实肝虚，宜清脾气以达肝气也。余脏仿此。至于方法，不必定拘，会而通之可也。是皆治其初得之病也。又有一脏之病，传延别脏者，谓之兼证，当视标本之缓急而治之。先见病为本，缓；后见病为标，急。如二便不通，吐泻不止，咽喉肿痛，饮食不入，或心腹厥痛之类，虽后得之，当先治之，故曰急则治其标也。如无急证，只从先得之病治之，以后病之药随其证而加佐之，所谓缓则治其本也。"五脏相乘证治"。

胃主纳谷，脾主消谷。小儿之病所以多由脾胃者，或过于饱，或饥饱不时。或母有气实形壮者，其乳必多，求儿不哭，纵饮乳之，乃伤于乳也；母有气弱形瘦者，其乳必少，恐儿之哭，必取谷肉糕果以嚼而哺之，乃伤于食也。五脏以胃气为本，中和之气，五脏所赖以滋养者也。如五脏有病，或补或泻，慎勿犯其胃气。胃气若伤，则不食而瘦，或善食而瘦，疳病成矣。经曰全谷则昌，失谷则亡，诚医林之金鉴也。申论脾胃，小儿伤乳，或乳食夹滞，最难治，久则成疳。古人多用硇砂、巴豆攻之，以乳属血质，沾滞肠胃，非此不化。今人不敢用，每致虚寒者泄泻臌胀，实热者肠胃痛腐而死。

鲁伯嗣《婴童百问》

治疗之法，大抵肝病以疏风理气为先，心病以抑火镇惊为急，脾病当温中消导，肺病宜降气清痰，肾病则补助真元。斯得其治法之大要也。

楼英《医学纲目》

五脏相胜，病随时令，乃钱氏扩充《内经·脏气法时论》之旨，实发前人所未发者也。假如肝病见于春及早晨，乃肝自病于本位也，今反见于秋及日晡肺之位，知肺虚极，肝反乘之，故当补脾肺泻肝也。余脏仿此。

洁古曰：热则从心，寒则从肾，嗽而上气从肺，风从肝，泻从脾。假令泻兼嗽，又上气，乃脾肺病也，宜泻白、益黄散合而服之；其证见泻，又兼面色黄，肠鸣呦呦①者，宜服理中汤；泻而呕者，宜服半夏茯苓汤；如泻而渴，热多者，宜服黄芩厚朴汤；不渴而热少者，宜服白术厚朴汤。其他五脏若有兼证，依此推之，更详后论四时推详用药。即下节。

又曰：肝病面白《脉经》作唇白，下并同，肺病面赤，脾病面青，肾病面黄，心病面黑。若肝病惊搐，而又加面白，痰涎喘急之类，此皆难治。余仿此。假令春分前，风寒也，宜用地黄、羌活、防风，或地黄丸及泻青相间服之；春分后，风热也，宜用羌活、防风、黄芩，或泻青、导赤下之；立夏后，热也，宜用三黄丸、导赤散；夏至后，湿热也，宜导赤、泻黄合而服之，或黄芩、人参、木香之类。秋分后用泻白散。立冬后，用地黄

---

① 呦呦：象声词，形容肠鸣声。

丸主之，谓肾①不受泻也。

又曰：凡五脏虚弱，是自己正令不行，非②鬼贼之所克害，但当补本脏正气。假令肺病喘嗽，时于初春见之，法当补肾，见于夏救肺，见于秋泻肺，见于冬补心，泻本脏。大抵五脏各至本位即气盛，不可更补，到所克位，不可更泻。

刘宗厚曰：此皆五脏相胜病机，不离五行生克制化之理者。盖小儿初生襁褓，未有七情六欲，只是形体脆弱，血气未定，脏腑精神未完，所以有脏气虚实胜乘之病。但世俗不审此理，往往遇是率指为外感内伤，而妄攻妄补，枉死者多矣。钱氏论时有脱略，幸而洁古补之，诚无穷之惠也。《玉机微义》。

肝病于秋而曰补肺，肺病于夏而曰救肺，何其言之两歧耶？洁古原文本不止此，节录太简，故挂漏也。大抵五行衰旺，不过酌盈剂虚③，当衰而衰，无可补也，当旺而旺，无可泻也。当衰而过于其衰之分，则宜补矣，当旺而仍如其衰之分，则尤宜补矣；当旺而过于其旺之数，则宜泻矣，当衰而仍如其旺之数，则尤宜泻矣。如肝病于秋，有肝虚为肺燥所抑而生病者，自宜补肝，有肝强与肺气相逆而生病者，仍宜泻肝也，岂得概言到所克位，便不可泻耶？肺抑肝者，毛悴爪折，下利不禁也；肝逆肺者，胸悗④胁胀也。

变蒸

小儿变蒸者，以长血气也。变者上气，蒸者体热而微惊，

---

① 肾：原脱，据《医学纲目》卷三十六补。
② 非：《医学纲目》卷三十六作"乃"。
③ 酌盈剂虚：以有余补不足。
④ 悗（mán）：烦闷。

耳冷，髋亦冷，上唇头起白泡，如鱼目珠，微汗出，近者五日而歇，远者八九日而歇。其重者，体壮热而脉乱，或汗，或不汗，不欲食，食辄吐呃，白睛微赤，黑睛微白，热歇自明了矣。此时不能惊动，勿令傍边多人。从初生至三十二日一变，六十四日再变，变且蒸。依此积至五百七十六日，大小蒸毕矣。但或早或晚，依时如法者少也。如热甚者，过期不歇，审计日数，必是变蒸，服黑散麻黄、杏仁各半两，大黄六铢，捣散服，小豆大一枚，治变蒸挟时行温病。发汗热不止者，紫双丸巴豆、麦门冬、甘草、甘遂、朱砂、蜡蕤仁、牡蛎捣丸，每服二丸，令微下。别有紫丸、芒硝紫丸，均见《千金方》《翼方》。又有赤丸方，佚，林亿疑即紫双丸也。考《千金方·第十六卷·痈冷积热门》有赤丸，主寒气厥逆，名同实非，小瘥便止，勿复服之。凡此时，遇寒加之则寒热交争。腹痛夭矫①，啼不止者，熨之则愈。变蒸与温壮伤寒相似。若身热耳热，髋亦热，乃为他病，可为余治。审是变蒸，不得为余治也。巢氏。

变蒸者，长生腑脏意智故也。每变蒸毕，即性情有异于前。故初生三十二日一变，生肾志。六十四日再变，生膀胱，其发耳与髋冷，肾与膀胱主水，水数一，故先之。三变生心喜，四变生小肠，其发汗出而微惊，心主火，火数二，故次之。五变生肝哭，六变生胆，其发目不开而赤，木数三也。七变生肺声，八变生大肠，其发肤热而汗，或不汗，金数四也。九变生脾智，十变生胃，其发不食，肠痛吐乳，十周则小蒸毕也。此后乃齿生能言，知喜怒矣。发时不汗而热者，可发其汗。大吐者可微下，不可余治。钱氏。

人有三百六十五骨节，除手足四十五碎骨外，有三百二十

①　夭矫：屈曲的样子。

数。每一蒸，骨之余气自脑分入龈中，作三十二齿。而齿牙有不及三十二者，由蒸不足，其常也。故变蒸发轻者不觉，及长视齿，方明齿当与变日相合也。钱氏。

变蒸之说，前人有指为诞者。然小儿之变蒸与妇人之月信，皆理所难通，而事所必，有不可诬也。盖尝思之，人之生气，湿热而已。小儿生气盛，湿热亦盛。蒸者湿热之所发也。其必三十二日者何也？天之晦朔一遍，即人之血气一新，如潮汐每月朔必大也。小儿湿热本盛，至期忽见增加，故有溢而欲出之势也。或曰：血气，日渐增加者也，何三十二日而突发耶？不知小儿水谷未入，悍气未生，经络柔脆，血液充盈，气机缓弱，其生气之发于元根者，未尝不日周于身而犹有所余小儿生气极旺，其发动流行之力未能强悍，而生生之机日进不已，发抒不尽，故日用而有余也，积于元根，积之既久，满于骨中，发于肌肉矣。小儿筋骨所以日见增长者，全恃此气为之外撑而内炼，其日行之气不过助运动，消饮食而已。所以不从三百二十骨节之义者，以其不定三十二日也。月空月满，义本"八正神明论"。盖人身精血之盈亏与月体之盈亏相应，故妇人月信三十日而一泻，小儿变蒸三十日而一发，皆血分之事。变蒸者，气炼血以撑长筋骨也。

痘证辨略

看耳筋

两耳后见红筋者，痘必轻也；紫筋者，痘必重也；兼青兼黑者，凶也。用药得法，亦有生者。《铁镜》。或云红筋多而乱，向下向内者，皆凶。

看形色

食指有紫纹隐起者，内有蓄热也；腹上有青筋胀硬者，内有食积也。山根青者，痰多而常患惊风也；面色青者，元亏而素多吐泻也。发稀毛逆者，疳也；唇淡肢倦者，虚也。目光炯炯，内精足而水火交辉；瞳子沉昏，元神亏而脾胃有滞。毛枯则血枯，发黑则血盛。囟门阔者，胎元未足；囟门小者，胎元甚充。《种痘新书》。

辨脉

总不外于浮沉迟数，以决其寒热虚实。自发热至起胀，时毒从内出，阳之候也，脉宜浮洪而数，不宜沉细而迟；自收靥以后，毒从外解，阴之候也，脉宜和缓，不宜洪数。张景岳。

既见发热，脉必滑数。但微见滑数而有神，不失和缓之气者，其痘必轻而少。若滑数加倍而犹带和缓者，痘必重而无害。若滑数太甚，而兼弦躁芤急无神者，必危。故初发热而即可断其吉凶也。凡诊小儿脉，但全握小儿之手，而单以拇指诊其三部，亦最易也。景岳。

此于发热后决其吉凶，在天行则可。若插种①者，不若于未放之先审其顺逆也。诊其脉之和滑，来去分明，无弦、涩、芤、迟诸象，兼视其形色善恶，庶知所趋避，而不致妄种招谤矣。大抵此脉以缓滑为贵，缓为胃气充，滑为血盛，痘全恃血作浆，而胃气达之于外也。

---

① 插种：人工种痘。据载我国宋代即有"人痘法"，明清时盛行。

辨证

痘疹发热，太抵初时与伤寒相似。然伤寒之邪从表入里，故见各经之证；痘疹之毒从里达表，故见五脏之证。如呵欠顿闷，肝证也；乍凉乍热，手足梢冷，多睡，脾证也；面燥腮赤，咳嗽喷嚏，肺证也；惊悸，心证也；尻冷耳冷，肾证也。心窝有红色，耳后有红筋，目中含泪，或身热，手指皆热，独中指冷，两颧之间隐隐有花纹现，是痘证也。又曰：五指梢俱冷为惊，俱热为伤寒，中指独冷为痘，男左女右。张景岳。所谓冷者，因热相形而见也。

观其面色红白明润，无异平日者，吉。如忽见红赤而太娇，或㿠白而无彩，又额有青纹，目有赤脉，口有黑气，耳有尘痕者，凶。张景岳。

陈修园曰：环口青黧，莫治无根之肾；山根黑暗，休医已绝之脾。

吐泻腹痛，为毒内攻，脾逆证也；喘息气逆，喉中涎响，肺逆证也。惊搐，肝热也，有逆有顺。烦渴咬牙上窜，心热也。发热便觉腰痛，为肾阴虚，毒陷入也，多不救。张景岳。

小儿布痘，壮火内动，两目先见水晶光，不俟痘发，大剂壮水以制阳光，俾毒火从小便一线而出，不致燎原，可免劫厄。古今罕见及此者。喻嘉言。

此燥极似润，内无所余，全迫于外也。惟脉亦然，涩极似滑，躁极似缓。阴者阳之守也，有阴以守之，则阳虽锐往，而有纤徐之度矣。无阴则阳驶，故似滑也。阴胜则紧，阳胜则缓，无阴以敛之，则形不能圆劲，而有涣散弛长之象矣，故似缓也，最宜细辨。

倒陷变黑，肾火炽而水竭也，钱氏百祥丸下之，薛氏六味丸补之。

麻疹辨略

辨脉

凡出疹，自发热至收功，但看右手一指脉洪大有力，虽有别证，亦不为害。此定存亡之要法也。若细软无力，则阳证得阴脉矣。景岳。

瘢疹初起脉见浮洪，收功多见浮涩，以疹本出于肺，又发于皮肤肺之部也，热伤津液矣。故麻疹始终以清热养液为第一义。其脉始终皆数，但宜浮缓，不宜沉实细紧，亦不宜太数，至数不清。景岳所谓无力者，来势不盛也，此元阳不鼓。史载之曰：脉重手取之，隐隐有骨力，如重夹绫绢裹之，此发斑之候。皮肤微肿，故脉如此。

辨证

发热之初，寒热往来，咳嗽喷嚏，鼻塞声重，且流清涕，其证与伤寒无异。但麻疹则眼胞略肿，目泪汪洋，面浮腮赤，恶心干呕，此为异耳。若见此证，即宜谨风寒，节饮食，避厌①秽，热至三日，疹当出矣。一日出三遍，三日出九遍，至六日当出尽矣。《验方新编》。

疹子出没，常以六时为准。子后出即午后收，此阴阳生成之义也，凡依此旋出旋收者吉。连绵三四日不收者，阳毒太甚。若巡不出者，或是风寒外束。若已出而忽没者，必为风寒所逼，

---

① 厌：厌物，指令人憎恶的东西。

急宜防毒内攻。景岳。

旧说细如蚊咬迹者为麻，大如苏子，小如虫子，成粒成片者为疹，全不分粒，红紫如云如锦者为癍。癍出相火，疹出君火，麻即疹之轻者也。又曰心主癍，脾主疹，皆不必泥，不过直发于毛窍者成点，横行于肌肤者成片而已。大抵此证见于天气清和，又先无寒暑伏毒，乃人生所应有，肺胃血热乘时而发者也。若因瘟疫而发者多逆，伤寒热病误治而转属者亦多逆。治法始终以清热养液为主，初兼表散，虚者略用参、芪托里，后兼清降，使余热从大小便出，总无温补之法。但不可妄行攻下，致伤脾元耳。

凡寒暑伏毒蓄愈久则发愈烈，多不可救。惟于未发之先察知其隐，而豫①为消解最妙近日西医有种疹法，与种痘同，甚妙。若已见端倪如前列诸证，以火照之，皮内隐隐红点，以手摸之，掌下累累如粟，是疹已成也。急以胡荽酒前后自胸项以下四肢遍搽，即易出也。头面切不可搽，四肢尤宜多搽。凡斑疹聚于头面者谓之戴阳，聚于脊背者即为连脏，或不出，与出不至足者，俱不治。癍疹发出后即自作利者顺。痘忌利，疹宜利也。若利太早，恐伤中气，不能扶毒外出，宜设法培补中气，不必止利，惟疹已退尽利不止者可止之。若热盛便秘喉肿者，可下之。

癍疹，内有胎毒，外乘风热而发也。清热息风，解毒养液，尽厥旨矣。又有内伤阴证见癍疹者，微红稀少，此胃气极虚，逼其浮游无根之火散于肤表也，必四肢清，口不渴，脉不洪数，宜益气补血，忌用升散。又有白痦一种，色如水晶，肺气虚也，色如枯骨，胃液竭也，亦有湿郁卫分，汗出不彻而然者，一宜

① 豫：通"预"。

第
四
辑

温血，一宜理气，俱忌清凉。

凡夙有痞积而发痘疹者，平日脾胃强健无他病者，犹有可救，且或痞积由此而去。若脾胃薄弱，面青唇淡，百无一生。

小儿一科，古人难之者，谓《灵》《素》不言，无所承据也，今日之难，则又在书多而议论纷出，无所适从。夫《颅囟》有方而无论，巢氏有论而无方，草昧初开，未遑藻饰也。至宋，钱氏殚精研思，深造自得，辨证立方，高义入古，《直诀》一帙，卓乎与仲景《伤寒论》并千古矣。历代述者率多依例推排，无所精切不磨之义。吾郡夏禹铸先生，独探秘旨，其《铁镜》书所言，一一皆出自亲历，本末源流，委曲详尽，既不蹈前人敷衍门面之陋习，而又能语语切近适用，使人读之，确有所据，庶几从此呱呱脱于夭枉，厥功伟矣，岂非仲阳后一人也欤？吾辑此卷，翻阅儿科书二十余种，无有能逾二书范围者。二书固治儿科者所必全读而熟研也，卷中不敢摘录。录其不在二书者，若牵连类及，则有之矣。小儿辨证，须是内外左右会合看来，不独切脉一法不足恃也，于定法中参出变情，于变情中仍归定法，方能胸中有主，动合机宜。故是卷于儿科诸书收录甚略，反取大方脉诸诊法搀入者，欲世明于小大相通之故也。然则是卷也，虽平淡若无可奇，搜辑之心顾不苦耶？其于钱氏、夏氏之书，有当焉否耶？有能读二书者，吾将从而质之。

儿科杂病痘疹专书目录：

《巢氏小儿病论》

《颅囟经》

《钱氏小儿直诀》

《薛氏保婴撮要》

《夏氏幼科铁镜》

《叶氏儿科要略》

《万氏育婴家秘》

张景岳《儿科则》

王宇泰《儿科准绳》

《幼幼集成》

翁仲仁《痘疹金镜录》

许橡村《痘决六种》

陈文中《痘疹方》

汪石山《痘证治辨》

《冯氏痘疹全集》

《痘疹会通》

此皆幼科中金科玉律之书也，良法美意，不胜采录，故著其目于此，使世知此一卷者特诊法之大略而已。至于病证之变，治法之详，固别有在也。

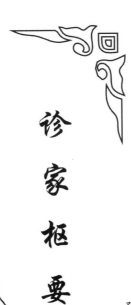

诊家枢要

元·滑寿 撰

孙玉信 校注

内容提要

　　元末明初著名医家滑寿撰。约成书于元至正十九年（1359年）。一卷。滑寿（1304—1386），字伯仁，晚号撄宁生。祖籍襄城（今属河南），祖父时迁居仪征（今属江苏）。先从名医王居中学，后随高洞阳学针法，粹然有成，乃至其时"江浙间无不知撄宁生者"。著作甚丰，如《读素问钞》《难经本义》《十四经发挥》等，皆为名著。本书为脉学专著，共十二篇，分述脉象大旨、左右手配脏腑部位、五脏四时平脉、呼吸浮沉定五脏脉、因指下轻重以定五脏、三部九候、诊脉之道、妇人小儿脉法、诊家宗法（即诊脉纲领），而尤详于脉之阴阳类成。所谓脉之阴阳类成，是采用两种相反脉象，如浮与沉，迟与数，虚与实，滑与涩，长与短等，采用对照比较的方法，论述其形象、主病，可谓提纲挈领，要言不烦。其描述脉象生动准确，述其主病则严谨周详。

　　本次整理，以明万历壬子（1612年）闽建乔木山房刻本为底本。

中医脉学经典医籍集成

诊家枢要

目 录

序 ……………………………………………（292）

脉象大旨 ……………………………………（293）

左右手配脏腑部位 …………………………（293）

五脏平脉 ……………………………………（293）

四时平脉 ……………………………………（294）

呼吸沉浮定五脏脉 …………………………（294）

因指下轻重以定五脏 ………………………（295）

三部所主九候附 ……………………………（295）

持脉手法 ……………………………………（295）

脉阴阳类成 …………………………………（298）

兼见脉类 ……………………………………（306）

诸脉宜忌类 …………………………………（307）

验诸死证类 …………………………………（307）

死绝脉类 ……………………………………（308）

五脏动止脉 …………………………………（308）

妇人脉法 ……………………………………（309）

小儿脉 ………………………………………（309）

诊家宗法 ……………………………………（310）

脉象歌 ………………………………………（310）

·291·

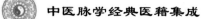
序

　　天下之事，统之有宗，会之有元。言简而尽，事核而当，斯为至矣。百家者流，莫大于医，医莫先于脉。浮沉之不同，迟数之反类，曰阴曰阳，曰表曰里，抑亦以对待而为名象焉，有名象而有统会该矣。高阳生之七表、八里、九道，盖凿凿也，求脉之明，为脉之晦。或者曰：脉之道大矣。古人之言亦多矣，犹惧弗及，而欲以此统会该之，不既太简乎？呜呼！至微者脉之理，而名象着焉，统会寓焉，观其会通，以知其典礼，君子之能事也。由是而推之，则溯流穷源，因此识彼，诸家之全，亦无遗珠之憾矣。

　　　　　　　　　　　　　　至正甲辰端月许昌滑寿识

脉象大旨

脉者，气血之先也，气血盛则脉盛，气血衰则脉衰，气血热则脉数，气血寒则脉迟，气血微则脉弱，气血平则脉治。又长人①脉长，短人②脉短，性急人脉急，性缓人脉缓。左大顺男，右大顺女。男子尺脉常弱，女子尺脉常盛。此皆其常也，反之者逆。

左右手配脏腑部位

左手寸口，心、小肠脉所出；左关，肝、胆脉所出；左尺，肾、膀胱脉所出。（命门与肾脉通。）右手寸口，肺、大肠脉所出；右关，脾、胃脉所出；右尺，命门（心包络手心主）、三焦脉所出。

五脏平脉

心脉浮大而散，肺脉浮涩而短，肝脉弦而长，脾脉缓而大，肾脉沉而软滑。（《素问》：心平脉，累累如连珠，如循琅玕。此长滑之象也。心为肝子，脉不离弦。故仲景谓心脉洪大而长。肺脉涩短，是动力不盛，而形体铺宽也。）

心合血脉，心脉循血脉而行。持脉指法，如六菽③之重，按

①　长人：身体修长的人。
②　短人：身材矮小的人。
③　菽：《春秋·考异邮》谓"大豆曰菽"。文中三菽、六菽、九菽、十二菽，以其重量比喻按脉力度的比例。

第
四
辑

至血脉而得者为浮；稍稍加力，脉道粗者为大；又稍加力，脉道阔软者为散。

肺合皮毛，肺脉循皮毛而行。持脉指法，如三菽之重，按至皮毛而得者为浮；稍稍加力，脉道不利为涩；又稍加力，不及本位曰短。（涩只是来势不勇，短只是宽软不挺。）

肝合筋，肝脉循筋而行。持脉指法如十二菽之重，按至筋而脉道如筝弦相似为弦；次稍加力，脉道迢迢者为长。

脾合肌肉，脾脉循肌肉而行。持脉指法，如九菽之重，按至肌肉如微风轻贴柳梢之状为缓；次稍加力，脉道敦实者为大。

肾合骨，肾脉循骨而行。持脉指法，按至骨上而得者为沉；次重而按之，脉道无力为濡；举指①来疾流利者为滑。（濡是脉体之柔润，非脉应指无力也。）

凡此五脏平脉，要须察之久久成熟，一遇病脉，自然可晓。经曰：先识经脉，而后识病脉，此之谓也。（五脏平脉、病脉、死脉，《素问》"玉机真脏""平人气象"两篇，言之至详且密。此文所叙，乃从《难经》录出，其义未全。）

四时平脉

春弦、夏洪、秋毛、冬石。长夏四季脉迟缓，

呼吸沉浮定五脏脉

呼出心与肺，吸入肾与肝。呼吸之间，脾受谷味，其脉在中。心肺俱浮，浮而大散者心，浮而短涩者肺。肾肝俱沉，牢

---

① 指：慎德堂本作"止"。

而长者肝，濡而来实者肾。脾为中州，其脉在中。

因指下轻重以定五脏

即前所谓三菽、六①菽之重也。

三部所主<small>九候附</small>

寸为阳，为上部，主头项以下至心胸之分也；关为阴阳之中，为中部，主脐腹肤胁②之分也；尺为阴，为下部，主腰足胫股③之分也。凡此三部之中，每部各有浮、中、沉三候，三而三之，为九候也。浮主皮肤，候表及腑；中主肌肉，以候胃气；沉主筋骨，候里及脏也。

持脉手法

凡诊脉之道，先须调平自己气息，男左女右，先以中指定得关位，却齐下前后二指，初轻按以消息之，次中按消息之，再重按消息之④，然自寸关至尺，逐部寻究。一呼一吸之间，要以脉行四至为率，闰以太息，脉五至，为平脉也。其有太过不及则为病脉，看在何部，各以其部断之。

凡诊脉须要先识时脉⑤、胃脉与腑脏平脉，然后及于病脉。

---

① 六：慎德堂本作"五"。
② 肤胁：即胁肋部。
③ 胫股：小腿与大腿。胫，小腿；股，大腿。
④ 再重按消息之：慎德堂本无。
⑤ 时脉：四肘之脉。

时脉谓春三月，六部中俱带弦；夏三月，俱带洪；秋三月，俱带浮；冬三月，俱带沉。胃脉谓中按得之，脉和缓。腑脏平脉已见前章。凡人腑脏脉既平，胃脉和，又应时脉，乃无病者也，反此为病。

诊脉之际，人臂长则疏下指，臂短则密下指。三部之内，大、小、浮、沉、迟、数同等，尺、寸、阴、阳、高、下相符，男、女、左、右、强、弱相应，四时之脉不相戾①，曰平人。其或一部之内，独大独小，偏迟偏疾，左右强弱之相反，四时男女之相背，皆病脉也。凡病脉之见，在上曰上病，在下曰下病，左曰左病，右曰右病。左脉不和，为病在表，为阳，在②四肢；右脉不和，为病在里，为阴，主腹脏，以次推之。

凡取脉之道，理各不同，脉之形状，又各非一。凡脉之来，必不单至，必曰浮而弦、浮而数、沉而紧、沉而细之类，将何以别之？大抵提纲之要，不出浮、沉、迟、数、滑、涩之六脉也。浮、沉之脉，轻手、重手得③之也。迟、数之脉，以己之呼吸而取之也④。滑、涩之脉，则察夫往来之形。浮为阳，轻手而得之也，而芤、洪、散、大、长、濡、弦，皆轻手而得之之类也；沉为阴，重手而得之也，而伏、石、短、细、牢、实，皆重手而得之之类也。迟者一息脉三⑤至，而缓、结⑥、微、弱，皆迟之类也。数者一息脉六至，而疾、促皆数之类也。或曰滑类乎数，涩类乎迟，何也？然脉虽是而理则殊也。彼迟数之脉，以呼吸察其至数之疏数，此滑涩之脉，则以往来察其形

---

① 相戾：相互违背。戾，违背，违反之意。
② 在：慎德堂本作"主"。
③ 得：慎德堂本作"取"。
④ 之也：原脱，据慎德堂本补。
⑤ 三：慎德堂本作"二"。
⑥ 结：原脱，据慎德堂本补。

状也。数为热，迟为寒，滑为血多气少，涩为气多血少。

所谓脉之提纲，不出乎六字者，盖以其足以统夫表、里、阴、阳、冷、热、虚、实、风、寒、燥、湿、脏、腑、血、气也。浮为阳、为表，诊为风、为虚；沉为阴、为里，诊为湿、为实；迟为在脏、为寒、为冷；数为在腑、为热、为燥；滑为血有余；涩为气独滞也。人一身之变，不越乎此。能于是六脉之中以求之，则疾病之在人者，莫能逃焉。（《内经》以滑为血少气多，涩为气少血多者，盖气盛而血不能壅之则滑，血壅而气不能行之则涩也。）

持脉之要有三：曰举，曰按，曰寻。轻手循之曰举，重手取之曰按，不轻不重，委曲求之曰寻。初持脉轻手候之，脉见皮肤之间者，阳也，腑也，亦心肺之应也；重手得之，脉附于肉下者，阴也，脏也，亦肝肾之应也；不轻不重，中而取之，其脉应于血肉之间者，阴阳相适，中和之应，脾胃之候也。若浮中沉之不见，则委曲而求之，若隐若见，则阴阳伏匿之脉也，三部皆然。

察脉须识上、下、来、去、至、止六字，不明此六字，则阴阳虚实不别也。上者为阳，来者为阳，至者为阳；下者为阴，去者为阴，止者为阴也。上者，自尺部上于寸口，阳生于阴也；下者，自寸口下于尺部，阴生于阳也；来者，自骨肉之分，而出于皮肤之际，气之升也；去者，自皮肤之际而还于骨肉之分，气之降也；应曰至，息曰止也。

明脉须辨表、里、虚、实四字。表，阳也，腑也，凡六淫之邪①，袭于经络，而未入胃腑及脏者，皆属于表也；里，阴也，脏也，凡七情之气郁于心腹之内，不能越散，饮食五味之

---

① 六淫之邪：即风、寒、寒、湿、燥、火六种邪气。

伤，留于腑脏之间，不能通泄，皆属于里也；虚者，元气之自虚，精神耗散，气力衰竭也；实者，邪气之实，由正气之本虚，邪得乘之，非元气之自实也。故虚者补其正气，实者泻其邪气，经所谓"邪气盛则实，精气夺则虚"，此大法也。

凡脉之至，在肌肉之上，出于皮肤之间者，阳也，腑也；行于肌肉之下者，阴也，脏也。若短小而见于皮肤之间者，阴乘阳也；洪大而见于肌肉之下者，阳乘阴也。寸尺皆然。

脉贵有神①。东垣云：不病之脉，不求其神，而神无不在也。有病之脉，则当求其神之有无。谓如六数七极，热也，脉中（此中字，浮中沉之中）有力（言有胃气），即有神矣，为泄其热；三迟二败，寒也，脉中有力（说并如上），即有神矣，为去其寒。若数极迟败中不复有力，为无神也，将何所恃邪？苟不知此，而遽泄之、去之，人将何所依而主耶？故经曰："脉者气血之先，气血者人之神也。"善夫。

脉阴阳类成

浮，不沉也。按之不足，轻举有余，满指浮上，曰浮，为风，虚动之候。为胀，为风，为痞，为满不食②，为表热，为喘。浮大伤风鼻塞，浮滑疾为宿食，浮滑为饮。左寸浮，主伤风，发热，头疼，目眩及风痰；浮而虚迟，心气不足，心神不安；浮散，心气耗，虚烦；浮而洪数，心经热。关浮，腹胀；浮而数，风热入肝经；浮而促，怒气伤肝，心胸逆满。尺浮，膀胱风热，小便赤涩；浮而芤，男子小便血，妇人崩带；浮而迟，冷疝脐下痛。右寸浮，肺感风寒，咳喘清涕，自汗体倦；

---

① 脉贵有神：原脱，据慎德堂本补。
② 满不食：胀满不欲饮食。

浮而洪，肺热而咳；浮而迟，肺寒喘嗽；关浮，脾虚，中满不食；浮大而涩，为宿食；浮而迟，脾胃虚。尺浮，风邪客下焦，大便秘；浮而虚，元气不足；浮而数，下焦风热，大便秘。（诸脉指下真形与其主病，俱少所发明，读者当以意测之，推见其本，乃为有得。）

沉，不浮也。轻手不见，重手乃得，为阴逆阳郁之候。为实，为寒，为气，为水，为停饮，为癥瘕，为胁胀，为厥逆，为洞泄①。沉细为少气，沉迟为痼冷，沉滑为宿食，沉伏为霍乱。沉而数内热，沉而迟内寒，沉而弦心腹冷痛。左寸沉，心内寒邪为痛，胸中寒饮胁疼。关沉，伏寒在经，两胁刺痛；沉弦，癖内痛。尺沉，肾脏感寒，腰臂②冷痛，小便浊而频，男为精冷，女为血结；沉而细，胫酸阴痒，溺有余沥。右寸沉，肺冷，寒痰停蓄，虚喘少气；沉而紧滑，咳嗽；沉细而滑，骨蒸寒热，皮毛焦干。关沉，胃中寒积，中满吞酸；沉紧悬饮。尺沉，病水，腰脚疼；沉细下利，又为小便滑，脐下冷痛。

迟，不及也。以至数言之，呼吸之间，脉仅三至，减于平脉一至也，为阴胜③阳亏之候。为寒，为不足。浮而迟，表有寒；沉而迟，里有寒。居寸，为气不足；居尺，为血不足。气寒则缩，血寒则凝也。左寸迟，心上寒，精神多惨。关迟，筋寒急，手足冷，胁下痛。尺迟，肾虚便浊，女人不月。右寸迟，肺感寒，冷痰气短。关迟，中焦寒及脾胃伤冷物不化④；沉迟为积。尺迟，为脏寒泄泻，小腹冷痛，腰脚重。

---

① 洞泄：指湿盛伤脾的泄泻，又称濡泻、湿泻、脾虚泻。如《杂病源流·泄泻源流》："惟濡泄一症，又名洞泄，乃湿自甚，即脾虚泄也。"

② 臂：慎德堂本作"背"。《脉经》卷二平三关病候并治宜："尺脉沉，腰背痛。"

③ 胜：慎德堂本作"盛"。

④ 化：原作"食"，据慎德堂本改。

数，太过也。一息六至，过平脉两至也。为烦满，上为头疼上热，中为脾热口臭，胃烦呕逆。左为肝热目赤，右下为小便黄赤，大便秘涩。浮数表有热，沉数里有热也。

虚，不实也。散大而软，举按豁然，不能自固，气血俱虚之诊也。为暑，为虚烦多汗，为恍惚多惊，为小儿惊风。

实，不虚也。按举不绝，迢迢而长，动而有力，不疾不迟，为三焦气满之候。为呕，为痛，为气寒①，为气聚，为食积，为利，为伏阳在内。左寸实，心中积热，口舌疮，咽疼痛；实大，头面热风烦躁，体痛面赤。关实，腹胁痛满；实而浮大，肝盛，目暗赤痛。尺实，小腹痛，小便涩；实而滑，淋沥茎痛，溺赤；实大，膀胱热，溺难；实而紧，腰痛。右寸实，胸中热，痰嗽烦满；实而浮，肺热，咽燥痛，喘咳气壅。关实，伏阳蒸内，脾虚食少，胃气滞；实而浮，脾热，消中善饥，口干劳倦。尺实，脐下痛，便难，或时下痢。

洪，大而实也。举按有余，来至大而去且长，腾上满指，为荣络大热、血气燔灼之候。为表里皆热，为烦，为咽干，为大小便不通。左寸洪，心经积热，眼赤，口疮，头痛，内烦。关洪，肝热及身痛，四肢浮热。尺洪，膀胱热，小便赤涩。右寸洪，肺热毛焦，唾黏咽干；洪而紧，喘急。关洪，胃热反胃呕吐，口干；洪而紧为胀。尺洪，腹满，大便难，或下血。

微，不显也。依稀轻细，若有若无，为气血俱虚之候。为虚弱，为泄，为虚汗，为崩漏败血不止，为少气。浮而微者阳不足，必身恶寒；沉而微者阴不足，主脏寒下利。左寸微，心虚，忧惕②，荣血不足，头痛胸痞，虚劳盗汗。关微，胸满气乏，四肢恶寒拘急。尺微，败血不止，男为伤精尿血，女为血

---

① 寒：慎德堂本作"塞"。
② 忧惕：忧虑，戒惧，心中不安。

崩带下。右寸微，上焦寒痞，冷痰不化，中寒少气。关微，胃寒气胀，食不化，脾虚噫气，心腹冷痛。尺微，脏寒泄泻，脐下冷痛。

弦，按之不移，举之应手，端直如弓弦。为血气收敛，为阳中伏阴，或经络间为寒所滞，为痛，为疟，为拘急，为寒热，为血虚，为盗汗，为寒凝气结，为冷痹，为疝，为饮，为劳倦。弦数为劳疟，双弦胁急痛，弦长为积。左寸弦，头疼心惕，劳伤盗汗，乏力。关弦，胁肋痛，疝癖①；弦紧，为疝瘕，为瘀血；弦小，寒癖②。尺弦，少腹痛；弦滑，脚③痛。右寸弦，肺受寒，咳嗽，胸中有寒痰。关弦，脾胃伤冷，宿食不化，心腹冷痛；又为饮。尺弦，脐下急痛不安，下焦停水。

缓，不紧也。往来纡缓，呼吸徐徐，以气血两④衰，故脉体为之徐缓尔。为风，为虚，为痹，为弱，为疼，在上为项强，在下为脚弱。浮缓、沉缓，血气俱弱。左寸缓，心气不足，怔忡多忘，亦主项背急痛。关缓，风虚眩晕，腹胁气结。尺缓，肾虚冷，小便数，女人月事多。右寸缓，肺气浮，言语短气。关缓，胃气虚弱，浮缓，脾气虚弱；不沉不浮，从容和缓，乃脾家本脉也。尺缓，下寒脚弱，风气秘滞；浮缓，肠风泄泻；沉缓，小腹感冷。

滑，不涩也。往来流利，如盘走珠，不进不退，为血实气壅之候，盖气不胜于血也。为呕吐，为痰逆，为宿食，为经闭（滑而不断绝，经不闭；有断绝者，经闭）。上为吐逆，下为气结。滑

---

① 疝（xuán）癖：病名。脐腹偏侧或胁肋部时有筋脉攻撑急痛的病证。见《外台秘要》卷十二，因气血不和，经络阻滞，食积寒凝所致。
② 寒癖：病名。指水饮停积胁下，遇寒即痛的病证。《诸病源候论·癖病诸候》："寒癖之为疝，是小饮停积胁下，弦强是也。因遇寒即痛，所以谓之寒癖。"
③ 脚：慎德堂本作"腰脚"。
④ 两：原作"向"，据慎德堂本改。

第
四
辑

数为结热。左寸滑，心热；滑而实大，心惊舌强。关滑，肝热，头目为患。尺滑，小便淋涩，尿赤，茎中痛。右寸滑，痰饮呕逆；滑而实，肺热，毛发焦，隔壅，咽干，痰晕，目昏，涕唾黏。关滑，脾热，口臭，及宿食不化，吐逆；滑实，胃热。尺滑，因相火炎而引饮多，脐冷腹鸣或时下利；妇人主血实气壅，月事不通，若和滑，为孕。

涩，不滑也。虚细而迟，往来难，三五不调，如雨沾沙，如轻刀刮竹然，为气多血少之候。为少血，为无汗，为血痹痛，为伤精，女人有孕为胎痛，无孕为败血病。左寸涩，心神虚耗不安及冷气心痛。关涩，肝虚血散，肋胀胁满，身痛。尺涩，男子伤精及疝，女人月事虚败，若有孕，主胎漏不安。右关①涩，脾弱不食，胃冷而呕。尺涩，大便涩，津液不足，小腹寒，足胫逆冷。（经云："滑者伤热，涩者中雾露。"）

长，不短也。指下有余，而过于本位，气血皆有余也。为阳毒内蕴，三焦烦郁，为壮热。

短，不长也。两头无，中间有，不及本位，气不足以前导其血也。为阴中伏阳，为三焦气壅，为宿食不消。

大，不小也。浮取之若浮而洪，沉取之大而无力，为血虚气不能相入也。经曰：大为病进。

小，不大也。浮沉取之，悉皆损小，在阳为阳不足，在阴为阴不足。前大后小，则头疼目眩；前小后大，则胸满气短。

紧，有力而不缓也。其来劲急，按之长，举之若牵绳转索之状。为邪风激搏，伏于荣卫之间，为痛，为寒。浮紧为伤寒

---

① 关：原作"寸"据慎德堂本改。上缺右寸主病，疑有脱文。

身痛，沉紧为腹中有寒，为风痫①。左寸紧，头热目痛②，舌强；紧而沉，心中气逆冷痛。关紧，心腹满痛，胁痛肋急；紧而盛，伤寒浑身痛；紧而实，痃癖。尺紧，腰脚脐下痛，小便难。右寸紧，鼻塞膈壅；紧而沉滑，肺实咳嗽。关紧，脾寒腹痛吐逆；紧盛，腹胀伤食。尺紧，下焦筑痛。

弱，不盛也。极沉细而软，快快不前，按之欲绝未绝，举之即无，由精气不足，故脉萎弱而不振也。为元气虚耗，为萎弱不前，为痼冷，为关热，为泄精，为虚汗。老得之顺，壮得之逆。左寸弱，阳虚，心悸自汗。关弱，筋痿无力，妇人主产后客风面肿。尺弱，小便数，肾虚耳聋，骨内酸痛。右寸弱，身冷多寒，胸中短气。关弱，脾胃虚，食不化。尺弱，下焦冷痛，大便滑。

动，其状如大豆，厥厥摇动，寻之有，举之无，不往不来，不离其处，多于关部见之。（当云只各见本关之上。）动为痛，为惊，为虚劳体痛，为崩脱，为泄利。阳动则汗出，阴动则发热。

伏，不见也。轻手取之，绝不可见，重取之，附著于骨，为阴阳潜伏、关鬲闭塞之候。为积聚，为瘕疝③，为食不消，为霍乱，为水气，为荣卫气闭而厥逆。关前得之为阳伏，关后得之为阴伏。左寸伏，心气不足，神不守常，沉忧抑郁。关伏，血冷，腰脚痛及胁下有寒气。尺伏，肾寒精虚，疝瘕寒痛。右寸伏，胸中气滞，寒痰冷积。关伏，中脘积块作痛，及脾胃停滞。尺伏，脐下冷痛，下焦虚寒，腹中痼冷。

促，阳脉之极也。脉来数，时一止复来者，曰促。阳独盛

---

① 风痫：痫证发作时头项强直视，不省人事，甚至牙关紧闭，多因肝经积热所致。由外感风邪而发生的痫病，实即小儿急惊风。

② 痛：慎德堂本作"眩"。

③ 瘕疝：病名。多是由寒邪与脏气相搏，结聚少腹，冤热而痛，溲出血液者。

而阴不能相和也。或怒气逆上，亦令脉促。为气粗，为狂闷，为瘀血发狂。又为气，为血，为饮，为食，为痰。盖先以气热脉数，而五者或一有①留滞乎其间，则因之而为促，非恶脉也。虽然，加即死，退则生，亦可畏哉。

结，阴脉之极也。脉来缓，时一止复来者，曰结，阴独盛而阳不能相人也。为癥结，为七情所郁。浮结为寒邪滞经，沉结为积气在内。又为气，为血，为饮，为食，为痰。盖先以气寒脉缓，而五者或有②一留滞于其间，则因而为结。故张长沙③谓结促皆病脉。

芤，浮大而软。寻之中空傍实，傍有中无，诊在浮举重按之间，为失血之候。大抵气有余，血不足，血不能统气，故虚而大，若芤之状也。左寸芤，主心血妄行，为吐，为衄。关芤，主胁间血气痛，或腹中瘀血，亦为吐血目暗。尺芤，小便血，女人月事为病。右寸芤，胸中积血，为衄，为呕。关芤，肠痈，瘀血，及呕血不食。尺芤，大便血。又云，前大后细脱血也，非芤而何？

革（与牢脉互换），沉伏实大④如鼓皮曰革⑤，气血虚寒，革易常度也。妇人则半产⑥漏下⑦，男子则亡血失精。又为中风寒湿之诊也。

濡，无力也。虚软无力，应手散细，如绵絮之浮水中，轻

---

① 一有：据文义当作"有一"。

② 有：据慎德堂本补。

③ 张长沙：即张仲景。

④ 沉伏实大：此下慎德堂本有注文"廷按，此是革脉之象，以宜作牢脉看。原注与牢脉互换，疑未受。"

⑤ 革：此下余本有注文"廷按，浮大有力，中沉不可得见。"

⑥ 半产：即小产或小月。

⑦ 漏下：病证名。指妇女经水停后，又续见下血，淋漓不断者，可由肾虚、气虚、血热、血瘀等多种原因导致。

手乍来，重手即去，为血气俱不足之候。为少血，为无血，为疲损，为自汗，为下冷，为痹。左寸濡，心虚易惊，盗汗，短气。关濡，荣卫不和，精神离散，体虚少力。尺濡，男为伤精，女为脱血，小便数，自汗，多痃。右寸濡，关热憎寒，气乏体虚。关濡，脾软不化饮食。尺濡，下元冷惫，肠虚泄泻。

牢，坚牢也。沉而有力，动而不移。为里实表虚，胸中气促，为劳伤。大抵其脉近乎无胃气者，故诸家皆以为危殆之脉云。亦主骨间疼痛，气居于表。

疾，盛也。快于数而疾，呼吸之间脉七至，热极之脉也。在阳犹可，在阴为逆。（按：疾言其至止之躁也，不必七至，病主津虚气悍，非热也。）

细，微眇也。指下寻之，往来如线，盖血冷气虚，不足以充故也。为元气不足，乏力无精，内外俱冷，痿弱洞泄，为忧劳过度，为伤寒，为积，为痛在内及在下。

代，更代也。动而中止，不能自还，因而复动，由是复止，寻之良久，乃复强起为代。主形容羸瘦，口不能言。若不因病，而人羸瘦，其脉代止，是一脏无气，他脏代之，真危亡之兆也。若因病而气血骤损，以致元气不续，或风家痛家，脉见止代，只为病脉。故伤寒家亦有心悸而脉代者，心①痛亦有结涩止代不匀者。盖凡痛之脉不可准也。又妊娠亦有脉代者，此必二月余之胎也。

散，不聚也。有阳无阴，按之满指，散而不聚，来去不明，谩无根柢，为气血耗散，腑脏气绝。在病脉，主阴②阳不敛。又主心气不足，大抵非佳脉也。

---

① 心：慎德堂本此上有"腹"字。
② 阴：慎德堂本作"虚"。

兼见脉类

浮缓风痹，浮大伤风，浮紧伤寒。弦数疟，紧涩寒痹，数主热，迟涩胃冷。滑数结热，浮数虚热，长滑胃热。洪状在右尺，三焦热，滑，血热，微，血崩。弦紧瘕痛，沉弦癖痛，弦急癖气疝痛，紧而駃①刺痛，弦紧胁痛，滑细呕吐，紧而实里痛，紧细在关，虫痛。寸口紧促喘逆，紧滑吐逆，寸数吐，关滑呕吐，沉濡停饮，滑细宿食，弦实积，短滑酒食，病胃寒谷不消，促结积聚。肝脉弦紧，筋挛浮泛中满，伏不往来，卒中坚疾癫病，洪疾狂病，二便秘，沉浮霍乱。尺浮大或洪亦然，尺数小便赤涩。诸脉弦、迟、涩，虚劳脉。尺寸俱微，男子五劳，妇人绝产。脉寸尺紧数中毒，脉紧盛伤寒，虚滑伤暑，弦细芤迟亦然。浮缓伤风，脉洪病热，沉缓中湿，洪紧痈疽，洪疾癫疾，沉石水蓄，急弦支饮。伤于阳则脉浮，伤于阴则脉沉。人迎紧盛伤于寒，气口紧盛伤于食。脉前大后细脱血也。喜则气缓脉散，怒则气上脉激，悲则气消脉缩，恐则气下脉沉，思则气结脉短，忧则气沉脉涩，惊则气乱脉动。微小气血虚，大则气血盛。浮洪外病，沉弦内病。长则气治，短则气病。数则心烦，大则病进。上盛则气高，下盛则气胀。代则气衰，细则气少。脉实病在内，脉虚病在外。尺中沉细下焦寒，小便数，病痛迫痢。沉迟腹藏寒痛，微弱中寒少气。洪大紧急病在外，若头痛发痈疽；细小而紧急病在中，寒疝瘕聚痛。浮大伤风鼻塞。诸浮、诸紧、诸沉、诸弦、诸迟、诸涩，若在寸口，膈以上病；在关中，胃以下病；在尺内，脐以下病。凡尺脉上不至

---

① 駃：疾速。

关为阴绝，寸脉下不至关为阳绝，阴阳相绝人何以依？以上诸脉，各随寸关尺及脏腑部分，以言病之所在也。

诸脉宜忌类

伤寒热病宜洪大，忌沉细。咳嗽宜浮濡，忌沉伏。腹胀宜浮大，忌虚小。下痢宜微小，忌大浮洪。狂疾宜实大，忌沉细。霍乱宜浮洪，忌微迟。消渴宜数大，忌虚小。水气宜浮大，忌沉细。鼻衄宜沉细，忌浮大。心腹痛宜沉细，忌浮大弦长。头痛宜浮滑，忌短涩。中风宜迟浮，忌急实大数。喘急宜浮滑，忌涩脉。唾血宜沉弱，忌实大。上气浮肿宜沉滑，忌微细。中恶宜紧细，忌浮大。金疮宜微细，忌紧数。中毒宜洪大，忌细微。妇人带下宜迟滑，忌浮虚。妇人已产宜小实，忌虚浮；又宜沉细缓滑微小，忌实大弦急牢紧。肠澼下脓血宜浮小流连，忌数疾及大。发热、吐血、衄血宜沉小弱，忌实大。坠堕内伤宜紧弦，忌小弱。风痹痿厥宜虚濡，忌紧急疾。温病发热甚忌反小，下痢身热忌数，腹中有积忌虚弱。病热脉静，泄而脉大，脱血而脉实，病在中脉虚，病在外脉涩，皆所忌也。又云腹痛宜细小迟，忌坚大疾。

验诸死证类

温病穰穰①大热，脉细小者死。头目痛，卒视无所见者死。温病汗不出，出不至足死。病疟久，腰脊强急、瘛疭者不可治。热病已得治，脉安静者生，脉躁者危，及大热不去者亦危。热

---

① 穰穰（ráng ráng）：丰熟貌。

第四辑

病七八日，当汗反不得汗，脉绝者死。瘦脱形发热，脉坚急者死，皮肉着骨者死。形瘦脉大，胸中多气者死，真脏脉见者死。黑色起于耳、目、鼻，渐入口者死。张口如鱼出气，不反者死。循衣摸床者死。妄语错乱及不语者死，热病不在此例。尺臭不可近者死。面无光，牙龈黑者死。发直如麻，遗尿不知者死，舌卷卵缩者死，面肿色苍黑者死。五脏内绝，神气不守，其声嘶者死，目直视者死，汗出身体不凉加喘泻者死。

死绝脉类

弹石脉在筋肉间，举按劈劈然；鱼翔脉在皮肤，其本不动而末强摇，如鱼之在水中，身首帖然，而尾独悠扬之状。弹石、鱼翔皆肾绝也。雀啄脉在筋肉间，如雀之啄食，连连奏指，三五啄忽然顿绝，良久复来；屋漏脉在筋肉间，如残溜之下，良久一滴，溅起无力。雀啄、屋漏皆脾胃衰绝之脉。解索脉如解乱绳之状，指下散散，无复次第；虾游脉在皮肤，始则冉冉不动，少焉瞥然而去，久之倏尔复来；釜沸脉在皮肉，有出无入，涌涌如羹之上肥。皆死脉也。

五脏动止脉

凡人脉五十动不止者，五脏皆有气。四十动一止者，一脏无气，四岁死。三十动一止者，二脏无气，三岁死。二十动一止者，三脏无气，二岁死。十动一止者，四脏无气，岁中死。（病脉不在此例，平人以此推之。）

妇人脉法

妇人女子，尺脉常盛，而右手大，皆其常也。若肾脉微涩，或左手关后尺内脉浮，或肝脉沉而急，或尺脉滑而断绝不匀，皆经闭不调之候也。妇人脉，三部浮沉正等，无他病而不月者，妊也。又尺数而旺者亦然。又左手尺脉洪大为男，右手沉实为女。又经云：阴搏阳别，谓之有子。（尺内阴脉搏手，而其中别有阳脉也，阴阳相平，故能有子也。）

凡女人天癸①未行之时属少阴，既行属厥阴，已绝属太阴。胎产之病从厥阴。凡妇人室女②病寒，及诸寒热气滞，须问经事若何。凡产后，须问恶露有无多少。

小儿脉

小儿三岁以下，看虎口三关纹色：紫热红，伤寒；青惊风，白疳病；惟黄色隐隐，或淡红隐隐，为常候也；至见黑色，则危矣。其他纹色，在风关为轻，气关渐重，命关尤重也。及三岁以上，乃以一指按三关（寸、关、尺为三关）。常以六七至为率，添则为热，减则为寒。若脉浮数，为乳痫风热或五脏壅，虚濡为惊风，紧实为风痫，紧弦为腹痛，弦急为气不和，牢实为便秘，沉细为冷，大小不匀。崇脉，或小或缓，或沉或细，皆为宿食不消。脉乱身热，汗出不食，食即吐，为变蒸也。浮为风，伏结为物聚，单细为疳劳。小儿但见憎寒壮热，即须问曾发斑疹否，此大法也。

---

① 天癸：此处指月经。
② 室女：指未婚女子。

诊家宗法

（按：此篇所列六条，即予位、数、形、势之义也。）

浮、沉。（以举按轻重言，浮甚为散，沉甚为伏。）

迟、数。（以息至多少言，数甚为疾，数止为促。）

虚、实、洪、微。（以亏盈言，虚以统芤濡，实以该牢革，微以缓弱。）

弦、紧、滑、涩。（以体性言，弦甚为紧，缓止为结，结甚为代，滑以统动。）

长、短。（以部位之过不及言。）

大、小。（以形状言。）

脉象歌

洪大芤虚脉，弦紧实牢革，微小缓弱濡，咸以类相索。浮沉轻重求，迟数息至别，涩滑论难易，长短部位切。动伏缘躁烈，结促由止歇，疾细羸不足，代散乃羸劣。内外并上下，皮肉及筋骨，或以体象微，或以至数属。多之血气盈，小则荣卫缩。至哉阴阳蕴，爱以赞化育。学人能知了，照如秉宵烛。

前之枢要及统会二者，脉病之详与会通之义矣。合复二韵语者，盖欲其后先相绍，详略相因，学之者易晓也。

诸脉亦统之有宗欤！盖以相为对待者，以见曰阴曰阳，为表为里，不必断断然七表八里九道，如昔人云云也。观《素问》、仲景书中论脉处，尤可见取象之义。今之为脉者，能以是观之，思过半矣。於呼！脉之道大矣，而欲以是该之，不几于举一而废百欤？殊不知至微者理也，至著者象也，体用一源，显微无间，得其理，则象可得而推矣。是脉也，求之于阴阳对待统系之间，则启源而达流，因此而识彼，无遗策矣。

　　　　　至正己亥首夏二日许昌滑寿伯仁志

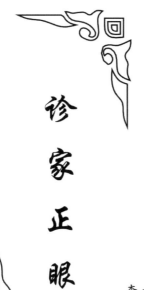

诊家正眼

明·李中梓 撰

袁利梅
李志鹏 校注

内容提要

明·李中梓撰。二卷。初刻于清顺治七年（1650 年）。李中梓（1588—1655），字士材，号念莪，华亭（今上海松江）人。撰有《内经知要》《医宗必读》《本草通玄》《病机沙篆》等，对于医学普及和历代医疗经验的总结贡献突出。《诊家正眼》为其脉学专著，目的在于纠正高阳生《脉诀》之误，乃本《内经》之旨，考据古今，正本清源。书中列述诊脉部位、时间、方法，寸口脉分属脏腑，六气分合六部时日，脉分四时六气、四方、五脏，五脏平脉、病脉、死脉、真脉、怪脉，及男女老少之差异等。并着力批驳《脉诀》"七表八里九道脉"之说。又以四言歌诀形式分述 28 种脉的体象、主病及兼脉，可谓条分缕析，旨明辞畅，既便实用，亦利初学。

本次整理，以清康熙戊子（1708 年）大盛堂镌本为底本。

目 录

中医脉学经典医籍集成

第四辑

中医脉学经典医籍集成

第四辑

序

脉之治乱，生死攸分，讵云涉事，故《内经》云：微妙在脉，不可不察。自非深心精讨，未易入其阃奥①。西晋王叔和集轩岐以来诸家名论，撰成《脉经》十卷，真可为万世指南。顾其文辞古邃，解之不易，诵之殊难。迨于六朝，有高阳生者，作为《歌诀》，伪托叔和之名，实与《脉经》大相刺谬②。以其辞义肤浅，俗学便之，遂使伪诀满天下，脉法且晦蚀矣。虽辟之者，代有其人，柰③习之日恬不知改。余用究心于今古脉书，详为徵考者四十余载，见地颇定，汇成是帙，较之曩④刻差有进焉者矣。句句推敲，字字审确，凡前人未当之旨，本经言以正其失衡至理而简其新变化讹行，使千载阴霾一朝见，睹从前泊于邪说者，今日始反正矣。颜曰：《正眼》，俾遵道者，无歧途之惑，庶乎为叔和之忠勋，后学之标的⑤云尔。

云间李中梓士材甫自识

---

① 阃（kǔn）奥：比喻学问、事理的精微深奥的境界。
② 刺谬（là miù）：亦作"剌缪"。违背；悖谬。
③ 柰（nài）：同"奈"。奈何，如何。
④ 曩（nǎng）：以往，从前。
⑤ 标的：本义为靶子，此引申为努力的方向。

尤　序①

　　天下操生杀之权者，惟君与相耳！乃权位而外，又有医士焉。人知君相不易为，不知医士尤不易为。盖君相之生杀人也，其道显而共闻；医士之生杀人也，其道微而难辨。其难辨者，何哉？脏腑在内，以三指测之，稍有谬误，生死攸分。故昌黎有云：善医者不视人之瘠肥，察其脉之病否而已。脉不病，虽瘠不害；脉病而肥者，死也。西晋王叔和氏，所著《脉经》，其理渊微，其文古奥，读者未必当下领会，以致六朝高阳生伪诀②得以行于世，而实为大谬。士材李夫子，以良相之才，而屡困场屋③，数奇未遇④，旁通岐黄之学，遂登峰造极，足以继前贤而开后学。著为《正眼》一书，真暗室一灯，与叔和《脉经》并，不朽于霄壤间，孰谓良医之功不与良相等哉！向有原刻，始于本朝庚寅，惜乎即罹散失越十年，予重加考订，付之剞劂，后复校《本草通玄》、《病机沙篆》合为三书，行世已来将五十年，使遐陬僻壤⑤咸得私淑⑥李夫子矣！奈其板将颓，且更思有未详，如四诊之类，僭补无遗，重登梨枣⑦，令四方君子读之，悟其理以大其用，而医士之不易为者，可共为焉，岂不甚快！

吴下门人尤乘拜题

---

　　①　尤序：乾隆本、经纶堂本和千顷堂本均作"增补《诊家正眼》序"，世美堂本作"重订《诊家正眼》序"。

　　②　伪诀：指六朝高阳生托名晋代王叔和编撰的《脉诀》。

　　③　场屋：指应考场所。

　　④　数奇未遇：数，屡次。奇，命运不好。未遇，指未能中举。

　　⑤　遐陬（xiá zōu）僻壤：远方的角落，偏僻的地方。

　　⑥　私淑：自己敬仰的，但未得身受其教的前辈，称私淑，自称"私淑弟子"。

　　⑦　梨枣：古代刻书多用梨木或枣木，故以"梨枣"为书版的代称。

董　序①

　　尝闻褚小者不可以怀大，绠短者不可以汲深，固知啬于天者，不能丰于人也。天与人交受其极，而道济天下，则吾师李先生真其人矣！昔先文敏公，与吾师尊人震瀛先生，暨长公念山先生，两世年谱，且以大道，且晚就商于吾师，最称契密。虞也以故稔②生平甚悉，吾师以七步③才，春秋十二，辄童试冠军，观场④者九，副榜者再，而奇⑤于遇，遂隐居乐道，受记莂⑥于尊宿，不复向人间染世⑦腴⑧矣！无奈证岐黄之微者四十余年，著灵兰之典者廿有余种，且名满天下，安得不屦⑨满户外耶？悲愿弘深，既嘘当世之枯，复振千秋之铎。嗟自六朝以至今日，脉义晦于高阳，今古霾于幽谷，因撰《脉书》二卷，拔其雾髽⑩藤窠，措之光天化日，在《内经》为印泥之契，在伪诀为顶门之针。命之曰《正眼》者，亦犹竺乾⑪氏之摩醯⑫眼开，着着用中，遂觉举世之肉眼皆偏耳！是刻普通，行使天下，后世有遵途之适，无亡羊之叹。轩岐已坠之统，一朝而续其神灯，

---

① 董序：经纶堂本、千顷堂本作"《诊家正眼》序"。
② 稔（rèn）：熟悉。
③ 七步：指曹植七步中作诗，形容才思敏捷。
④ 观场：指赴乡试。
⑤ 奇：命运艰难。
⑥ 莂（bié）：契约；合同。
⑦ 染世：沾染。
⑧ 腴：丰裕。
⑨ 屦：经纶堂本作"屦"。
⑩ 髽（xuán）：犹结。
⑪ 竺乾：古印度的别名。
⑫ 摩醯：佛教神名。

则所怀者不已大而所汲者不已深乎！糜之立雪于师门也，裘葛甫更①而聩聋差醒②，窃其余绪以征诸指下，几于声应响而影随形也。不谓吾世而上池之水依然在也，而斟酌焉，而饱满焉，而分其润以润世焉，纵不能寿天下以绳先，聊且寿一方以寄志，而受光于《正眼》也宏矣。太史公曰：人之所病病疾多，医之所病病道少。兹且挟《正眼》为指南，上读三坟，下综百家，以疗道少之病。虞即啬于天乎，而习服众神，将与造物者衡矣！斯初心慰矣！

门人董应晋臣百拜撰

———————————

① 裘葛甫更：冬裘夏葛之衣才调换。
② 聩聋差醒：聩聋，天生耳聋，引申为昏聩，不明事理；差，同"瘥"，病愈。聩聋差醒，比喻不明事理的人变得清醒。

重订《诊家正眼》序

　　夫人脏腑气血，虚实阴阳，全现于脉，医以三指测之，求其胸中了指下明，戛戛乎难之矣。西晋叔和氏，所著《脉经》，可谓承先启后，奈高阳生舛讹湮锢①，脉义反晦。惟吾师士翁，以旷世奇才，成一代大儒。年十二，试辄冠军，观场者九。副车者再，遇太夫人疾，因事灵兰，学博道精，悟入玄妙，弹指间使沉疴顿起，遍地阳春。其非应运而生也，殆非偶然。所著二十种，皆发前人之未备，及《正眼》一书，尤字字为轩岐印泥，言言开后学聋聩。卿胤立雪师门，尝窃绪余，以徵指下，心手相得，如桴应鼓，乃知是书一出，脉理昭然，吾师不独嘘枯当世，实振铎千秋，奈两楹既梦之后，原板散废，四方射利之徒，窃名翻刻者，皆词意颠倒，尽失本义。忆吾师瞑目时，犹呼余辈致嘱曰：吾四十年来撰述虽多，然问心自慊者，惟《正眼》一书。余与尤子生州、郑子介山，凤负嘱言，疚心良切。今庚子秋，复梓原本，共襄厥成，庶几慰吾师在天之灵，后学有遵途之适矣。

　　　　　　　　　　　　顺治庚子仲秋门人秦卿胤古怀氏

---

　　①　锢：顺治本作"涸"。

凡　例

　　《脉经》撰自叔和，歌诀伪于五代。俗工取其便利，不究原委，家传户诵，熟在口头，守而勿失，宁敢于悖《内经》，不敢于悖口诀。吾师是以辞而辟之，援据经旨，灿列图文，日月既已昭矣，爝火其将熄乎？

　　医者人之司命，脉者医之大业。此神圣之事，生死反掌之操者也。俗人不知，藉此求食，佯为诊候，实盲无所知。不过枯守数方，微倖病之合方，未必方能合病也。或高乎此者，亦影响成说耳！吾师考据古今，衷极理奥，而皆本乎心得，妙有神遇，未抽之绪斯吐，有漏之义用补，故非剿袭之词，有异雷同之旨。

　　玄黄犹可辨，似是渺难明。如缓与迟相类，而缓岂迟之谓？微与细同称，而微非细之形。一毫有误，千里全殊。俗工乃敢信口妄指，欺所不知，每念及此，可胜浩叹！是尤吾师之神测，独秘授及门者，兹乃不惜龙珠，为人拈出，千古上下，厥功伟矣！

　　天人同体，时日异候，理有预征，机尝先见。吾师考之六经，配以诸部，精推密察，溯往知来，未病而知其将病，已病而知其将瘥，斯真隔垣之视、秦镜之悬也。

门人董虞晋臣氏百拜述

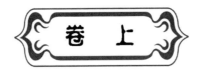

脉之名义

《内经》曰：人受气于谷，谷入于胃，以传于肺，五脏六腑，皆以受气。清者为营，浊者为卫；营行脉中，卫行脉外。此明胃气为脉道之根，脏腑之本，气血之所由出也。凡人之生，皆受气于谷，万物资生之本也。凡谷之入，必先至于胃，万物归土之义也。坤土不敢自专，精微上输于肺，盖地道卑而上行也，肺为乾金，所受精微，下溉脏腑，盖天道下济而光明也。金土互输，地天交泰。清而上升者为营血，阴生于阳也；浊而下降者为卫气，阳根于阴也。营血为阴，故行脉中；卫气为阳，故行脉外也。

按：审病察脉，以决死生，非指下了然，将安所凭借乎？深慨世医不知脉为何物。若以为气乎，而气为卫，卫行脉外，则知非气矣；若以为血乎，而血为营，营行脉中，则知非血矣；若以为经隧乎，而经隧实繁，则知非经隧矣。然则脉果何物耶？余尝于此深思，久而始悟其微。古之"衇"字，从血从辰，谓气血流行，各有分派而寻经络也。今之"脉"字，从肉从永，谓胃主肌肉，气血资生而永其天年也。夫人之生，惟是精与神而已。精气即血气，而神则难见也。人非是神，无以主宰血气，保合太和，流行三焦，灌溉百骸，故脉非他，即神之别名也。神超乎气血之先，为气血之根蒂，善乎！华元化曰：脉者，气血之先也。气血之先，非神而何？然神依于气，气依于血，血资于谷，谷本于胃，所以古之论脉者云：有胃气则生，无胃气则死。东垣亦曰脉贵有神，正指胃气言也。是知谷气充则血旺，血旺则气强，气强则神昌，神之昌与否，皆以脉为征兆。

故脉也者，实气血之先也。先也者，主宰乎气血之神也。脉即神之别名，此千古未剖之疑义也，特表而出之。

气口独以为五脏主

黄帝问曰：气口何以独为五脏主？岐伯曰：胃者，水谷之海，六腑之大源也。五味入口，藏于胃，以养五脏气。气口，太阴也。是以五脏六腑之气味，皆出于胃，变见于气口。气口者，六部之总称，非专指右关之前也。

按《素问·经脉别论》云：食气入胃，经气归于肺。肺朝百脉，气归于权衡。权衡以平，气口成寸，以决死生。由是知气口即寸口也。曰变见者，饮食所变之精微，皆显见于手太阴之气口，而阴阳盛衰之象，莫不从此见矣。吴草庐曰：两手寸部俱名为气口，不仅言右寸肺脉为气口者也。

《难经》曰：十二经皆有动脉，独取寸口何谓也？扁鹊曰：寸口者，脉之大会，手太阴之动脉也。肺为五脏六腑之华盖，位处至高，受百脉之朝会，布一身之阴阳，故经曰脉真高于肺，以行营卫阴阳者是也。是以十二经皆有动脉，独取肺家一经之动脉，可以见五脏六腑强弱吉凶之征兆也。

脉辨至数

《内经》曰：人一呼脉再动，一吸脉亦再动，呼吸定息脉五动，闰以太息，命曰平人。出气曰呼，入气曰吸。一呼一吸，谓之一息。动，至也。再动，再至也。常人之脉，一呼两至，一吸亦两至。呼吸定息，谓一息将尽，而换息未起之际，脉又一至，故曰五动。闰，余也，犹闰月之义。言平和之脉，若得五动，即太过矣；惟当太息之际，亦为平脉。何也？凡人之呼吸，三息后必闰以一息之长，五息再闰，谓之太息。故曰"闰以太息"，乃应历家三岁一闰、五岁再闰之数也。此即平人不病之常度。然则总计定息太息之间，大约一息脉当六至，故"五十营"篇曰：呼吸定息，脉行六寸，乃合一至一寸也。呼吸脉行丈尺，凡昼夜五十度，合一万三千五百息，五十营气脉之数，以应周天二十八宿。人之经脉十二，左右相同，则为二十四脉。加以蹻脉二，任、督脉二，其二十八脉，周身十六丈二尺，以分昼夜也，是为常度。使五十营之数，常周备无失，则寿亦无穷，故得尽天地之寿矣。周行八百一十丈，昼夜五十营之总数也。一呼脉一动，一吸脉一动，曰少气。一呼一吸，脉各一动，则一息二至，减于常人之半，脉之迟者也。迟主阴寒，阳气衰微也，故曰少气。"十四难"谓之离经脉。一呼脉三动，一吸脉三动而躁，尺热，曰病温；尺不热，脉滑曰病风，脉涩曰痹。若不因定息太息，而呼吸各三动，是一息六至矣。《难经》亦曰离经。躁者，急疾之谓，阳盛阴衰，热之象也。尺热，言尺后近臂有热，则必通身皆热。脉来数躁，而身有热，故知其病温。数滑而尺不热，阳邪内盛，当病内风。若使外感于风，宁有尺不热之理乎？滑，不涩也。涩，不滑也。滑为血实气壅，涩为气滞血少，故当病痹。一呼脉四动以上曰死。脉绝不至曰死，乍疏乍数曰死。一呼四动，则一息八至矣，而况以上乎！《难经》谓之夺精。四至曰脱精，五至曰死，六至曰命尽。是皆一呼四至以上也，故死。脉绝不至，则元气已竭。乍疏乍数，则阴阳败乱无主。三脉若见，不死安待！

日夜五十营

《内经》曰：一日一夜五十营，以营五脏之精，不应数者，命曰狂生。营，运也。经脉运行于身，一日一夜凡五十周，以营五脏之精气。夫周身上下前后左右，凡二十八脉，其长十六丈二尺。人之宗气，积于胸中，主呼吸而行经隧。一呼气行三寸，一吸气行三寸，呼吸定息，气行六寸。以一息六寸推之，则一日一夜凡一万三千五百息，通计五十周于身，则脉行八百一十丈。其有太过不及而不应此数者，名曰狂生。狂者，妄也。言幸而生也。所谓五十营者，五脏皆受气，持其寸口，数其至也。五十营者，五脏所受之气也。持，诊也。但诊寸口而数其至，则脏腑之衰旺可知也。**五十动而不一代者，五脏皆受气。**代者，止而复来也。盖脏有所损，则气有所亏，故不能运行也。若五十动而无止者，则终无止矣，五脏之气皆足，和平之脉也。**四十动而一代者，一脏无气。**《难经》曰：吸者随阴入，呼者因阳出。今吸不能至肾，至肝而还，故知一脏无气者，肾气先尽也。然则五脏和者气脉长，五脏病者气脉短。观此一脏无气，必先乎肾，如下文所谓二脏、三脏、四脏、五脏者，皆当自远而近，以次而短，则由肾及肝，由肝及脾，由脾及心，由心及肺。凡病将危者，必气促似喘，仅呼吸于胸中数寸之间，盖其真阴绝于下，孤阳浮于上，此气短之极也。庸工于此而尚欲平之散之，未有不随扑而灭者，良可悲也！夫人之生死由乎气，气之聚散由乎阴，而残喘得以尚延者，赖一线之气未绝耳。此脏气之不可不察也如此。**三十动而一代者，而二脏无气；二十动一代者，三脏无气；十动一代者，四脏无气；不满十动一代者，五脏无气。予之短期，要在终始。**予，犹与也。短期，死期也。言死期已近也。终始者，十二经各有绝气先见，是名为始也。详见《灵枢·经脉》篇。**所谓五十动而不一代者，以为常也，以知五脏之期。予之短期者，乍数乍疏也。**以为常者，无病之常脉也，因此可以知五脏之气。若欲决其死期、则在乍数乍疏也。不满十至而代，则乍数乍疏矣。非代脉之外，别有乍数乍疏也。

诊贵平旦

《内经》曰：诊法常以平旦，阴气未动，阳气未散，饮食未进，经脉未盛，络脉调匀，气血未乱，乃可诊有过之脉。平旦者，阴阳之交也。营卫之气，一昼夜五十周于身，昼则行阳，夜则行阴，迨至平旦，复会于寸口。斯时也，平旦初窹之时，阴气将退而未退，阳气将盛而未散，饮食未进，谷气未行，故经脉未盛，而络脉调匀，气血未至于扰乱，乃可诊有过之脉。有过，犹言有病也。若饮食入胃，则谷气流行，直行之经，往往强盛，而横行之络，气先至者强，气未至者弱，经络之脉不能调匀，则气血之盛衰，未可尽凭矣。

寸关尺之义 增补

《内经》曰：从鱼际至高骨，却行一寸，名曰寸口。从寸至尺，名曰尺泽。故曰尺寸。寸后尺前，名曰关。大指从鱼际穴至高骨①，得一寸，故名为寸也。肘腕内廉尺泽穴至高骨得一尺，故名为尺也。正当高骨之上，乃尺与寸交界之际，故名为关也。其义岂苟哉！扁鹊曰：尺寸者，脉之大要会也。从关至尺是尺内，阴之所治也。从关至鱼际是寸口内，阳之所治也。要者，扼要也。会者，朝会也。尺寸皆肺之经脉，百脉皆来朝会，岂非扼要之所乎？肾肝为阴，处乎尺内。心肺为阳，处乎内。治，犹属也。言所属之位也。岐伯曰：人有三部，部有三候，以决生死，以处百病，以调虚实，而除邪疾。三部，上、中、下也。三候，天、地、人也。上古诊脉，不独寸口，于诸经之动脉皆诊之。此云三部九候也。可见扁鹊之三部九候，大非经旨明矣。帝曰：何谓三部？岐伯曰：有上部，有中部，有下部。部各有三候，三候者，有天，有地，有人。上部天，两额之动脉；上部地，两颊之动脉；上部人，耳前之动脉。中部天，手太阴也；中部地，手阳明也；中部人，手少阴也。下部天，足厥阴也；下部地，足少阴也；下部人，足太阴也。故下部之天以候肝，地以候肾，人以候脾胃之气。帝曰：中部三候奈何？岐伯曰：亦有天，亦有地，亦有人。天以候肺，地以候胸中之气，人以候心。帝曰：上部以何候之？岐伯曰：亦有天，亦有地，亦有人。天以候头角之气，地以候口齿之气，人以候耳目之气。三部者，各有天，各有地，各有人。三而成天，三而成地，三而成人。三而三之，合则为九。以此推之，经文明指人身上、中、下动脉各有所候，以诊诸脏之气，非独以寸口为言也。如仲景脉法，上取寸

---

① 高骨：腕骨中位于外侧之骨，即腕后高骨。解剖名桡骨茎突。

中医脉学经典医籍集成

第四辑

口，下取趺阳，正是此意。《难经》所云三部者寸关尺，九候者浮中沉，乃只以寸口而分三部九候之诊，后世言脉者皆宗之，虽为捷法，不无背谬经旨乎！

按扁鹊曰：上部法天，主胸以上至头之有疾；中部法人，主膈以下至脐之有疾；下部法地，主脐以下至足之有疾。仍宗经旨"上竟上，下竟下"之义。但九候之说，以寸、关、尺之三部而分浮、中与沉之三候，得无又谬乎？若以扁鹊之说为是，则轩岐之说为非；轩岐之说为是，则扁鹊之说为非矣！故不得不置一喙于其间也。浮之与沉，固无庸议矣。中则止有浮之中耳，奚能有沉之中乎？浮而无中，固曰无根。沉则必无中矣，何仅以为沉脉主里，而全无必死之症乎？盖人但知有中正之中，而不知有中和之中。经云：真脏脉见者死。脉无胃气者，谓为真脏脉也。是除诸怪脉之外，皆得谓之有中脉耳！何弃其彰明较著之经文，而反以浮、中与沉，索摸于不可知之陋习乎！此事之不可解者也。况诊脉之法，或以手测，或以目视，而非仅从事于指按也。史称扁鹊以诊脉为名，而仓公、仲景以下，有不竞趋于名者哉！沿袭至今，而讹以传讹，为其所纷更者愈多矣。余尝寻绎经文，得其旨趣。人迎止隶于喉旁，三部须兼乎手足。脏则候之于左手，腑则候之于右手。寸以候上，尺以候下，脏腑皆然，庶不使有纤毫之疑，而荧惑①于其间也。彼七表、八里、九道之纷纭，智又出扁鹊下矣。世多识乏，故不赘焉。

按：《内经》以三部各有天、地、人，三而三之，为九候。上、中、下不定乎寸部之位，与扁鹊之寸上、关中、尺下不同。上部俱定于头面两额之动脉，即下文天以候头角之气，动应于指（此脉在额两旁瞳子窈骨空处）。人以候两颊之动脉（即听会穴等分）。地以候口齿之气（此脉在鼻孔下旁，近巨窈穴之分），动应于指。是则面部不独色诊，且脉诊矣。脉诊则仍用七诊，可以知头面之详矣（独大、独小、独疾、独迟、独热、独寒、独陷下也）。中部之三候，俱以寸诊。其地候胸中之气，则气口也。本经"经脉篇"所谓行气于腑，即膻中气海穴也。下部之天，候于关之肝，地候于尺之肾，人候于脾胃之气。三部之候，天位乎上，人位乎中，

---

① 荧惑（huò）：使人迷惑。

· 330 ·

地位乎下。独下部人候反在天之上者，天气下降，接乎地之阴气，此地中之天，人高于地，即高乎地中之天矣。三部以头候头之属，以手候脏腑之属，不及脐以下至足者，以足之四经，肾主骨，肝主筋，脾主四肢，胃主宗筋，与肾相连，并筋骨主之矣。是则手候脏腑之属，并及脐以下至足，以诸脉皆系于手足，诸经足之脉亦连于手（上廉、下廉、前廉、后廉之类是也）。不可泥头候头之属，遂泥当以手候手之属，足候足之属也。乃本篇之后复申言之云：以左手足上去踝五寸按之，庶右手足当踝而弹之，其应过五寸以上，蠕蠕然者不病；其应疾，中手浑浑然者病，中手徐徐然者病（蠕蠕，微动貌。浑浑，不清貌。徐徐，缓而迟也）。其应不能至五寸，弹之不应者死（此经文弹按，乃是刺法，与诊脉互相发明其理）。手踝之上，手太阴肺经脉也，应于中部（去踝五寸，手踝骨在下，从内廉至太渊，计有五寸）。足踝之上，足太阴脾经脉也，应于下部（去内踝骨之上五寸，乃三阴交之上，漏谷之下也。盖漏谷去踝六寸乃是）。则中部之三候，举一手太阴，而可概其余（手太阴者，百脉之所会，大中之中，故应中部）。下部之三候，举一足太阴，而可概其余（足太阴，阴土也。阴之与土，其气俱下，故应下部）。按而弹手足踝者，所以尽两太阴脉之量，周悉无遗也。故可取之察吉凶也（诸脉独于两太阴脉加意者，太阴属坤，坤为胃。手太阴之中部天而即统乎中部之地与人，贵天之中也。是太阴之下部人而即统乎下部之天与地，贵人之中也。天人之际得中，而地道自宁，不必揭地之中，且以知天人之中，即胃之中，即地之中也）。《内经》之旨，精奥渊微，非神圣不能穷其理，故扁鹊以寸、关、尺配上、中、下，犹未尽然也。

滑伯仁曰：诊脉之道，先调自己气息。男左女右，先以中指取定关位，却下前、后二指。初轻候消息之，次中候消息之，次重候消息之。自寸关至尺，逐部寻究。一呼一吸之间，脉行四至为率，闰以太息，五至为平脉也。其有太过不及，则为病脉，各以其部断之。自己之气息调匀，则他脉之至数明辨，故凡诊必先调息也。男子属阳，故先诊左手；女子属阴，故先诊右手也。先以中指取定关部，然后下前后二指，则尺寸方准也。轻候消息，其名曰举；中候消息，其名曰寻；重候消息，其名曰按。一息四至，为和平之脉；若当太息，必以五至为和平也。太过者，洪大有力；不及者，迟细无力也。各以五脏六腑察其微甚，审其从违，断其吉凶生死之法如此也。

又曰：臂长则疏下指，臂短则密下指。三部之内，大小、浮沉、迟数同等，尺寸、阴阳、高下相符，男女、左右、强弱相应，四时之脉不相戾①，命曰平人。其或一部之内，独大、独小、独疾、独迟、左右、强弱之相反，四时、男女之相背，皆病脉也。左手不和，为病在表，为阳，主四肢；右手不和，为病在里，为阴，主腹脏。臂长脉亦长，故下指宜疏；臂短脉亦短，故下指宜密。同等者，不大不小、不浮不沉、不迟不数也。相符者，寸为阳、为高，宜浮大；尺为阴、为下，宜沉小也。相应者，左大顺男，右大顺女；男子寸盛而尺弱，女子尺盛而寸弱也。不相戾者，春弦、夏洪、秋毛，冬石也。此四脉者，平人无病之脉也。其或大小独见，迟数偏呈，左右相反，时令相戾，男女相违，皆知其为病脉也。左属阳，阳在表，与四肢相应；右属阴，阴在里，与腹脏相应也。余可类推。

又曰：察脉须识上下、来去、至止六字。不明此，则阴阳虚实不别也。上者为阳，下者为阴；来者为阳，去者为阴；至者为阳，止者为阴。上者，自尺部上于寸口，阳生于阴也；下者，自寸口下于尺部，阴生于阳也。来者，白骨肉之分，而出于皮肤之际，气之升也；去者，自皮肤之际，而还于骨肉之分，气之降也。应曰至，息曰止也。上下者，以尺与寸相比度也。阳生于阴者左尺水，生左关木；左关木，生左寸心火也。右尺火，生右关土；右关土，生右寸肺金也。阴生于阳者，右寸肺金，生左尺肾水，左寸君火，分权于右尺相火也。来者，为气之升，主乎阳也；去者，为气之降，主乎阴也。《内经》以来盛去衰为钩脉，阳气盛满之象。若去来皆盛，钩之太过也；来不盛，去反盛，钩之不及也。应者，寻常应手之脉也。止

---

① 戾（lì）：乖张，引申为违反。

者，歇至不匀之脉也，如促结涩代之类是矣。

三焦分配三部

岐伯曰：寸以射上焦，关以射中焦，尺以射下焦。扁鹊曰：三焦者，元气之别使也，主通行于三气，经历于五脏六腑。华元化曰：三焦者，人身三元之气也，总领五脏六腑、营卫经络、内外左右上下之气也。

按：三说而细绎之，乃知脉本身中之元神，和会后天谷气，以周流于一身者也。盖元神附于肾间之动气，出于下焦，合水谷之精气，谓之营气；升于中焦，合水谷之悍气，谓之卫气；升于上焦，营行脉中，卫行脉外，其宗气积于胸中，名曰气海。故三焦者，统领周身之气，而分隶于胸膈腹，即分配于寸关尺，灼然无可疑者。乃伯仁亦承讹袭舛①，而谓右尺乃"手心主，三焦脉所出"，何其不稽于古，不衷于理耶？

重轻审察

扁鹊曰：初持脉，如三菽②之重，与皮毛相得者，肺部也；如六菽之重，与血脉相得者，心部也；如九菽之重，与肌肉相得者，脾部也；如十二菽之重，与筋平者，肝部也；按之至骨，举指来疾者，肾部也。由是推之，不独以左右六部分候脏腑，即指下轻重之间，便可测何经受病矣。粗工不察于此，而专分六部，则脉中之微妙，岂在是可尽其蕴耶！

---

① 舛（chuǎn）：错误。
② 三菽（shū）："菽"，专指大豆。三菽，指按脉时用的力度如三粒大豆的重量。

阴阳辨别

岐伯曰：言人之阴阳，则外为阳，内为阴；言人身之阴阳，则背为阳，腹为阴；言人身脏腑中阴阳，则脏为阴，腑为阳；肝、心、脾、肺、肾五脏为阴，胆、胃、大小肠、三焦、膀胱六腑为阳。故背为阳，阳中之阳，心也；阳中之阴，肺也。腹为阴，阴中之阴，肾也；阴中之阳，肝也；阴中之至阴，脾也。此言阴阳表里，内外雌雄相输应也。心肺皆居上而属阳，但心位乎南，故为阳中之阳。肺位乎西，故为阳中之阴也。肾肝皆处乎下而属阴，但肾位乎北，故为阴中之阴；肝位乎东，故为阴中之阳也。脾土位卑为阴，且为孤脏而居乎内，又不主时令，而寄旺于四季之末，故为阴中之至阴也。

扁鹊曰：呼出心与肺，吸入肾与肝，呼吸之间，脾受谷气也，其脉在中。浮者阳也，沉者阴也。心肺俱浮，何以别之？然，浮而大散者，心也；浮而短涩者，肺也。肾肝俱沉，何以别之？然，牢而长者，肝也；举之濡，按指来实者①肾也。脾主中州，故其脉在中，是阴阳之法也。呼出者，阳也，故心肺之脉皆浮也。心为阳中之阳，故浮而且大且散也。肺为阳中之阴，故浮而兼短涩也。吸入者，阴也，故肾肝之脉皆沉也。肾为阴中之阴，故沉而且实也。肝为阴中之阳，故沉而兼长也。脾为中州，故不浮不沉，而脉在中也。

《内经》分配脏腑定位增补

《素问·脉要精微论》曰：尺内两傍，则季胁也。季胁，小肋也。在胁下两旁，为肾所近之处也。尺外以候肾，尺里以候腹。尺外者，尺脉前半部也。前以候阳，后以候阴。背为阳，肾附背，故外以候

---

① 举之濡，按指来实者：《难经·四难》作"按之濡，举指来实者"。

肾。腹为阴，故里以候腹，所谓腹者，凡大小肠、膀胱、命门，皆在其中矣。以上诸部，俱言左右，而此独不分者，以两尺皆主乎肾也。中附上，左外以候肝，内以候膈；中附上者，言附尺之上而居乎中，即关脉也。左外者，言左关之前半部也，内者，言左关之后半部也。肝为阴中之阳，而亦附近于背，故外以候肝；内以候膈，举一膈则中焦之膈膜、胆腑皆在其中矣。右外以候胃，内以候脾。右关之前，所以候胃。右关之后，所以候脾。脾胃皆中州之官，而以表里言之，则胃为阳，脾为阴，故外以候胃，内以候脾也。按寸口者，手太阴也。太阴行气于三阴，故曰三阴在手而主五脏。所以本篇止言五脏，而不及六腑。然胃亦腑也，而此独言之，何也？经所谓五脏皆禀气于胃，胃者，五脏之本也。脏气者，不能自致于手太阴，必因于胃气，乃至于手太阴也。故胃气当于此察之。又"五脏别论"云：五味入口，藏于胃，以养五脏气。气口，亦太阴也，是以五脏六腑之气味，皆出于胃，变见于气口。然则此篇虽止言胃，而脏腑之气亦无不见乎此矣。上附上，右外以候肺，内以候胸中；上附上者，言上而又上，则寸脉也。五脏之位，惟肺最高，故右寸之前以候肺，右寸之后以候胸中，胸中者，膈膜之上皆是也。左外以候心，内以候膻中。心肺皆居膈上，故左寸之前以候心，左寸之后以候膻中。膻中者，心包络之别名也。按：五脏所居之位，皆五行一定之理。火旺于南，故心居左寸；木旺于东，故肝居左关；金旺于西，故肺居右寸；土旺于中，而寄位西南，故脾胃居右关；此即河图五行之次序也。前以候前，后以候后。此重申上下内外之义也。统而言之，寸为前，尺为后；分而言之，上半部为前，下半部为后。盖言上以候上，下以候下也。上竟上者，胸喉中事也。下竟下者，少腹腰股膝胫足中事也。竟，尽也。言上而尽于上，在脉则尽于鱼际，在体则应乎胸喉也。下而尽于下，在脉则尽于尺部，在体则应乎少腹腰膝足也。按：此章首言尺，次言中附上而为关，又次言上附上而为寸，皆自内以及外者，盖以太阴之脉从胸走手，以尺为根本，寸为枝叶也。故曰凡人之脉，宁可有根而无叶，不可有叶而无根。又按："内外"二字，诸家之注皆云内侧、外侧。若以侧为言，必脉形扁阔矣，或有两条亦可耳；不然，则于义不通矣。如前以候前，后以候后，上竟上，下竟下者，皆内外之义也，观易卦六爻，自下而上，以上三爻为外卦，以下三爻为内卦，则上下内外之义昭然矣。或曰浮取乎外，沉取乎内，于义亦通。然如外以候肺，内以候胸中，外以候心，内以候膻中，是脏从外取，而腑从内候，则无是事矣。故不如从上下看为稳当也。**推而外之，内而不外，有心腹积也。** 推者，察也，求也。凡诊脉必先推求于外。若但见沉脉而无浮脉，是有内而无外矣，故知其病，心腹之有积也。**推而内之，外而不内，身有热也。** 推求于内，浮而不沉，其病在外而非内矣，惟表有邪，故身有热也。**推而上之，上而不下，腰足清也。** 清者，冷也。推求于上部则脉强盛，下部则脉虚弱，此上盛下虚，故腰足清冷也。上下有二义，以寸、关、尺言之，寸为上，尺为下也。**推而下之，下而不上，头项痛也。** 推求于下部，下部有力，上部无力，此清阳不能上升，故头项痛；或阳虚而阴凑之，亦头项痛也。**按之至骨，脉气少者，腰脊痛而身有痹也。** 按之至骨，肾肝之分也。脉气少者，言无力也。肾水虚，故腰脊痛；肝血亏，故身有痹痛也。

愚按：五脏六腑以暨心包络，共成十二经，分配于脉之六部，自有定理，莫可变乱，第详玩《内经》，便昭然于心目矣。《内经》出胸、膈、腹三字，以分上、中、下而配寸、关、尺也。然腑不及胆者，寄于肝部也；不及大小肠、膀胱者，统于腹中也。高阳生以大小肠列于寸上，不知大小肠皆在下焦腹中，乃欲越中焦而候之寸上，误矣。彼不过因小肠脉络于心，大肠脉络于肺耳。然则肾之脉亦络于心，而遂以左寸候肾可乎？膻中为手厥阴经，即心包络也。故经曰：外以候心，内以候膻中（外，上也。内，下也。义见上文注中）。又曰：膻中者，心主之官城也。又曰：心包络之脉，起于胸中，出属心。即此三①段经文而细绎之，则膻中即是心包，心包实为心腑，昭确可据，而高阳生候于右尺，不亦妄乎！以丹溪之敏，亦以包络、膻中分为二候，况其他哉！《内经》明称左右皆肾，而命门居两肾之中。考《明堂》《铜人》等经，命门一穴在督脉第十四椎下陷中，两肾之间，且脉之应于指下，为有经络，循经络朝会于寸口，而《内经》

---

① 三：原作"四"，据大盛堂本改。

并无命门之经络，妄以穴名为脏，配列右尺，真是蒙昧千秋矣。三焦者，中清之腑，通行人身三元之气。三焦通，则周身之气皆通。故经曰：上焦如雾，中焦如沤，下焦如渎。王叔和分配于寸、关、尺，乃至当也。而高阳生分隶于右尺，尤为谬妄，下文重言以申明之。

经曰：尺内两旁，则季胁也。尺外以候肾，尺里以候腹。中附上，左外以候肝，内以候膈；右外以候胃，内以候脾。上附上，右外以候肺，内以候胸中；左外以候心，内以候膻中。

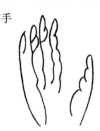

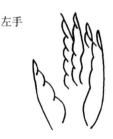

《内经》分配脏腑诊候图

此《内经》三部之候法也。"腑不及胆者，寄于肝也。不及大小肠、膀胱者，统于腹中也。至高阳生伪诀，以大小肠列于寸上，以三焦配于左尺，以命门列于右尺，及厥阴膻中，竟置而不言，又男女易位，故不可为之辨。夫寸主上焦，以候胸中；关主中焦，以候膈中；尺主下焦，以候腹中。此一身之定位，古今之通论也。大小肠皆在下焦腹中，伪诀越中焦而候之寸部，有是理乎？伯仁见及于此，以左尺主小肠、膀胱、前阴之病，右尺主大肠、后阴之病，可称千古只眼。伪诀之误，特因心与小肠为表里，肺与大肠为表里，不知经络相为表里，诊候自有定位，何可混耶？叛经者一也。《灵枢》曰：上焦出于胃上口，并咽以上贯膈而布胸中。中焦亦并胃中，出上焦之后，泌糟粕，蒸津液，化精微而为血。下焦者，别回肠，注于膀胱而渗入焉。水谷者，居于胃中，成糟粕，下大肠而为下焦。又曰：上焦如雾，中焦如沤，下焦如渎。由是则明以上、中、下分三焦矣。伪诀列于左尺，不亦妄乎？又曰：密理厚皮者，三焦厚；粗理薄皮者，三焦薄。又曰：勇士者，三焦理横；怯士者，三焦理纵。由是则有形象矣。伪诀以为无形，不亦妄乎？叛经者二也。《素问》曰：肝、心、脾、肺、肾五脏为阴，胆、胃、大小肠、三焦、膀胱六腑为阳。此止十一经耳，则手厥阴一经竟何在乎？又曰：心者，君主之官，神明出焉。肺者，相傅之官，治节出焉。肝者，将军之官，谋虑出焉。胆者，中正之官，决断出焉。膻中者，臣使之官，喜乐出焉。脾胃者，仓廪之官，五味出焉。大肠者，传导之官，变化出焉。小肠者，受盛之官，化物出焉。肾者，作强之官，伎巧出焉。三焦者，决渎之官，水道出焉。膀胱者，州都之官，津液藏焉，气化则能出矣。盖以膻中足十二经之数，则配手厥阴经者，实膻中也。及《灵枢》叙经脉，又有包络而无膻中。然曰动则喜笑不休，正与喜乐出焉之句相合。夫喜笑者，心火所司，则知膻中与心应，即包络之别名也。《灵枢·邪客》篇曰：心者，五脏六腑之大主，其脏坚固，邪弗能客；客之则心伤，心伤则神去，神去则死矣。故诸邪之在心者，皆在心之包络。独膻中称臣使者，君主之亲臣也。由是察之，包络即为膻中，断无可疑。膻中以配心脏，自有确据，乃伪诀竟不之及，则手厥阴为虚悬之位矣。叛经者三也。心、肝、脾、肺俱各一候，惟肾脏而分两尺之候者，为肾有两枚，形如豇豆，分列于腰脊之左右也。《刊误》以两尺候肾，深合经旨。《难经》《脉诀》俱以左尺候肾水，右尺候命门相火，误矣。考《明堂》等经，命门一穴在督脉第十四椎下陷中两肾间。虽两肾水脏，而相火寓焉，盖一阳居二阴之间，所以成乎坎也。独不思脉之应于指下者，为有经络，循经朝于寸口。详考《内经》并无命门之经络也。既无经络，何以应诊而可列之右尺乎？虽然，左阳右阴，天之常也。左水右火，地之理也。两尺之脉，左尺主肾中之真阴。右尺主肾中之真阳，不可以左为肾、右为命门也。要知命门总主乎两肾者也（右尺诊相火，亦通）。

六气分合六部时日诊候之图

右手寸			右手关			右手尺		
浮	中	沉	浮	中	沉	浮	中	沉
小雪十五日 立冬五日	立冬十日 霜降十五日	霜降十日 寒露十五日	秋分十五日 白露五日	白露十日 处暑十五日	处暑十日 立秋十五日	大暑十五日 小暑五日	小暑十日 夏至十五日	夏至五日 芒种十五日
五之气阳明①燥金			四之气太阴湿土			三之气少阳相火		

左手寸			左手关			左手尺		
浮	中	沉	浮	中	沉	浮	中	沉
小满十五日 立夏五日	立夏十日 谷雨十五日	谷雨十日 清明十五日	春分十五日 惊蛰五日	惊蛰十日 雨水十五日	雨水十日 立春十五日	大寒十五日 小寒五日	小寒十日 冬至十五日	冬至五日 大雪十五日
二之气少阴君火			初之气厥阴风木			终之气太阳寒水		

---

① 阳明：原作"阳金"，径改。

此六气分合六部时日诊候之图，乃余所自悟而自制，实六气至理，而古今所未发者。以平治之纪为例。若太过之纪，其气未至而至，从节前十三日为度；不及之纪，其气至而未至，从节后①十三日为度。太过之岁，从左尺浮分起立春；不及之岁，从左关中分起立春。依次而推之，必于平旦，阴气未散，阳气未动，饮食未进，衣服未著，言语未吐之时，清心调息，逐部细究，则时令之病，可以前知。诊得六部俱平则已，若有独大、独小、独浮、独沉、独长、独短，与各部不同，依图断之，无不验者。假如左关中候脉独弦大，已知雨水后、惊蛰边有风热之病。盖弦主风，而大主热也；且左关又为风木之令故也。如右尺沉候，脉独缓滞而实大，已知芒种后、夏至边有湿热之病。盖缓滞主湿，而实大主热也。若缓滞而虚大，乃湿热相火为患。盖缓滞为湿，而虚大为相火也；且在沉分，沉亦主湿，又在相火之位故也。久病之人，六脉俱见独滞，惟右寸中候脉来从容和缓，清净无滞，已知霜降后、立冬必愈。盖中候而从容和缓，为胃气之佳脉；且右寸为肺金之位，土来生金故也。其余各部，俱此而细推之，百不失一也。然亦须三四候之确然不渝，无不验者，下文重言以申明之。

政运有不应之脉_{增补}

　　不应者，沉细之脉也。甚至极沉极细，几于不可见矣；第覆病者之手而诊之则见。凡值此不应之脉，乃岁运合宜，命曰天和之脉，不必求治。若误治之，反伐天和矣。

　　土运为南政。盖土位居中，面南行令故也。金、木、水、火四运，皆以臣事之，北面受令，故为北政。

　　甲、己二年为土运南政。南政之年，南面行令，故其气在南，所以南为上而北为下，故寸为上而尺为下。司天在上，在泉在下，人气应之，左右皆同。脉有不应者，谓阴之所在，脉乃沉细，不应本脉也。阴者，言六气有三阴三阳，而三阴之位，则少阴居中，太阴居左，厥阴居

---

　　① 后：原作"前"，据同上改。

右。脉之不应，乃以三阴之中而以少阴所居之处言之，又分南北二政，定其上下也。如遇少阴司天，则两寸不应；厥阴司天，则右寸不应；太阴司天，则左寸不应。如少阴在泉，则两尺不应；厥阴在泉，则右尺不应；太阴在泉；则左尺不应。

乙、丙、丁、戊、庚、辛、壬、癸八年，皆为北政。北政之年，北面受令，其气在北，所以北为上而南为下。在泉应上，司天应下，人气亦应之，故尺应下而寸应上。如遇少阴司天，则两尺不应；厥阴司天，则右尺不应；太阴司天，则左尺不应。如少阴在泉，则两寸不应；厥阴在泉，则右寸不应；太阴在泉；则左寸不应。如尺当不应而反浮大，寸当浮大而反沉细；寸当不应而反浮大，尺当浮大而反沉细，是为尺寸反，经曰尺寸反者死。如右当不应而反浮大，左当浮大而反沉细；左当不应而反浮大，右当浮大而反沉细；是谓左右交，经曰左右交者死。

人迎气口 增补

黄帝曰：寸口主中，人迎主外，两者相应，俱往俱来，若引绳大小齐等。又曰：三阳在头，三阴在手。《灵枢》曰：气口候阴，人迎候阳。寸口者，即气口也，手太阴肺脉也，故主在中之病。人迎脉在结喉两旁一寸五分，阳明胃脉也，故主在外之病。盖太阴行气于三阴，阳明行气于三阳；诊三阳之气于人迎，诊三阴之气于气口，所谓相应者，往来大小，若引绳之不爽也。故庞安常谓人迎、气口，有喉、手引绳之义。以《脉经》以左为人迎，右为气口竟置阳明胃脉于乌有，大非经旨。况三阳在头，三阴在手，其义亦谬。人迎谓足阳明之脉，不可以言于手明矣。然土古诊法有三：一取三部九候以诊通身之脉；一取太阴、阳明以诊阴阳之脉；一取左右气口以诊脏腑之气。张介宾曰：初见《脉经》左为人迎，右为气口，不无摇惑①，未敢遽②辨。及见《纲目》之释人迎气

---

① 摇惑：迷惑动摇。

② 遽（jù）：仓促。

口，亦云人迎在结喉两旁，足阳明之脉也。又见庞安常论脉曰，何谓人迎，喉旁取之。近又见徐东皋曰《脉经》以左手关前一分为人迎，误也。若此者，皆觉吾之先觉矣。兹特引而正之。呜呼！一言之舛，遗误千载。以此授受，何时复正哉？立言者可不知详慎考订乎！不若吴草庐之两手俱名为气口者无弊也。所以《内经》云，五脏六腑之气味皆出于胃，变见于气口。气口即寸口也。脏腑阴阳之盛衰，莫不由此，而征见也明矣。**春夏人迎微大，秋冬气口微大，如是者命曰平人。**春夏主阳，故人迎之阳脉微大；秋冬主阴，故气口之阴脉微大。微大者，犹言略大也。**雷公曰：病之益甚与其方衰，如何？黄帝曰：内外皆在焉。**言表里俱当审察也。**切其脉口滑小紧以沉者，病益甚在中；人迎脉大紧以浮者，病益甚在外。**益者，言病进也。脉口，即太阴气口也，故曰在中主脏。人迎，阳明腑脉也，故曰在外主腑。脉口滑小紧沉者，阴分之邪也。人迎大紧以浮者，阳分之邪也。故皆益进日甚。**脉口浮滑者，病日进；人迎沉滑者，病日损。**脉口为阴，浮滑者，以阳加阴，故病日进。人迎为阳，沉滑者，阳邪渐退，故病日损，渐自减也。**脉口滑以沉者，病日进，在内；人迎滑盛以浮者，其病日进，在外。**脉口人迎，经分表里，故其滑沉、滑浮而病日进者，有在内在外之别也。

　　脉之浮沉及人迎与寸口脉小大等者，病难已。人迎气口之脉，其浮沉大小相等者，非偏于阳，则偏于阴，故病难已。

　　按"禁服"篇曰：春夏人迎脉微大，秋冬寸口微大，如是者命曰平人。其义则可知。**病之在脏，沉而大者易已，小为**①**逆。病在腑，浮而大者易已。**病在脏者为阴，阴本当沉，而大为阳气充也，故易已；若见小脉，则真阴衰而为逆矣。病在腑者为阳，阳病得阳脉为顺，故浮而大者病易已。故曰：阴症见阳脉者生，阳证见阴脉者死。**人迎盛坚者，伤于寒；气口盛坚者，伤于食。**人迎主表，盛坚为外感伤寒；气口主里，盛坚为内伤饮食。此古法也。今则止用寸口诊法，不为不妙，然本无

―――――――――

　　① 为：原作"而"，据大盛堂本改。

以左右分内外之理，自叔和始以①左为人迎，右为气口，其失表里之义久矣。

脉分四时六气

十二月大寒至二月春分，为初之气，厥阴风木主令。经曰：厥阴之至，其脉弦。

春分至小满，为二之气，少阴君火主令。经曰：少阴之至，其脉钩。

小满至六月大暑，为三之气，少阳相火主令。经曰：少阳之至，大而浮。

大暑至八月秋分，为四之气，太阴湿土主令。经曰：太阴之至，其脉沉。

秋分至十月小雪，为五之气，阳明燥金主令。经曰：阳明之至，短而涩。

小雪至十二月大寒，为六之气，太阳寒水主令。经曰：太阳之至，大而长。

脉分四方

东极之地，四时皆春，其气暄和②，民脉多缓。

南极之地，四时皆夏，其气蒸炎，民脉多软。

西极之地，四时皆秋，其气清肃，民脉多劲。

北极之地，四时皆冬，其气凛冽，民脉多石。

东南卑湿，其脉软缓，居于高巅，亦西北也；西北高燥，

---

① 以：原无，据大盛堂本补。

② 暄（xuān）和：指暖和。

第四辑

其脉刚劲，居于污泽，亦东南也。南人北脉，取气必刚；北人南脉，取气必柔。东西不齐，可以类剖。

脉分五脏

肝脉弦。心脉钩。脾脉代。肺脉毛。肾脉石。

五脏平脉

肝脉来软弱招招，如揭长竿末梢，曰肝①平。招招，犹迢迢也。揭，高举也。高揭长竿，梢必和缓，乃弦长而兼和缓柔软之象也。

心脉来累累如连珠，如循琅玕②，曰心平。连珠、琅玕，皆状其盛满流行，而无太过不及之弊也。

脾脉来和柔相离，如鸡践地，曰脾平。和柔者，悠悠扬扬也。相离者，不模糊也。如鸡践地，喻其缓而不迫，胃气之妙也。

肺脉来厌厌聂聂，如落榆荚，曰肺平。厌厌聂聂，涩之象也。如落榆荚，毛之象也。轻浮和缓，为和平之象。

肾脉来喘喘累累如钩，按之而坚，曰肾平。喘喘、累累、如钩，此三者，皆心脉之阳也；而济之以沉石，则阴阳和平也。

五脏病脉

肝脉来盈实而滑，如循长竿，曰肝病。盈实而滑，弦之太过也。长竿无梢，则失其和缓之意，此弦多胃少，故肝病。

心脉来喘喘连属，其中微曲，曰心病。喘喘连属，急数之象。

---

① 肝：原无，据大盛堂本补。

② 琅玕（láng gān）：像玉珠的美石，比喻柔滑的脉象。

其中微曲，则尚未至于全曲，钩多胃少之象也。

脾脉来实而盈数，如鸡举足，曰脾病。实而盈数，如鸡之举足，虽不能如践地之和，亦不至如鸟距之疾，弱多胃少之象也。

肺脉来不上不下，如循鸡羽，曰肺病。不上不下，涩之象也。如循鸡羽，浮之象也。毛多胃少，肺金之病将见也。

肾脉来如引葛，按之益坚，曰肾病。引葛者，牵连引蔓之象也。按之益坚，则石多胃少，肾病将见也。

五脏死脉

肝脉来急益劲，如新张弓弦，曰肝死。曰劲曰急，强急不和，比之新张弓弦，绝无胃气矣，安得不死。

心脉来前曲后居，如操带钩，曰心死。前曲者，轻举而坚大也。后居者，重按而牢实也。操带钩者，状其弹指之象也。但钩无胃者，其死必矣。

脾脉来锐坚如鸟之喙，如鸟之距，如屋之漏，如水之流，曰脾死。鸟喙者，状其硬也。鸟距者，状其急也。屋漏者，乱也。水流者，散也。冲和之气全无，中州之官已绝矣。

肺脉来如物之浮，如风吹毛，曰肺死。如物之浮，则无根矣。如风吹毛，则散乱矣。但毛无胃，则肺气绝矣。

肾脉来发如夺索，辟辟如弹石，曰肾死。索而曰夺。则互引而疾急矣。石而曰弹，则坚劲而无伦矣。但石无胃，故曰肾死。

按：《难经·十五难》与《内经》不同，或《内经》有而《难经》缺，或《难经》有而《内经》无。然《难经》本以《内经》为宗，不知何以异同乃尔？学者惟当以《内经》为主，无多歧之惑也。

五脏真脉

真脉，真脏脉也，即死脉也。文有异同，义无差别，总之不见胃气之脉，乃名真脏脉。

真肝脉至，中外急，如循刀刃责责然，如按琴瑟弦。

真心脉至，坚而搏，如循薏苡子累累然。

真脾脉至，弱而乍数乍疏。

真肺脉至，大而虚，如毛羽中人肤。

真肾脉至，搏而绝，如弹石状辟辟然。

按：凡持真脏脉者，肝至悬绝，十八日死；心至悬绝，九日死，肺至悬绝，十二日死；肾至悬绝，七日死；脾至悬绝，四日死。

脉以胃气为本

春胃微弦曰平，弦多胃少曰肝病，但弦无胃曰死。

夏胃微钩曰平，钩多胃少曰心病，但钩无胃曰死。

长夏胃微弱曰平，弱多胃少曰脾病，但弱无胃曰死。

秋胃微毛曰平，毛多胃少曰肺病，但毛无胃曰死。

冬胃微石曰平，石多胃少曰肾病，但石无胃曰死。

蔡氏[1]曰：不大不小，不长不短，不滑不涩，不浮不沉，不疾不迟，应手中和，意思欣欣，难以名状者，胃气脉也。

脉贵有神

东垣曰：有病之脉，当求其神。如六数七极，热也。脉中有力，即有神矣。为泄其热。三迟二败，寒也。脉中有力，即有神矣。为去其寒。若数极迟败，脉中不复有力，为无神也。而遽泄之去之，神将何依耶？故经曰：脉者，气血之先；气血

---

① 蔡氏：蔡元定，字季通，福建建阳人，南宋著名理学家。著《脉经》（国内已佚）。

者，人之神也。按：王宗正曰：诊脉之法，当从心肺俱浮，肾肝俱沉，脾在中州。即王氏之言，而知东垣所谓"脉中有力"之中，盖指中央戊己土，正在中候也。胃气未散，虽数不至于极，迟不至于败，尚可图也。故东垣之所谓有神，即《内经》之所谓有胃气也。

神门脉

两手尺中，乃神门脉也。王叔和云：神门决断，两在关后；人无二脉，病死不救。详考其论[①]肾之虚实，俱于尺中神门以后验之。盖水为天一之元，万物赖以资始者也。故神门脉绝，先天之根本既绝，决无回生之日也。而《脉诀》谓为心脉者误矣。彼因心经有穴名神门，正在掌后兑骨之端，故错认耳！殊不知心在上焦，岂有候于尺中之理乎？

反关脉

脉不行于寸口，由列缺络入臂后，手阳明大肠经也。以其不正行于关上，故曰反关。必反其手而诊之，乃可见也。

冲阳太溪太冲 增补

冲阳者，胃脉也。一曰趺阳，在足面大指间五寸，骨间动脉是也。凡病势危笃，当候冲阳以验其胃气之有无。盖土为万物之母，资生之本也。故经曰：冲阳绝，死不治。

太溪者，肾脉也。在足内踝后，跟骨上陷中动脉是也。凡病势危

---

① 其论：原互倒，据大盛堂本改。

笃，当候太溪以验其肾气之有无。盖水为天一之元，资始之本也。故经曰：太溪绝，死不治。

太冲者，肝脉也。在足大趾本节后二寸。经曰：诊病人太冲脉有无，可以决死生。《难经》曰：上部有脉，下部无脉，其人当吐，不吐者死。

男女脉异 增补

朱丹溪曰：昔者轩辕使伶伦截嶰①谷之竹，作黄钟律管，以候天地之节气；使岐伯取气口，作脉法，以候人之动气。故黄钟之数九分，气口之数亦九分，律管具而寸之数始形。故脉之动也，阳得九分，阴得一寸，吻合于黄钟。天不足西北，阳南而阴北，故男子寸盛而尺弱，肖乎天也；地不满于东南，阳北而阴南，故女子尺盛而寸弱，肖乎地也。黄钟者，气之先兆，故能测天地之节候。气口者，脉之要会，故能知人命之死生。世之俗工，诵高阳生之伪诀，欲以治疾，其不杀人也几希！参黄子曰：男子阳为主，两寸常旺于尺；女子阴为主，两尺常旺于寸，乃其常也。反之者病。按褚澄《尊生经》，男脉一如叔和。女则左手寸命门、三焦，关脾、胃，尺肺、大肠；右手寸肾、膀胱，关肝、胆，尺心、小肠。男尺常弱，初生微渺之气也。女尺常强，太阳心火之位也。遍考诸家，褚论为精。男女阴阳之分，妊则男抱母，女背母；溺则男面覆，女面仰。男命系肾，衰自下始，故小腹先垂；女命系乳，衰自上始，故乳房先槁。而男女尺寸盛弱，肖乎天地，越人以为男生于寅，女生于申，三阴从地长，三阳从天生，谬之甚也。独丹溪惟本律法，混合天人而辟之，

———————

① 嶰（xiè）：山涧、沟壑。

使千载之下，一旦昭然，岂不韪哉！《脉经》曰：左大顺男，右大顺女。

老少脉异

老弱之人，脉宜缓弱；若过旺者，病也。少壮之人，脉宜充实；若过弱者，病也。然又有说焉，老人脉旺而非躁者，此天禀之厚，引年之叟也，名曰寿脉；若脉躁疾，有表无里，则为孤阳，其死近矣；壮者脉细而和缓，三部同等，此天禀之静，清逸之士也，名曰阴脉；若细小劲直，前后不等，可以决死期矣。

因形气以定诊说_{增补}

逐脉审察者，一定之矩也；随人变通者，圆机之士也。肥盛之人，气居于表，六脉常带浮洪；瘦小之人，气敛于中，六脉常带沉数。性急之人，五至方为平脉；性缓之人，四至便作热看。身长宜疏下指；身短宜密下指。北人多实，南人多弱。酒后之脉常数；饭后之脉常洪。远行必疾；久饥必虚。室女常濡，婴儿常数。经曰：形气相得者生，三五不调者死。其可不察乎？

脉无根有两说

以寸、关、尺三部言之，尺为根，关为干，寸为枝叶。若尺部无神，则无根矣。以浮、中、沉三候言之，沉候为根，中候为干，浮候为枝叶。若沉候不应，则无根矣。

女人脉法

阴搏阳别，谓之有子。谓尺中之阴脉搏大，与寸部之阳部迥别者，乃有子也。阴虚阳搏，谓之崩。阴虚，血衰于下，则阳火上亢矣。血为火迫，不得而安其位，乃为崩漏之疾。手少阴脉动甚者，妊子也。手少阴者，心脉也。动甚者，形如豆粒，急数有力也。心主血，血旺乃能成胎。心脉动甚，血旺之象，故当妊子。

滑伯仁曰：三部脉浮沉正等，无他病而不月者，为有妊也。得太阴脉为男，得太阳脉为女。太阴脉沉，太阳脉浮。左疾为男，右疾为女。左右俱疾，为生二子。尺脉左大为男，右大为女。左右俱大，产二子。

左手沉实为男，右手浮大为女。左右手俱沉实，猥生二男；左右手俱浮大，猥生二女。

左右尺俱浮，为产二男；不尔，则女作男生。谓一男一女之胎，女胎死而男胎生。左右尺俱沉，为产二女；不尔，则男作女生。

妇人阴阳俱盛，曰双躯。言左右两尺部俱大而有力也。若少阴微紧者，血即凝浊，经养不周，胎则偏夭，其一独死，其一独生。不去其死，害母失胎。

何以知怀子之且生也？岐伯曰：身有病而无邪脉也。有病，如腹痛拘急之类。无邪脉，谓无病脉也。妇人欲生，其脉离经，夜半觉，日中则生也。离经者，谓离于经常之脉。如昨小今大，昨涩今滑，昨浮今沉之类。夜半觉，日中生子者，子午相冲也。

妇人经断有躯，其脉弦者，后必血下，不成胎也。弦者，肝脉也。肝主疏泄。今见弦，则肝脉太过，不能藏血也。

妇人尺脉微迟，为居经，月事三月一下。微迟者，虚寒之脉也。居经，犹云停经也。三月一下，为血不足也。

妇人尺脉微弱而涩，少腹冷，恶寒，年少得之为无子，年大得之为绝产。

新产伤阴，出血不止，尺脉不能上关者，死。

小儿脉法

小儿五岁以下，未可诊寸、关、尺，惟看男左女右虎口。

食指第一节寅位，为风关，脉见易治；第二节卯位，为气关，脉见为病深；第三节辰位，为命关，脉见为命危。

紫脉为热，红脉伤寒，青脉惊风，白脉疳疾。黄脉隐隐，为常候也。黑脉者多危。脉纹入掌为内钩，纹弯里为风寒，纹弯外为食积。

五岁以上，以一指取寸、关、尺三部，六至为和平，七八至为热，四五至为寒。

半岁以下，于额前眉端发际之间，以名、中、食三指候之。儿头在左，举右手候；儿头在右，举左手候。食指近发为上，名指近眉为下，中指为中。三指俱热，外感于风，鼻塞咳嗽。三指俱冷，外感于寒，内伤饮食，发热吐泻。食、中二指热，主上热下冷。名、中二指热，主夹惊。食指热，主食滞。

诸病宜忌之脉

伤寒，未汗宜阳脉，忌阴脉；已汗宜阴脉，忌阳脉。

头痛，宜浮滑，忌短涩。

心痛，宜浮滑，忌短涩。

中风，宜①浮迟，忌急数。

咳嗽，宜浮濡，忌沉伏。

喘急，宜浮滑，忌短涩。

水肿，宜浮大，忌沉细。

虚劳，宜微弱，忌洪数。

吐血，宜②沉小，忌实大。

衄血，宜沉细，忌浮大。

脱血，宜阴脉，忌阳脉。

痨瘵，宜软缓，忌细数。

消渴，宜数大，忌虚小。

腹胀，宜浮大，忌沉小③。

肠澼，宜沉小，忌数大。即痢疾。

下利，宜沉细，忌浮大。同泄泻。

霍乱，宜浮大，忌微迟④。

癥瘕，宜沉实，忌虚弱。

痞满，宜浮大，忌沉小。

痿痹，宜虚濡，忌紧急⑤。

癫痫⑥狂，宜实大，忌沉细。

堕伤，宜紧急，忌弱小。

金疮，宜微细，忌紧数。

中恶，宜紧细，忌浮大。

---

① 宜：此上原有"脉"，据大盛堂本删。

② 宜：此上原有"脉"，据大盛堂本删。

③ 宜浮大，忌沉小：原文互倒。

④ 宜浮大，忌微迟：原文互倒。

⑤ 宜虚濡，忌紧急：原文互倒。

⑥ 痫：原作"病"，据大盛堂本改。

痈疽，宜微缓，忌滑数①。

中毒，宜洪大，忌微细。

新产，宜沉滑，忌弦紧。

带下，宜虚迟而滑，忌疾急。

崩漏，宜微弱，忌实大。

蠚蚀，宜虚小，忌紧急。

腹痛，宜沉细，忌弦长。

怪脉

雀啄，连三五至而歇，歇而再至，如雀啄食，脾绝也。

屋漏，良久一至，屋漏滴水之状，胃绝也。

弹石，从骨间劈劈而至，如指弹石，肾绝也。

解索，散乱如解绳索，精血竭绝也。

虾游，沉时忽一浮，如虾游然，静中一动，神魂绝也。

鱼翔，浮时忽一沉，譬鱼翔之似有似无，命绝也。

釜沸，如釜中水，火燃而沸，有出无人，阴阳气绝也。

七诊

岐伯曰：察九候七诊，九候注见前。独小者病，独大者病，独疾者病，独迟者病，独热者病，独寒者病，独陷下者病。此言九候之中有独见之脉，而与他部不同，即按其部而知其病之所在也。七者之中，既言独疾则主热矣，既言独迟则主寒矣，而又言独寒独热者，何也？必于阴部得沉微迟涩之脉，故又言独寒也，必于阳部得洪实滑数之

---

① 宜微缓，忌滑数：原文互倒。

脉，故又言独热也。独陷下者，沉伏而不起者也。**形肉已脱，九候虽调犹死。**形肉脱去者，大肉尽去也。脾主肌肉，为五脏之本，未有脾气脱而能生者。虽九候之中无独见之七诊，然终不免于死亡矣。**七诊虽见，九候皆从者不死。**从，顺也。谓脉顺四时之令，合五脏之常，及与病症为顺也。既得顺候，虽有独大、独小等，不至于死也。

必先问明然后诊脉

《素问·征四失》篇曰：**诊病不问其始，忧患饮食之失节，起居之过度，或伤于毒，不先言此，卒持气口，妄言作名，为粗所穷，何病能中？**此言不问其症之所由起，先与切脉，未免模糊揣度，必不能切中病情者矣。

《素问·疏五过》篇云：**凡未诊病者，必问尝贵后贱，虽不中邪，病从内生，名曰脱营；尝富后贫，名曰失精。**脱营、失精，皆阴气亏损也。贵者忽贱，富者忽贫，未免抑郁而不舒，气滞则血滞，久则新者不生，滞者成疾，故言脱、言失者矣。

愚按：古之神圣，未尝不以望、闻、问、切四字互相参考，审察病情。然必先望其气色，次则闻其音声，次则问其病源，次则诊其脉状，此先后之次第也。近世医者，既自附于知脉，而病家亦欲试其本领，遂绝口不言，惟伸手就诊，而医者即强为揣摩。若揣摩偶合，则信为神奇；而揣摩不合，则薄为愚昧。噫嘻！此《内经》所谓"妄言作名，为粗所穷"，如是而欲拯危起殆，何异欲其入室而反闭门耶！王海藏云：病人拱默①，惟令切脉，试其知否。夫热则脉数，寒则脉迟，实则有力，虚则无力，可以脉知也。若得病之由，及所伤之物，岂能以脉知哉！故医者不可不问其由，病者不可不说其故。苏东坡云：我有病状，必尽告医者，使其胸中了然，然后诊脉，则疑似不能惑也。我求愈疾而已，岂以困医为事哉！若二

---

① 拱（gǒng）默：亦作"拱嘿"。拱手缄默。

公之言，可以发愚蒙之聋聩①矣。

望色 增补

《内经》曰：望而知之者，望见其五色，以知其病。肝青象木，肺白象金，心赤，肾黑，脾土色黄，一或有病，色必变见于面庭矣。然肺主气，气虚则色白；肾属水，水涸则面黧；青为怒气伤肝；赤为心火炎上；痿黄者，内伤脾胃，紫浊者，外感风邪。憔悴黝黑，必郁悒②而神伤；消瘦淡黄，乃久病而体惫；山根明亮，须知欲愈之疴；环口黧黑，休医已绝之肾。盖有诸内必形诸外，见其表以知其里。眉目一占，肺肝斯见。

《内经》曰：能合色脉，可以万全。五色者，气之华也。赤欲如帛裹朱，不欲如赭③；白欲如鹅羽，不欲如盐；青欲如苍璧之泽，不欲如蓝；黄欲如罗裹雄黄，不欲如黄土；黑欲如重漆色，不欲如地苍。青如翠羽者生，赤如鸡冠者生，黄如蟹腹者生，白如豕膏④者生，黑如乌羽者生。

且夫五脏六腑之精华，上彰于明堂，而脏腑各有偏胜盈虚，若色若脉，亦必随而应之，但当求其有神，虽困无害。然所谓神者，色中有光泽明亮是也。即脉有胃气，同一理也。良工精而候之，可以先知，经所谓"望而知之谓之神"者是也。

《难经》曰：五脏有五色，皆见于面，亦当于寸口尺内相应。假令色青，其脉当弦而急；色赤，其脉浮大而散；色黄，其脉中缓而大；色白，其脉浮涩而短；色黑，其脉沉濡而滑。

---

① 聋聩（kuì）：耳聋或天生的聋人。
② 郁悒（yì）：悒，忧愁不安。此处指愁闷。
③ 赭（zhě）：红褐色。
④ 豕（shǐ）膏：猪油。

脉数，尺之皮肤亦数；脉急，尺之皮肤亦急；脉缓；尺之皮肤亦缓；脉涩，尺之皮肤亦涩；脉滑，尺之皮肤亦滑。假令色青，其脉浮涩而短，若大而缓，为相胜；色青，脉涩而短，乃金克木；脉大而缓，乃木克土，皆为相胜之脉。浮大而散，若小而滑，为相生也。浮大而散，心脉也，乃木生火；小而滑，肾脉也，乃水生木，此皆为相生之脉。

《内经》曰：凡治病，察其形气色泽，脉之盛衰，病之新久，乃治之无后其时。形气相得，谓之可治。色泽以浮，谓之易已。脉从四时，谓之可治。脉弱以滑，是有胃气，命曰易治，取之以时。形气相失，谓之难治；色夭不泽，谓之难已。脉实以坚，谓以益甚。脉逆四时，为不可治。必察此四者，而明告之。

又曰：色味当五脏，白当肺辛，赤当心苦，青当肝酸，黄当脾甘，黑当肾咸。故白当皮，赤当脉，青当筋，黄当肉，黑当骨。

《灵枢》曰：五色各见其部。察其浮沉，以知浅深。察其泽夭，以观成败。察其散抟，以知远近。视色上下，以知病处。积神于心，以知往今。不明不泽，其病不甚。其色散，驹驹然未有聚（驹驹然，如马之奔散），其病散而气痛，则聚未成也。浮沉浅深，皆内外阴阳之义。然细绎之，浮沉虽有内外之殊，而吉凶必以夭泽为辨。如浮而泽者，浮则其病浅，泽则神有余，虽病即愈，吉之吉者也，若浮而夭者，其病虽浅，神气将衰，主病气渐重之兆，安得为之吉乎？如沉而夭者，沉则其病深，夭则其神不泽，其病必死，凶之凶者也。若沉而泽者，其病虽深，神将复振，主病气渐退之兆，安得谓之凶乎？此只就一浮一沉之中而分顺逆，若更以顺色浓淡察之，则顺又有轻重之别矣。至于察其散抟，以知远近，未尝不叹色之聚散不定也。散者，如云撒散而不聚，其色渐渐而散，先浓后淡，先定后行也，主病色渐退之兆，即经所谓"其色散，驹驹然未有聚，其病散而气痛，聚未成也"。可见以色之聚散以为验。抟者，如物抟聚而不散，其色渐渐而聚，先淡后浓，先行后定也，主病气方来之机，即经所谓"散为痛，抟为聚，左右内外各如其形色耳"。气色散者，为痛而不至成聚。若抟聚不散，而成聚而不止于痛。由此观之，病气方来，霍然之期尚远，病气渐退，瘥愈之日已近。夫如是，重病色逆，若兼撒散之形，未可即决其凶，轻病而色顺，如兼抟聚之形，未可即言其吉。然不明不泽之色，虽非吉兆，乃不致沉夭，亦非必死，故曰其病不甚也。此皆轩岐言外之义，若不体认，会悟其微，而决吉凶，一有不验，言望色难凭，咎将谁归？所云"五色各见其部，察其浮沉，以知浅深"，又将各部而察之，其条分缕析①，如江海之通众流，岂能以纸上之言尽者矣？

黄帝曰：黄赤为风，青黑为痛，白为寒，黄而膏润为脓，赤甚为血，痛甚为挛，寒甚为皮肤不仁。又曰：黄赤为热。色贵明润，不欲沉夭。天然色不泽，其脉空虚，为夺血。

鼻位中央，属土，主脾；通呼吸，兼主肺，为肺之官也。鼻色黄者，小便难。独鼻尖青黄者，其人必为淋也。青者腹中痛，微黑者有水气。白者亡血。黄白无泽，气虚有痰。紫浊时病。赤为热。鲜红有留饮。鼻孔干燥，必衄血。鼻燥如烟煤，属阳毒热极；及鼻孔冷滑而黑，属阴毒冷极。皆危。鼻塞浊涕是风热。鼻流清涕是肺寒。鼻孔痔胀，属肺热有风。颧色赤者，心病。颧与颜黄黑者，肾病。赤色出两颧，大如拇指，病虽小愈，必卒死。伤寒汗不出，大颧发赤，哕者死；颧见青气者死。面白颧赤，火克金也，为贼邪，其病不治。肝热病者，左颊先赤。肺热病者，右颊先赤。耳间青脉起，掣病。耳痛、耳肿、耳聋及耳前红肿，皆系少阳之热。人中平满主有水，土败唇反，甲笃乙死。唇舌者，肌肉之本也。脾病者唇黄。唇见五色者，病在脾。唇色如红莲光泽者，无病。舌干唇燥为脾热，燥而红

---

① 条分缕（lǚ）析：形容分析得细密而有条理。

者吉,燥而黑者凶。肿赤者热极,青黑者寒极。黄者血虚,白者失血,口苦胆热,甜者脾热,淡亦脾热。口燥咽干者,肾热。舌干口燥者,心热。口噤咬牙者,痉病。唇口生疮声哑者,狐惑。齿燥无津,阳明热极。齿燥脉虚是中暑。唇舌苔上有断纹者,难治。唇青舌卷,环口黧黑,口张气直,唇口颤摇者,死。舌短颧赤者,心病。少阴气上逆,厥则啮舌①。舌色鲜红润泽者吉,黑者凶。湿滑者吉,燥涩者凶。白苔者,胸中有寒,丹田有热。苔白而滑,邪未入腑,在半表半里,宜和解。苔黄者,邪入胃,宜下。苔燥黑生芒刺者,难治,法宜急下。身不热,口不渴,苔黑而滑者,属阴寒,法宜急温。舌卷焦黑而燥者,阳毒热极,宜急下。舌青苔滑,无热不渴者,阴毒寒极,宜急温。舌紫黑者阴寒,赤紫者阳热。舌硬,舌肿,舌卷,舌短,舌强囊缩②者,难治。若语言不清,神昏脉脱者,死。阴阳易,舌出数寸死。夏令热病,苔黑燥渴者,可治,不在必死之例。若黑苔刮不去,及易生刺裂者,必死。冬月黑苔者,必死。妇人难产,唇舌俱青者,母子俱死;面赤舌青,子死母活;面青舌赤,子活母死。面黄而淡,脾胃有伤,四肢痿弱,腹胀。面黄而浊如熏,湿盛黄疸,黄如橘色多热。黄兼青紫,脉芤者,瘀血在胃,或胁必有块。面上白点,是虫积。面色青黄白不常,及有如蟹爪路,一黄一白者,主食积。目黑,颊赤,主痰热。目胞黑者,痰也。眼黑,行走呻吟者,骨节酸痛,痰入骨也。眼黑,面黄,四肢痿痹,屈伸不便者,风痰也。伤寒眼下青色,主挟阴。面黄目青,为伤酒。目睛黄,酒疸。面黄白,及肿连眼胞③者,谷疸,其人必心下痞。目色赤者,病在心;白在肺;

---

① 啮(niè)舌:不由自主地嚼咬舌头。

② 囊缩:指阴囊上缩,常与舌卷并见于危重病中,多由厥阴经受病所致。

③ 眼胞:眼皮。

青在肝；黑在肾；黄在脾；黄色不可名者，病在胸中。面黄目青，及面黄目赤、面黄目白、面黄目黑者，皆不死。面赤目白、面青目黑、面黑目白、面赤目青者，皆死。面目有黄色，是有胃气，为吉。病人鼻准明，山根亮，目眦黄光，为有起色。目黄心烦，脉和者病将愈。平人忽见黑气，起于口鼻耳目边者，凶。明堂眼下青色，多欲劳伤精神；不尔，即夜未睡。黑而瘦，阴虚火旺。臂多青脉，是脱血。心病传肺，肝病传脾，脾病传肾，肾病传心，肺病传肝，俱死。五脏已夺，神明不守。五脏气绝，大小便不禁，手足不仁。三阴气绝，则目眩转，目瞑；目瞑为失志，失志则目瞑者，死。三阳气绝，则阴与阳相离；阴阳相离，则腠理泄，绝汗乃出，大如贯珠，转出不流，旦占夕死，夕占旦死。

形诊 增补望

　　人之大体为形，形之所充者气。形盛气者夭（肥白是也）。气盛形者寿（修长黑瘦有神者）。形盛为有余（邪气实也），消瘦为不足（正气虚也）。气实形实，气虚形虚。形盛脉细，少气不足以息者，死；形瘦脉大，胸中多气者，死。形气相得者生，参伍不调者死。肥人多中风，以形厚气虚，难以周流，气滞痰生，痰则生火，故暴厥也。瘦人阴虚，血液衰少；相火易亢，故多劳嗽。病人形脱，而气盛者，死（盛则喘促狂乱之类，是邪气实也）。形体充大，而皮肤缓者，寿；形体充大，而皮肤紧急者，夭。形气相失，谓之难治，形盛气虚，气盛形虚；形涩而脉滑，形滑脉涩，形大而脉小，形长脉短，形短脉长；肥人脉细小轻虚如丝，羸人脉躁者，俱凶。血实气虚则肥，血虚气实则瘦。肥者能寒不能热，瘦者能热不能寒。髯美而长至胸，阳明血气盛；髯少血气弱；不足则无髯。美髯者太阳多血。坐而伏者，短气也。行迟者，痹也。坐而下一脚者，腰痛也。里实护腹，如怀卵物者，心痛也。持脉时，其人欠者，无病也。息摇肩者，心中坚。息引胸中上气者，叹息同，咳。息张口短气者，肺痿吐沫。掌中寒，腹中寒。掌中热，气不足，虚火盛。诊时病人叉手摸心，闭目不言，必心虚怔忡。仓廪不藏者，门户不要也。水泉不止者，膀胱不藏也。头者，精明之府；头倾视深，精神将夺。背者，胸中之府，背曲肩随，府将坏矣。腰者，肾之府；转摇不能，肾将惫矣。膝者，筋之府；屈伸不能，行将偻附①，筋将惫矣。骨者，髓之府；不能久立，行则振掉，骨将惫矣。

凡诊脉时，病人欠伸者，病诈。阳引而上，阴引而下，阴阳相引，故欠而病诈。及向壁卧，闻师到不惊起而目眄视②，若三言三止，脉之咽唾，亦诈病也。其脉本和。当以危言动之，须服吐下药，或针灸数十处乃愈。以试吓之，得其真情可也。甚有小儿、女子，初则诈起，久则病真。以人事纠结相左，其初诈病之情，则成实病，比比然也，不可不知，未必非神之谓与。

声诊 增补闻

《难经》曰：闻其五音，以知其病。以五脏有五声，以合于五音。谓肝呼应角，心言应徵，脾歌应宫，肺哭应商，肾声应羽是也。然此义深奥，非寻常所能揣测者。今以古人经验简易之法，列为声诊。脉之呻者，痛也（言诊时之呻吟）。言迟者，风

---

① 偻（lǚ）附：证名。行路时身背弯曲，头向下俯的症象。偻，屈背之义；附，同"俯"。

② 眄（miàn）视：斜着眼看。

也（迟则寒涩，风痰之症）。声如从室中言，此中气有湿也。言将终乃复言者，此夺气也（谓气不续，言未终止而又言之状也）。衣被不敛，言语骂詈不避亲疏者，神明之乱也（狂）。出言懒怯，先轻后重，此内伤中气也。出言壮厉，先重后轻，是外感邪盛也。攒眉[①]呻吟，苦头痛。呻吟不能行起，腰足痛。叫喊以手按心，中脘痛。呻吟不能转身，腰痛。摇头以手扪腮唇，齿痛。行迟者，腰脚痛。诊时吁气者，郁结；纽身者，腹痛。形羸声哑，劳瘵之不治者，咽中有肺花疮也。暴哑者，风痰伏火，或暴怒叫喊所致。声嘶血败，久病不治。坐而气促，痰火哮喘。久病气促危。中年人声浊，痰火。诊时独言独语，首尾不应，是思虑伤神。伤寒坏病声哑，为狐惑。上唇有疮，虫食其脏；下唇有疮，虫食其肛。气促喘息，不足以息者，虚甚也。虽病而声音清亮如故者，吉。平日无寒热，短气不足以息者，实也（实者，是痰与火也）。

问诊_{增补}

凡诊病，必先问是何人？或男或女，或老或幼，或婢妾僮仆；次问得病之日，受病之因，及饮食胃气如何？大小便如何？曾服何药？日间如何？夜寐如何？胸膈有无胀闷之处？问之不答，必耳聋。须询其左右，平素如何？否则病久或汗下过伤致聋。问而懒答，或点头，皆是中虚。昏愦不知人事，非暴厥，即久病也。如妇人多中气，诊妇人，必当问月信如何？寡妇气血凝滞，两尺多滑，不可误断为胎；室女亦有之。心腹胀痛，须问新久。凡诊须问所欲何味何物？或荤素？或纵饮茶酒。喜

---

① 攒（cuán）眉：皱眉。

第
四
辑

甘脾弱，喜酸肝虚。头身臂膊作痛，必须问曾生恶疮否？曾服何药否？临诊必审形志如何？或形逸心劳，或形劳志苦，或抑郁伤中。或贵脱势，病从内生，名曰脱营（言耗散其营气也）。尝富后贫，忧悲内结，名曰失精（言其精神丧失也）。皮焦筋屈，痿痹为挛，以其外耗于卫，内夺于营，良工诊之，必知病情。再问饮食居处，暴乐暴苦，始乐后苦。暴怒伤阴，暴喜伤阳，形体毁沮①，精华日脱，邪气内并（谓邪乘其虚而并也）。故圣人之治病也，必察天地阴阳，四时经纪；五脏六腑，雌雄表里；刺灸砭石，毒药所主；从容人事，以明经道；贵贱贫富，各异品理；问年少长，勇怯之性；审于部分，知病本始；七诊九候，症必副矣。

舌诊 增补

张三锡曰：《金镜录》载三十六舌，以辨伤寒之法已备，再三讨论，不过阴阳、表里、虚实、寒热而已。陶节庵曰：伤寒邪在表，则舌无苔；热邪传里，则苔渐生，自白而黄，黄而黑，甚则黑裂。黑苔多凶，如根黑、中黑、尖黑皆属热；全黑属热极，为难治矣。

外感挟内伤，宿食重而结于心下者，五六日舌渐黄；或中干旁润，名中焙舌，则里热未重；若全干黄黑，皆为里症，分轻重下之。如下之或再下之不减者，尚有宿垢②结于中宫也。必切其脉之虚实，及中气之何如。实者宜润而下之，不可再攻。虚人神气不足，宜回其津液，固其中气，有用生脉散对解毒汤而愈者，此则阳极似阴之症；有用附子理中汤冷服而愈者，此

---

① 毁沮（jǔ）：破坏。

② 宿垢：所积的污垢。

则阴极似阳之症，不可不辨。

白苔属寒，外症烦躁，欲坐卧泥水中，乃阴寒逼其无根之火而然，脉虽大而不鼓，当从阴症治；若不大躁者，呕吐者，当从食阴治。

症诊危候<small>增补</small>

尸臭（肉绝）。舌卷及囊缩（肝绝）。口不合（脾绝）。肌肿唇反（胃绝）。发直齿枯（骨绝），遗尿（肾绝）。毛焦（肺绝）。

面黑直视，目瞑不见（阴绝）。目眶陷，目系倾，汗出如珠（阳绝）。手撒戴眼（太阳绝）。病后喘泻（脾肺将绝）。目正圆，痉（不治）。

吐沫面赤，面青黑，唇青，人中满，发与眉冲起，爪甲下肉黑，手掌无纹，脐突，足跗肿，声如鼾睡，脉浮无根，面青伏眠，目盲，汗出如油（以上肝绝八日死）。眉倾（胆绝）。手足爪甲青，或脱落，呼骂不休（筋绝八日死）。眉息回视（心绝立死）。发直如麻，不得屈伸，自汗不止（小肠绝六日死）。口冷足肿，腹热满胀，泄利无时（脾绝五日死）。脊骨疼肿，身重不可转侧（胃绝五日死）。耳干舌肿，溺血，大便赤泄（肉绝九日死）。口张，气出不反（肺绝三日死）。泄利无度（大肠绝）。齿干枯，面黑目黄，腰欲折，自汗（肾绝）。

脏腑分配面部图<small>增补</small>

肢节分配面部图<small>增补</small>

《灵枢》曰：五脏六腑，各有部分；能别部分，万举万当。

庭者，首面也（庭，天庭也，谓之首面）。阙上者（眉间上分），咽喉也。阙中者（眉之中），肺也。下极者（印堂），心也。直下者（山根），肝也。肝左者（山根之左），胆也。下者（胃之下），脾也。方上者（方始上于脾），胃也。中央者（脾之下，寿之上），大肠也。挟大肠者，肾也（肾有两，故挟大肠也）。当肾者，脐也（肾与大肠、脐，俱在寿上）。面王以上者（面王，准头也。鼻为面之王），小肠也（准头上色黄，小便难）。面王以下者，膀胱子处也（准头之部，又分上下，男小腹痛，卵痛，女子主膀胱子处病）。颧者，肩也。颧后者，臂也。臂下者，手也。目内眦上者，膺乳也。挟绳而上者，背也（耳傍为绳，臂背为外，膺乳为内，故在目内眦）。循牙车以下者，股也。中央者，膝也（膝居股胫之中）。膝以下者，胫也。胫以下者，足也。巨分者，股里也（巨，大也。上下牙床大分处以候股。牙床司开合，亦如股里之任屈伸也）。巨屈者，膝膑也（上下唇交接处是地仓穴，以唇口大为屈转，以候膝膑。又唇为言语欲食之门户，亦如膝膑为屈伸奔走之关节，俱动而不休，故应候焉）。此五脏六腑肢节之部分也。

按：《灵枢》此文，雷公问，黄帝答者。细绎经旨，自首面而至膀胱子处十四部，配于明堂者也。自颧至膝膑十一部，配颧之左右及颧之下也。由此观之，明堂为内，两颧为外，一部之分，而有内外。黄帝曰：明堂者，鼻也；阙者，眉间也；庭者，颜也。此三者立内部。蕃者，颊侧也；蔽者，耳门也。此二者别外部。又按五官之辨曰：明堂骨高以起，平以直，五脏次于中央，六腑挟于两侧，首面上于阙庭，王宫在于下极。前后互观，脏腑配于明堂，肢体列于两颧，上下左右，不更彰彰乎？犹恐经义未明，言不尽意，立图于后。

明内部十四：首面、咽喉、肺、心、肝、胆、脾、胃、肾、大肠、小肠、堂、脐、膀胱、子处。

图外部十一：肩、背、膺乳、手、臂、股、膝、股内、膝膑、胫、足。

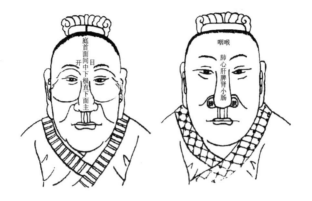

脏腑分配面部图

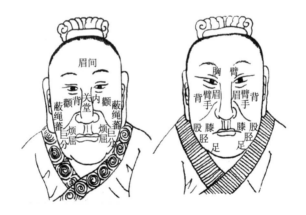

肢节分配面部图

持脉有道

《素问·脉要精微论》曰：持脉有道，虚静为保。切脉之道，贵于精诚，嫌其扰乱，故必心虚而无他想，身静而不言动，然后可以察脉之微而不失病情也。保者，不失也。若躁动不安，瞻视不定，轻言谈笑，乱说是非，不惟不能得脉中之巧，适足为旁观者鄙且笑也。

决死生

黄帝曰：决死生奈何？岐伯曰：形盛脉细，少气不足以息者危。身形肥盛，而脉形细弱，且少气而不足以呼吸，则外有余而内不足，枝叶盛而根本拔也，故曰少气不足以息者危。形瘦脉大，胸中多气者死。身形瘦削，而脉形洪大，且胸中多气者，阴不足而阳有余也。孤阳不生，故知必死。形气相得者生。形盛者脉亦盛，形小者脉亦小，则形与脉相得矣。相得者，相合也。参伍不调者病。参伍者，数目也。言其至数不匀，往来无常度，故知必病。三部九候皆相失者死。皆相失者，如应浮而沉，应小而大，违四时之度，失五脏之常者矣。上下左右之脉相应如参舂者病甚。上下左右相失不可数者死。上下左右，即两手之三部九候也。参舂者，实大有力，如杵之舂，故曰病甚。若失其常度，至于急数而不可数，即八九至之绝脉也，安得不死？中部之候相减者死。众部虽调，而中部独不及者，为根本败坏，安得生乎？

辨七表、八里、九道之非

谢缙翁曰：《脉经》论脉二十四种，初无表里九道之目。其言芤脉为阴，《脉诀》乃以芤为七表之阳。仲景辨脉云：浮、大、动、数、滑，阳也；沉、涩、弱、弦、微，阴也。《脉诀》

九道以动为阴，七表以弦为阳。似此之类颇多。

吴草庐曰：脉之浮、沉、虚、实、紧、缓、数、迟、滑、涩、长、短之相反，配匹自不容易，况有难辨。如洪散俱大而洪有力，微细俱小而微无力；芤类浮而边有中无；伏类沉而边无中有；若豆粒而摇摇不定者动也；若鼓皮而如如不动者，革也，俱对待也。又有促、结、代皆有止之脉，促结疾缓，故为可对，代则无对。总二十七脉，不止于七表、八里、九道二十四脉也。

戴同父曰：脉不可以表里定名也。轩岐、越人、叔和皆不言表里，《脉诀》窃叔和之名，而立七表、八里、九道，为世大惑。脉之变化，从阴阳生，但可以阴阳对待而言，各从其类，岂可以一浮二芤为定序，而分七八九名之乎？庐山刘立云以浮、沉、迟数为纲而教学者，虽似为捷径，然必博而反约，乃能入妙，若以此为足，亦自画矣。

李时珍曰：《脉经》论脉只有二十四种，无长、短二脉。《脉诀》之歌亦止二十四种，增长、短而去数、散，皆非也。《素》《难》、仲景论脉，止别阴阳，初无定数。如《素问》之鼓搏喘横，仲景之惵卑高章刚损纵横逆顺之类是也。后世失传，无所依准，因立名为之指归耳！今之学者，按图索骥，犹若望洋，而况举其全旨乎！此草庐公之独得要领也。

滑伯仁曰：脉之阴阳、表里，俱以对待而言。高阳生之七表、八里、九道，盖穿凿矣。求脉之明，反为脉晦。

脉决死期 《素问·大奇论》

脉至浮合，浮合如数，一息十至以上，是经气予之不足，也微见九十日死。浮合者，如浮萍之合，有表而无里也。如数者，似数而非数，热之阳脉也，是经气衰极耳。微见者，初见也。初见此脉，便可决于九十日而死。时季改易，天道更而人气从之也。十至当作七至。若果十至，则为绝脉，死在旦夕，岂待九十日哉？故知错误无疑矣。

脉至如火薪然，是心精之予夺也，草干而死。脉如火热，是洪大之极也。但见本脏之脉，无胃气以和之，则知心精之已夺矣。夏乃火令，犹未遽绝；至秋深而草干阳消之候，其死期必矣。

脉至如散叶，是肝气予虚也，木叶落而死。如散叶者，浮漂无根也。肝木大虚，违其沉弦之常矣。秋风动而木叶黄落，金旺则木绝，故死。

脉至如省客，省客者，脉塞而鼓，是肾气予不足也，悬去枣华而死。省者，禁也，故天子以禁中为省中。塞者，沉而不利也。鼓者，搏而有力也。伏藏于内而鼓搏，正如禁宾客而不见，独知于内而恣肆①也，故曰如省客也。是肾气阴寒不安之状也。枣花去，则当长夏也。土旺水涸，肾虚者不能支也。

脉至如丸泥，是胃精予不足也，榆荚落而死。丸泥者，弹丸也。滑动有力，冲和之气荡然矣。春深而榆荚始落，木令方张，弱土必绝。

脉至如横格，是胆气予不足也，禾熟而死。横格者，如横木之格也。且长且坚，东方之真脏脉见矣。禾熟于秋，金令乘权，木安得不败。

脉至如弦缕，是胞精予不足也。病善言，下霜而死；不言可治。弦缕者，如弦之急，如缕之细也。胞者，心也，心包络也。言者，心声也。火过极而神明无以自持，则多言不寐也。夫脉细则反其洪大之常，善言则丧其神明之守，方霜下而水帝司权，火当绝矣。

脉至如交漆，交漆者，左右傍至也，微见三十日死。交漆者，泻漆也。左右傍至者，或左或右，不由正道也。微见此脉，以一月为期，必不禄矣。

---

① 恣（zì）肆：指放纵无忌。

脉至如涌泉，浮鼓肌中，太阳气予不足也，少气味，韭英而死。涌泉者，如泉之涌，浮鼓于肌肉之上，而乖违乎就下之常，膀胱衰弱，阴精不能上奉，故少气耳。韭英新发，木帝司令，则水官谢事矣。

脉至如颓土之状，按之不得，是肌气予不足也，五色先见黑，白垒发而死。虚大无根，按之即不可得见，颓土之状也。肌气，即脾气，脾主肌肉也。黑为水色，土虚而无所畏，反来乘之矣。垒即蘽也。蓬蘽有多类，而白者发于春，当木旺之时，土安得而不败？

脉至如悬雍，悬雍者，浮揣切之益大，是十二俞予不足也，水凝而死。悬雍者，喉间下垂之肉也。浮揣之益大，即知重按之而必空矣。浮短者，孤阳亢极之象也。十二俞，即十二经之系也。水凝冰结，阴盛之时，而孤阳有不绝者乎？

脉至如偃刀，偃刀者，浮之小急，按之坚大急，五脏菀热，寒热独并于肾也，其人不得坐，立春而死。浮之小急，如刀口也。按之坚大急，即刀背也。菀者，积结也。五脏结热，故发寒热也，阳旺则阴消，故独并于肾也。腰者，肾之府。肾虚则不能起坐。迫立春而阳气用事，阴日以衰，安得不死也？

脉至如丸滑不直手，不直手者，按之不可得也，是大肠气予不足也，枣叶生而死。如丸者，短而滑也。短而无根，按之不得也，大肠之金气伤也。枣叶初生，新夏火旺，衰金从此逝矣。

脉至如华者，令人善恐，不欲坐卧，行立常听，是小肠气予不足也，季秋而死。华者，草木之花也，在枝叶而不在根株，乃轻浮而虚也。小肠气通于心，善恐、不欲坐卧者，心神怯而不宁也。行立常听者，恐惧多而生疑也。丙火墓于戌，故当九月季秋死。

奇经八脉

督脉　尺寸中央俱浮，直上直下。

按洁古云：督者，都也，为阳脉之都纲。其脉起于下极之俞，并于脊里，上至巅，极于上齿缝中龈交穴。其为病也，主外感风寒之邪。《内经》以为实则脊强，虚则头重。王叔和以为腰背强痛，不得俯仰，大人癫病，小儿风痫。尺寸中央三部皆浮，且直上直下，为弦长之象，故主外邪。

任脉　寸口脉紧细实长至关。又曰，寸口脉如丸。

按：任脉起于中极之下，循腹上喉，至下龈交，极于目下承泣穴，为阴脉之统会。其为病也，男子内结七疝，女子带下瘕聚。王叔和亦以为少腹绕脐引阴中痛。又曰：寸口脉丸，主腹中有气如指上抢心，俯仰拘急。紧细实长者，中寒而气结也。寸口脉丸，即动脉也。状如豆粒，厥厥摇动，故主气上冲心。

冲脉　尺寸中央俱牢，直上直下。

按：冲脉起于气街，在少腹毛中两旁各二寸，挟脐左右上行，至胸中而散，为十二经之根本，故称经脉之海，亦称血海。《灵枢》曰：冲脉血盛，则渗灌皮肤，生毫毛。女子数脱血，不营其口唇，故髯须不生。宦者去其宗筋，伤其冲脉，故须亦不生。越人曰：冲脉为病，逆气而里急。或作燥热，皆冲脉逆也。宜补中益气汤加知、柏。王叔和曰：冲、督用事，则十二经不复朝于寸口，其人苦①恍惚狂痴。又曰：冲脉与督脉无异，但督脉浮而冲脉沉耳！

阳跷脉　寸部左右弹。

按：阳跷脉起于跟中，上外踝，循胁上肩，夹口吻，至目，极于耳后风池穴。越人曰：阳跷为病，阴缓而阳急。王叔和注云：当从外踝以上急，内踝以上缓。又曰：寸口前部左右弹者，阳跷也，苦腰背痛，癫痫僵仆，恶风偏枯、痟痹体强。左右弹，即紧脉之象。（痟音顽，麻木也。）

阴跷脉　尺部左右弹。

按：阴跷脉起于跟，上内踝，循阴，上胸至咽极于目内眦睛明穴。越人曰：阴跷为病，阳缓阴急。王叔和注曰：当从内踝以上急，外踝以上缓。又曰：寸口脉后部左右弹者，阴跷也，苦癫痫寒热，皮肤淫痹，少腹痛，里急，腰及髋窌下连阴痛，男子阴疝，女人漏下。张洁古曰：跷者，

---

①　苦：江左书林本作"必"。

跷疾也。二跷之脉起于足，使人跷捷也。阳跷在肌肉之上，阳脉所行，通贯六腑，主持诸表；阴跷在肌肉之下，阴脉所行，通贯五脏，主持诸里。

带脉　关部左右弹。

按：带脉起于季胁，围身一周，如束带然。越人曰：带之为病，腹满，腰溶溶如坐水中。溶溶，缓纵之貌。《明堂》曰：女人少腹涌，里急瘛疭，月事不调，赤白带下。杨氏曰：带脉总束诸脉，使不妄行，如人束带而前垂。此脉若固，则无带下、漏经之症矣。

阴维脉　尺外斜上至寸。

按：阴维脉起于诸阴之交，发于内踝上五寸循股、入小腹，循胁上胸，至顶前而终。叔和云：苦癫痫僵仆失音，肌肉痹痒，汗出恶风，身洗洗然也。又曰：阴维脉沉大而实，主胸中痛，胁下满，心痛。脉如贯珠者，男子胁下实，腰中痛，女子阴中痛，如有疮。

阳维脉　尺内斜上至寸。

按：阳维脉起于诸阳之会，发于足外踝下一寸五分，循膝，上髀厌，抵少腹，循头入耳，至本神而止。叔和曰：苦肌肉痹痒，皮肤痛，下部不仁，汗出而寒，癫仆羊鸣，手足相引，甚者不能言。洁古曰：卫为阳，主表。阳维受邪，为病在表，故苦寒热。营为阴，主里。阴维受邪，为病在里，故苦心痛。阴阳相维，则营卫和谐；营卫不谐，则怅然失志，不能自收持矣。

李时珍曰：人身有经脉络脉，直行曰经，旁行曰络。经凡十二，手之三阴三阳，足之三阴三阳是也。络凡十五，乃十二经各有一别络，而脾又有一大络，并任、督二络，为十五也。共二十七气，相随上下，如泉之流，不得休息。阴脉营于五脏，阳脉营于六腑，阴阳相贯，如环无端。其流溢之气，入于奇经，转相灌溉。奇经之八脉，不拘制于十二正经，无表里配合，故谓之奇。盖正经犹沟渠，奇经犹河泽；正经之脉隆盛，则溢于奇经。故秦越人比之天雨沟渠溢满，滂沛河泽。此《灵》《素》未发之旨也。（凡经十二，每经各有一别络，而脾又有一大络，并任、督二络，共二十七气）。又曰：阳维起于诸阳之会，由外踝而上行于卫分；阴维起于诸阴之交，由内踝而上行于营分；所以为一身之纲维也。阳跷起于跟中，循外踝上行于身之左右。阴跷起于跟中，循内踝上行于身之左右：所以使机关之跷捷也。督脉起于会阴，循背而行于身之后，为阳脉之总督，故曰阳脉之海。任脉起于会阴，循腹而行于身之前，为阴脉之承任，故曰阴脉之海。冲脉起于会阴，夹脐而行，直冲于上，为诸脉之冲要，故曰十五经脉之海。带脉则横围于腰，状如束带，所以总约诸脉者也。是故阳维主一身之表，阴维主一身之里，以乾坤言也；阳跷主一身左右之阳，阴跷主一身左右之阴，以东西言也；督脉主身后之阳，任、冲主身前之阴，以南北言也；带脉横束诸脉，以六合言也。故医而知此八脉，则十二经十二络之大旨得矣。

张紫阳云：冲脉在风府穴下，督脉在脐后，任脉在脐前，带脉在腰，阴跷脉在尾闾前、阴囊下，阳跷脉在尾闾后二节，阴维脉在顶前一寸三分，阳维脉在顶后一寸三分。凡人有此八脉，俱属阴神，闭而不开，惟神仙以阳气冲开，故能得道。八脉者，先天大道之根，一炁①之祖，采之惟在阴跷为先，此脉才动，诸脉皆通。阴跷一脉，散在丹经，其名颇多，曰天根，曰死户，曰复命关，曰生死根。有神主之，名曰桃康，上通泥丸，下彻涌泉，倘能知此，使真气聚散皆从此关窍，则天门常开，地户永闭，尻脉周流于一身，和气自然上朝，阳长阴消，水中火发，雪里花开，身体轻健，容衰返壮，昏昏默默，如醉如痴。要知西南之乡，在坤地尾闾之前，膀胱之后，小肠之下，灵龟之上，乃天地日逐所生炁根，产铅之处也。此丹经之秘要，长生之妙道也。

---

① 炁（qì）：同"气"。指构成人体及维持生命活动的最基本能量和生理机能。

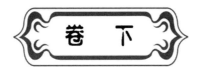

叔和《脉经》止论二十四种，若夫长、短二脉，缺而不载；牢、革二脉，混而不分；更有七至名极，即为疾脉，是指下恒见者，又何可废乎？共得二十八脉，缕析而详为之辨，稍挟疑溷者，悉简其讹，从来晦蚀①之义，今始得而昭明；然皆考据典章，衷极理要，终不敢以凭臆之说，罔乱千秋也。

浮脉阳

【体象】浮在皮毛，如水漂木，举之有余，按之不足。

【主病】浮脉为阳，其病在表。寸浮伤风，头疼鼻塞。左关浮者，风在中焦；右关浮者，风痰在膈。尺部得之，下焦风热，小便不利，大便秘涩。

【兼脉】无力表虚，有力表实。浮紧风寒，浮迟中风，浮数风热，浮缓风湿，浮芤失血，浮短气病，浮洪虚热，浮虚暑惫，浮涩血伤，浮濡气败。

按：浮之为义，如木之浮水面也。浮脉法天，轻清在上之象，在卦为乾，在时为秋，在人为肺。《素问》曰：其气来毛而中央坚，两旁虚，此为太过，病在外。其气来毛而微，此为不及，病在中。又曰：太过则气逆而背痛，不及则喘，少气而咳，上气见血。又曰：肺脉厌厌聂聂，如落榆

---

① 晦蚀（huì shí）：暗淡而亏缺。

茇，曰肺平。肺脉不上不下，如循鸡羽，曰肺病。肺脉来如物之浮，如风吹毛，曰肺死。王叔和云：举之有余，按之不足，最合浮脉之义。黎氏以为如捻葱叶，则溷于芤脉矣。崔氏云有表无里，有上无下，则脱然无根，又溷于散脉矣。伪诀云寻之如太过，是中候盛满，与浮之名义有何干涉乎？须知浮而盛大为洪，浮而软大为虚，浮而柔细为濡，浮而无根为散，浮而弦芤为革，浮而中空为芤，毫厘疑似之间，相去便已千里，可不细心体认哉？寸、关、尺俱浮，直上直下，或癫或痫。腰背强痛，不可俯仰，此督脉为病也。夫肺脏职秋金，天地之气，至秋而降，且金性重而下沉，何以与浮脉相应耶？不知肺金虽沉，然所主者实阳气也，况处于至高，为五脏六腑之华盖，轻清之用，与乾天合德，故与浮脉相应耳！

沉脉 阴

【体象】沉行筋骨，如水投石；按之有余，举之不足。

【主病】沉脉为阴，其病在里。寸沉短气，胸痛引胁，或为痰饮，或水与血。关主中寒，因而痛结，或为满闷，吞酸筋急。尺主背痛，亦主腰膝，阴下湿痒，淋浊痢泄。

【兼脉】无力里虚，有力里实。沉迟痼冷，沉数内热，沉滑痰饮，沉涩血结，沉弱虚衰，沉牢坚积，沉紧冷疼，沉缓寒湿。

按：沉之为义，如石之沉于水底也。沉脉法地，重浊在下之象，在卦为坎，在时为冬，在人为肾。黄帝曰：冬脉如营，何如而营？岐伯曰：冬脉，肾也，北方之水也，万物所以含藏，其气来沉以软，故曰营。其气如弹石者，此为太过，病在外，令人解㑊，脊脉痛而少气，不欲言。其虚如数者，此谓不及，病在中，令人心悬如饥，胁中清，脊中痛，少腹痛，小便黄赤。又曰：脉来喘喘累累如钩，按之而坚，曰肾平。冬以胃气为本。脉如引葛①，按之益坚，曰肾病。脉来发如夺索，辟辟如弹石，曰肾死。杨氏曰：如绵裹砂，内刚外柔。审度名义，颇不相庾。伪诀妄云缓度三

① 引葛：形容脉来如按牵拉之葛藤，沉紧弹指。

·374·

关，状如烂绵，则是弱脉而非沉脉矣。若缓度三关，尤不可晓。沉而细软为弱脉，沉而弦劲为牢脉，沉而着骨为伏脉。刚柔浅深之间，宜熟玩而深思也。

夫肾之为脏，配坎应冬，万物蛰藏，阳气下陷，烈为雪霜，故其脉主沉阴而居里。若误与之汗，则如蛰虫出而见霜；误与之下，则如飞蛾入而见汤。此叔和入理之微言，后世之司南也。

迟脉 阴

【体象】迟脉属阴，象为不及；往来迟慢，三至一息。

【主病】迟脉主脏，其病为寒。寸迟上寒，心痛停凝。关迟中寒，癥结挛筋。尺迟火衰，溲便不禁，或病腰足，疝痛牵阴。

【兼脉】有力积冷，无力虚寒。浮迟表冷，沉迟里寒，迟涩血少，迟缓湿寒，迟滑胀满，迟微难安。

按：迟之为义，迟滞而不能中和也。脉以一息四至为和平，若一息三至，则迟而不及矣。阴性多滞，故阴寒之症，脉必见迟也。譬如太阳隶于南陆，则火度而行数；隶于北陆，则水度而行迟。即此可以征阴阳迟速之故矣。伪诀云重手乃得，是沉脉而非迟矣。又云状且难，是涩脉而非迟矣，一息三至，甚为分明，而误云隐隐，是微脉而非迟矣。迟而不流利，则为涩脉；迟而有歇止，则为结；迟而浮大且软，则为虚脉。至于缓脉，绝不相类，夫缓以脉形之宽缓得名，迟以至数之不及为义，故缓脉四至，宽缓和平，迟脉三至，迟滞不前，然则二脉迥①别，又安足溷哉？以李濒湖之通达②，亦云小快于迟作缓持，以至数论缓脉，是千虑之一失也。

王叔和曰：一呼一至曰离经，二呼一至曰夺精，三呼一至曰死，四呼一至曰命绝，此损之脉也。一损损于皮毛，二损损于血脉，三损损于肌肉，四损损于筋，五损损于骨，是知脉之至数愈迟，则症之阴寒益甚矣。

---

① 迥：大盛堂本均作"各"。
② 达：原作"迟"，据大盛堂本改。

数脉_阳

【体象】数脉属阳，象为太过；一息六至，往来越度。

【主病】数脉主腑，其病为热。寸数喘咳，口疮肺痈。关数胃热，邪火上攻。尺数相火，遗浊淋癃。

【兼脉】有力实火，无力虚火。浮数表热，沉数里热；阳数君火，阴数相火；右数火亢，左数阴戕。

按：数之为义，躁急而不能中和也。一呼脉再动，气行三寸，一吸脉再动，气行三寸，呼吸定息，气行六寸。一昼一夜，凡一万三千五百息，五十周于身，脉行八百一十丈，此经脉周流恒常之揆①也。若一息六至，岂非越其常度耶！火性急速，故阳盛之症，脉来必数也。伪诀云七表、八里，而独遗数脉，止歌于心脏，此其过非浅鲜也。数而弦急，则为紧脉。数而流利，则为滑脉。数而有止，则为促脉。数而过极，则为疾脉。数如豆粒，则为动脉。古人云：脉书不厌千回读，熟读深思理自知，只如相类之脉，非深思不能辨别，非熟读不能谙识也。

王叔和云：一呼再至曰平，三至曰离经，四至曰夺精，五至曰死，六至曰命尽，此至之脉也。乃知脉形愈数，则受症愈热矣。肺部见之，为金家贼脉；秋月逢之，为克令凶征也。

滑脉_{阳中之阴}

【体象】滑脉替替②，往来流利；盘珠之形，荷露之义。

【主病】滑脉为阳，多主痰液。寸滑咳嗽，胸满吐逆，关滑胃热，壅气伤食。尺滑病淋，或为痢积；男子溺血，妇人经郁。

---

① 揆（kuí）度：揣测或估量。

② 替替：交替往来。比喻滑脉应指如珠往来流利。

【兼脉】浮滑风痰，沉滑痰食。滑数痰火，滑短气塞。滑而浮大，尿则阴痛。滑而浮散，中风瘫缓。滑而冲和，娠孕可决。

按：滑之为义，往来流利而不涩滞也。阴气有余，故脉来流利如水。夫脉者，血之府也。血盛则脉滑，故肾脉宜之。张仲景以翕奄沉为滑，而人莫能解。盖翕者，浮也。奄者，忽也。谓忽焉而沉，摩写往来流利之状，极为曲至也。伪诀云：按之即伏，三关如珠，不进不退，与滑之名义，殊属支离。曰伏，曰不进不退，尤为怪诞。王叔和以关滑为胃家有热，伪诀以关滑为胃家有寒，叔和以尺滑为下焦蓄血，伪诀以尺滑为脐下如冰，何相反悖谬一至此乎？又考叔和云与数相似，则滑必兼数；而李时珍以滑为阴气有余，是何其不相合耶？或当以浮沉尺寸为辨耳。滑脉为阳中之阴，以其形兼数也，故为阳；以其形如水也，故为阳中之阴。大抵兼浮者毗于阳，兼沉者毗于阴，是以或热或寒，古无定称也。衡之以浮沉，辨之以尺寸，庶无误耳！

涩脉阴

【体象】涩脉蹇滞，如刀刮竹；迟细而短，三象俱足。

【主病】涩为血少，亦主精伤。寸涩心痛，或为怔忡。关涩阴虚，因而中热；右关土虚，左关胁胀。尺涩遗淋，血痢可决；孕为胎病，无孕血竭。

【兼脉】涩而坚大，为有实热。涩而虚软，虚火炎灼。

按：涩者，不流利、不爽快之义也。《内经》曰参伍不调，谓之凝滞而至数不和匀也。《脉诀》以轻刀刮竹为喻者，刀刮竹则阻滞而不滑也。通真子以如雨沾沙为喻者，谓雨沾金石，则滑而流利；雨沾沙土，则涩而不流也。李时珍以病蚕食叶为喻者，谓其迟慢而艰难也。伪诀云指之寻之似有，举之全无，则是微脉而非涩脉也。王叔和谓其一止复来，亦有疵病①。盖涩脉往来，迟难，有类乎止，而实非止也。又曰：细而迟，往来

———————————————

① 疵（cī）病：缺点，毛病。

难。且涩①者，乃浮分多而沉分少，有类乎散而实非散也。须知极软似有若无为微脉，浮而且细且软为濡脉，沉而且细且软为弱脉，三者之脉，皆指下模糊而不清爽，有似乎涩而确有分别也。肺之为脏，气多血少，故右寸见之，为合度之诊。肾之为脏专司精血，故左尺见之，为虚残之候。不问男妇。凡尺中沉涩者，必艰于嗣，正血少精伤之症也。如怀子而得涩脉，则血不足以养胎。如无孕而得涩脉，将有阴衰髓竭之忧。

大抵一切世间之物，濡润则必滑，枯槁则必涩。故滑为痰饮，涩主阴衰，理有固然，无足疑者。

虚脉阴

【体象】虚合四形，浮大迟软；及乎寻按，几不可见。

【主病】虚主血虚，又主伤暑。左寸心亏，惊悸怔忡；右寸肺亏，自汗气怯。左关肝伤，血不营筋；右关脾寒，食不消化。左尺水衰，腰膝痿痹；右尺火衰，寒症蜂起。

按：虚之为义，中空不足之象也，专以软而无力得名也。叔和云：虚脉迟大而软，按之豁然空。此言最为合义。虽不言浮字，而曰按之豁豁然空，则浮字之义已包含具足矣。崔紫虚以为形大力薄，其虚可知，但欠迟字之义耳！伪诀云寻之不足，举之有余，是浮脉而非虚脉矣。浮以有力得名，虚以无力取象。有余二字，安可施之虚脉乎？杨仁斋曰：状为柳絮，散漫而迟。滑氏曰：散大而软。二家之言，俱是散脉而非虚脉矣。夫虚脉按之虽软，犹可见也；散脉按之绝无，不可见也。虚之异于濡者，虚则迟大而无力，濡则细小而无力也。虚之异于芤者，虚则愈按而愈软，芤则重按而仍见也。王叔和曰血虚脉虚，而独不言气虚者，何也？气为阳，主浮分，血为阴，主沉分；今浮分大而沉分空，故独主血虚耳！

夫虚脉兼迟，迟为寒象，大凡症之虚极者必挟寒，理势然也。故虚脉行指下，则益火之原，以消阴翳，可划然决矣。更有浮取之而且大且软，

---

① 涩：原作"散"，据大盛堂本改。

重按之而豁然如无，此名内真寒、外假热，古人以附子理中汤冰冷与服，治以内真寒而外假热之剂也。

实脉阳

【体象】实脉有力，长大而坚；应指幅幅，三候皆然。

【主病】血实脉实，火热壅结。左寸心劳，舌强气涌；右寸肺病，呕逆咽疼。左关见实，肝火胁痛；右关见实，中满气疼。左尺见之，便闭腹疼；右尺见之，相火亢逆。

【兼脉】实而且紧，寒积稽留。实而且滑，痰凝为祟。

按：实之为义，邪气盛满，坚劲有余之象也。既大矣而且兼长，既长大矣而且有力，既长大有力矣，而且浮、中、沉三候皆然，则诸阳之象，莫不毕备焉。见此脉者，必有大邪大热，大积大聚。故王叔和《脉经》云：实脉浮沉皆得，脉大而长微弦，应指幅幅然。又曰：血实脉实。又曰：脉实者，水谷为病。又曰：气来实强，是谓太过。由是测之，则但主实热，不主虚寒，较若列眉矣。故叔和有尺实则小便难之说，乃伪诀谬以尺实为小便不禁，奈何与叔和适相反耶？又妄谓如绳应指，则是紧脉之形，而非实脉之象矣。夫紧脉之与实脉，虽相类而实相悬。盖紧脉弦急如切绳，而左右弹人手；实脉则且大且长，三候皆有力也。紧脉者热为寒束，故其象绷急而不宽舒，实脉者邪为火迫，故其象坚满而不和柔。以症合之，以理察之，便昭然①于心目之间，而不可混淆矣。

又按：张洁古惑于伪诀实主虚寒之说，而遂以姜、附施治，此甚不可为训也。或实脉而兼紧者，庶乎相当；苟非紧象，而大温之剂施于大热之人，其不立毙者几希矣！以洁古之智，当必是兼紧之治无疑耳。

---

① 昭然：明明白白，显而易见。

长脉 阳

【体象】长脉迢迢①，首尾俱端；直上直下，如循长竿。

【主病】长主有余，气逆火盛。左寸见长，君火为病；右寸见长，满逆为定。左关见长，木实之殃；右关见长，土郁胀闷。左尺见之，奔豚冲兢；右尺见之，相火令令。

按：长之为义，首尾相称，往来端直也。在时为春，在卦为震，在人为肝。肝主春生之令，天地之气至此而发舒，脉象应之，故得长也。《内经》曰：长则气治。李月池曰：心脉长者，神强气壮；肾脉长者，蒂固根深。皆言平脉也。如上文主病云云，皆言病脉也。《内经》曰：肝脉来软弱招招，如揭长竿末梢，曰肝平。肝脉来盈实而滑，如循长竿，曰肝病。故知长而和缓，即合春生之气，而为健旺之征；长而硬满，即属火亢之形，而为疾病之应也。旧说过于本位，名为长脉，久久审度，而知其必不然也。寸而上过，则为溢脉，寸而下过，则为关脉；关而上过，即属寸脉，关而下过，即属尺脉；尺而上过，即属关脉，尺而下过，即属覆脉。由是察之，然则过于本位，理之所必无，而义之所不合也。惟其状如长竿，则直上直下，首尾相应，非若他脉之上下参差，首尾不匀者也。凡实、牢、弦、紧，皆兼长脉，故古人称长主有余之疾，非无本之说也。

短脉 阴

【体象】短脉涩小，首尾俱俯；中间突起，不能满部。

【主病】短主不及，为气虚症。短居左寸，心神不定；短见右寸，肺虚头痛。短在左关，肝气有伤；短在右关，膈间为殃。左尺短时，少腹必疼；右尺短时，真火不隆。

---

① 迢迢（tiáo tiáo）：远的样子。此引申为脉长之意。

按：短之为象，两头沉下，而中间独浮也。在时为秋，在人为肺。肺应秋金，天地之气至是而收敛，人身一小天地，故畜缩之象相应，而短脉见也。《内经》曰：短则气病。盖以气属阳，主乎充沛，若短脉独见，气衰之确兆也。然肺为主气之脏，偏与短脉相应，则又何以说也？《素问》曰肺之平脉，厌厌聂聂，如落榆荚，则短中自有和缓之象，气仍治也。若短而沉且涩，而谓气不病可乎？高阳生以短脉为中间有，两头无，为不及本位。尝衷之以至理，而知其说不能无弊也。盖脉以贯通为义，一息不运，则机缄穷，一毫不续，则穹壤判，岂有断绝不通之理哉？假使上不贯通，则为阳绝，下不贯通，则为阴绝，俱为必死之脉矣。戴同父亦悟及此，而云短脉只宜见于尺寸，若关中见短，是上不通寸，下不通尺，为阴阳绝脉而必死。据同父之说，极为有见。然尺与寸可短，依然落于阴绝阳绝矣，非两头断绝也。特两头俯而沉下，中间突而浮起，仍自贯通者也。叔和云：应指而回，不能满部，亦非短脉之合论也。

李时珍曰：长脉属肝，宜于春；短脉属肺，宜于秋。但诊肺、肝，则长、短自见。故知非其时，非其部，即为病脉也。

洪脉 阳

【体象】洪脉极大，状如洪水，来盛去衰，滔滔满指。

【主病】洪为盛满，气壅火亢。左寸洪大，心烦舌破；右寸洪大，胸满气逆。左关见洪，肝木太过；右关见洪，脾土胀热。左尺洪兮，水枯便难；右尺洪兮，龙火燔灼。

按：洪脉，即大脉也。如尧时洪冰之洪，喻其盛满之象。在卦为离，在时为夏，在人为心。时当朱夏，天地之气酣满畅遂，脉者气之先声，故应之以洪。洪者，大也，以水喻也。又曰钩者，以木喻也。夏木繁滋，枝叶敷布，重而下垂，故如钩也。钩即是洪，名异实同。《素问》以洪脉为来盛去衰，颇有微旨。大抵洪脉，只是根脚阔大，却非坚硬；若使大而坚硬，则为实脉而非洪脉矣。《内经》谓大则病进，亦以其气方张也。黄帝问曰：夏脉如钩，何如而钩？岐伯曰：夏脉心也，南方火也，万物所以盛长也。其气来盛去衰，故日钩。反此者病。黄帝曰：如何而反？岐伯曰：其气来盛去亦盛，此谓太过，病在外；其气来不盛去反盛，此谓不及，病在中。太过则令人身热而肤痛，为浸淫；不及则令人烦心，上见咳唾，下为气泄。王叔和云：夏脉洪大而散，名曰平脉。反得沉濡而滑者，是肾之乘心，水之克火，为贼邪，死不治。反得大而缓者，是脾之乘心，子之扶母，为实邪，虽病自愈。反得弦细而长者，是肝之乘心，母之归子，为虚邪，虽病易治。反得浮涩而短者，是肺之乘心，金之凌火，为微邪，虽病即瘥①。凡失血、下利、久嗽、久病之人，俱忌洪脉。《脉经》曰：形瘦脉大而多气者死。可见形症不与脉相合者，均非吉兆。

微脉阴

【体象】微脉极细，而又极软；似有若无，欲绝非绝。

【主病】微脉模糊，气血大衰。左寸惊怯，右寸气促。左关寒挛，右关胃冷。左尺得微，髓绝精枯；右尺得微，阳衰命绝。

按：微之为言，若有若无也。其象极细极软，古人以尘与微并称，便可想见其细软之极矣。张仲景曰瞥瞥如羹上肥，状其软而无力也。萦萦如蛛丝，状其细而难见也。所以古人有言曰：似有若无，欲绝非绝。惟斯八字，可为微脉传神。若诊者心神浮越，未能虚静，而卒然持之，竟不得而见也。世俗未察微脉之义，每见脉之细者，辄以微细并称，是何其言之不审耶？轻按之而如无，故曰阳气衰；重按之而欲绝，故曰阴气竭。长病得之，多不可救者，谓正气将次灭绝也；卒病得之，犹或可生者，谓邪气不至深重也。李时珍曰：微主久虚血弱之病，阳微则恶寒，阴微则发热，自非峻补，难可回春。高阳生曰：虚中日久为崩带，漏下多时骨亦枯。尚未足以概微之主病也。

按算数者以十微为一忽，十忽为一丝，十丝为一毫②，十毫为一厘。

---

① 瘥（chài）：病愈。
② 十丝为一毫：原缺，据大盛堂本增。

由是推之，则一厘之少，分而为万。方始名微，则微之渺小难见，盖可知已。

细脉 阴

【体象】细直而软，累累萦萦；状如丝线，较显于微。

【主病】细主气衰，诸虚劳损。细居左寸，怔忡不寐；细在右寸，呕吐气怯。细入左关，肝阴枯竭；细入右关，胃虚胀满。左尺若细，泄痢遗精；右尺若细，下元冷惫。

按：细之为义，小也，细也，状如丝线。微脉则模糊而难见，细脉则显明而易见，故细比于微稍稍较大也。伪诀乃云极细，则是微脉而非细脉矣。王启玄曰：状如莠蓬。善摩其柔细之态也。王叔和《脉经》云：细为血少气衰，有此症则顺，无此症则逆。故吐利、失血，得沉细者生。忧劳过度之人，脉亦多细，为自戕①其气血也。春夏之令，少壮之人，俱忌细脉，谓其不与时合，不与形合也。秋冬之际，老弱之人，不在禁忌之例。

大抵细脉、微脉，俱为阳气衰残之候。《内经》曰：气主煦之。非行温补，何以复其散失之元乎？尝见虚损之人，脉已细而身尝热，医者不究其元，而以凉剂投之，何异于恶醉而强酒？遂使真阳散败，饮食不进，上呕下泄，是速之使毙耳！《素问》曰：壮火食气，少火生气。人非少火，无以营运三焦，熟腐水谷。未彻乎此者，安足以操司命之权哉？然虚劳之脉，细数不可并见，并见者必死。细则气衰，数则血败，气血交穷，短期将至，虽和缓投治，亦无回生之日矣。

濡脉 阴中之阳

【体象】濡脉细软，见于浮分；举之乃见，按之即空。

【主病】濡主阴虚，髓绝精伤。左寸见濡，健忘惊悸；右寸

---

① 自戕（qiāng）：自残。

见濡，膝虚自汗。左关逢之，血不营筋；右关逢之，脾虚湿侵。左尺得濡，精血枯损；右尺得之，火败命乖。

按：濡之为名，即软之义也。必在浮候见其细软；若中候沉候，不可得而见也。王叔和比之帛浮水面，李时珍比之水上浮沤，皆曲状其随手而没之象也。《脉经》言轻手相得，按之无有。伪诀反言按之似有举还无。悖戾①一至此耶！且按之则似有，举之则全无，是弱脉而非濡脉矣。濡脉之浮软，与虚脉相类；但虚脉形大，而濡脉形小也。濡脉之细小，与弱脉相类；但弱在沉分，而濡在浮分也。濡脉之无根，与散脉相类；但散脉从浮大而渐至于沉绝，濡脉从浮小而渐至于不见也。从大而至无者，为全凶之象；从小而之无者，为吉凶相半也。

浮主气分，浮举之而可得，气犹未败；沉主血分，沉按之而全无，血已伤残。在久病老年之人见之，尚未至于必绝，为其脉与症合也。若平人及少壮及暴病见之，名为无根之脉，去死不远矣。

弱脉阴

【体象】弱脉细小，见于沉分；举之则无，按之乃得。

【主病】弱为阳陷，真气衰弱。左寸心虚，惊悸健忘；右寸肺虚，自汗短气。左关木枯，必苦挛急；右关土寒，水谷之痾。左尺弱形，涸流可征；右尺若见，阳陷可验。

按：弱之为义，沉而细小之候也。叔和《脉经》云：弱脉极软而沉细，按之乃得，举手无有。何其彰明详尽也。伪诀乃借叔和之名以欺世者，而反以弱脉为轻手乃得，是明与叔和相庚，且是濡脉之形，而非弱脉之象矣。因知高阳生误以濡脉为弱，弱脉为濡，不意欲立言之人，而不加考据乃尔耶！即黎氏浮沤之喻，亦误以濡脉为弱脉矣。夫浮以候阳，阳主气分；浮取之而如无，则阳气衰微，确然可据。夫阳气者，所以卫外而为固者也，亦所以运行三焦，熟腐五谷者也。弱脉呈形，而阴霾已极，自非

---

① 悖戾（bèi lì）：违逆。

见眽，而阳何以复耶？《素问》曰：脉弱以滑，是有胃气；脉弱以涩，是为久病。愚谓弱堪重按，阴犹未绝；若兼涩象，则气血交败，生理灭绝矣。仲景云：阳陷入阴，当恶寒发热。久病及衰年见之，犹可维援；新病及少壮得之，不死安待。柳氏曰：气虚则脉弱。寸弱阳虚，尺弱阴虚，关弱胃虚。

紧脉 阴中之阳

【体象】紧脉有力，左右弹人；如绞转索，如切紧绳。

【主病】紧主寒邪，亦主诸痛。左寸逢紧，心满急痛；右寸逢紧，伤寒喘嗽。左关，人迎，浮紧伤寒；右关，气口，沉紧伤食。左尺见之，脐下痛极；右尺见之，奔豚疝疾。

【兼脉】浮紧伤寒，沉紧伤食。急而紧者，是为遁尸。数而紧者，当主鬼祟。

按：紧者，绷急而兼绞转之形也。古称热则筋纵，寒则筋急。此惟热郁于内，而寒束于外，故紧急绞转之象，征见于脉耳！《素问》曰：往来有力，左右弹人手。则刚劲之概可鞠。夫寒者，北方刚劲肃杀之气，故紧急中复兼左右弹手之象耳。仲景曰：如转索无常。叔和曰：数如切绳。丹溪曰：如纫篁线。譬如以二股三股纠合为绳，必旋转而绞，乃紧而成绳耳。可见紧之为义，不独纵有挺急，抑且横有转侧也。苟非横有转侧，则《内经》之左右弹人，仲景之转索，丹溪之纫线，叔和之切绳，将何所取义乎？高阳生伪诀未察诸家之说，而妄云寥寥入尺来，不知于紧之义何居乎？盖紧之挺急而劲，与弦相类；但比之于弦，更有加于挺劲之异，及转如绳线之状也。

中恶、祟乘之脉而得浮紧，谓邪方炽而脉无根也；咳嗽、虚损之脉而得沉紧，谓正已虚而邪已痼也：咸在不治之例。

缓脉 阴

【体象】缓脉四至，来往和匀；微风轻飐，初春杨柳。

第四辑

【兼脉主病】缓为胃气，不主于病。取其兼见，方可断症。浮缓风伤，沉缓寒湿。缓大风虚，缓细湿痹。缓涩脾薄，缓弱气虚。右寸浮缓，风邪所居；左寸涩缓，少阴血虚。左关浮缓，而肝风内鼓；右关沉缓，土弱湿侵。左尺缓涩，精宫不及；右尺缓细，真阳衰极。

按：缓脉以宽舒和缓为义，与紧脉正相反也。在卦为坤，在五行为土，在时令为四季之末，在人身为足太阴脾。若阳寸阴尺，上下同等，浮大而软，无有偏胜者，和平之脉也。故曰缓而和匀，不浮不沉，不大不小，不疾不徐，意气欣欣，悠悠扬扬，难以名状者，此真胃气脉也。又云土为万物之母，中气调和，则百疾不生。一切脉中，皆须挟缓，谓之胃气；但得本脏之脉，无胃气以和之，则真脏脉见，与之短期。又曰有胃气则生，无胃气则死。缓之于脉大矣哉！是故缓脉不主疾病，惟考其兼见之脉，乃可断其为病耳！岐伯曰：脾者土也，孤脏以灌四旁者也。善者不可见，恶者可见。其来如水之流者，此为太过，病在外；如鸟之喙，此谓不及，病在中。太过则令人四肢沉重；不及则令人九窍壅塞不通。王叔和《脉经》云：脾旺之时，其脉大，阿阿而缓，名曰平脉。反得弦细而长者，是肝之乘脾，木之克土，为贼邪，死不治。反得浮涩而短，是肺之乘脾，子之扶母，为实邪，虽病自愈。反得洪大而散者，是心之乘脾，母之归子，为虚邪，虽病易治。反得沉濡而滑者，肾之乘脾，水之凌土，为微邪，虽病即瘥。高阳生伪诀以缓脉主脾热、口臭、反胃、齿痛、梦鬼诸症，出自杜撰，与缓脉无涉也。

弦脉 阳中之阴

【体象】弦如琴弦，轻虚而滑；端直以长，指下挺然。

【主病】弦为肝风，主痛主疟，主痰主饮。弦在左寸，心中必痛；弦在右寸，胸及头疼。左关弦兮，痰疟癥瘕；右关弦兮，胃寒膈痛。左尺逢弦，饮在下焦；右尺逢弦，足挛疝痛。

【兼脉】浮弦支饮，沉弦悬饮。弦数多热，弦迟多寒。弦大主虚，弦细拘急。阳弦头痛，阴弦腹痛。单弦饮癖①，双弦寒痼。

按：弦之为义，如琴弦之挺直而略带长也。在八卦为震，在五行为木，在四时为春，在五脏为肝。经曰：少阳之气温和软弱，故脉为弦。岐伯曰：春脉肝也，东方木也，万物之所以始生也。故其气来濡弱，脉轻虚而滑，端直以长，故曰弦。反此者病。其气来实而强，此为太过，病在外；其气来不实而微，此为不及，病在中。太过则令人善怒，忽忽眩冒而巅疾；不及则令人胸胁痛引背，两胁胀满。又曰：肝脉来濡弱迢迢，如揭长竿末梢，曰肝平。又曰：肝脉来盈实而滑，如循长竿，曰肝病。肝脉来急而益劲，如张弓弦，曰肝死。弦脉与长脉，皆主春令，但弦为初春之象，阳中之阴，天气犹寒，故如琴弦之端直而挺然，稍带一分之紧急也；长为暮春之象，纯属于阳，绝无寒意，故如木干之迢直以长，纯是发生之气象也。戴同父云：弦而软，其病轻；弦而硬，其病重，深契《内经》之旨。两关俱弦，谓之双弦；若不能食，为木来克土，土已负也，必不可治。《素问》云端直以长。叔和云如张弓弦。巢氏云按之不移，察察如按琴瑟弦。戴同父云从中直过，挺然指下。诸家之论弦脉，可谓深切着明矣。高阳生乃言时时带数，又言脉紧状绳牵，则是紧脉之象，安在其弦脉之义哉？

动脉阳

【体象】动无头尾，其动如豆；厥厥动摇，必兼滑数。

【主病】动脉主痛，亦主于惊。左寸得动，惊悸可断；右寸得动，自汗无疑。左关若动，惊及拘挛；右关若动，心脾疼痛。左尺见之，亡精为病；右尺见之，龙火奋迅。

按：动为之义，以厥厥动摇，急数有力得名也。两头俯下，中间突起，极与短脉相类；但短脉为阴，不数不硬不滑也。关前为阳，关后为

---

① 饮癖：病名。水饮停聚于胁下，日久所致的癖病。

阴。故仲景云：阳动则汗出。分明指左寸之心，汗为心之液，右寸属肺，主皮毛而司腠理，故汗出也。又曰：阴动则发热。分明指左尺见动，为肾水之不足，右尺见动，谓相火虚炎，故发热也。因是而知旧说言动脉只见于关上者，非也。且《素问》曰：妇人手少阴心脉动甚者，为妊子也。然则手少阴明隶于左寸矣，而谓独见于关可乎？成无己曰：阴阳相搏，则虚者动；故阳虚则阳动，阴虚则阴动。以关前为阳，主汗出，关后为阴，主发热，岂不精妥！而庞安常强为之说云：关前三分为阳，关后三分为阴，正当关位，半阴半阳，故动随虚见。是亦泥动脉只见于关之说也。高阳生伪诀云：寻之似有，举之还无。是弱脉而非动脉矣。又曰：不离其处，不往不来，三关沉沉。含糊谬妄，无一字与动脉合义矣。詹氏曰：如钩如毛。则混于浮大之脉，尤堪捧腹。

促脉阳

【体象】促为急促，数时一止；如趋而蹶，进则必死。

【主病】促因火亢，亦因物停。左寸见促，心火炎炎；右寸见促，肺鸣咯咯。促见左关，血滞为殃；促居右关，脾宫食滞。左尺逢之，遗滑堪忧；右尺逢之，灼热为定。

按：促之为义，于急促之中时见一歇止，为阳盛之象也。黎氏曰：如蹶之趣，徐疾不常。深得其义。王叔和云：促脉来去数，时一止，复来。亦颇明快，夫人身之气血，贯注于经脉之间者，刻刻流行，绵绵不息，凡一昼夜当五十营，不应数者，名曰狂生。其应于脉之至数者，如鼓应桴，罔或有忒也。脏气乖违，则稽留凝泣，阻其运行之机，因而歇止者，其症为轻。若真元衰惫，则阳弛阴涸，失其揆度之常，因而歇止者，其止为重。然促脉之故，得于脏气乖违者，十之六七；得于真元衰惫者，十之二三。或因气滞，或因血凝，或因痰停，或因食壅，或外因六气，或内因七情，皆能阻遏其营运之机，故虽当往来急数之时，忽见一止耳。如止数渐稀，则为病瘳；止数渐增，则为病剧。伪诀但言并居寸口，已非促脉之义；且不言时止，尤为瞆瞆矣。

燕都王湛六，以脾泄求治，神疲色瘁。诊得促脉，或十四五至得一止，或十七八至得一止。余谓其原，医者曰：法在不治。而医者争之曰：此非代脉，不过促耳，何先生之轻命耶？余曰：是真元败坏，阴阳交穷，而促脉呈形，与稽留凝泣而见促者，不相伴①也。医者唯唯。居一月果殁。

结脉

【体象】结为凝结，缓时一止；徐行而怠，颇得其旨。

【主病】结属阴寒，亦因凝积。左寸心寒，疼痛可决；右寸肺虚，气寒凝结。左关结见，疝瘕必现；右关结形，痰滞食停。左尺结兮，痿躄②之疴；右尺结分，阴寒为楚。

按：结之为义，结而不散，迟滞中时见一止也。古人譬之徐行而怠，偶羁一步，可为结脉传神。大凡热则流行，寒则停滞，理势然也。夫阴寒之中，且挟凝结，喻如隆冬天气严肃，流水冰坚也。少火衰弱，中气虚寒，失其乾健之运，则气血痰食互相纠缠，运行之机缄不利，故脉应之而成结也。越人云：结甚则积甚，结微则气微。浮结者外有痛积，伏结者内有积聚。故知结而有力者，方为积聚；结而无力者，是真气衰弱，违其运化之常，惟一味温补为正治也。仲景云：累累如循长竿，曰阴结。蔼蔼如车盖，曰阳结。王叔和云：如麻子动摇，旋引旋收，聚散不常，曰结，主死。夫是三者，虽同名为结，而义实有别，浮分得之为阳结，沉分得之为阴结。止数频多，参伍不调，为不治之症。由斯测之，则结之主症，未可以一端尽也。伪诀云：或来或去，聚而却还。律以缓时一止之义，几同寐语矣。

---

① 伴（móu）：齐，等。

② 痿躄（bì）：病名。痿之又名。主要指四肢痿弱、足不能行。《素问·痿论》："五脏因肺热叶焦，发为痿躄。"

代脉阴

【体象】代为禅①代，止有常数；不能自还，良久复动。

【主病】代主脏衰，危恶之候。脾土败坏，吐利为咎，中寒不食，腹疼难救。两动一止，三四日死；四动一止，六七日死。次第推求，不失经旨。

按：代者，禅代之义也。如四时之禅代，不愆其期也。结、促之止，止无常数；代脉之止，止有常数。结、促之止，一止即来；代脉之止，良久方止。《内经》以代脉一见，为脏气衰微，脾气脱绝之诊也。惟伤寒心悸，怀胎三月，或七情太过，或跌打重伤，及风家痛症，俱不忌代脉，未可断其必死耳！滑伯仁曰：无病而羸瘦脉代者，危候也；有病而气血乍损，只为病脉。此伯仁为暴病者言也。若久病得代脉而冀其回春者，万不得一也。《内经》曰：代则气衰。又曰：代散者死。夫代脉见而脾土衰，散脉见而肾水绝，二脉交见，虽在神圣，亦且望而却走矣。大抵脉来一息五至，则肺、心、脾、肝、肾五脏之气皆足也。故五十动而不一止者，合大衍之数，谓之平脉。反此，则止乃见焉。肾气不能至，则四十动一止；肝气不能至，则三十动一止；脾气不能至，则二十动一止；心气不能至，则十动一止；肺气不能至，则四五动一止。戴同父云：三部九候，每候必满五十动，出自《难经》，而伪诀五脏歌中，皆以四十五动为准，乖于经旨。伪诀又云：四十一止一脏绝，却后四年多殁命。荒疵越理，莫此为甚。夫人岂有一脏既绝，尚活四年之理哉！

历考《内经》，而知代脉之义，别自有说。如"宣明五气篇"曰脾脉代。"邪气脏腑病形篇"云黄者其脉代。皆言脏气之常候，非谓代为止也。"平人气象论"曰长夏胃微软弱曰平，但代无胃曰死者，盖言无胃气而死，亦非以代为止也。如云五十动而不一代者，是乃至数之代也。若脉平匀而忽强忽弱者，乃形体之代，即"平人气象论"所言者是也。若脾旺四季，

① 禅（shàn）：取代，代替。《庄子·山林》："化其万物而不知其禅之者。"

而随时更代者，乃气候之代，即"宣明五气"等篇所云者是也。脉无定候，更变不常，则均谓之代，各因其变而察其情，庶足以穷其妙耳！

善化县①黄桂岩，心疼夺食，脉三动一止，良久不能自还。施笠泽云：五脏之气不至，法当旦夕死。余曰：古人谓痛甚者脉多代，周梅屋云：少得代脉者死，老得代脉者生。今桂岩春秋高矣，而胸腹负痛，虽有代脉，不足虑也。果越两旬而桂岩起矣。故医非博览，未易穷脉之变耳！

革脉 阳中之阴

【体象】革大弦急，浮取即得；按之乃空，浑如鼓革。

【主病】革主表寒，亦属中虚。左寸之革，心血虚痛；右寸之革，金衰气壅。左关遇之，疝瘕为祟；右关遇革，土②虚为疼。左尺诊革，精空可必；右尺诊革，殂命为忧。女人得之，半产漏下。

按：革者，皮革之象也。表邪有余，而内则不足也。恰如鼓皮，处则绷急，内则空虚也。浮举之而弦大，非绷急之象乎？沉按之而豁然，非中空之象乎？惟表有寒邪，故弦急之象见焉；惟中亏气血，故空虚之象显焉。仲景曰：革脉弦而芤，弦则为寒，芤则为虚。虚寒相搏，此名为革。男子亡血失精，女人半产漏下。王叔和云：三部脉革，长病得之死，卒病得之生。李时珍云：此芤、弦二脉相合，故均主失血之候。诸家脉书皆以为即牢脉也，故或有革无牢，或有牢无革，溷淆③莫辨，不知革浮牢沉，革虚牢实，形与症皆异也。《甲乙经》云：浑浑革至如涌泉，病进而色弊，绵绵其去如弦绝者死。谓脉来浑浊革变，急如泉涌，出而不返也。观其曰涌泉，则浮取之不止于弦大，而且数且搏且滑矣；曰弦绝，则重按之不止于豁然，而且绝无根蒂矣，故曰死也。王贶以为溢脉者，自寸而上贯于鱼

---

① 县：原作"令"，据善成堂本、大盛堂本作"县"。

② 土：原作"上"，据大盛堂本改。

③ 溷淆（hùn xiáo）：混乱，杂乱。

际，直冲而上，如水之沸而盈溢也，与革脉奚涉乎？丹溪曰如按鼓皮。其于中空外急之义，最为亲切之喻。

牢脉 阴中之阳

【体象】牢在沉分，大而弦实；浮中二候，了不可得。

【主病】牢主坚积，病在乎内。左寸之牢，伏梁①为病；右寸之牢，息贲②可定。左关见牢，肝家血积；右关见牢，阴寒痃癖。左尺牢形，奔豚为患；右尺牢形，疝瘕痛甚。

按：牢有二义，坚牢固实之义，又深居在内之义。故树木以根深为牢，盖深入于下者也。监狱以禁囚为牢，深藏于内者也。仲景曰寒则牢固，又有坚固之义也。沈氏曰：似沉似伏，牢之位也。实大弦长，牢之体也。牢脉所主之症，以其在沉分也，故悉属阴寒；以其形弦实也，故咸为坚积。若夫失血亡精之人，则内虚，而当得革脉，乃为正象；若反得牢脉，是脉与症相反，可以卜死期矣。伪诀云：寻之则无，按之则有。但依稀仿佛，却不言实大弦长之形象，是沉脉而非牢脉矣。又曰：脉入皮肤辨息难，更以牢为死亡之脉矣，其谬可胜言哉！叔和《脉经》云：牢脉似沉似伏，实大而长，微弦，可谓明尽其状。至伏脉虽重按之亦不可见，必推筋至骨，乃见其形，而牢脉既实大弦长，才重按之，便满指有力矣，又何以谓之似伏乎？脉之义幽而难明，非字字推敲，展转审辨，能无遗后学之疑惑哉！

散脉

【体象】散脉浮乱，有表无里，中候渐空，按则绝矣。

---

① 伏梁：心之积证。以心下悸动，腹痛，从心下至脐有包块突起为常见症的积证。

② 息贲：指肺积。《灵枢·邪气脏腑病形》："肺脉……滑甚为息贲，上气。"《难经·五十四难》："肺之积，名曰息贲。在右胁下，覆舌如杯，久不已，令人洒淅寒热，喘咳，发肺壅。"

【主病】散为本伤，见则危殆。左寸之散，怔忡不寐。右寸之散，自汗淋漓。左关之散，当有溢饮；右关之散，胀满蛊①疾。居于左尺，北方水竭；右尺得之，阳消命绝。

按：散有二义，自有渐无之象，亦散乱不整之象也。当浮候之，俨然大而成其为脉也。及中候之，顿觉无力而减其十之七八矣。至沉候之，杳然不可得而见矣。渐重渐无，渐轻渐有。明乎此八字，而散字之义得，散脉之形确著矣。故叔和云：散脉大而散，有表无里，字字斟酌，毫不苟且者也。崔氏云涣漫不收。盖涣漫即浮大之义，而不收即无根之义；虽得其大意，而未能言之凿凿也。柳氏云：无统纪，无拘束，至数不齐，或来多去少，或去多来少，涣散不收，如杨花散漫之象，夫杨花散漫，即轻飘而无根之说也。其言至数不齐，多少不一，则散乱而不整齐严肃之象也。此又补叔和未备之旨，深得散脉之神者也。戴同父云：心脉浮大而散，肺脉短涩而散，皆平脉也。心脉软散而怔忡，肺脉软散为汗出，肝脉软散为溢饮，脾脉软散为胕肿，皆病脉也。肾脉软散，诸病脉见散，皆死脉也。古人以代散为必死者，盖散为肾败之征，代为脾绝之候也。肾脉本沉，而散脉按之不可得见，是先天资始之根本绝也；脾脉主信，而代脉歇至不愆其期，是后天资生之根本绝也。故二脉独见，均为危殆之候；而二脉交见，尤为必死之符。

芤脉_{阳中之阴}

【体象】芤乃草名，绝类慈葱，浮沉俱有，中候独空。

【主病】芤脉中空，故主失血。左寸呈芤，心主丧血，右寸呈芤，相傅阴伤。芤入左关，肝血不藏；芤现右关，脾血不摄。左尺如芤，便红为咎；右尺如芤，火炎精漏。

按：芤之为义，两边俱有，中央独空之象也。芤乃草名，其状与葱无以异也，假令以指候葱，浮候之着上面之葱皮，中候之正当葱之空处，沉

---

① 蛊（gǔ）：病名。泛指虫毒结聚，络脉瘀滞而致胀满，积块的疾患。

候之又着下面之葱皮，以是审察，则芤脉之名象，昭然于心目之间，确乎无可疑矣。刘三点云：芤脉何似？绝类慈葱，指下成窟，有边无中。叔和云：芤脉浮大而软，按之中央空，两边实。二家之言，其于芤脉已无遗蕴矣。戴同父云：营行脉中，脉以血为形。芤脉中空，脱血之象也。伪诀云：两头有，中间无。以头字易《脉经》之边字，未明中候独空之旨，则是上下之脉划然中断，而成阴绝阳绝之诊矣。又云：寸芤积血在胸中，关里逢芤肠胃痛。是以芤为蓄血积聚之实脉，非失血虚家之空脉矣。以李时珍之博洽明通，亦祖述其言为主病之歌，岂非千虑之一失乎！伪诀又云：芤主淋沥，气入小肠。与失血之候，有何干涉？种种邪讹，误人不小，不得不详为之辨也。即叔和《脉经》云：三部脉芤，长病得之生，卒病得之死。然暴失血者脉多芤，而卒病得之死可乎？其言亦不能无疵也。至刘肖斋所引诸家论芤脉者，多出附会，不可尽信。

伏脉阴

【体象】伏为隐伏，更下于沉；推筋著骨，始得其形。

【主病】伏脉为阴，受病入深。伏犯左寸，血郁之症；伏居右寸，气郁之痾。左关值伏，肝血在腹；右关值伏，寒凝水谷，左尺伏见，疝瘕可验，右尺伏藏，少火消亡。

按：伏之为义，隐伏而不见之谓也。浮、中二候，绝无影响，虽至沉候，亦不可见，必推筋至骨，方始得见耳。故其主病，多在沉阴之分，隐深之处，非轻浅之剂所能破其藩垣①也。在《伤寒论》中，以一手脉伏为单伏，两手脉伏曰双伏，不可以阳症见阴脉为例也。火邪内郁，不得发越，乃阳极似阴，故脉伏者必有大汗而解，正如久旱将雨，必先六合阴晦②，一回雨后，庶物咸苏也。又有阴症伤寒，先有伏阴在内，而外复感寒邪，阴气壮盛，阳气衰微，四肢厥逆，六脉沉伏，须投姜、附及灸关

①　藩垣（fān yuán）：藩篱和垣墙，泛指屏障。
②　阴晦（huì）：阴沉昏暗。

元，阳乃复回，脉乃复出也。若太溪、冲阳皆无脉者，则必死无疑。刘玄宾云，伏脉不可发汗，为其非表脉也，亦为其将自有汗也。乃伪诀云徐徐发汗，而洁古欲以附子细辛麻黄汤发之，皆非伏脉所宜也。伪诀论形象则妄曰：寻之似有，定息全无。是于中候见形矣，在伏之名义何居乎？

疾脉阳

【体象】疾为急疾，数之至极；七至八至，脉流薄疾。

【主病】疾为阳极，阴气欲竭。脉号离经，虚魂将绝，渐进渐疾，旦夕殒灭。左寸居疾，弗戢自焚；右寸居疾，金被火乘；左关疾也，肝阴已绝；右关疾也，脾阴消竭。左尺疾兮，涸辙难濡；右尺疾兮，赫曦①过极。

按：六至以上，脉有两称，或名曰疾，或名曰极，总是急速之形，数之甚者也。是惟伤寒热极，方见此脉，非他疾所恒有也。若劳瘵虚惫之人，亦或见之，则阴髓下竭，阳光上亢，有日无月，可与之决短期矣。阴阳易病者，脉常七八至，号为离经，是已登鬼录者也。至夫孕妇将产，亦得离经之脉，此又非以七、八至得名，如昨浮今沉，昨大今小，昨迟今数，昨滑今涩，但异于平素经常之脉，即名为离经矣。大都一息四至，则一昼一夜约一万三千五百息，通计之当五十周于身，而脉行八百一十丈，此人身经脉流行之常度也。若一呼四至，则一日一夜周于身者当一百营，而脉遂行一千六百余丈矣。必至喘促声嘶，仅呼吸于胸中数寸之间，而不能达于根蒂，真阴极于下，孤阳亢于上，而气之短已极矣。夫人之生死由于气，气之聚散由乎血，凡残喘之尚延者，只凭此一线之气未绝耳！一息八至之候，则气已欲脱，而犹冀以草木生之，何怪乎不相及也！

脉法总论

脉状颇多，未可以二十八字尽之也。然于表里、阴阳、气

---

① 赫曦（hè xī）：光明炎盛貌。指火运太过。

血、虚实之义，已能括其纲要矣。如《内经》之所曰鼓者，且浮且大也。曰搏者，且大且强也。曰坚者，实之别名也。曰横者，洪之别名也。曰急者，紧之别名也。曰喘者，且浮且数也。曰躁者，且浮且疾也。曰疏者，且迟且软也。曰格者，人迎倍大也。曰关者，气口倍大也。此二脉者，后世不能深维《内经》之旨，而误作病名，不知病因脉而得名也。曰溢者，自寸口上越鱼际，气有余也。曰覆者，自尺部下达臂间，血有余也。

如仲景论脉，曰纵者，水乘火，金乘木也。曰横者，火乘水，木乘金也。曰逆者，水乘金，火乘木也。曰顺者，金乘水，木乘火也。曰反者，来微去大，病在里也。曰覆者，头小本大，病在表也。曰高者，卫气盛也，阳脉强也。曰章者，营气盛也，阴脉强也。曰纲者，高章相搏也。曰慄者，卫气弱也，阳脉衰也。曰卑者，营气弱也，阴脉衰也。曰损者，慄卑相搏也。

《内经》十二，仲景十二，凡得二十四脉，未尝非辨证之旨诀，而世皆置若罔闻，则有惎于司命之职矣。虽二十八脉亦已含藏诸义，然不详于二十四字之义，又安能入二十八字之奥哉？而犹不止此也。阴阳不可不分而剖，色脉不可不合而稽，尺肤不可不详而考，主病不可不谙而识，四者得，而持脉之道思过半矣。

"脉要精微论"云：微妙在脉，不可不察。察之有纪，从阴阳始。始之有经，从五行生。生之有度，四时为宜。彼春之暖，为夏之暑。彼秋之忿，为冬之怒。四变之动，脉与之上下。是以圣人持脉之道，先后阴阳而持之。若阳动阴静，阳刚阴柔，阳升阴降，阳前阴后，阳上阴下，阳左阴右；数者为阳，迟者为阴，表者为阳，里者为阴。至者为阳，去者为阴，进者为阳，退者为阴，其恒经也。或阴盛之极，反得阳象，或阳亢之极，反得阴征，或阳穷而阴乘之，或阴穷而阳乘之，随症更迁，与时变易，此阴阳之不可不分而剖也。岐伯曰：察脉动静，以视精明，察五色，观五脏有余不足，六腑强弱，形之盛衰，以此参伍，决死生之分。又曰：形气相得，谓之可治。色泽以浮，谓之易已。脉从四时，谓之可治，脉弱以滑，是有胃气。《灵枢》曰：色脉与尺，如鼓桴相应。青者脉弦，赤者脉钩，黄者脉代，白者脉毛，黑者脉石。见其色而不得其脉，反得相胜之脉，则死矣；得相生之脉，则病已矣。又曰：精明五色者，气之华也。赤欲如白裹朱，不欲如赭。白欲如鹅羽，不欲如盐。青欲如苍璧，不欲如蓝。黄欲如罗裹雄黄，不欲如黄土，黑欲如重漆色，不欲如地苍。此色脉之不可不合而稽也。《灵枢》曰：审尺之缓急大小滑涩，肉之坚脆，而病形定矣。目窠①微肿，颈脉动，时咳，按之手足窅而不起，风水肤胀也。尺肤滑而淖泽②者，风也。尺肉弱者，解㑊安卧；脱肉者，寒热不治。尺肤涩者，风痹也。尺肤粗如枯鱼之鳞者，伤饮也。尺肤热甚，脉盛躁者，病温也。脉盛而滑者，病且出也。尺肤寒，脉小者，泄而少气。尺肤炬然，寒热也。肘所独热者，腰以上热；手所独热者，腰以下热。肘③后粗以下三四寸热者，肠中有虫。掌中热者，腹热；掌中寒者，腹寒。鱼上有青脉者，胃中寒。尺炬然热，人迎大，当夺血。尺坚大，脉小，少气，悗有加，立死。又曰：脉急者尺肤亦急，脉缓者尺肤亦缓，脉小者尺肤亦减而少气，脉大者尺肤亦贲而起，脉滑者尺肤亦滑，脉涩者尺肤亦涩。此尺肤之不可不详而考也。"脉要精微论"曰：长则气治，短则气病，数则烦心，大则病进，上盛则气高，下盛则气胀，代则气衰，细则气少，涩则心痛。浑浑革至如涌泉，病进而色

---

① 目窠（kè）：指眼的凹陷处，包括眼眶及上下目胞。
② 淖泽（nào）：柔和滑润。
③ 肘：原作"府"，《灵枢·论疾诊尺》作"肘"，据改。

弊。绵绵其去如弦绝者死。"平人气象论"曰：脉短者头疼，脉长者足胫痛，脉促上击者肩背痛。脉沉而坚者病在中，脉浮而盛者病在外。脉沉而弱，寒热及疝瘕，少腹痛。脉沉而横，胁下有积，腹中有横积痛。脉沉而喘曰寒热。脉盛滑坚者病在外，脉小实而坚者病在内。小弱以涩，谓之久病；浮滑而疾，谓之新病。脉急者，疝瘕少腹痛。脉滑曰风，脉涩曰痹。缓而滑曰热中，盛而紧曰胀。臂多青脉曰脱血。尺脉缓涩，谓之解㑊安卧。脉盛谓之脱血。尺涩脉滑，谓之多汗。尺寒脉细，谓之后泄。尺脉粗常热者，谓之热中。此主病之不可不谙而识也。如上所述，不过大略耳。若欲达变探微，非精研《灵》《素》，博综百家不可也。许胤宗曰：脉之候幽而难明，吾意所解，口莫能宣也。口且莫能宣，而笔又乌能写乎？博极而心灵自启，思深而神鬼将通，则三指有隔垣之照，二竖无膏肓之遁矣。

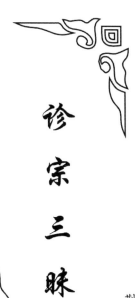

诊宗三昧

清·张璐 著

清·张登 编纂

孙玉信 荆燕 校注

内容提要

清·张璐著，张登编纂。一卷。张璐（1617—1699），字路玉，晚号石顽老人，清代著名医家。张氏著述繁富，本书为其脉学术著。张登乃其子，家学渊源，能继其学。全书共分宗旨、医学、色脉、脉位、脉象、经络、师传三十二则、口问十二则、逆顺、异脉、妇人、婴儿凡十二篇，于脉学诸多方面，皆有论述。书中最著力处，在"师传三十二则"，实即分述浮、沉、迟、数、滑、涩、虚、实、弦、缓、洪、微、紧、弱、长、短、大、小、芤、濡、动、伏、细、疾、牢、革、促、结、代、散、清、浊凡三十二脉之脉象、主病及脉理。较李时珍《濒湖脉学》二十七脉多出疾、大、小、清、浊五脉。张氏描述脉象形象准确，易于领会，如浮脉"按之稍减而不空，举之泛泛而流利"，沉脉"轻取不应，重按乃得。举指减少，更按益力"。又如涩脉"指下涩带不前"，言简意赅，可谓以少胜多。故其说多为后人采纳，近世多家《诊断学》亦多取张氏之论。

本次整理，以清康熙二十八年（1689 年）金阊书业堂刻本为底本。

目　录

中医脉学经典医籍集成

第四辑

序

　　夫人身犹天地也。天地失和，则宇宙为殃。人身失和，则四体为病。所以主之者，在天地惟君，人身惟心，故心为君主。君失其治，则宇宙灾困。心失其养，则四体疾疢。其弭灾困，惟相之调和燮理。治疾疢，亦惟医之调和燮理。故曰：不为良相，即为良医。然相失政则残民，医误治则残命。相之与医，岂易言哉！盖天地之九州，人身为九窍。天地之九野，人身为九藏。又石为之骨，土为之肉，江河为血液，草木为毫发，道路为脉络，风为气，雨为汗，雷为声。凡此则人身无不合于天地者。天地有灾，莫不载闻道路；人身有疾，莫不见诸脉络。故治疾犹要于测脉也。予当治邑江城，署多奇疾。遘识张路玉先生，其察脉辨证，辅虚祛实，应如鼓桴。因问之曰：人身脉络众多，取病何独决两腕？云：两寸为心肺之关隘，一身之所主，犹君相之都邑，天下之总会。故天下灾无不肇于都邑，一身病无不形于两腕也。人之六脉，犹廷之六部，天下刑赏与罚，莫不由此。然其昂藏磊落，风论卓绝，迥越常识。其能运天时于指掌，决生死于须臾，又非泛泛可及知。无经天纬地之才者，不可与言医也。以之为良相，又谁曰不可？后以脉学一书索序，曰《诊宗三昧》。予虽不知医，观其论天地阴阳之常变，山川草木之脉理，灵机独发，无不贯通造化。予所云为良相，信然！时因取召赴都，碌碌未遑诸就。今于职务瘁劳，嗽疾复生，思良医不可得，因述数语，邮寄以志仰云。

康熙己巳即墨通家弟郭绣撰

宗旨

石顽老人趺坐绳床，有弟子进问医学宗旨。老人慨然叹曰：崇古圣人立一善政，后世辄增一害民之事。只今伪君子之风，良由文字；夭生民之患，咎始神丹。吾尝纵观万类，无物不有成败之机。人禀造化之灵，不能超乎万类。地水火风，常交战于一体。虽有志者，不无疾疢之厄。一有小剧，即从事于医药，往往贪生失生，深可哀悯。逮如愚下无知，罔悟前车已覆之鉴。缘是不得正命者，日以继踵。若夫未达不敢尝者，自古及今，能几人哉？当世之名于医者，有三种大病：一种藉世医之名，绝志圣学，株守家传，恣行削伐，不顾本元，斯皆未闻大道之故；一种弃儒业医，徒务博览，不卒师传，专事温补，极诋苦寒，斯皆不达权变之故；一种欺世盗名，借口给之便佞，赖声气之交通，高车衔术，曲体趋时，日杀无辜，以充食客之肠，竭厥心力，以博妻孥之笑，斯皆地狱种子，沉沦业识之故。此三种病，非药可除。吾今伏医王力，运六通智，开个教外别传，普救夭札底微妙法门。汝等若有疑团，向前执问，但须迅扫胸中积染，向白地上从新点出个指下工夫。若能顿然超悟，立正宗风，何虑不直接南阳先师一脉乎！

医学

或问医药之书，汗牛充栋，当以何者为先？答曰：医林著作日繁，葛藤益甚，而识见愈卑。总皆窃取狐涎，搜罗剩语，从无片言发自己灵者。吾故曰：教外别传，不欲汝等堕诸坑堑也。近来留心斯道者，纷如泥沙，求其具凤根者，卒不可得。

是不得不稍借文字，以为接引之阶梯。但此夺权造化，负荷非轻。即有真心向道，以天下生民为己任者，入门宗派不慎，未免流入异端。向后虽遇明师检点，头绪决不能清；头绪不清，审证必不能确；审证不确，下手亦无辣气，安望其有转日回天之绩乎？有志之士，务在先明《灵枢》《素问》《伤寒论》《金匮要略》四经，为医门之正法眼藏。然皆义深辞简，质奥难明，读者不可随人作解，以障己之悟门。或遇不能透脱处，撞着银山铁壁相似。于挨拶不入处，忽地顶门迸裂，自然洞若观火，然后看古人注释，却不仍其纰缪。直待胸中学识坚固，随意综览诸家，无往非受其益。即如刘张李朱，世推四大家，观其立言之旨，各执一偏。河间之学，悉从岐伯病机十九条入首，故其立方，一于治热。戴人专于拨乱除邪上起见，故汗吐下法，信手合辙。要知二子道行西北，地气使然之故，不可强也。东垣志在培土以发育万物，故常从事乎升阳；丹溪全以清理形气为本，故独长于湿热。二子之道，虽皆行于东南，然一当颠沛，一当安和，补泻升沉之理，不可不随时迁变也。在学识粗浅者，不能委悉其全，即当因材教诲，指与个捷径工夫，一般到家。惟脉学之言，自古至今，曾无一家可宗者。某不自揣，窃谓颇得其髓。惜不能力正习俗之讹，咸归先圣一脉，是不能无愧于心。或云：夫子之道，昭乎日月，而尚有不辨明暗者，何也？曰：是某之机缘不契，亦众生之机缘不契也。教乘所谓时节因缘，非可强也。吾闻佛法无边，能度一切有情，而不能化导无缘。岂区区智力，能充牣法界，使悉归心至教乎！今观游时师之门者，一皆羊质虎皮，问其所学，无非伪诀、《药性》等书，家弦户诵，不过如斯，今古相仍，莫知其谬。盖伪诀出自高阳生①，皆戴起宗②尝著《刊误》以辟其妄。而聋瞆之师，犹视以为资生至宝者，以其编成俚语，易于习诵也。《药性赋》不知出自何人，乃诬妄东垣所著，尤为发指。吾愿祖龙有知，凡有二书处，请用从火，造福无涯矣。至于王氏《脉经》，杨③氏《太素》，多拾经语，溷厕④杂毒于中，偶一层卷，不无金屑入眼之憾。他如紫虚《四诊》、丹溪《指掌》、撄宁《枢要》、濒湖《脉学》、士材《正眼》等，靡不称誉于时，要皆刻舟求剑，按图索骥之说。迨夫得心应手之妙，如风中鸟迹，水上月痕，苟非智慧辨才，乌能测识其微于一毫端上哉？只今诸方云集，向某问个脉法大义，吾当以三昧水涤除尘见，显示个头头是道底活法悟门，不涉纤微陈迹，便可言下荐机，学者毋以余言为尚异也。要知冰即是水，别传之义，原不外乎轩岐仲景祖祖相承之心印。但较当世所言七表八里之法，趋舍殊途，宗旨迥乎角立耳。

色脉

或问：人身四支百骸，脏腑经络诸病，皆取决于三部，究竟脉属何类？动是何气？而诊之之法，一如古圣所言否？答言：脉本营气所主，为气血之源，故能出入脏腑，交通经络，行于肯綮⑤之间，随气上下鼓动。其指下发现之端，或清或浊，或小或大，或偏小偏大，虽言禀赋不同，实由性灵所发，非可一途

---

① 高阳生：六朝（一作五代）时医家。

② 戴起宗：字同父，元代医家。

③ 杨：原作"全"按《黄帝内经太素》乃隋代杨上善撰，而非全（元起）氏，故径改。

④ 溷（hùn）厕：溷通"混"。溷厕即混杂其间。

⑤ 肯綮（qìng）：筋骨结合的地方。后用来比喻要害，最重要的地方。

而取。纵古圣曲为摩写形象，以推阴阳寒热之机，然亦不过立法大义。明眼之士，贵在圆机活泼，比类而推，何难见垣一方人。盖脉之显著虽微，而所关最巨，其受气在混沌未分之先，流行在胚胎方结之际。天地万物，靡不皆然。如璇玑玉衡，江海潮汐，此天地脉运之常也；白虹贯日，洪水滔天，此天地脉络之病也。穷冬闪电，九夏雹冰，此天地气交之乱也；天愁雨血，地震生毛，此天地非常之变也。至于夏暑冬寒，南暄北冽，乃天地阴阳之偏。人在气交之中，脉象岂能无异？时值天地之变，诊切安得不殊。试观草木无心，其皮干茎叶，皆有脉络贯通，以行津液；顽石无知，亦中怀脉理，以通山泽之气。适当亢燠阴霖，严寒酷暑，则木石皆为变色，况于人乎！姑以脉之常度言之，其始从中焦，循肺一经，而之三部，由中达外，为身中第一处动脉，较诸他处不同。古人虽有浮、沉、滑、涩等辨论之法，然究其源，有形之脉，乃水谷之精所布，禀乎地也；其鼓运之象，是无形之气所激，禀乎天也。而交通天地之气，和合阴阳生生不息之机，此则禀乎气交也。况此气血之属，原不可以方圆端倪。即如人之面目，虽五官无异，及细察之，千万人中，从未有一雷同者。"经脉别论"云：诊脉之道，观人勇怯，骨肉皮肤，能知其情，以为诊法。故上古使僦贷季，理色脉而通神明。夫色者神气之所发，脉者血气之所凭。是以能合色脉，万举万全。得其旨，则心目昭如日月，洵非下士可得而拟议焉。"阴阳应象论"言：善诊者，察色按脉，先别阴阳，审清浊而知部分。视喘息，听声音，而知病所苦。观权衡规矩，而知病所主。按尺寸浮、沉、滑、涩，而知病所生，以治则不失矣。此即能合色脉，万举万全之互辞。然其所重，尤在适其性情。故诊不知五过四失，终未免为粗工也。迩来病家亦有三般过差：一者匿其病情，令猜以验医之工拙；一者有隐蔽难言之病，则巧为饰词，以瞒医师；一者未脉先告以故，使医溺于成说。略不加详，虽老成名宿，未免反费推敲。多有自认错谬，喻之不省者。苟非默运内照，鲜不因误致误也。

坐次一人问曰：夫子每云能合色脉，万举万全。设或深闺窈窕，密护屏帏，不能望见颜色，又当何如？曰：是何言之不聪也。尼父有云，举一隅，不以三隅反。但须验其手腕色泽之苍白肥瘠，已见一斑。至若肌之滑涩，理之疏密，肉之坚软，筋之粗细，骨之大小，爪之刚柔，指之肥瘦，掌之厚薄，尺之寒热，及乎动静之安危，气息之微盛，更合之以脉，参之以证，则气血之虚实，情性之刚柔，形体之劳逸，服食之精粗，病苦之逆顺，皆了然心目矣。

复问：五色之应五脏，愚所共知。余皆学人未谙，愿卒闻之，以启蒙昧。曰：某所谓色脉者，仓公五色诊也，乃玉机不刊之秘，知者绝罕。其间奥妙，全在资禀色泽，以参脉证，如影随形，守一勿失。《灵枢》所谓粗守形，上守神者，即此义也。夫神者，色也。形者，质也。假令黄属脾胃，若黄而肥盛，胃中有痰湿也；黄而枯癯，胃中有火也；黄而色淡，胃气本虚也；黄而色黯，津液久耗也。黄为中央之色，其虚实寒热之机，又当以饮食便溺消息之。色白属肺，白而淖泽，肺胃之充也；肥白而按之绵软，气虚有痰也；白而消瘦，爪甲鲜赤，气虚有火也；白而夭然不泽，爪甲色淡，肺胃虚寒也；白而微青，或臂多青脉，气虚不能统血也；若兼爪甲色青，则为阴寒之证矣。白为气虚之象，纵有失血发热，皆为虚火，断无实热之理。苍黑属肝与肾，苍而理粗，筋骨劳勘也；苍而枯槁，营血之涸也；黑而肥泽，骨髓之充也；黑而瘦削，阴火内戕也。苍黑为下焦气旺，虽犯客寒，亦必蕴为邪热，绝无虚寒之候也。赤属心，主三焦。深赤色坚，素禀多火也；赤而䐃坚，营血之充也；微

第
四
辑

赤而鲜，气虚有火也；赤而索泽，血虚火旺也。赤为火炎之色，只虑津枯血竭，亦无虚寒之患。大抵火形人，从未有肥盛多湿者，即有痰嗽，亦燥气耳。若夫肌之滑涩，以征津液之盛衰；理之疏密，以征营卫之强弱；肉之坚软，以征胃气之虚实；筋之粗细，以征肝血之充馁；骨之大小，以征肾气之勇怯；爪之刚柔，以征胆液之淳清；指之肥瘦，以征经气之荣枯；掌之厚薄，以征藏气之丰歉①；尺之寒热，以征表里之阴阳。"论疾诊尺"云：尺肤热甚，脉盛躁者，病温也。其脉盛而滑者，病且出也。尺肤寒，其脉小者，泄少气。斯皆千古秘密，一旦豁然，询是临机应用，信手拈来，头头是道底第一义，稔须着眼。

脉位

或问：古人以三部分别脏腑，而大小二肠之脉，或隶之于两寸，或隶之于两尺，未审孰是孰非，愿示一定之理，以解学人之惑。答曰：皆是也，皆非也，似是而非者也。缘经无显论，所以拟议无凭。要知两手三部，咸非脏腑定位，不过假道以行诸经之气耳。观《灵枢》经脉，虽各有起止，各有支别，而实一气相通。故特借手太阴一经之动脉，以候五脏六腑十二经之有余不足。其经虽属于肺，实为胃气所主。以脏腑诸气，靡不本之于胃也。"五脏别论"云：气口何以独为五脏主。胃者水谷之海，六腑之大源也。五味入口，藏于胃，以养五脏气，气口亦太阴也。是以五脏六腑之气，皆出于胃，变见于气口。"经脉别论"云：食气入胃，经气归于肺，肺朝百脉。气归于权衡，权衡以平。气口成寸，以决死生。"营卫生会"云：人食气于

---

① 歉：通"欠"，不足之意。

谷，谷入于胃，以传于肺。五脏六腑皆以受气，其清者为营，浊者为卫，营行脉中，卫行脉外。即此三段经文，可以默识其微矣。或言两手六部，既非脏腑脉位，何"脉要精微论"中有逐部推之之法耶？曰：此即所谓假道以行诸经之气耳。吴草庐曰：医者以寸关尺，辄名之曰此心脉，此肺脉，此脾脉，此肝脉，此肾脉者，非也。五脏六腑，凡十二经，两寸关尺，皆手太阴之一脉也。分其部位，以候他脏之气耳。脉行始于肺，终于肝，而复会于肺。肺为出气之门户，故名气口，而为六脉之大会，以占一身焉。李濒湖曰：两手六部，皆肺之经脉，特取以候五脏六腑之气耳，非五脏六腑所居之处也。即《内经》所指脏腑部位，乃是因五行之气而推。火旺于南，故心居左寸；木旺于东，故肝居左关；金旺于西，故肺居右寸；土旺于中，而寄位西南，故脾胃居于右关；水旺于北，故居两尺。人面南，司天地之化，则左尺为东北也。东北为天地始生之界，人在胎息之中，则两肾先生，以故肾曰先天。在五行则天一生水。水性东行，膀胱为水注之器。肾司北方之令，又居下部，则其气化从此而推也宜矣！然肾本有二，同居七节左右。右者独非肾乎！独不主精气乎！独不司闭蛰封藏之令乎！盖人身同乎造物，凡呼吸运动，禀乎乾健；脏腑躯壳，合于坤舆。以分野言，则肾当箕尾燕冀之界。其地风高土厚，水都潜行地中，结成煤火，以司腐熟之权。人应其气，则三焦之火，彼此交通。况三焦鼎峙①两肾之间，以应地运而右转。是虽右尺偏相火，为生人生物之源，因有命门之号。其实两肾皆有水火，原无分于彼此。以故岐伯于寸关二部，俱分左右；尺独不分者，一皆主乎肾也。肾为先天一气之始，故首言尺内两傍，则季胁也。尺外以候肾，

---

① 鼎峙（zhì）：三方面并峙。

尺里以候腹。腹者，大小二肠在其中矣，膀胱亦在其中矣。以经气言之，平居无病之时，则二肠之气，未尝不随经而之寸口也。以病脉言之，则二肠司传化之任，病则气化不顺，而为留滞，又必验之于尺矣。曷①观长沙论中，凡正阳明腑证，必尺中有力，方用承气，此非尺里以候腹之一验乎！吾故曰：皆是也，皆非也，似是而非者也。盖尺外者，尺脉之前半部也；尺里者，尺脉之后半部也。前以候阳，后以候阴。人身背为阳，肾附于背，故外以候肾；腹为阴，故里以候腹也。东方生木，木应肝而藏于左，故借左关以候肝胆之气。土居中位而旺于四季，独以长夏湿土气蒸之时，为之正令，故经以之分隶右关。所谓中附上，左外以候肝，内以候膈。右外以候胃，内以候脾。膈者，膈膜之谓，中焦所主，胆在中矣。中附上者，附尺之上而居于中，即关脉也。肝为阴中之阳脏，亦附近于背，故借左关之外以候肝，内以候膈。右关之前以候胃，以候脾。脾胃皆中州之官。以脏腑言，则胃为阳，脾为阴，故外以候胃，内以候脾也。火生于木而应乎心，合乎脉，谓之牡脏。牡者阳也，左为阳，寸为阳中之阳，故宜候之左寸。金生于土而应乎肺，与胃一气贯通，而主西方金气，故经以之候于右寸。所云上附上，右外以候肺，内以候胸中；左外以候心，内以候膻中。膻中者，心主之宫城，胞络之别名。胸中者，膈膜之上皆是也。上附上者，言上而又上，则寸口也。五脏之位，惟肺最高，故右寸之前以候肺，后以候胸中。心为虚灵之脏，而为君主之火，性喜上炎，又喜附木而燔，然其行令，皆属胞络。故左寸之前以候心，后以候膻中之气也。详本篇六部，但言五脏，不及六腑，而独不遗其胃者，以经络五脏，皆禀气于胃，五脏之本也。脏气不能

---

① 曷：副词。表示反问语气，相当于"何不"。

自致于手太阴，必因胃气乃至手太阴也。原夫两手六部，虽皆肺经之一脉，而胃气实为之总司。足阳明一经，与诸经经经交贯，为后天气血之本源。即先天之气，亦必从此而化。每见阴虚血耗之人，日服六味四物，不得阳生之力，则阴无由而长也。

或问：六部皆属肺经，皆主胃气，以推脏腑之病，敬闻命矣。而《灵枢》十二经，独以人迎寸口言者，何也？曰：此辨别脏腑诸经之盛衰，及外内诸邪之纲主也。夫寸口即是气口，又谓脉口，以配人迎。昔人所谓关前一分，人命之主，即此脉也。

复问：其后诸经之脉，又以三倍再倍一倍言者，此又何耶？曰：三阴三阳之谓也，逆其旨，则手足太阴谓之三阴，故盛者寸口大三倍于人迎；手足少阴谓之二阴，故盛者寸口大再倍于人迎；手足厥阴谓之一阴，故盛者寸口大一倍于人迎。在阳经则不然，其手足阳明谓之二阳，以二经所主津液最盛，故盛者人迎大三倍；手足太阳谓之三阳，以二经所主津液差少，故盛者人迎只大再倍；手足少阳谓之一阳，以二经所主津液最少，故盛者人迎仅大一倍也。

或言人迎主表，气口主里，此言人迎主腑，气口主脏者，何也？盖人迎主表，气口主里，是主邪气而言。人迎盛坚者伤于寒，气口盛坚者伤于食也。此言人迎主腑，气口主肚，是指经气而言，原未尝指腑脏也。以人迎主在津血，津血灌注六腑，而偏丽于左；气口主在神气，神气钟于五脏，而偏丽于右。此阴阳血气流行之道。以上下言之，则寸为阳，尺为阴；以左右言之，则人迎为阳，气口为阴。须知人之血气，与流水无异，水性东行，若得风涌，即随之而逝，不可拘于南北也。人身经脉营运亦然，虽血喜归肝，气喜行脾，而有左右之属，若得其火，即随之而上炎；得其风，则随之而外扰。变幻之机，靡所不至，岂复拘于部分哉。

脉象

或问：人身脉位，既无一定之法，但以指下几微之象，推原脏腑诸病，益切茫无畔岸，愿得显示至教，开我迷云。答曰：汝等今日各从何来？或言某从西南平陆而来，或言某由西北渡水而来，或言某于东南仄径遇师于不期之中。因谕之曰：良由汝等识吾居处，得吾形神，故不拘所从，皆可避近，否则觌面错过矣。故欲识五脏诸病，须明五脏脉形。假如肝得乙木春升之令而生，其脉若草木初生，指下软弱招招，故谓之弦。然必和滑而缓，是为胃气，为肝之平脉。若弦实而滑，如循长竿，弦多胃少之脉也；若弦而急强，按之益劲，但弦无胃气也。加以发热，指下洪盛，则木槁火炎而自焚矣。所谓火生于木，焚木者，原不出乎火也。若微弦而浮，或略带数，又为甲木之象矣。若弦脉见于人迎，肝气自旺也。设反见于气口，又为土败木贼之兆。或左关虽弦，而指下小弱不振，是土衰木萎之象，法当培土荣木。设投伐肝之剂，则脾土愈困矣。若弦见于一二部，或一手偏弦，犹为可治。若六脉皆弦，而少神气，为邪气混一不分之兆。《灵枢》有云：人迎与寸口气大小等者，病难已。气者，脉气也。凡脉得纯藏之气，左右六部皆然者，俱不治也。或肝病证剧，六部绝无弦脉，是脉不应病，亦不可治。举此以为诸脉之例，不独肝藏为然也。心属丙丁而应乎夏，其脉若火之燃薪，指下累累，微曲而濡，故谓之钩。然必虚滑流利，是为胃气，为心之平脉。若喘喘连属；其中微曲，钩多胃少之脉也；若瞥瞥虚大，前曲后居，但钩无胃气也。若虚大浮洪，或微带数，又为丙火之象。故钩脉见于左寸，包络之火自旺也；或并见于右寸，火乘金位之兆。设关之外微曲，又为中宫有物阻碍之兆也。脾为己土而应于四季，虽禀中央湿土，常兼四气之化而生长万物，故其脉最和缓，指下纤徐①而不疾不迟，故谓之缓。然于和缓之中，又当求其软滑，是谓胃气，为脾之平脉。若缓弱无力，指下如循烂绵，缓多胃少之脉也；若缓而不能自还，代阴无胃气也；若脉虽徐缓而按之盈实，是胃中宿滞蕴热；若缓而涩滞，指下模糊，按之不前，胃中寒食固结，气道阻塞之故耳；若缓而加之以浮，又为风乘戊土之象矣。设或诸部皆缓，而关部独盛，中宫湿热也；诸部皆缓，寸口独滑，膈上有痰气也；诸部皆缓，两尺独显弦状，岂非肝肾虚寒，不能生土之候乎？肺本辛金而应秋气，虽主收敛，而合于皮毛，是以不能沉实。但得浮弱之象于皮毛间，指下轻虚，而重按不散，故谓之毛。然必浮弱而滑，是为胃气，为肺之平脉。若但浮不滑，指下涩涩然如循鸡羽，毛多胃少之脉也。昔人以浮涩而短，为肺脏平脉，意谓多气少血，脉不能滑，不知独受营气之先，营行脉中之第一关隘。若肺不伤燥，必无短涩之理，即感秋燥之气，亦病肺耳，非肺气之本燥也。若浮而无力，按之如风吹毛，但毛无胃气也。加以关尺细数，喘嗽失血，阴虚阳扰，虽神丹不能复图也。若毛而微涩，又为庚金气予不足之象矣；若诸部皆毛，寸口独不毛者，阳虚浊阴用事，兼挟痰气于上也。诸部不毛，气口独毛者，胃虚不能纳食，及为泄泻之征也。肾主癸水而应乎冬，脉得收藏之令，而见于筋骨之间，按之沉实，而举指流利，谓之曰石。然必沉濡而滑，是谓胃气，乃肾之平脉。若指下形如引葛②，按之益坚，石多胃少之脉也；若弦细而劲，如循刀刃，按之搏指，但石无胃气也；若按之虽

---

① 纤（yū）徐：从容缓慢的样子。
② 引葛：形容脉来如按牵拉之葛藤，沉紧弹指。

石,举之浮紧,又为太阳壬水受邪之象矣。若诸脉不石,左寸独石者,水气凌心之象;右关独石者,沉寒伤胃之象也。可知五脉之中,必得缓滑之象,乃为胃气,方为平脉。则胃气之验,不独在于右关也。况《内经》所言,四时之脉,亦不出乎弦、钩、毛、石。是知五脏之气,不出五行;四时之气,亦不出于五行。故其论脉,总不出五行之外也。但当察其五脉之中,偏少冲和之气,即是病脉。或反见他脏之脉,是本脏气衰,他脏之气乘之也。每见医守六部之绳墨,以求脏腑之虚实者,是欲候其人,不识声形笑貌,但认其居处之地也。若得其声形笑貌,虽遇之于殊方逆旅,暗室隔垣,未尝错认以为他人也。犹之此经之脉见于他部,未尝错认以为他经之病也。至于临病察脉,全在活法推求。如诊富贵人之脉,与贫贱者之脉,迥乎不侔。贵显之脉,常清虚流利;富厚之脉,常和滑有神;贱者之脉,常浊壅多滞;贫者之脉,常蹇涩①少神,加以劳动,则粗硬倍常。至若尝富贵而后贫贱,则营卫枯槁,血气不调,脉必不能流利和滑,久按索然。且富贵之证治,与贫贱之证治,亦截然两途。富贵之人,恒劳心肾,精血内戕,病脉多虚。总有表里客邪,不胜大汗大下,全以顾虑元气为主,略兼和营调胃足矣;一切苦寒伤气,皆在切禁。贫贱之人,藜藿充肠,风霜切体,内外未尝温养,筋骸素惯疲劳,脏腑经脉,一皆坚固,即有病苦忧劳,不能便伤神志,一以攻发为主;若参芪桂附等药,咸非是辈所宜。惟尝贵后贱,尝富后贫之人,素享丰腴,不安粗粝,病则中气先郁,非但药之难应,参芪或不能支,反增郁悒②之患,在所必至。非特富贵之脉证,与贫贱悬殊,即形体之肥瘠,亦是不同。肥盛之人,肌肉丰厚,胃气沉潜,纵受风寒,

---

① 蹇(jiǎn)涩:迟钝;不流利。
② 郁悒(yì):忧愁;苦闷。

未得即见表脉，但须辨其声音涕唾，便知有何客邪。设鼻塞声重，涕唾稠黏，风寒所伤也；若虽鼻塞声重，而屡咳痰不即应，极力咯之，乃得一线黏痰，甚则咽腭肿胀者，乃风热也。此是肥人外感第一关键。以肥人肌气充盛，风邪急切难入，因其内多痰湿，故伤热最易。惟是酒客湿热，渐渍于肉理，风邪易伤者有之。否则形盛气虚，色白肉松，肌腠不实之故，不可以此胶执也。瘦人肌肉浅薄，胃气外泄，即发热头痛，脉来浮数，多属于火。但以头之时痛时止，热之忽重忽轻，又为阴虚火扰之候。惟发热头痛，无间昼夜，不分重轻，人迎浮盛者，方是外感之病。亦有表邪兼挟内火者，虽发热头痛，不分昼夜轻重，而烦渴躁扰，卧寐不宁，皆邪火烁阴之候。虽宜辛凉发散，又当顾虑其阴。独形瘦气虚，颜白唇鲜，卫气不固者，最易伤风，却无内火之患矣。矧①吾江南之人，元气最薄，脉多不实，且偏属东方，木火最盛，治之稍过，不无热去寒起之虑。而膏粱之人，豢养柔脆，调适尤难。故善治大江以南病者，不难遍行宇内也，但要识其所禀之刚柔，情性之缓急耳。西北之人，惯拒风寒，素食煤火，外内坚固，所以脉多沉实，一切表里诸邪，不伤则已，伤之必重，非大汗大下，峻用重剂，不能克应。滇粤之人，恒受瘴热，惯食槟榔，表里疏豁，所以脉多微数，按之少实。纵有风寒，只宜清解，不得轻用发散，以表药性皆上升横散，触动瘴气，发热漫无止期，不至津枯血竭不已也。经云：西北之气，散而寒之；东南之气，收而温之。所谓同病异治也。是以他方之人，必问方隅水土，傍观者以为应酬套语，曷知其为察脉审证用药之大纲。故操司命之权者，务宜外息诸缘，内心无惴，向生死机关下个竿头进步工夫，自然不落时人

---

① 矧（shěn）：况。

圈缋。当知医门学问，原无深奥难明处，但得悉其要领，活法推求，便可一肩担荷，又何必搜罗百氏，博览群书，开凿寻文解义之端，愈滋多歧之惑哉。

经络

或问：奇经诸脉，何以异于十二经，而以奇字目之。答曰：夫十二经者，经脉之常度也，其源各从脏腑而发，虽有枝别，其实一气贯通，曾无间断，其经皆直行上下，故谓之经。十五络者，经脉之联属也，其端各从经脉而发，头绪散漫不一，非若经脉之如环无端也，以其斜行左右，遂名曰络。奇经为诸经之别贯，经经自为起止，各司前后上下之阴阳血气，不主一脏一腑，随邪气之满溢而为病，故脉之发现诸部，皆乖戾①不和，是古圣以奇字称之，非若经气之常升，络气之常降也。所以者何？盖缘经起中焦，恒随营气下行极而上，故其诊在寸；络起下焦，恒附营气上行极而下，故其诊在尺。虽经有明谕，而世罕究其旨者。"通评虚实论"云：经络皆实，寸脉急而尺缓。言经中所受之邪，既随经而盛于上，络气虽实，当无下陷之邪，则尺部不为之热满矣。次云：络气不足，经气有余，脉口热满，尺部寒涩。有余则热满，是指邪气而言，非经气之充实也；不足则寒涩，络气本虚之验也。又云：经虚络满者，尺部热满，脉口寒涩。络满亦指邪气，以经中之邪陷于络，故尺部为之热满也。按《金匮》云：极寒伤经，极热伤络。盖经受寒邪而发热，络受热邪，而传次溢入于奇经矣。然经络之脉，虽各有疆界，各有司属，各有交会，而实混然一区，全在大气鼓运，营

---

① 戾（lì）：乖张；暴戾。

血灌注，方无偏胜竭绝之虞。经云：气主煦之，血主濡之。又言邪在气，气为是动；邪在血，血为所生病。是以十二经脉，各以分隶气血之所属也。其经络二字，方书中靡不并举，曷知络脉皆不离本经之部分，虽十二经外别有阴络、阳络、脾之大络三种，而为病亦不殊本经之血气也。盖络脉之病，虽略亚于本经，然邪伏幽隐，气难升散，不似经脉之循经上下，易于开发也。而奇经又为十二经之约束，若脏气安和，经脉调畅，八脉之形，无从而见也。即经络受邪，不至满溢，与奇经亦无预也。惟是经络之邪热满，势必溢入于奇经，所以越人有沟渠满溢，诸经不能复拘之喻。试推伤寒之邪，皆从阳维而传次三阳，从阴维而传次三阴，未尝循十二经次第也。或有脏气内结，邪气外溢，竟从奇经受病者有之。

复问：八脉之形象与病苦，可得闻乎？答曰：在经有也。吾尝考诸经中，言冲脉直上直下而中央牢，病苦逆气里急；督脉直上直下而中央浮，病苦脊强，不得俯仰；任脉横寸口边，丸丸紧细而长，病苦少腹切痛，男子内结七疝，女子带下瘕聚；阳维尺外斜上至寸而浮，病苦寒热，溶溶不能自收持；阴维尺内斜上至寸而沉，病苦心痛，怅然失志；阳蹻寸口左右弹，浮而细绵绵，病苦阴缓而阳急；阴蹻尺内左右弹，沉而细绵绵，病苦阳缓而阴急；带脉中部左右弹而横滑，病苦腹痛，腰溶溶若坐水中。《内经》所言奇经之脉象如是。凡遇五痫七疝，项疼背强，发歇不时，外内无定之证，刚劲不伦，殊异寻常之脉，便于奇经中求之。

或问：奇经之奇字，昔人咸以奇偶之奇为训，未审孰是。因语之曰：读书须要自立主见，切勿浮澼澼地随人脚跟。设泥昔人奇偶之说，不当有阴阳维蹻之配偶也。坐客皆举手称善，请著玉版，以为奇恒之别鉴。

师传（三十二则）

或问：诊切之法，何者为宗？答曰：诊切之法，心空为宗。得其旨，言下可了；不得其旨，虽遍读五车，转增障碍。只如日月，岂不净耶？而盲者不见，是盲者过，非日月咎。

客云：若尔则古人历陈某脉某病，凿凿诸例，将有适于用乎，无适于用乎？答曰：大似向泥人祈祷，有时灵应，有时不灵应。

客云：法法纰缪①，安得涤除玄览，参五色之诊乎？答曰：除却胸中落索，空空地向己灵上究去，了得浮脉之义，便了得沉脉之义，触类旁通，诸脉皆了无余蕴矣！夫脉学者，大医王之心印，非大智慧、大辩才，难以语此。吾尝疾首生民，不闻炎黄之垂诲，永违仲景之至言，逮②后唐处士《千金方》，直接长沙一脉，又以立法险峻，不易跻攀，乃致造诣日卑，风斯日下。今我不惜广长，开陈圣教，为众生运无尽灯，譬诸一灯然百千灯，冥者皆明，明终无尽，庶不没宿昔先师垂诲，吾当逐一为汝陈之。

浮③

浮脉者，下指即显浮象，按之稍减而不空，举之泛泛而流利，不似虚脉之按之不振，芤脉之寻之中空，濡脉之绵软无力也。浮为经络肌表之应，良由邪袭三阳经中，鼓搏脉气于外，所以应指浮满。在暴病得之，皆为合脉，然必人迎浮盛，乃为

---

① 纰缪（pī miù）：错误；荒谬。
② 逮（dài）：到。
③ 浮：原无，编者后加，以下各脉同。

确候。若气口反盛，又为痰气逆满之征，否则其人平素右手偏旺之故。有始病不浮，病久而脉反浮者，此中气亏乏，不能内守，反见虚痞之兆。若浮而按之渐衰，不能无假象发见之虞。伤寒以尺寸俱浮，为太阳受病。故凡浮脉主病，皆属于表，但须指下有力，即属有余客邪。其太阳本经风寒营卫之辨，全以浮缓、浮紧分别而为处治。其有寸关俱浮，尺中迟弱者，南阳谓之阳浮阴弱，营气不足，血少之故。见太阳一经，咸以浮为本脉，一部不逮，虚实悬殊。亦有六脉浮迟，而表热里寒，下利清谷者，虽始病有热，可验太阳，其治与少阴之虚阳发露不异。又有下后仍浮，或兼促兼弦兼紧兼数之类，总由表邪未尽，乃有结胸咽痛，胁急头疼之变端，详结胸①、脏结②及痞之证③，皆为下早，表邪内陷所致。究其脉虽变异，必有一部见浮。死生虚实之机，在关上沉细紧小之甚与不甚耳。惟阳明府热攻脾，脉虽浮大，心下反硬者，急需下之，所谓从证不从脉也。其在三阴，都无浮脉，惟阴尽复阳，厥愈足温而脉浮者，皆为愈证。故太阴例有手足温，身体重而脉浮者；少阴例有阳微阴浮者；厥阴例有脉浮为欲愈，不浮为未愈者。须知阳病浮迟兼见里证，合从阴治；阴病脉浮，证显阳回，合从阳治。几微消息，当不越于圣度也。近世陶尚文④浮中沉三法，举世共推，虽卓立己见，究其所云，不论脉之浮沉迟数，但以按之无力，重按全无者，便是阴证。曷知按之无力者，乃虚散之脉，与浮何预哉？

---

① 结胸：为邪气和有形痰水结于胸膈的病证，以胸膈脘腹疼痛硬满而拒按为主要表现。

② 脏结：为内脏阳虚，阴寒内凝于脏的病证，表现有胸膈脘腹疼痛与结胸相似，但病机与结胸不同。

③ 痞之证：指以胃脘部胀满堵塞不通，按之柔软不痛为主要表现的证候。

④ 陶尚文：陶华，字尚文，号节庵，明代医家，撰有《伤寒六书》《伤寒全生集》等。

逮夫杂证之脉浮者，皆为风象。如类中风痱之脉浮，喘咳痞满之脉浮，烦瞑衄血之脉浮，风水皮水之脉浮，消瘅便血之脉浮，泄泻脓血之脉浮，如上种种，或与证相符，或与证乖互，咸可治疗。虽《内经》有肠澼下白沫，脉沉则生，脉浮则死之例，然风木乘脾之证，初起多有浮脉，可用升散而愈者，当知阴病见阳脉者生，非若沉细虚微之反见狂妄躁渴，难于图治也。

沉

　　沉脉者，轻取不应，重按乃得，举指减小，更按益力，纵之不即应指，不似实脉之举指愊愊[1]，伏脉之匿于筋下也。沉为脏腑筋骨之应，盖缘阳气式微，不能统运营气于表，脉显阴象而沉者，则按久愈微。若阳气郁伏，不能浮应卫气于外，脉反伏匿而沉者，则按久不衰。阴阳寒热之机，在乎纤微之辨。伤寒以尺寸俱沉为少阴受病，故于沉脉之中辨别阴阳，为第一关捩[2]。若始病不发热，无头痛，而手足厥冷脉沉者，此直中阴经之寒证也。若先曾发热头痛，烦扰不宁，至五七日后，而变手足厥冷，躁不得寐而脉沉者，此厥深热深，阳邪陷阴之热证也。亦有始本阳邪，因汗下太过，而脉变沉迟，此热去寒起之虚证也。有太阳证下早，胸膈痞鞕，而关上小细沉紧者，此表邪内陷，阳分之结胸也。若能食自利，乃阳邪下陷，阴分之脏结矣。有少阴病自利清水，口干腹胀，不大便而脉沉者，此热邪陷于少阴也。有少阴病始得之，反发热脉沉者，麻黄附子细辛汤温之，是少阴而兼太阳，即所谓两感也。此与病发热头痛，脉反沉，身体痛，当温之，宜四逆汤之法，似是而实不同也。有寸

---

　　① 愊愊：胀满的样子。此指实脉指下盈实感。
　　② 关捩（liè）：比喻事物的紧要处。

关俱浮，而尺中沉迟者，此阳证夹阴之脉也。若沉而实大数盛，动滑有力，皆为阳邪内伏；沉而迟细微弱，弦涩少力，皆属阴寒无疑。有冬时伏邪，发于春夏，烦热躁渴，而反脉沉、足冷，此少阴无气，毒邪不能发出阳分，下虚死证也。凡伤寒温热，时疫感冒，得汗后脉沉，皆为愈证，非阳病阴脉之比。有内外有热，而脉沉伏，不数不洪，指下涩小急疾，无论伤寒杂病，发于何时，皆为伏热，不可以其脉之沉伏，而误认阴寒也。至如肠澼自利而脉沉，寒疝积瘕而脉沉，历节痛痹而脉沉，伏痰留饮而脉沉，石水正水而脉沉，胸腹结痛而脉沉，霍乱呕吐而脉沉，郁结气滞而脉沉，咸为应病之脉。若反浮大虚涩，或虽沉而弦细坚疾，为胃气告匮①，未可轻许以治也。

迟

迟脉者，呼吸定息，不及四至，而举按皆迟，不似涩脉之参伍不调，缓脉之去来徐缓也。迟为阳气不显，营气自和之象，故昔人皆以隶之虚寒，而人迎主寒湿外袭，气口主积冷内滞，又以浮迟为表寒，沉迟为里寒，迟涩为血病，迟滑为气病。此论固是。然多有热邪内结，寒气外郁，而见气口迟滑作胀者，讵可以脉迟概谓之寒，而不究其滑涩之象，虚实之异哉！详仲景有阳明病脉迟，微恶寒而汗出多者，为表未解，脉迟头眩腹满者，不可下；有阳明病脉迟有力，汗出不恶寒，身重喘满，潮热便硬，手足濈然汗出者，为外欲解，可攻其里；又太阳病脉浮，因误下而变迟，膈内拒痛者为结胸，若此皆热邪内结之明验也。当知迟脉虽现表证，亦属藏气不充，不能统摄百骸，所以邪气留连不解。即有腹满而头眩脉迟，阳分之患未除，禁

---

① 告匮（kuì）：宣告匮乏。

不可下，直待里证悉具，然后下之，圣法昭然，岂不详审慎重乎。迟为阳气失职，胸中大气不能敷布之候，详迟为在脏一语，可不顾虑脏气之病乎？

数

数脉者，呼吸定息六至以上，而应指急数，不似滑脉之往来流利，动脉之厥厥动摇，疾脉之过于急疾也。数为阳盛阴亏，热邪流薄于经络之象，所以脉道数盛。火性善动而躁急，故伤寒以烦躁脉数者为传，脉静者为不传，有火、无火之分也。即经尽欲解，而脉浮数，按之不芤，其人不虚，不战汗出而解，则知数而按之芤者，皆为虚矣。又阳明例云：病人脉数，数为热，当消谷引食，而反吐者，以发汗令阳气微，膈内虚，脉乃数也。数为客热，不能消谷，胃中虚冷，故吐也。又胃反而寸口脉微数者，为胸中冷。又脉阳紧阴数为欲吐，阳浮阴数亦吐。胃反脉数，中气大虚，而见假数之象也。人见脉数，悉以为热，不知亦有胃虚，及阴盛拒阳者。若数而浮大，按之无力，寸口脉细者，虚也。经曰：脉至而从，按之不鼓，诸阳皆然。病热而脉数，按之不鼓甚者，乃阴盛拒阳于外而致病，非热也。形证似寒，按之鼓击于指下者，乃阳盛拒阴而生病，非寒也。丹溪云：脉数盛大，按之而涩，外有热证者，名曰中平声寒。盖寒留血脉，外证热而脉亦数也。凡乍病脉数，而按之缓者为邪退；久病脉数，为阴虚之象。瘦人多火，其阴本虚。若形充色泽之人脉数，皆痰湿郁滞，经络不畅而蕴热，其可责之于阴乎？若无故脉数，必生痈疽。如数实而吐臭痰者为肺痈，数虚而咳涎沫者为肺痿。又历考数脉诸例，有云数则烦心者，有云滑数心下结热者，皆包络火旺而乘君主之位也；有云细数阴虚者，水不制火，真阴亏损也；有云数为在府者，阳邪干阳，脏气无预也；有云数则为寒者，少火气衰，壮火食气也。大抵虚劳失血，喘嗽上气，多有数脉，但以数大软弱者为阳虚，细小弦数者为阴虚。非若伤寒衄血之脉浮大，为邪伏于经，合用发汗之比。诸凡失血，脉见细小微数无力者为顺；脉数有热，及实大弦劲急疾者为逆；若乍疏乍数，无问何病，皆不治也。

滑

滑脉者，举之浮紧，按之滑石，不似实脉之愊愊应指，紧脉之往来劲急，动脉之见于一部，疾脉之过于急疾也。仲景云：翕奄沉，名曰滑。滑者紧之浮名也。言忽浮忽沉，形容流利之状，无以过之。滑为多血少气之脉，而昔人又以滑大无力，为内伤元气。曷知滑脉虽有浮沉之分，却无无力之象。盖血由气生，若果气虚，则鼓动之力先微，脉何由而滑耶？惟是气虚不能统摄阴火，而血热脉滑者有之。尝考诸《内经》，有脉滑曰病风，缓而滑曰热中，脉浮而滑曰新病，脉盛滑坚者曰病在外，脉弱以滑是为胃气，滑者阴气有余也，则知滑脉之病，无虚寒之理。他如伤寒温热时行等病，总以浮滑而濡者为可治。故先师论脉，首言大浮数动滑为阳，而杂病以人迎浮滑为风痰，缓滑为中风，气口缓滑为热中，滑数为宿食，尺中弦滑为下焦蓄血，又呕吐而寸口迟滑为胸中实，下利而关上迟滑为下未尽，厥逆而脉滑为里有实。详此则滑脉之病，可不言而喻。即经有滑者阴气有余一语，是指阴邪搏阳而言，岂以阴气有余，多汗身寒之病，便可目为血多；又以滑大之脉，牵合无力，而为内伤元气乎？平人肢体丰盛，而按之绵软，六脉软滑，此痰湿渐渍于中外，终日劳役，不知倦怠，若安息则重着酸疼矣。夫脉之滑而不甚有力者，皆浮滑、缓滑、濡滑、微滑之类，终非无力之比。滑为血实气壅之脉，悉属有余。妇人身有病而脉和滑者为孕，临产脉滑疾者曰离经。若滑而急强，辟辟如弹石，谓之肾绝；滑不直手，按之不可得，为大肠气予不足，以其绝无和缓胃气，故经予之短期。

涩

　　涩脉者，指下涩滞不前。《内经》谓之参伍不调，叔和喻以轻刀刮竹，通真子①譬之如雨沾沙，长沙又以泻漆之绝，此拟虽殊，其义则一。不似迟脉之指下迟缓，缓脉之脉象纤徐，濡脉之来去绵软也。良由津血亏少，不能濡润经络，所以涩涩不调。故经有脉涩曰痹，寸口诸涩亡血，涩则心痛，尺热脉涩为懈㑊②，种种皆阴血消亡，阳气有余，而为身热无汗之病。亦有痰食胶固中外，脉道阻滞，而见涩数模糊者，阴受水谷之害也。《金匮》云：寸口脉浮大，按之反涩，尺中亦微而涩，知有宿食。有发热头痛，而见浮涩数盛者，阳中雾露之气也。雾伤皮腠，湿流关节，总皆脉涩，但兼浮数、沉细之不同也。有伤寒阳明腑实，不大便而脉涩，温病大热而脉涩，吐下微喘而脉涩，水肿腹大而脉涩，消瘅大渴而脉涩，痰证喘满而脉涩，病在外而脉涩，妇人怀孕而脉涩，皆证脉相反之候。间有因胎病而脉涩者，然在二三月时有之。若四月胎息成形之后，必无虚涩之理。平人无故脉涩，为贫窘之兆，尺中塞涩则艰于嗣。《金匮》云：男子脉浮弱而涩则无子，精气清冷。其有脉塞而鼓如省

---

　　①　通真子：刘元宾，字子仪，号通真子，宋代医家，撰有《脉诀机要》三卷、《补注王叔和脉诀》三卷、《补注脉要秘括》两卷等。

　　②　懈㑊（xiè yì）：指肢体困倦，少气懒言，筋骨懈怠等为主的病证。

客①，左右旁至如交漆②，按之不得如颓土③，皆乖戾不和，殊异寻常之脉，故《素问》列之大奇。

虚

虚脉者，指下虚大而软，如循鸡羽之状，中取重按，皆弱而少力，久按仍不乏根。不似芤脉之豁然中空，按久渐出；涩脉之软弱无力，举指即来；散脉之散漫无根，重按久按，绝不可得也。虚为营血不调之候。叔和以迟大而软为虚，每见气虚喘乏，往往有虚大而数者，且言血虚脉虚。独不详仲景脉虚身热，得之伤暑；东垣气口脉大而虚者，为内伤于气。若虚大而时显一涩，为内伤于血。凡血虚之病，非显涩弱，则弦细芤迟。如伤暑脉虚为气虚，弦细芤迟为血虚，虚劳脉极虚芤迟，或尺中微细小者为亡血失精，男子平人脉虚弱微细者善盗汗出，则气血之分了然矣。慎斋有云：脉洪大而虚者防作泻。可知虚脉多脾家气分之病，大则气虚不敛之故。经云：脉气上虚尺虚，是谓重虚，病在中，脉虚难治。仲景有脉虚者不可吐，腹满脉虚复厥者不可下，脉阴阳俱虚，热不止者死。可见病实脉虚，皆不易治。盖虚即是毛，毛为肺之平脉。若极虚而微如风吹毛之状，极虚而数瞥瞥如羹上肥者，皆为肺绝之兆也。惟癫疾之脉虚为可治者，以其神出舍空，可行峻补。若实大为顽痰固结，搜涤不应，所以为难耳。

---

① 省客：语出《素问·大奇论》谓"脉至如省客，省客者脉塞而鼓，是肾气予不足也"。本书"异脉"篇："省客者，言如省向之客，乍见欲言而迟疑不吐，故以脉塞而鼓四字体贴之。"

② 交漆：语出《素问·大奇论》谓"脉至如交漆，交漆者左右傍至也"。本书"异脉"篇："交漆者左右傍至也，言指下艰涩不前，重按则不由正道而出，或前大后细，与绵绵如泻漆之绝互发。"

③ 颓（tuí）土：脉象名。脉来虚大无力，按之全无。

实

实脉者，重浊滑盛，相应如参春，而按之石坚，不似紧脉之迸急不和，滑脉之往来流利，洪脉之来盛去衰也。实为中外壅满之象。经云：邪气盛则实。非正气本充之谓。即此一语，可为实脉之总归。夫脉既实矣，谅虚证之必无也；证既实矣，谅假象之必无也。但以热邪亢极而暴绝者有之。其为病也，实在表则头痛身热，实在里则膹胀腹满。大而实者，热由中发；细而实者，积自内生。在伤寒阳明病，不大便而脉实则宜下；下后脉实大，或暴微欲绝，热不止者死。厥阴病，下利脉实者，下之死。病脉之逆从可见矣。盖实即是石，石为肾之平脉；若石坚太过，辟辟如弹石状，为肾绝之兆矣。其消瘅、鼓胀、坚积等病，皆以脉实为可治。若泄而脱血，及新产骤虚，久病虚羸，而得实大之脉，良不易治也。

弦

弦脉者，端直以长，举之应指，按之不移，不似紧脉之状如转索，革脉之劲如弓弦也。弦为风木主令之脉，故凡病脉弦，皆阳中伏阴之象。虚证误用寒凉，两尺脉必变弦。胃虚冷食停滞，气口多见弦脉。伤寒以尺寸俱弦，为少阳受病。少阳为枢，为阴阳之交界，如弦而兼浮兼细，为少阳之本脉；弦而兼数兼缓，即有入府传阴之两途。若弦而兼之以沉涩微弱，得不谓之阴乎？经言：寸口脉弦者，胁下拘急而痛，令人啬啬恶寒。又伤寒脉弦细，头痛发热者属少阳，此阳弦头痛也，痛必见于太阳。阳脉涩，阴脉弦，法当腹中急痛，此阴弦腹痛也，痛必见于少腹，皆少阳部分耳。少阴病欲吐不吐，始得之，手足寒，脉弦迟者，此胸中实，当吐之。若膈上有寒饮干呕者，不可吐，急温之。详此，又不当以兼沉兼涩概谓之阴，弦迟为胸中实也。审证合脉，活法在人，贵在心手之灵活耳。历诊诸病之脉，属邪盛而见弦者，十常二三；属正虚而见弦者，十常六七。其于他脉之中，兼见弦象者，尤复不少。在伤寒表邪全盛之时，中有一部见弦，或兼迟兼涩，便是夹阴之候。客邪虽盛，急需温散，汗下猛剂，咸非所宜。即非时感冒，亦宜体此。至于素有动气怔忡，寒疝脚气，种种宿病，而挟外感之邪，于浮紧数大之中，委曲搜求，弦象必隐于内。多有表邪脉紧，于紧脉之中按之渐渐减小，纵之不甚鼓指，便当弦脉例治。于浮脉之中按之敛直，滑脉之中按之搏指，并当弦脉类看。于沉脉之中按之引引，涩脉之中按之切切，皆阴邪内伏，阳气消沉，不能调和百脉，而显弦直之状，良非客邪紧盛之兆。迨①夫伤寒坏病，弦脉居多；虚劳内伤，弦常过半。所以南阳为六残贼之首推也。他如病疟寒饮，一切杂病，皆有弦脉。按《金匮》云：疟脉自弦，弦数多热，弦迟多寒。弦小坚者下之瘥，弦迟者可温之，弦紧者可发汗针灸也，浮大者可吐之，弦数者风发也，以饮食消息主之。饮脉皆弦，双弦者寒也，偏弦者饮也。弦数者有寒饮，沉弦者悬饮内痛。他如腹痛鼓胀，胃反胸痹，癥瘕蓄血，中暍伤风，霍乱滞下，中气郁结，寒热痞满等病，种种皆有弦脉。总由中气少权，土败木贼所致。但以弦少弦多，以证胃气之强弱；弦实弦虚，以证邪气之虚实；浮弦沉弦，以证表里之阴阳；寸弦尺弦，以证病气之升沉。无论所患何证，兼见何脉，但以和缓有神，不乏胃气，咸为可治。若弦而劲细，如循刀刃；弦而强直，如新张弓弦，如循长竿，如按横格，皆但弦无胃气也。所以虚劳之脉，多寸口数大，尺中弦细搏指者，皆为损脉，

① 迨（dài）：等到。

卢扁复生奚益哉!

缓

　　缓脉者，从容和缓，不疾不徐，似迟而实未为迟，不似濡脉之指下绵软，虚脉之瞥瞥虚大，微脉之微细而濡，弱脉之细软无力也。仲景云：阳脉浮大而濡，阴脉浮大而濡，阴脉与阳脉同等者，名曰缓也。伤寒以尺寸俱微缓者，为厥阴受病。厥阴为阴尽复阳之界，故凡病后得之，咸为相宜。其太阳病，发热头痛，自汗脉浮缓者，为风伤卫证，以其自汗体疏，脉自不能紧盛也。缓为脾家之本脉，然必和缓有神，为脾气之充。若缓甚而弱，为脾气不足；缓而滑利，则胃气冲和。昔人以浮缓为伤风，沉缓为寒湿，缓大为风虚，缓细为痹湿；又以浮缓为风中于阳，沉缓为湿中于阴。盖湿脉自缓，得风以播之，则兼浮缓；寒以束之，则兼沉缓；若中于阴，则沉细微缓，以厥阴内藏风木之气，故脉虽沉，而有微缓之象也。

洪

　　洪脉者，既大且数，指下累累如连珠，如循琅玕①，而按之稍缓，不似实脉之举按愊愊，滑脉之软滑流利，大脉之大而且长也。昔人以洪为夏脉，《内经》以钩为夏脉，遂有钩即是洪之说。以其数大而濡，按之指下委曲旁出，固可谓之曰钩。火性虚炎，所以来盛去衰，按之不实。然痰食瘀积阻碍脉道，关部常屈曲而出，此与夏脉微钩，似同而实不类也。洪为火气燔灼之候，仲景有服桂枝汤大汗出，大烦渴不解，脉洪为温病。温病乃冬时伏气所发，发于春者为温病，发于夏者为热病，其邪

----

　　① 琅玕（láng gān）：像玉珠的美石，比喻柔滑的脉象。

伏藏于内而发出于表，脉多浮洪而混混不清，每多盛于右手。亦有动滑不常者，越人所谓行在诸经，不知何经之动也。当此不行内夺，反与解表，不至热交营度不已也。若温热时行，证显烦渴昏热，脉反沉细小弱者，阳病阴脉也；有阳热亢极，而足冷尺弱者，为下虚之证，皆不可治。又屡下而热势不解，脉洪不减，谓之坏病，多不可救。洪为阳气满溢，阴气垂绝之脉，故蔼蔼如车盖者为阳结。脉浮而洪，身汗如油为肺绝。即杂病脉洪，皆火气亢甚之兆。若病后久虚，虚劳失血，泄泻脱元，而见洪盛之脉，尤非所宜。惟愍浊下贱，脉多洪实，又不当以实热论也。

微

微脉者，似有若无，欲绝非绝，而按之稍有模糊之状，不似弱脉之小弱分明，细脉之纤细有力也。微为阳气衰微之脉，经言：寸口诸微亡阳。言诸微者，则轻取之微，重按之微，气口之微，尺中之微，皆属气虚。故所见诸证，在上则为恶寒多汗少气之患，在下则有失精脱泻少食之虞，总之与血无预。所以萦萦如蜘蛛丝者，仲景谓阳气之衰。尝见中风卒倒而脉微，暑风卒倒而脉微，皆为虚风之象，其脉多兼沉缓。若中寒卒倒而脉微，为阴邪暴逆，所以微细欲绝也。而伤寒尺寸俱微缓，为厥阴受病，病邪传至此经，不特正气之虚，邪亦向衰之际，是以俱虚不似少阴之脉微细，但欲寐耳。详二经之脉，同一微也，而有阴尽复阳，阳去入阴之异。即太阳经病之脉微，而有发热恶寒，热多寒少，脉微为无阳者；有面有热色，邪未欲解，而脉微者；有阴阳俱停，邪气不传，而脉反微者。若以微为虚象，不行攻发，何以通邪气之滞耶？必热除身安而脉微，方可为欲愈之机。若太阳证具，而见足冷尺微，又为下焦虚寒之验，可不建其中气，而行正发汗之例乎？

紧

紧脉者，状如转索，按之虽实而不坚，不似弦脉之端直如弦，牢革之强直搏指也。紧为诸寒收引之象，亦有热因寒束，而烦热拘急疼痛者，如太阳寒伤营证是也。然必人迎浮紧，乃为表证之确候。若气口紧坚，又为内伤饮食之兆，《金匮》所谓脉紧头痛，风寒腹中有宿食也。仲景又云：曾为人所难，紧脉从何而来。假令亡汗若吐，以肺里寒，故令脉紧也。假令咳者，坐饮冷水，故令脉紧也。假令下利，以胃中寒冷，故令脉紧也。详此三下转语，可谓曲尽紧脉为病之变端。而少阴经中，又有病人脉阴阳俱紧，反汗出者，亡阳也。此属少阴，法当咽痛而复吐利，是谓紧反入里之征验。又少阴病脉紧，至七八日，下利脉暴微，手足反温，脉紧反去，为欲解也。虽烦，下利必自愈，此即紧去人安之互辞。辨不可下脉证中，则有脉来阴阳俱紧，恶寒发热，则脉欲厥。厥者，脉初来大，渐渐小，更来渐渐大，是其候也。此亦紧反入里之互辞。因误下而阳邪内陷，欲出不出，有似厥逆进退之象，故言欲厥。脉虽变而紧状依然，非营卫离散，乍大乍小之比。而《脉法》中，复有寸口脉微，尺脉紧，其人虚损多汗，知阴常在，绝不见阳之例，可见紧之所在，皆阳气不到之处，故有是象。夫脉按之紧如弦，直上下行者痉，若伏坚者为阴痉，总皆经脉拘急，故有此象。若脉至如转索，而强急不和，是但紧无胃气也，岂堪尚引日乎？

弱

弱脉者，沉细而软，按之乃得，举之如无，不似微脉之按之欲绝，濡脉之按之若无，细脉之浮沉皆细也。弱为阳气衰微之候。夫浮以候阳，今浮取如无，阳衰之明验也，故伤寒首言弱为阴脉。即阳经见之，亦属阳气之衰。经言：寸口脉弱而迟，虚满不能食；寸口脉弱而缓，食卒不下，气填膈上。上二条，一属胃寒，一属脾虚，故皆主乎饮食。又形作伤寒，其脉不弦紧而弱；太阳中暍，身热疼重而脉微弱。可见脉弱无阳，必无实热之理。只宜辨析真阳之虚，与胃气之虚，及夏月伤冷水，水行皮中所致耳。在阴经见之，虽为合脉，然阳气衰微已极，非峻温峻补，良难春回寒谷也。惟血痹虚劳，久嗽失血，新产及老人久虚，脉宜微弱。然必弱而和滑，可卜胃气之未艾。若少壮暴病而见脉弱，咸非所宜，即血证、虚证。脉弱而兼之以涩，为气血交败，其能荣爨下之薪乎。

长

长脉者，指下迢迢①而过于本位，三部举按皆然，不似大脉之举之盛大，按之少力也。伤寒以尺寸俱长，为阳明受病。《内经》又以长则气治，为胃家之平脉。胃为水谷之海，其经多气多血，故显有余之象，然必长而和缓，方为无病之脉。若长而浮盛，又为经邪方盛之兆。亦有病邪向愈而脉长者。仲景云：太阴中风，四肢烦疼，阳脉微，阴脉涩，而长者为欲愈。盖风本阳邪，因土虚木乘，陷于太阴之经，而长脉见于微涩之中，疼热发于诸阳之本，询为欲愈之征，殊非病进之谓。且有阴气不充，而脉反上盛者，经言：寸口脉中手长者，曰足胫痛是也。此与秦越人遂上鱼为溢，遂入尺为覆，及上部有脉，下部无脉，关格吐逆，不得小便，同脉异证，不可与尺寸俱长之脉，比例而推也。

---

① 迢迢（tiáo tiáo）：远的样子。此引申为脉长之意。

短

短脉者，尺寸俱短，而不及本位，不似小脉之三部皆小弱不振，伏脉之一部独伏匿不前也。经云：短则气病。良由胃气厄①塞，不能条畅百脉，或因痰气食积，阻碍气道，所以脉见短涩促结之状。亦有阳气不充而脉短者，经谓寸口脉中手短者，曰头痛是也。仲景云：汗多重发汗，亡阳谵语，脉短者死，脉自和者不死。又少阴脉不至，肾气绝，为尸厥。伤寒六七日，大下后，寸脉沉而迟，手足厥冷，下部脉不至，咽喉不利，唾脓血者难治。戴同父云：短脉只当责之于尺寸，若关中见短，是上不通寸为阳绝，下不通尺为阴绝矣。曷知关部从无见短之理，昔人有以六部分隶而言者，殊失短脉之义。

大

大脉者，应指满溢，倍于寻常，不似长脉之但长不大，洪脉之既大且数也。大脉有虚实阴阳之异。经云：大则病进，是指实大而言。仲景以大则为虚者，乃盛大少力之谓。然又有下利脉大者为未止，是又以积滞未尽而言，非大则为虚之谓也。有六脉俱大者，阴不足，阳有余也。有偏大于左者，邪盛于经也；偏大于右者，热盛于内也。亦有诸脉皆小，中有一部独大者；诸脉皆大，中有一部独小者。便以其部，断其病之虚实。且有素禀六阳，或一手偏旺偏衰者，又不当以病论也。凡大而数盛有力，皆为实热。如人迎气口大紧以浮者，其病益甚在外。气口微大，名曰平人。其脉大坚以涩者胀。乳子中风热，喘鸣肩息者，脉实大而缓则生，急则死。乳子是指产后以乳哺子而

---

① 厄：困窘。

言，非婴儿也。产后脉宜悬小，最忌实大，今证见喘鸣肩息，为邪气暴逆，又须实大而缓，方与证合。若实大急强，为邪胜正衰，去生远矣。此与乳子而病热，脉弦小，手足温则生，似乎相左，而实互相发明也。伤寒热病，谵语烦渴，脉来实大，虽剧可治。得汗后热不止，脉反实大躁疾者死。温病大热不得汗，脉大数急强者死，细小虚涩者亦死。厥阴病下利脉大者虚也，以其强下之也。阴证反大发热，脉虚大无力，乃脉证之变。内伤元气不足，发热脉大而虚，为脉证之常。虚劳脉大，为血虚气盛。《金匮》云：男子平人脉大为劳。气有余便是火也，所以瘦人胸中多气而脉大，病久气衰而脉大，总为阴阳离绝之候。孰谓大属有余，而可恣行攻伐哉？若脉见乍大乍小，为元神无主，随邪气之鼓动，可不慎而漫投汤液耶？

小

小脉者，三部皆小，而指下显然，不似微脉之微弱依稀，细脉之微细如发，弱脉之软弱不前，短脉之首尾不及也。夫脉之小弱，虽为元气不足，若小而按之不衰，久按有力，又为实热固结之象。总由正气不充，不能鼓搏热势于外，所以隐隐略见滑热之状于内也。设小而证见热邪亢盛，则为证脉相反之兆。亦有平人六脉皆阴，或一手偏小者。若因病而脉损小，又当随所见部分而为调适机用，不可不治也。假令小弱见于人迎，卫气衰也；见于气口，肺胃弱也；见于寸口，阳不足也；见于尺内，阴不足也。凡病后脉见小弱，正气虽虚，邪气亦退，故为向愈。设小而兼之以滑实伏匿，得非实热内蕴之征乎？经云：切其脉口滑小紧以沉者，病益甚在中。又云：温病大热，而脉反细小，手足逆者死。乳子而病热，脉悬小，手足温则生，寒则死。此条与乳子中风热互发，言脉虽实大，不至急强，脉虽悬小，四支不逆，可卜胃气之未艾。若脉失冲和，阳竭四末，神丹奚济，非特主产后而言，即妊娠亦不出于是也。婴儿病赤瓣飧泄①，脉小手足寒，难已；脉小手足温，泄易已。腹痛，脉细小而迟者易治，坚大而急者难治。洞泄食不化，脉微小流连者生，坚急者死。谛观诸义，则病脉之逆从，可默悟矣。而显微又言，前大后小，则头痛目眩；前小后大，则胸满短气。即仲景来微去大之变辞，虚中挟实之旨，和盘托出矣。

芤

芤脉者，浮大弦软，按之中空，中按虽不应指，细推仍有根气，纵指却显弦大，按之减小中空，不似虚脉之瞥瞥虚大，按之豁然无力也。芤为血虚不能濡气，故虚大如芤，然其中必显弦象。刘三点以为绝类慈葱，殊失弦大而按之减小中空之义。盖虚则阳气失职，芤则经络中空，所以有虚濡无力，弦大中空之异。仲景云：脉弦而大，弦则为减，大则为芤，减则为寒，芤则为虚，虚寒相搏，此名为革。革则胃气告匮，而弦强搏指，按之无根，非芤脉中空之比。按太阳病有脉浮而紧，按之反芤，本虚战汗而解者。暑病有弦细芤迟，血分受伤者。芤为失血之本脉。经云：脉至如搏，血温身热者死。详如搏二字，即是弦大而按之则减也。又云：脉来悬钩浮为常脉。言浮而中空，按之旁至，似乎微曲之状，虽有瘀积阻滞，而指下柔和，是知尚有胃气，故为失血之常脉。若弦强搏指，而血温身热，为真阴槁竭，必死何疑。凡血脱脉芤，而有一部独弦，或带结促涩滞者，此为阳气不到，中挟阴邪之兆，是即瘀血所结处也。所以芤脉须辨一部两部，或一手两手，而与攻补，方为合法。

---

① 飧泄：又名水谷利。以泻下完谷不化为特征。

濡

濡脉者，虚软少力，应指虚细，如絮浮水面，轻手乍来，重手乍去，不似虚脉之虚大无力，微脉之微细如丝，弱脉之沉细软弱也。濡为胃气不充之象，故内伤虚劳，泄泻少食，自汗喘乏，精伤痿弱之人，脉虽濡软乏力，犹堪峻补峻温。不似阴虚脱血，纯见细数弦强，欲求濡弱，绝不可得也。盖濡脉之浮软，与虚脉相类，但虚则浮大，而濡则小弱。濡脉之细小，与弱脉相类，但弱在沉分，而濡在浮分也。濡脉之软弱，与微脉相类，但微则欲绝，而濡则力微也。濡脉之无力，与散脉相类，但散则从大而按之则无，濡则从小而渐至无力也。夫从小而渐至无力，气虽不充，血犹未败；从大而按之即无，则气无所统，血已伤残，阴阳离散，将何所恃，而可望其生乎？以此言之，则濡之与散，不啻霄壤①矣。

动

动脉者，厥厥动摇，指下滑数如珠，见于关上，不似滑脉之诸部皆滑数流利也。动为阴阳相搏之候，阳动则汗出，阴动则发热，是指人迎气口而言。然多有阴虚发热之脉，动于尺内，阳虚自汗之脉，动于寸口者，所谓虚者则动，邪之所凑，其气必虚。《金匮》有云：脉动而弱，动则为惊，弱则为悸。因其虚而旺气乘之。惟伤寒以大浮数动滑为阳，是专主邪热相搏而言，非虚劳体痛，便溺崩淋脉动之比。而妇人尺脉动甚，为有子之象。经云：阴搏阳别，谓之有子。又云：妇人手少阴脉动甚者，

---

① 不啻（chì）霄壤：啻，只、仅仅。不啻霄壤本意是不比天和地之间的距离小，这里比喻差距非常大。

妊子也。以肾藏精，心主血，故二处脉动，皆为有子。辨之之法，昔人皆以左大顺男，右大顺女为言。然妊娠之脉，往往有素禀一手偏大偏小者，莫若以寸动为男，尺动为女，最为有据。

伏

伏脉者，隐于筋下，轻取不得，重按涩难，委曲求之，附着于骨。而有三部皆伏，一部独伏之异。不似短脉之尺寸短缩，而中部显然；沉脉之三部皆沉，而按之即得也。伏脉之病，最为叵测，长沙有趺阳脉不出，脾不上下，身冷肤硬；少阴脉不至，令身不仁，此为尸厥等例。详伏为阴阳潜伏之候，有邪伏幽隐而脉伏不出者，虽与短脉之象有别，而气血涩滞之义则一。故关格吐逆，不得小便之脉，非偏大倍常，即偏小隐伏，越人所谓上部有脉，下部无脉是也。凡气郁血结久痛，及痃癖留饮，水气宿食，霍乱吐利等脉，每多沉伏，皆经脉阻滞，营卫不通之故。所以妊娠恶阻，常有伏匿之脉，此又脉证之变耳。在伤寒失于表散，邪气不得发越，而六脉俱伏者，急宜发汗，而脉自复。刘元宾曰：伏脉不可发汗，谓其非表脉也。而洁古又言：当以麻黄附子细辛汤发之。临病适宜，各有权度，不可执一。若六七日烦扰不宁，邪正交并而脉伏者，又为战汗之兆。如久旱将雨，六合阴晦，雨过庶物皆苏也。不可以伏为阴脉，误投辛热，顷刻昆仑飞焰矣。

细

细脉者，往来如发，而指下显然，不似微脉之微弱模糊也。细为阳气衰弱之候。伤寒以尺寸俱沉细，为太阴受病。太阴职司敷化之权，今为热邪所传，营行之气，不能条畅百脉，所以尺寸皆沉细，不独太阴为然。即少阴之脉，亦多沉细，故仲景有少阴病脉沉细数，不可发汗之禁。此皆外阴内阳，非若严冬卒中暴寒，盛夏暑风卒倒，内外皆阴之比。《内经》细脉诸条，如细则少气，脉来细而附骨者积也，尺寒脉细谓之后泄，头痛脉细而缓为中湿，种种皆阴邪之证验。所以胃虚少食，冷涩泛逆，便泄腹痛，湿痹脚软，自汗失精，皆有细脉，但以兼浮兼沉，在尺在寸，分别而为裁决。如平人脉来细弱，皆忧思过度，内戕真元所致。若形盛脉细，少气不足以息，及病热脉细，神昏不能自持，皆脉不应病之候，不可以寻常虚细论也。

疾

疾脉者，呼吸之间，脉七八至，虽急疾而不实大，不似洪脉之既大且数，却无躁疾之形也。疾脉有阴阳寒热真假之异，如疾而按之益坚，乃亢阳无制，真阴垂绝之候；若疾而按之不鼓，又为阴邪暴虐，虚阳发露之征。尝考先辈治按，有伤寒面赤目赤，烦渴引饮而不能咽，东垣以姜附人参汗之而愈。又伤寒蓄热内盛，阳厥极深，脉疾至七八至以上，人皆误认阴毒，守真以黄连解毒治之而安。斯皆证治之明验也。凡温病大热躁渴，初时脉小，至五六日后，脉来躁疾，大颧发赤者死，谓其阴绝也。躁疾皆为火象。《内经》有云：其有躁者在手。言手少阴、厥阴二经，俱属于火也。阴毒身如被杖，六脉沉细而疾，灸之不温者死，谓其阳绝也。然亦有热毒入于阴分而为阴毒者，脉必疾盛有力，不似阴寒之毒，虽疾而弦细乏力也。虚劳喘促声嘶，脉来数疾无伦，名曰行尸，《金匮》谓之厥阳独行，此真阴竭于下，孤阳亢于上也。惟疾而不躁，按之稍缓，方为热证之正脉。《脉法》所谓疾而洪大苦烦满，疾而沉细腹中痛。疾而不大不小，虽困可治；其有大小者，难治也。至若脉至如喘，脉至如数，得之暴厥暴惊者，待其气复自平。迨夫脉至浮合，浮合如数，一息十至以上，较之六数七疾八极更甚，得非虚阳外骛之兆乎？

牢

牢脉者，弦大而长，举之减小，按之实强，如弦缕之状。不似实脉之滑实流利，伏脉之匿伏涩难，革脉之按之中空也。叔微①云：牢则病气牢固，在虚证绝无此脉，惟湿痉拘急，寒疝暴逆，坚积内伏，乃有是脉。历考诸方，不出辛热开结，甘温助阳之治，庶有克敌之功。虽然固垒在前，攻守非细，设更加之以食填中土，大气不得流转，变故在于须臾，可不为之密察乎？若以牢为内实，不问所以，而妄行迅扫，能无实实虚虚之咎哉？大抵牢为坚积内着，胃气竭绝，故诸家以为危殆②之象云。

革

革脉者，弦大而数，浮取强直，重按中空，如鼓皮之状，不似紧脉之往来劲急③，弦脉之按之不移，牢脉之按之益坚也。撄宁生④曰：革乃变革之象，虽失常度，而按之中空，未为真藏。故仲景厥阴例中，有下利肠鸣脉浮革者，主以当归四逆汤，得非风行水末，扰动根株之候乎？又云：妇人则半产漏下，男子则亡血失精，《金匮》半产漏下，主以旋覆花汤，得非血室伤

---

① 叔微：许叔微，字知可，宋代医家。撰有《仲景三十六种脉法图》《普济本事书》《伤寒百证歌》《伤寒九十论》《伤寒发微论》等。

② 危殆（dài）：十分危险；危急。

③ 往来劲急：往来强劲而急速。

④ 撄宁生：滑寿，字伯仁，晚号撄宁生。撰有《诊家枢要》《难经本义》《十四经发挥》等。

怠，中有瘀结未尽之治乎？其男子亡血失精，独无主治，云岐补以十全大补，得非极劳伤精，填补其空之谓乎？是以长沙直以寒虚相搏例之。惟其寒，故柔和之气失焉。惟其虚，故中空之象见焉；岂以革浮属表，不顾肾气之内怠乎？

促

促脉者，往来数疾中忽一止复来，不似结脉之迟缓，中有止歇也。促为阳邪内陷之象。经云：寸口脉中手上击者，曰肩背痛。观"上击"二字，则脉来搏指，热盛于经之义，朗然心目矣。而仲景太阳例，有下之后脉促胸满者，有下之利遂不止而脉促者，有下之脉促不结胸者，有脉促手足厥冷者。上四条，一为表邪未尽，一为并入阳明，一为邪去欲解，一为传次厥阴，总以促为阳盛，里不服邪之明验。虽证见厥逆，只宜用灸以通阳，不宜四逆以回阳。明非虚寒之理，具见言外。所以温热发斑，瘀血发狂及痰食凝滞，暴怒气逆，皆令脉促。设中虚无凝，必无歇止之脉也。

结

结脉者，指下迟缓中，频见歇止，而少顷复来，不似代脉之动止不能自还也。结为阴邪固结之象。越人云：结甚则积甚，结微则气微。言结而少力，为正气本衰，虽有积聚，脉结亦不甚也。而仲景有伤寒汗下不解，脉结代，心动悸者；有太阳病身黄，脉沉结，少腹硬满，小便不利，为无血者。一为津衰邪结，一为热结膀胱，皆虚中挟邪之候。凡寒饮死血、吐利腹痛、癫痫虫积等气郁不调之病，多有结脉暴见。即宜辛温扶正，略兼散结开痰，脉结自退。尝见二三十至内有一至接续不上，每次皆然，而指下虚微，不似结促之状，此元气骤脱之故，峻用温补自复。如补益不应，终见危殆。若久病见此，尤非合脉。夫脉之歇止不常，须详指下有力无力，结之频与不频。若十余至或二三十至一歇，而纵指续续，重按频见，前后至数不齐者，皆经脉窒碍，阴阳偏阻所致。盖阳盛则促，阴盛则结，所以仲景皆为病脉。

代

代脉者，动而中止，不能自还，因而复动，名曰代阴，不似促结之虽见歇止，而复来有力也。代为元气不续之象。经云：代则气衰。在病后见之，未为死候。若气血骤损，元神不续，或七情太过，或颠仆重伤，或风家痛家，脉见止代，只为病脉。伤寒家有心悸脉代者。腹痛心疼，有结涩止代不匀者。凡有痛之脉止歇，乃气血阻滞而然，不可以为准则也。若不因病而脉见止代，是一脏无气，他脏代之，真危亡之兆也。即因病脉代，亦须至数不匀者，犹或可生。若不满数至一代，每次皆如数而止，此必难治。经谓五十动不一代者，以为常也。以知五脏之期，予之短期者，乍疏乍数也。又云：数动一代者，病在阳之脉也。此则阳气竭尽无余之脉耳。所以或如雀啄，或如屋漏，或如弦绝，皆真代脉，见之生理绝矣。惟妊娠恶阻，呕逆最剧者，恒见代脉。谷入既少，气血尽并于胎息，是以脉气不能接续。然在二三月时有之，若至四月，胎已成形，当无歇止之脉矣。

散

散脉者，举之浮散，按之则无，去来不明，漫无根蒂，不似虚脉之重按虽虚，而不至于散漫也。散为元气离散之象。故伤寒咳逆上气，其脉散者死，谓其形损故也。可知散脉为必死之候。然形象不一，或如吹毛，或如散叶，或如悬雍，或如羹上肥，或如火薪然，皆真散脉，见之必死，非虚大之比。经曰：代散则死。若病后大邪去，而热退身安，泄利止而浆粥入胃，或有可生者，又不当以概论也。古人以代散为必死者，盖散为肾败之应，代为脾绝之兆。肾脉本沉，而散脉按之不可得见，是先天资始之根本绝也；脾脉主信，而代脉去来必愆其期，是后天资生之根本绝也。故二脉独见，均为危亡之候；而二脉交见，尤为必死之征。

清

清脉者，轻清缓滑，流利有神，似小弱而非微细之形，不似虚脉之不胜寻按，微脉之软弱依稀，缓脉之阿阿迟纵，弱脉之沉细软弱也。清为气血平调之候。经云：受气者清。平人脉清虚和缓，生无险阻之虞。如左手清虚和缓，定主清贵仁慈。若清虚流利者，有刚决权变也。清虚中有一种弦小坚实，其人必机械峻刻。右手脉清虚和缓，定然富厚安闲。若清虚流利，则富而好礼。清虚中有种枯涩少神，其人虽丰，目下必不适意。寸口清虚，洵为名裔，又主聪慧；尺脉清虚，端获良嗣，亦为寿征。若寸关俱清，而尺中蹇涩，或偏小偏大，皆主晚景不丰，及艰子嗣。似清虚而按之滑盛者，此清中带浊，外廉内贪之应也。若有病而脉清楚，虽剧无害。清虚少神，即宜温补以助真元。若其人脉素清虚，虽有客邪壮热，脉亦不能鼓盛，不可以为证实脉虚，而失于攻发也。

浊

浊脉者，重浊洪盛，腾涌满指，浮沉滑实有力，不似洪脉之按之软阔，实脉之举之减小，滑脉之往来流利，紧脉之转索无常也，浊为禀赋昏浊之象。经云：受谷者浊。平人脉重浊洪盛，垂老不得安闲。如左手重浊，定属污下；右手重浊，可卜庸愚。寸口重浊，家世卑微；尺脉重浊，子姓鲁莽。若重浊中有种滑利之象，家道富饶；浊而兼得蹇涩之状，或偏盛偏衰，不享安康，又主夭枉。似重浊而按之和缓，此浊中兼清，外圆内方之应也。大约力役劳动之人，动彻劳其筋骨，脉之重浊，势所必然。至于市井之徒，拱手曳裾，脉之重浊者，此非天性使然欤①！若平素不甚重浊，因病鼓盛者，急宜攻发以开泄其邪。若平昔重浊，因病而得蹇涩之脉，此气血凝滞，痰涎胶固之兆，不当以平时涩浊论也。

口问（十二则）

问三焦命门脉②

门人问曰：读师传诸义，发智慧光，如大火聚，扫却胸中无限阴霾矣。但某等根器疏陋，尚有积疑未泮，如三焦命门，各有歧说，未获定鉴，愿师垂诲真铨，以破学人之惑。答曰：夫所谓命门者，即三焦真火之别名也。以其职司腐熟之令，故谓之焦。经谓中精之府，言其所主精气也。又云上焦如雾，中焦如沤，下焦如渎者，言其气化之象也。岐伯曰：寸以射上焦，关以射中焦，尺以射下焦，此言三焦之脉位也。射者，自下而射于上，其脉即分属寸关尺。凡鼓动之机，靡不本诸三焦，则知六部之中，部部不离三焦之气也。三焦为真火之源，故有命

---

① 欤（yú）：语气助词。
② 三焦命门脉：口问十二则中的十二个黑体小标题均为编者后加。

门之号。《难经》独以右尺当之，而《脉诀》复有男女左右之分。男以精气为主，故右尺为命门；女以精血为主，故左尺为命门。是命门之诊，尤重在乎尺内也。三焦鼎峙两肾之间，为水中之火，既济阴阳。赵氏[①]所谓天非此火不能生物，人非此火不能有生，为性命之主宰，故曰命门。越人谓其有名无形者，以火即气，气本无形，非若精津血液之各有其质也。然以气化为无形则可，以三焦为无形则不可。《灵枢·本藏》云：肾应骨，密理厚皮者，三焦膀胱厚；粗理薄皮者，三焦膀胱薄；疏腠理者，三焦膀胱急；毫毛美而粗者，三焦膀胱直；稀毫毛者，三焦膀胱结也。详此明言厚薄急结之状，讵可谓之无形乎？

问神门脉

复问：神门为心经之动脉，而王氏又云：神门决断，两在关后者，是指尺中肾脉而言，其故何也？答曰：神门之脉有二，如前所言神门即是命门，命门即是三焦，属于七节之上，故于尺中求之，以尺为六脉之根也。越人云：人之有尺，譬如树之有根。水为天一之元，先天之命根也。若肾脉独败，是无根矣。此与诸脉之重按有力为有根，脉象迥异，而为肾气之所司则一也。如虚浮无根，是有表无里，孤阳岂能独存乎？若尺内重按无根，不独先天肾水之竭，亦为后天不足之征。仲景所谓营气不足，血少故也。《脉微》[②] 所云：是指心经动脉而言。按："气交变论"中岁水太过一节，内有神门绝者死不治，言水胜而火绝也。其穴在掌后兑骨之端，即如人迎与气口并称，皆主关前一分而言。其穴在喉之两旁，乃足阳明之动脉，能于是处求

---

① 赵氏：明代医家赵献可，字养葵。撰有《医贯》六卷。
② 《脉微》：又名《脉要精微》，明代施沛撰，两卷。

诸经之盛衰乎？可知神门二说，各有主见，各有至理，不可附会牵合而致疑殆也。

问冲阳太溪脉

问：冲阳太溪，皆足之动脉，每见时师求之于垂毙之时，验乎不验乎？答曰：是即仲景趺阳少阴也。尝闻气口成寸，以决死生，未尝决之于二处也。或谓以此本属胃与肾脉，虽变其名，仍当气口尺中诊之。《脉法》以寸口趺阳少阴三者并列而论，是即寸关尺三部之别号，但未明言其故耳。喻嘉言释仲景平脉首条云：条中明说三部，即后面趺阳少阴，俱指关尺而言，然何以止言趺阳少阴？盖两寸主乎上焦，营卫之所司，不能偏于轻重，故言寸口；两关主乎中焦，脾胃之所司，宜重在右，故言趺阳；两尺主乎下焦，宜重在左，故言少阴。此先得我心之所同然，但二处动脉，犹可求其绝与不绝，非推原某脉主某病也。设闺中处子，而欲按其足上之脉，殊为未便。

问反关脉

昔人所云反关之脉，但言脉位之异，未审所见之脉，与平常之人可例推乎，抑别有所异乎？答曰：凡脉之反关者，皆由脉道阻碍，故易位而见，自不能条畅如平常之脉也。其反关之因，各有不同，而反关之状，亦自不一。有胎息中惊恐颠仆而反关者，有襁褓束缚致损而反关者，有幼时跌仆动经而反关者。有龆龀①疳积，伐肝太过，目连割而左手偏小，有似反关者。有大惊丧志，死绝复苏而反关者。有一手反关者，有两手反关者。有从关斜走至寸而反关者。有反于内侧，近大陵而上者。有六

---

① 龆龀（tiáo chèn）：借指孩童。

部原有如丝，而阳溪、列缺，别有一脉大于正位者。有平时正取侧取俱无，覆手①取之而得者；有因病而正取无脉，覆手诊之乃得者。总皆阴阳伏匿之象。有伤寒欲作战汗，脉伏而误认反关者。大抵反关之脉，沉细不及十常八九；坚强太过者，十无二三；欲求适中之道，卒不易得也。亦有诸部皆细小不振，中有一粒如珠者，此经脉阻结于其处之状，故其脉较平人细小者，为反关之常，较平人反大者绝少，不可以为指下变异，谓之怪脉也。凡遇反关殊异平常之脉，须细询，其较之平时稍大，即为邪盛；比之平时愈小，即为气衰；更以所见诸证参之。

问人迎气口脉

门人问曰：人迎主表，气口主里，东垣《内外伤辨》言之详矣。而盛启东②又以新病之死生，系乎右手之关脉；宿病之死生，主乎左手之关尺。斯意某所未达，愿闻其义云何？答云：病有新久，证有逆顺。新病谷气犹存，胃脉自应和缓，即或因邪鼓大，因虚减小，然须至数分明，按之有力，不至浊乱，再参语言清爽，饮食知味，胃气无伤，虽剧可治。如脉至浊乱，至数不明，神昏语错，病气不安，此为神识无主，苟非大邪瞑眩，岂宜见此？经云：脉浮而滑，谓之新病；脉小以涩，谓之久病。故新病而一时形脱者死，不语者亦死。口开眼合，手撒喘汗遗尿者，俱不可治。新病虽各部脉脱，中部独存者，是为胃气，治之必愈。久病而左手关尺软弱，按之有神，可卜精血之未艾，他部虽危，治之可生。若尺中弦紧急数，按之搏指，或细小脱绝者，法在不治。盖缘病久胃气向衰，又当求其尺脉，

---

① 覆手：指手掌向下翻。
② 盛启东：盛寅，字启东，明代医家。撰有《医经秘旨》两卷。

为先天之根气也。启东又云：诊得浮脉，要尺内有力，为先天肾水可恃，发表无虞；诊得沉脉，要右关有力，为后天脾胃可凭，攻下无虞。此与前说互相发明，言虽异而理不殊也。

问初诊久按不同说

问：脉有下指浮大，按久索然者；有下指濡软，按久搏指者；有下指微弦，按久和缓者，何也？答曰：夫诊客邪暴病，应指浮象可证。若切虚羸久病，当以根气为本。如下指浮大，按久索然者，正气大虚之象，无问暴病久病，虽证显灼热烦扰，皆正衰不能自主，随虚阳发露于外也；下指濡软，久按搏指者，里病表和之象，非脏气受伤，则坚积内伏，不可以脉沉误认为虚寒也；下指微弦，按久和缓者，久病向安之象，气血虽殆，而脏气未败也。然多有证变多端，而脉渐小弱，指下微和，似有可愈之机者，此元气与病气俱脱，反无病象发现，乃脉不应病之候，非小则病退之比。大抵病人之脉，初下指虽见乏力，或弦细不和，按至十余至渐和者，必能收功。若下指似和，按久微涩不能应指，或渐觉弦硬者，必难取效。设病虽牵缠，而饮食渐进，便溺自调，又为胃气渐复之兆。经云：安谷者昌。浆粥入胃，则虚者活。此其候也。

问病同脉异病异治同

问：有病同而脉异，病异而脉同；病同而治异，病异而治同，何也？答曰：夫所谓病同而脉异者，人在气交之中，所感六淫七情，八风九气，一时之病，大率相类，故所见之证，亦多相类。而人之所禀，各有偏旺偏衰之不同，且有内戕神志，外役肢体，种种悬殊，脉象岂能如一？如失血证，脉有浮大而芤者，有小弱而数者，伤胃及脏之不同也。气虚证有气口虚大而涩者，有气口细小而弱者，劳伤脱泄之不同也。病异而脉同者，内伤夹外感，阳证夹阴寒，虚中有实结，新邪挟旧邪，表里交错，为患不一，而脉之所现，不离阴阳寒热虚实之机，其细微见证，安得尽显于指下哉？如太阳中风，瘫痪不仁，脉皆浮缓，一为暴感之邪，一为久虚之病；虚劳骨蒸，病疟寒热，关尺皆弦紧，一为肾脏阳虚，一为少阳邪盛。可不互参脉证，一概混治乎？病同而治异者，风气之病，时气之病，疟利之病，内伤虚劳之病，初起见证，往往相似，而人之所禀，各有贞脆，且有多火多痰多气，平时之资质既殊，病中之调治自异。如《金匮》之短气有微饮者，从小便去之，苓桂术甘汤主之，肾气丸亦主之。消渴小便不利，蒲灰散主之，滑石白鱼散、茯苓戎盐汤并主之。若治病不求其本，不问脉证之真象假象，但见病医病，殊失逆从反正之旨矣。病异而治同者，所见之证虽异，总不外乎邪正之虚实。如伤寒尺中脉迟之营气不足，阳邪内陷之腹中痛，虚劳里急之悸衄失精，并宜小建中汤。伏气郁发之热病，太阳中热之暍病，并宜白虎汤。寒疝之腹急胁急，产后之腹中疗痛①，并宜当归生姜羊肉汤。岂以一方主治一病，而不达权变之用哉？

问从脉不从证从证不从脉

问：古人治例，有从证不从脉，从脉不从证，一病而治各不同，或愈或不愈者，其故何也？答曰：此节庵先生②以南阳治例，下一注脚也，惜乎有所未尽耳。盖从证从脉，各有其方。如脉浮为表，治宜汗之，然亦有宜下者。仲景云：脉浮而大，

①　疗（jiǎo）痛：症状名。指腹内绵绵不断的疼痛。
②　节庵先生：陶华，号节庵，明代医家。

第四辑

心下反硬，有热属脏者攻之，不令发汗。脉沉为里，治宜下之，然亦有宜汗者。如少阴病始得之，反发热，脉沉者，麻黄附子细辛汤汗之。脉促为阳盛，当用芩葛清之；若脉促厥冷，非灸百会以通其阳不可，此非促为阳盛也。脉迟为寒，当用姜附温之；若阳明病脉迟，不恶寒，身体濈然汗出①，则用大承气，又非迟为阴寒也。此皆不从脉之治，以其证急也。又如表证汗之，乃常法也。仲景云：病发热头痛，脉反沉，身体痛，当温之，宜四逆汤。里证下之，亦其常也。日晡发热者属阳明，脉浮虚者宜发汗，用桂枝汤。结胸证具，当与陷胸下之。脉浮大者不可下，当与桂枝人参汤温之。身体疼痛，当以麻桂汗之。然尺中脉迟者不可汗，当与小建中汤和之。此皆不从证治，以其脉虚也。一病而治各不同，或愈或不愈者，良由不明受病之故。尝考《内经》多有同一见证，而所受之经各别，所见之脉迥殊，其可执一例治乎？况医有工拙，病有标本，假令正气有权之人，无论治本治标，但得药力开发病气，元神自复。若正气本虚之人，反现假证假脉，而与苦寒伐根之药，变证莫测矣。故凡治邪气暴虐，正气骤脱之病，制方宜猛。盖暴邪势在急迫，骤虚法当峻补。若虚邪久淹，羸弱久困之病，不但制方宜缓，稍关物议之味，咸须远之。是以巨室贵显之家，一有危疑之证，则遍邀名下相商，补泻杂陈之际，不可独出己见，而违众处方。即不获已，亦须平淡为主。倘病在危逆，慎勿贪功奏技，以招铄金之谤也。

问《内经》脉有阴阳说

客问：《内经·阴阳别论》所言，二阳之病发心脾，三阳为

---

① 濈（jí）然汗出：汗出连绵不断的样子。

病发寒热，一阳发病少气诸例，俱论脉法之阴阳，王太仆误作经脉注解。观其提纲，悉从脉有阴阳一句而来，次言知阳者知阴，知阴者知阳。凡阳有五，五五二十五阳，即仲景大浮数动滑为阳，以五脏之脉，各有大浮数动滑，是为五五二十五阳也。不言五五二十五阴者，先言知阳者知阴，则沉涩弱弦微之阴，可不言而喻也。答曰：读书虽要认定提纲，一气贯彻，然中间转折，尤宜活看，不可执着。盖脉有阴阳句，岐伯原是答黄帝人有四经十二从等问，所言凡阳有五，五五二十五阳，是言五脏之阳气，应时鼓动于脉，五五相乘，为二十五阳。与"玉机真藏"之故病有五，五五二十五变，异名同类。夫《脉法》之阴阳，原不离乎经脉之阴阳，况下文所言，三阳在头，三阴在手，得非明言经脉阴阳之确据乎？若以脉有阴阳，为通篇之提纲，皆附会于脉，未免支离牵强，殊失先圣立言之旨矣。曷知"阴阳别论"，原从"阴阳应象""阴阳离合"鱼贯而下，皆论经脉之阴阳，又为提纲中之挈领，可不体会其全，妄讥先辈乎？

问高章纲惵卑损诸脉

旅泊苕溪，偶检嘉言先生[1]仲景脉法解，坐有同人谓石顽曰：夫脉之显著共闻者，尚且指下难明，况乎险奥幽微，人所共昧。如高章纲惵卑损之脉，既非恒有之象，何长沙博采古训，以眩耳目，喻子曲为释辞，以夸博识乎？答曰：此古圣至微至显之的诀，不能晦藏于密，一时为之阐发，岂故为诡异以欺后世耶？其所谓纲者，诸邪有余之纲领；损者，诸虚积渐之损伤。恐人难于领悟，乃以高章惵卑四字，体贴营卫之盛衰。虽六者

---

[1] 嘉言先生：喻昌，字嘉言，明末清初时医家。撰有《医门法律》六卷，《尚论》篇八卷，《寓意草》一卷，合称《喻氏三书》。

并举，而其所主，实在纲损二脉也。以其辞简义深，末由窥测，喻子独出内照，发明其义。惜乎但知高章为高章取象，惵卑为惵卑措辞，不知高章为纲脉之纪，惵卑为损脉之基耳。盖高者，自尺内上溢于寸，指下涌涌，既浮且大，而按之不衰，以卫出下焦，行胃上口，至手太阴，故寸口盛满，因以高字名之；章者，自筋骨外显于关，应指幅幅，既动且滑，而按之益坚，以营出中焦，亦并胃口而出上焦，故寸关实满，因以章字目之；纲者，高章兼该之象，故为相搏，搏则邪正交攻，脉来数盛，直以纲字揭之；惵者，寸口微滑，而按之软弱，举指瞥瞥，似数而仍力微，以卫气主表，表虚不能胜邪，故有似乎心中怵惕之状，因以惵字喻之；卑者，诸脉皆不应指，常兼沉涩之形，而按之隐隐，似伏而且涩难，以营气主里，里虚则阳气不振，故脉不显，有似妾婢之卑屑不能自主，故以卑字譬之；损者，惵卑交参之谓，故为相搏，搏则邪正俱殆，脉转衰微，直以损字呼之。而损脉之下，复有迟缓沉三者，言阿阿徐缓，而按之沉实，为营卫俱和，阴阳相抱之象，不过借此以显高章等脉。大都高章纲惵卑损之脉，皆从六残贼来。其浮滑之脉，气多上升而至于高；弦紧之脉，邪必外盛而至于章；沉涩之脉，阳常内陷而至于卑。非阴寒脉沉，不传他经之比。凡此六者，能为诸脉作病，故谓残贼。纵邪气盛满，而汗下克削太过，皆能致虚。虚则脉来惵惵，按之力微，逮所必至。至于高章相搏，未有不数盛者；惵卑相搏，未有不弦劲者。所以沉伏之中，尺内时见弦细搏指，则为损脉来至，必难治也。详高惵之脉，往往见于寸口，章脉每多显于趺阳，卑脉恒于少阴见之。然惵卑之脉，寸口趺阳未尝不有也；高章之脉，尺内少阴从未一见耳。观后寸口趺阳少阴诸条，皆言高章惵卑之病，其阴阳死生之大端，端不出大浮数动滑为阳，沉涩弱弦微为阴之总纲，以其非专言《伤寒·脉法》，故长沙另辑"平脉法"篇，隶诸辨脉法下，由是余皆诠释缵论，略未之及。兹因同人下问，不觉为之饶舌。

中医脉学经典医籍集成

诊宗三昧

问辨声色法

或问：医以声色之辨，为神圣妙用，而审切反居其次，何也？答曰：夫色者神之华，声者气之发，神气为生阳之征验。在诊察之际，不待问而阴阳虚实之机，先见于耳目间矣。予于《伤寒》绪论，言之颇详，姑以大略陈之。色贵明润，不欲沉夭。凡暴感客邪之色，不妨昏浊壅滞；病久气虚，只宜瘦削清癯①。若病邪方锐而清白少神，虚羸久困而妩媚鲜泽，咸非正色。五色之中，青黑黯惨，无论病之新久，总属阳气不振。惟黄色见于面目，而不至索泽者，皆为向愈之候。若眼胞上下如烟煤者，寒痰也；眼黑颊赤者，热痰也；眼黑而行步艰难呻吟者，痰饮入骨也；眼黑而面带土色，四肢痿痹，屈伸不便者，风痰也。病人见黄色光泽者，为有胃气，不死；干黄者，为津液之槁，多凶。目睛黄者，非瘅即衄。目黄大烦为病进。平人黑气起于口鼻耳目者危。若赤色见于两颧，黑气出于神庭，乃大气入于心肾，暴亡之兆也。至于声者，虽出肺胃，实发丹田，其轻清重浊，虽由基始，要以不异平时为吉。如病剧而声音清朗如常者，形病气不病也。始病即气壅声浊者，邪干清道也。病未久而语声不续者，其人中气本虚也。脉之呻者，病也。言迟者，风也；多言者，火之用事也。声如从室中言者，中气之湿也。言而微，终日乃复言者，正气之夺也。衣被不敛，言语善恶，不避亲疏者，神明之乱也。出言懒怯，先重后轻者，内

---

① 清癯（qú）：清瘦。

伤元气也；出言壮厉，先轻后重者，外感客邪也。攒眉呻吟者，头痛也。噫气以手抚心者，中脘痛也。呻吟不能转身，坐而下一脚者，腰痛也。摇头以手扪腮者，齿颊痛也。呻吟不能行步者，腰脚痛也。诊时吁气者，郁结也。摇头言者，里痛也。形羸声哑者劳瘵，咽中有肺花疮也。暴哑者，风痰伏火，或怒喊哀号所致也。语言蹇涩者，风痰也。诊时独言独语，不知首尾者，思虑伤神也。伤寒坏病，声哑，唇口有疮者，狐惑也。平人无寒热，短气不足以息者，痰火也。声色之诊最繁，无庸琐述，以混耳目。

问脉沉因温补转剧

门人问曰：尝闻肥人之脉宜沉，肾肝之脉宜沉，冬月之脉宜沉，于此有人，年盛体丰，冬时腰痛不能转侧，怯然少气，足膝常逆，证脉皆寒，与肾气丸不应，转增寒热喘满，何也？答曰：不在证治也。夫肥人之脉沉者，湿伤血脉也。腰痛不能转侧者，湿滞经络也。怯然少气者，湿干肺胃也。足膝常逆者，湿遏阳气，不能旁达四末也。法当损气以助流动之势，则痛者止而逆者温。反与滋腻养营之药，则痰湿愈壅，经络不能条畅，而寒热喘满，势所必至也。昔有朔客，初至吴会，相邀诊视。时当夏月，裸坐盘飧，倍于常人，而形伟气壮，热汗淋漓于头项间。诊时不言所以，切其六部沉实，不似有病之脉，惟两寸略显微数之象。但切其左，则以右掌抵额；切其右，则易左掌抵额。知为肥盛多湿，夏暑久在舟中，时火鼓激其痰于上，而为眩晕也。询之果然。因与导痰清湿而安。设不察所苦，但以脉沉，求其病之所属，失之远矣。医之手眼，可不临机活泼乎？

逆顺

诊切之要，逆顺为宝。若逆顺不明，阴阳虚实死生不别也。故南阳先师，首言伤寒阴病见阳脉者生，阳病见阴脉者死。即此一语，可以推卒病之逆顺，亦可广诸病之死生。一着先机，至微至显。奈何先辈专守王氏之绳墨，不达至圣之璇玑？以至脉学之言，愈阐愈昧，求脉之道，愈趋愈蹶，良由不解活法推源之故。因是汇辑逆顺诸例，庶学者披卷晓然，虽以死生并列，而逆证尤不可忽。如伤寒未得汗，脉浮大为阳，易已；沉小为阴，难已。伤寒已得汗，脉沉小安静为顺，浮大躁疾者逆。然多有发热头痛，而足冷阳缩，尺中迟弱，可用建中和之者；亦有得汗不解，脉浮而大，心下反硬，合用承气攻之者；更有阴尽复阳，厥愈足温，而脉续浮者。苟非深入南阳之室，恶能及此。迨夫温病热病，热邪亢盛虽同，绝无浮紧之脉。观《内经》所云：热病已得汗而脉尚盛躁，此阴脉之极也，死；其得汗而脉静者生。热病脉尚盛躁而不得汗者，此阳脉之极也，死；脉盛躁，得汗静者生。他如温病穰穰大热，脉数盛者生，细小者死。热病汗下后，脉不衰，反躁疾，名阴阳交者死。历参温热诸病，总以数盛有力为顺，细小无力为逆，得汗后，脉不衰，反盛躁，尤逆也。至于时行疫疠，天行大头，咸以脉数盛滑利为顺，沉细虚涩为逆。然湿土之邪内伏，每多左手弦小，右手数盛者，总以辛凉内夺为顺，辛热外散为逆。当知温热时疫，皆热邪内蕴而发，若与表散，如炉冶得鼓铸之力耳。然疫疠虽多人迎不振，设加之以下利足冷，又未可轻许以治也。故昔人有阴阳俱紧，头痛身热，而下利足冷者死，谓其下虚也。至若温毒发斑，谵语发狂等症，总以脉实便秘为可治，脉虚便滑者难治。若斑色紫黑如果实黡，虽便秘能食，便通即随之而逝矣。其狂妄躁渴，昏不知人，下后加呃逆者，此阳去入阴，终不可救。卒中风口噤，脉缓弱为顺，急实大数者逆。中风不仁，痿躄①不遂，脉虚濡缓为顺，坚急疾者逆。中风遗尿盗汗，脉缓弱为顺，数盛者逆。中风便溺阻涩，脉滑实为顺，虚涩者逆。中寒卒倒，脉沉伏为顺，虚大者逆。中暑自汗喘乏，腹满遗尿，脉虚弱为顺，躁疾者逆。暑风卒倒，脉微弱为顺，散大者逆。大抵卒中天地之气，无论中风中寒，中暑中暍，总以细小流连为顺，数实坚大为逆。散大涩艰，尤非所宜。不独六淫为然，即气厥痰厥，食痰蛔厥，不外乎此。盖卒中暴厥，皆真阳素亏，故脉皆宜小弱，不宜数盛；中恶腹满，则宜紧细微滑，不宜虚大急数；中百药毒，则宜浮大数疾，不宜微细虚涩。详中风中暑，一切暴中，俱有喘乏遗尿。如中风中寒，则为肾气之绝；中暑中暍，则为热伤气化；痰食等厥，又为气道壅遏所致。死生逆顺悬殊，可不辨而混治乎？凡内伤劳倦，气口虚大者为气虚，弦细或涩者为血虚。若躁疾坚搏，大汗出，发热不止者死，以里虚，不宜复见表气开泄也。内伤饮食，脉来滑盛有力者，为宿食停胃，涩伏模糊者，为寒冷伤脾，非温消不能克应。霍乱脉伏，为冷食停滞，胃气不行，不可便断为逆，搏大者逆。既吐且利，不宜复见实大也。霍乱止而脉代，为元气暴虚，不能接续，不可便断为逆，厥冷迟微者逆。阳气本虚，加以暴脱，非温补不能救疗。噎膈呕吐，脉浮滑大便润者顺，痰气阻逆，胃气未艾也。弦数紧涩，涎如鸡清，大便燥结者逆，气血枯竭，痰火郁结也。腹胀，关部浮大有力为顺，虚小无神者逆。水肿，脉浮大软弱为顺，涩细虚小者逆。又沉细滑利者，虽危可治，

---

① 痿躄（cù）：下肢肌肉萎缩、足不能行走的病证。

虚小散涩者不治。鼓胀，滑实流利为顺，虚微短涩者逆。肿胀之脉，虽有浮沉之不同，总以软滑为顺，短涩为逆。咳嗽，浮软和滑者易已，沉细数坚者难已。久嗽缓弱为顺，弦急实大者逆。劳嗽骨蒸，虚小缓弱为顺，坚大涩数者逆，弦细数疾者尤逆。上气喘咳，脉虚宁宁伏匿为顺，坚强搏指者逆，加泻尤甚。上气喘息低昂，脉浮滑，手足温为顺，脉短涩，四肢寒者逆，上气脉数者死，谓其形损故也。历陈上气喘咳诸例，皆以软弱缓滑为顺，涩数坚大者逆。盖缓滑为胃气尚存，坚涩则胃气告匮之脉也。肺痿，脉虚数为顺，短涩者逆，数大实者，亦不易治。肺痈初起，微数为顺，洪大者逆；已溃，缓滑为顺，短涩者逆。气病而见短涩之脉，气血交败，安可望其生乎？吐血衄血下血，芤而小弱为顺，弦急实大者逆。汗出若衄，沉滑细小为顺，实大坚疾者逆。吐血，沉小为顺，坚强者逆。吐血而咳逆上气，芤软为顺，细数者逆，弦劲者亦为不治。阴血既亡，阳无所附，故脉来芤软。若细数则阴虚火炎，加以身热不得卧，不久必死。弦劲为胃气之竭，亦无生理。蓄血，脉弦大可攻为顺，沉涩者逆。从高顿仆，内有血积，腹胀满，脉坚强可攻为顺，小弱者。金疮出血太多，虚微细小为顺，数盛急实者逆。破伤，发热头痛，浮大滑为顺，沉小涩者逆。肠澼下白沫，脉沉则生，脉浮则死。肠澼下脓血，沉小留连者生，数疾坚大身热者死。久利，沉细和滑为顺，浮大弦急者逆，虽沉细小弱，按之无神者不治。肠澼下利，《内经》虽言脉浮身热者死，然初病而兼表邪，常有发热脉浮，可用建中而愈者，非利久虚阳发露，反见脉浮身热，口噤不食之比。泄泻，脉微小为顺，急疾大数者逆。肠澼泄泻，为肠胃受病，不当复见疾大数坚之脉也。小便淋秘，脉滑疾者易已，涩小者难已。消瘅脉实大，病久可治，脉悬小坚病久不可治。消渴，脉数大软滑为顺，细小浮短者逆。又沉小滑为顺，实大坚者逆。头痛目痛，卒视无所见者死。清阳失守，邪火僭逆①于上也，其脉浮滑为风痰上盛，可治；短涩为血虚火逆，不治。心腹痛，痛不得息，脉沉细迟小为顺，弦长坚实者逆。癥瘕脉沉实者可治，虚弱者死。疝瘕脉弦者生，虚疾者死。心腹积聚，脉实强和滑为顺，虚弱沉涩者逆。癫疾，脉搏大滑，久自已；小坚急，死不治。又癫疾脉虚滑为顺，涩小者逆。狂疾，脉大实为顺，沉涩者逆。痿痹，脉虚涩为顺，紧急者逆。䘌蚀阴肛，虚小为顺，坚急者逆。痈疽初起，脉微数缓滑为顺，沉涩坚劲者逆；未溃，洪大为顺，虚涩者逆；溃后，虚迟为顺，数实者逆。肠痈，软滑微数为顺，沉细虚涩者逆。病疮，脉弦强小急，腰脊强，瘛疭，皆不可治。溃后被风，多此痉病，脉浮弦为阳，沉紧为阴，若牢细坚劲搏指者不治。妊娠，脉宜和滑流利，忌虚涩不调。临月，脉宜滑数离经，忌虚迟小弱，牢革尤非所宜。新产，脉宜缓弱，忌弦紧。带下，脉宜小弱，忌急疾。崩漏，脉宜微弱，忌实大。乳子而病热，脉悬小，手足温则生，寒则死。凡崩漏胎产久病，脉以迟小缓滑为顺，急疾大数者逆。以上诸例，或采经论，或摭名言，咸以病脉相符为顺，病脉相反为逆。举此为例，余可类推，颖悟之士，自能闻一知十，无烦余之屑屑也。

异脉

异脉者，乖戾不和，索然无气，不与寻常诸脉相类。《内经·大奇论》贯列诸脉，摹写最微。苟非逐一稽研，乌能心领神会。如心脉满大，痫瘛筋挛；肝脉小急，痫瘛筋挛。二条见证皆同，

---

① 僭（jiàn）逆：越礼犯上。

而脉象迥异，受病各别，其同病异治等法，良有见乎此也。若肝脉惊暴，有所惊骇，脉不至，若喑，皆惊气失常，所以肝脉驰骤，气平自已，毋治也。肾脉小急，肝脉小急，心脉小急，不鼓，皆为瘕。言诸经之脉，皆有小急，但以按之不鼓者为瘕。若纵之鼓指，又为火伏之象，非瘕也。肾肝并沉为石水，并浮为风水，并虚为死，并小弦欲惊。并者，六位皆然，非见一二部也。水脉当沉，以风势鼓激则浮，浮则重按不乏，虚则按之即空，以水气内蓄，不当并见虚脉，故死。并小弦欲惊者，以少阳生气，为阴邪所埋，故惕惕如惊，而实非惊也。肾脉大急沉，肝脉大急沉，皆为疝。心脉搏滑急为心疝，肺脉沉搏为肺疝，疝脉无不弦急者。观下文三阳急为瘕，三阴急为疝，则疝瘕之阴阳辨治，可了然矣。二阴急为痫厥，厥属肾，而痫属心包也。二阳急为惊，闻水音则惕然而惊也。脾脉外鼓沉为肠澼，久自已。肝脉小缓为肠澼，易治。肾脉小搏沉为肠澼下血，血温身热者死。心肝病亦下血，二藏同病者可治，其脉小沉涩为肠澼，其身热者死，热见七日死。肠澼之脉，总以缓小为易治，坚搏为难治。外鼓沉者，言虽浮大而根气不乏也；小搏沉者，阴邪内注而脉显阴象，不当复见虚阳外扰也。心肝二脏，水火同气，故同病者易治。脾肾同病，为土崩水竭，故死不治。胃脉沉鼓涩，胃外鼓大，心脉小坚急，皆鬲。偏枯，男子发左，女子发右，不喑，舌转可治。三十日起，其从者喑，三岁起，年不满二十者，三岁死。言胃脉重按则涩，浮取则大，阴血受伤而阳气失守也。心脉小坚急，阴邪胜而上侮君主也。胃气既伤，血脉又病，故心下痞鬲，而半体偏枯也。偏枯以男子发左，女子发右为逆，然虽逆而非不治也。如不喑舌转，非脏受病，见证虽逆，治亦易起。若喑不能言，肾气内亏，证虽不逆，治亦难痊。若年不满二十，气血方盛之时，而见偏废之疾，此根

第四辑

气之夭，不出三年必死也。脉至而搏，血衃身热者死。脉来悬钩浮为常脉，血衃身热而脉来搏指，虚阳外脱，阴血内亡，安得不死？脉来悬钩浮，言浮而中空之状，隐然言外。脉至如喘，名暴厥。暴厥者，不知与人言。言暴逆气浮，故脉喘喘乏力，肾气不能下守可知。脉至如数，使人暴惊，三四日自已。言暴惊气乱，故脉至如数，而实未常数，故不须治。脉至浮合，浮合如数，言一息十至以上，如浮波之合，后至凌前，虚疾而动无常候，是经气予不足也。脉至如火薪然，言浮数而散，瞥瞥如羹上肥，是心精之予夺也。脉至如散叶，言飘忽无根，是肝气予虚也。脉至如省客，省客者，言如省问之客，乍见欲言而迟疑不吐，故以脉塞而鼓四字体贴之，是肾气予不足也。脉至如丸泥，言指下动滑，如循薏苡子，是胃精予不足也。脉至如横格，言坚强如横木之拒于指下，是胆气予不足也。脉至如弦缕，言弦急而强，如转索之状，是胞精予不足也。脉至如交漆，交漆者，左右傍至也，言指下艰涩不前，重按则不由正道而出，或前大后细，与绵绵如泻漆之绝互发。脉至如涌泉，言寸口洪盛，如泉出穴之涌，而按之散漫，浮鼓肌中，太阳气予不足也。脉至如颓土之状，言涩大模糊，如雨中颓土，按之不得，是肌气予不足也。脉至如悬雍，悬雍者，浮揣切之益大，重按即无，故以腭间下垂之肉喻之，是十二俞之予不足也。脉至如偃刀，偃刀者，浮之小急，按之坚大急，五脏郁热，寒热独并于肾也。脉至如丸，滑不直手，按之不可得，是大肠气予不足也。脉至如华者，言如花之虚浮，令人善恐，不欲坐卧，行立常听，是小肠气予不足也。如上诸脉，古圣目之大奇，洵非寻常可拟。余尝反覆互参，始得其旨。前九条，咸以脉证异同，究其病之所属，如脾脉外鼓沉，及胃脉沉鼓涩，胃外鼓大之脉皆仿佛，而为病迥殊。后十四条，又以指下乖异，辨诸经之气予不足，而悉予之短期。近世但知弹石、解索、雀啄、屋漏、鱼翔、虾游，谓之六绝。若浮合等脉，真脏七诊，茫然不知何义，而漫治取谤者有之。多有病本濒危，药之不应，而显绝脉绝证。如病人身热脉大，服药后，忽然微细欲绝，厥冷下利，呃逆不止者死，脉转躁疾亦死。病人厥逆下利，脉微欲绝，服药后，脉暴出者死。与厥逆下利，本不能食，今骤能食，为除中者死同义。又脉来忽沉忽浮，乍疏乍数，来去无次，皆不可治。经谓不大不小，病犹可治。其有大小者，为难治也。真脏者，独弦、独钩、独毛、独石、独代，而指下坚强，绝无和缓之象，脏气病气，打成一片，故曰真脏，见之必死。七诊者，独小、独大、独疾、独迟，诸部皆然，非一部两部见病脉也。独热者，尺炬然热；独寒者，尺肤寒是也；独陷下者，诸部皆陷伏不应也。真脏悉为死候，七诊犹为病脉，其所重全在胃气。胃主肌肉，故言形肉已脱，九候虽调犹死；七诊虽见，九候皆从者不死。胃为五脏之本也，若有七诊之病，其脉候亦败者死矣。前篇汇次逆顺，此篇专辑异脉，欲人贯彻其旨，庶无轻诺许治之失。

妇人

问：妇人脉法，与男子何异？答曰：女子二七天癸通，月事以时下，故其所重，全在冲任。冲任为精血之海，其脉常随肝肾而行，故以左尺为命门。"阴阳应象论"云：阴阳者，血气之男女也；左右者，阴阳之道路也。盖天道左旋而主阳气，地道右转而主阴血。阴常从阳，为阳之守，故左尺反有命门之号。然阴禀多暴，脉多随气上章；阴性多郁，脉亦随气内慄。古人虽有女子右脉常盛，及女脉在关下之说，要非定论；其病惟经候胎产，异于男子，他无所殊也。若肾脉微涩，或左手关后尺内脉浮，或肝脉沉而急，或尺脉滑而断绝不匀，皆经闭不调之候。如体弱之妇，脉常微弱，但尺内按之不绝，便是有子。月断呕逆不食，六脉不病，亦为有子。所以然者，体弱而脉难显也。《脉经》曰：妇人脉三部浮沉正等，按之不绝，无他病而不月者，妊子也。尺数而旺者亦然。经曰：何以知怀子之且生？身有病而无邪脉也。又云：阴搏阳别，谓之有子。言尺内阴脉搏指，与寸口阳脉迥别，其中有阳象也。阴阳相鼗鸰，故能有子。阴虚阳搏谓之崩，言尺内虚大弦数，皆内崩而血下。若消瘦喘息，月事不来者，二阳之病发心脾也。妇人不月，脉来滑疾，重手按之散者，胎已三月也。和滑而代者，此二月余之胎息也。重手按之，滑疾而不散者，五月也。妊娠四月，欲知男女法，古人悉以左尺滑大为男，右尺滑大为女，两尺俱滑大为双胎。然往往有左寸动滑为男者，以经行血泻，阴常不满，故尺常不足，不可执于尺内滑大方为胎脉之例。经云：妇人手少阴脉动甚者，妊子也。寸为阳位，故见动滑，则为血充而显阳象。左叶熊罴，右应鸾凰之兆，可预卜而无疑也。凡妇人经水三月不来，诊其脉两寸浮大，两关滑利，两尺滑实而带数，此胎脉也。若有形而不动，或当脐下翕翕微动，如抱瓮之状，按之冰冷，又两尺乍大乍小，乍有乍无，或浮或沉，或动或止，早暮不同者，乃鬼胎也。须连视二三日乃见。宜补气活血，温养脾胃，则水行经自通矣。若脉来疾如风雨乱点，忽然而去，久之复来如初者，是夜叉胎也。亦有左关之脉，指下见两歧而产夜叉者，总与平常之脉不类也。妊娠脉弱，防其胎堕，以气血无养也，急宜补养。若弦急亦堕，是火盛也。孕妇脉沉细弦急，憎寒壮热，唇口俱青黑，是胎气损也。当问胎动否，若不动，反觉上抢心闷绝，按之冰冷者，当作死胎治之。妇人经断有躯，其脉弦者，后必大下，不成胎也。然有因病脉弦，又当保胎为务，气旺则弦自退矣。妇人尺脉微迟为居经，月事三月一下，血气不足故也。妇人尺脉微弱而涩，少腹恶寒，年少得之为无子，年大得之为绝孕。若因病而脉涩者，孕多难保。凡妊娠外感风邪，脉宜缓滑流利，最忌虚涩躁急。虚涩则不固，躁急则热盛伤胎，多难治也。胎前下利，脉宜滑小，不宜洪数。洪数则防其胎堕，堕后七日多凶。治疗之法，攻积必死，兜涩亦死，急宜伏龙肝汤，煎温养脾胃药，多有生者。凡妊娠之脉，宜实大有力，忌沉细弦急虚涩。半产漏下，宜细小流连，忌急实断绝不匀。临产宜滑数离经，忌虚迟弦细短涩。产后宜沉小微弱，忌急实洪数不调。新产伤阴，出血不止，尺脉不能上关者死。新产中风热病，脉宜浮弱和缓，忌小急悬绝。崩漏不止，脉宜细小扎迟，忌虚涩数实。凡诊妇人室女伤寒热病，须问经事若何，产后须问恶露多少及少腹中有无结块，此大法也。

婴儿

问：婴儿三岁以下，看虎口三关纹色，其义云何？答曰：婴儿气血未盛，经脉未充，无以辨其脉象，故以食指络脉形色之彰于外者察之。其络即三部之所发，其色以紫为风热，红为伤寒，青为惊恐，白为疳积。惟黄色隐隐，或淡红隐隐为常候。至见黑色，危矣。若虎口三关多乱纹为内钓，腹痛，气不和，脉乱，身热，不食，食即吐；而上唇有珠状者，为变蒸也。其间纹色，在风关为轻，气关为重，命关尤重也。此言次指上三关近虎口一节为风关，中节为气关，爪甲上节为命关。然纹直而细者，为虚寒少气，多难愈；粗而色显者，为邪干正气，多易治。纹中有断续如流珠形者为有宿食。其纹自外向里者为风寒，自内向外者为食积也。岐伯曰：阴络之色应其经，阳络之色变无常，随四时而行也。寒多则凝泣，凝泣则青黑；热多则淖泽①，淖泽则黄赤。此皆常也。至三岁以上，乃以一指按三关，此言寸关尺三部也。其脉常以六至为则，添则为热，减则为寒，浮弦为乳痫，弦紧为风痫，虚涩为慢惊，沉弦为腹痛，弦实为气不和，牢实为便秘，沉细为冷乳不消，沉滑为宿食不化。或小或涩，或沉或细，皆为宿食停滞。浮大为伤风，伏结为物聚，弦细为疳劳，沉数为骨蒸有热也。婴儿病赤瓣飧泄，脉小手足寒，难已；脉小手足温，泄易已。小儿见其腮赤目赤，呵欠烦闷，乍凉乍热，或四末独冷，鼓栗恶寒，面赤气涌，涕泪交至，及耳后有红丝纹缕，脉来数盛者，皆是痘疹之候，汤药之所当忌者最多，慎勿漫投，以贻其咎也。

---

① 淖（nào）泽：比喻脉象按之如泥，柔软模糊。

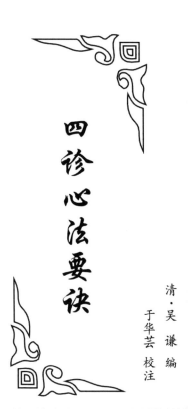

四诊心法要诀

清·吴 谦 编

于华芸 校注

内容提要

清·吴谦等编。二卷。成书并刊行于清乾隆四年（1739年）。系《医宗金鉴》内所录之一。上卷六十六条，其中总述一条、望诊二十七条、闻诊七条、问切诊三十一条，阐述"望以目察，闻以耳占，问以言审，节以指参"方法进行四诊；下卷八十四条，专论诊脉要诀，对于诊脉时间、诊脉部位、手法以及寸关尺与脏腑的联系等都有阐述。书中以浮、沉、迟、数、滑、涩六脉为诸脉之提纲，从脉位、至数、体状等方面归类描述二十八脉的脉象特征，并阐明其主病。除此之外，书中还介绍了中风、伤寒、疟疾、泻痢、呕吐、咳喘、虚劳、失血、三消、淋闭、癫狂痫、心腹痛、疝气、黄疸、肿胀、积聚、痈疽、肺痈、肠痈等二十种临床病证脉象之顺逆吉凶，以及妇人怀胎、临产脉象和五脏死绝等危重脉象。本书阐述四诊较为全面，且着眼于临证实用，文简义赅，便于诵记揣摩。

本次整理，以清乾隆七年（1742年）武英殿刻本为底本。

目　录

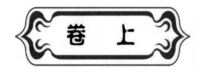

　　医家造精微，通幽显，未有不先望而得之者。近世惟事切巧，不事望神，大失古圣先贤之旨。今采医经论色诊之文，确然可法者，编为四言，合崔嘉彦《四言脉诀》，名曰：四诊要诀，实赅望、闻、问、切之道。使后之为医师者，由是而教；为弟子者，由是而学。熟读习玩，揣摩日久，自能洞悉其妙，则造精微，通幽显也，无难矣。

　　望以目察，闻以耳占①，

　　问以言审，切以指参。

　　明斯诊道，识病根源，

　　能合色脉，可以万全。

　　【注】此明望、闻、问、切为识病之要道也。经曰：望而知之谓之神，是以目察五色也；闻而知之谓之圣，是以耳识五音也；问而知之谓之工，是以言审五病也；切而知之谓之巧，是以指别五脉也。神、圣、工、巧四者，乃诊病要道。医者明斯，更能互相参合，则可识万病根源。以之疗治，自万举而万当矣。

　　五行五色，青赤黄白，

　　黑复生青，如环常德。

　　【注】此明天以五行，人以五脏，化生五色，相生如环之常

――――――――――

　　①　占（zhān）：根据征兆以推知吉凶。引申为诊察，推测，判断。

德也。木主化生青色，火主化生赤色，土主化生黄色，金主化生白色，水主化生黑色；肝主化生青色，心主化生赤色，脾主化生黄色，肺主化生白色，肾主化生黑色。

变色大要，生克顺逆。

青赤兼化，赤黄合一，

黄白淡黄，黑青深碧，

白黑淡黑，白青浅碧，

赤白化红，青黄变绿，

黑赤紫成，黑黄黧立。

【注】此明五色生克顺逆，相兼合化之变色也。五色相兼合化，不可胜数，而其大要，则相生之顺色有五，相克之逆色亦有五：青属木化，赤属火化，黄属土化，白属金化，黑属水化，此五行所化之常色也。木火同化，火土同化，土金同化，金水同化，水木同化，金木兼化，木土兼化，土水兼化，水火兼化，火金兼化，此五行所化之变色也。如青赤合化，红而兼青之色；如赤黄合化，红而兼黄之色；如黄白合化，黄而兼白，淡黄之色；如白黑合化，黑而兼白，淡黑之色；如黑青合化，黑而兼青，深碧之色。皆相生变色，为病之顺也。如白青兼化，青而兼白，浅碧之色；如赤白兼化，白而兼赤之红色；如青黄兼化，青而兼黄之绿色；如黑赤兼化，黑而兼赤之紫色；如黄黑兼化，黄而兼黑之黧色。皆相克变色，为病之逆也。医能识此，则可推五脏主病、兼病，吉凶变化之情矣。

天有五气，食①人入鼻，

藏于五脏，上华面颐。

肝青心赤，脾脏色黄，

---

① 食（sì）：通"饲"，以食与人也。引申为喂养，供养，供给。

肺白肾黑，五脏之常。

【注】此明色之本原出于天征乎人，五脏不病常色之诊法也。天以风、暑、湿、燥、寒之五气食人，从鼻而入。风气入肝，暑气入心，湿气入脾，燥气入肺，寒气入肾，藏于人之五脏，蕴其精气，上华于面。肝之精华，化为色青；心之精华，化为色赤；脾之精华，化为色黄；肺之精华，化为色白；肾之精华，化为色黑也。

脏色为主，时色为客。

春青夏赤，秋白冬黑，

长夏四季，色黄常则，

客胜主善，主胜客恶。

【注】此明四时不病常色之诊法也。五脏之色，随五形之人而见，百岁不变，故为主色也。四时之色，随四时加临，推迁不常，故为客色也。春气通肝，其色当青；夏气通心，其色当赤；秋气通肺，其色当白；冬气通肾，其色当黑；长夏四季之气通脾，其色当黄，此为四时常则之色也。主色者，人之脏气之所生也。客色者，岁气加临之所化也。夫岁气胜人气为顺，故曰客胜主为善；人气胜岁气为逆，故曰主胜客为恶。凡所谓胜者，当青反白，当赤反黑，当白反赤，当黑反黄，当黄反青之谓也。

色脉相合，青弦赤洪，

黄缓白浮，黑沉乃平。

已见其色，不得其脉，

得克则死，得生则生。

【注】此明色脉相合相反，生死之诊法也。凡病人面青脉弦，面赤脉洪，面黄脉缓，面白脉浮，面黑脉沉，此为色脉相合，不病，平人之候也。假如病人已见青色，不得弦脉，此为

色脉相反，主为病之色脉也。若得浮脉，是得克色之脉，则主死也；得沉脉，是得生色之脉，则主生也。其余他色皆仿此。

新病脉夺，其色不夺。

久病色夺，其脉不夺。

新病易已，色脉不夺。

久病难治，色脉俱夺。

【注】此以色脉相合诊病新久难易之法也。脉夺者，脉微小也。色夺者，色不泽也。新病正受邪制，故脉夺也。邪受未久，故色不夺也。久病受邪已久，故色夺也。久病不进，故脉不夺也。若新病而色脉俱不夺，则正不衰而邪不盛也，故曰易已。久病色脉俱夺，则正已衰而邪方盛也，故曰难治。

色见皮外，气含皮中。

内光外泽，气色相融。

有色无气，不病命倾。

有气无色，虽困不凶。

【注】此以五色合五气之诊法也。青、黄、赤、白、黑，显然彰于皮之外者，五色也；隐然含于皮之中者，五气也。内光灼灼若动，从纹路中映出，外泽如玉，不浮光油亮者，则为气色并至，相生无病之容状也。若外见五色，内无含映，则为有色无气。经曰：色至气不至者死。凡四时、五脏、五部、五官百病，见之皆死，故虽不病，命必倾也。若外色浅淡不泽，而内含光气映出，则为有气无色。经曰：气至色不至者生。凡四时、五脏、五部、五官百病，见之皆生，故虽病困而不凶也。

缟裹雄黄，脾状并臻①，

缟裹红肺，缟裹朱心，

---

① 臻（zhēn）：达到。《说文解字》："臻，至也。"

缟裹黑赤，紫艳肾缘，

缟裹蓝赤，石青属肝。

【注】此明气色并至容状之诊法也。缟，白罗也。如白罗裹雄黄，映出黄中透红之色，是脾之气色并至之容状也。如白罗裹浅红，映出浅红罩白之色，是肺之气色并至之容状也。如白罗裹朱砂，映出深红正赤之色，是心之气色并至之容状也。如白罗裹黑赤，映出黑中透赤，紫艳之色，是肾之气色并至之容状也。如白罗裹蓝赤，映出蓝中扬红，石青之色，是肝之气色并至之容状也。

青如苍璧，不欲如蓝。

赤白裹朱，虾赭死原。

黑重漆炲，白羽枯盐。

雄黄罗裹，黄土终难。

【注】此明四时百病，五脏、五部、五官、五色生死之诊法也。苍璧，碧玉也。蓝，蓝靛叶也。经曰：青欲如苍璧之色，即石青色，生青色也。不欲如蓝，即靛叶色，死青色也。虾血，死血也。赭，代赭石也。经曰：赤欲如白裹朱，即正赤色，生红色也。不欲如虾赭，即死血、赭石之色，死红色也。重漆，光润紫色也。炲，地上苍枯黑土也。经曰：黑欲如重漆，即光润紫色，生黑色也。不欲如炲，即枯黑土色，死黑色也。白羽，白鹅羽也。枯，枯骨也。盐，食盐也。经曰：白欲如鹅羽，即白而光泽如鹅羽之色，生白色也。不欲如枯盐，即枯骨、食盐之色，死白色也。经曰：黄欲如罗裹雄黄，即黄中透红之色，生黄色也。不欲如黄土，即枯黄土之色，死黄色也。

舌赤卷短，心官病常。

肺鼻白喘，胸满喘张。

肝目眦青，脾病唇黄，

耳黑肾病，深浅分彰。

【注】此以五色合五官主病虚实之诊法也。舌者，心之官也，舌赤，心之病也。色深赤焦卷者，邪实也；色浅红滋短者，正虚也。鼻者，肺之官也，鼻白，肺之病也。色浅白，喘而不满者，正虚也；色深白，喘而胸满者，邪实也。目者，肝之官也，目青，肝之病也。色深青者，邪实也；色浅青者，正虚也。口唇者，脾之官也，唇黄，脾之病也。色深黄者，邪实也；色浅黄者，正虚也。耳者，肾之官也，耳黑，肾之病也。色深黑者，邪实也；色浅黑者，正虚也。所谓深浅分彰者，即下之所谓浅淡为虚，深浓为实，分明彰显也。

左颊部肝，右颊部肺，

额心颏肾，鼻脾部位。

部见本色，深浅病累，

若见他色，按法推类。

【注】此以五色合五部，主虚、实、贼、微、正，五邪之诊法也。左颊，肝之部也。右颊，肺之部也。额上，心之部也。颏下，肾之部也。鼻者，脾之部也。本部见本色，浅淡不及，深浓太过者，皆病色也。假如鼻者，脾之部位，见黄本色，则为本经自病，正邪也。若见白色，则为子盗母气，虚邪也。若见赤色，则为母助子气，实邪也。若见青色，则为彼能克我，贼邪也。若见黑色，则为我能克彼，微邪也。所谓按法推类者，谓余脏准按此法而推其类也。

天庭面首，阙上喉咽，

阙中印堂，候肺之原。

山根①候心，年寿②候肝，

两傍候胆，脾胃鼻端。

颊肾腰脐，颧下大肠，

颧内小腑，面王③子膀。

当颧候肩，颧外候臂，

颧外之下，乃候手位。

根傍乳膺，绳上候背，

牙车下股，膝胫足位。

【注】此以上部候头，下部候足，中部候脏腑，合五色主病之诊法也。阙中者，两眉之间，谓之印堂，中部之最高者，故应候肺之疾也。印堂之上，名曰阙上，阙上至发际，名曰天庭。天庭为上部之上，故应候头面之疾也。阙上为上部之下，故应候咽喉之疾也。山根者，两目之间，即下极也，在肺下之部，故应候心之疾也。年寿者，下极之下，即鼻柱也，在心下之部，故应候肝之疾也。面傍者，年寿之左右，胆附于肝，故应候胆之疾也，鼻端者，年寿之下，谓之面王，即准头鼻孔也，在肝下之部，故应候脾之疾也。鼻孔者，即方上也，脾胃相连，故应候胃之疾也。耳前之下，谓之两颊，四脏居腹而皆一，惟肾居脊而有两，故两颊应候肾之疾也；与腰脐对，故又应候腰脐之疾也。颊内高骨，谓之两颧之下，在肾下之部，故应候大肠之疾也。颧内者，即两颧之内也，小腑者，谓小肠之腑也，小肠在大肠之上，故应候之也。准头上至于庭，皆谓之明堂，准头下至于颊，皆谓之面王。面王者，即人中承浆之部也。膀胱

---

① 山根：又称"颏""下极"。两目内眦间的鼻根部分。

② 年寿：望诊部位名。指眉心至鼻尖之间的部位。《婴童百问》："年寿平陷者主夭，青主发热主惊。"

③ 面王：人体部位名。即鼻准，俗称鼻尖。

者，肾之腑也。子处者，即精室血海也，皆居肾之下，故面王应候子处、膀胱之疾也。此脏腑上下、内外之部位也。五部以颏候肾者，以水居极下，且子处中通两肾也。以天庭候心者，以火居极上故也。以左颊候肝者，以木位居左故也。以右颊候肺者，以金位居右故也。以鼻候脾者，以土位居中故也。当颧者，当两颧骨之部也。颧为骨之本，而居外部之上，故应候肩之疾也。肩接乎臂，故颧骨之外，应候臂之疾也。臂接乎手，故颧外之下，应候手部之疾也。根傍者，山根两傍，两目内眦之部也，而居内部之上，故应候膺乳胸前之疾也。两颊候腰肾，颊外从颊骨上引曰绳骨，故应候背之疾也。颊外从颊骨下引曰牙车骨，故应候股下膝胫足部之疾也。此肢体上下、内外之部位也。

庭阙鼻端，高起直平。

颧颊蕃蔽①，大广丰隆。

骨骼明显，寿亨遐龄。

骨骼陷弱，易受邪攻。

【注】此明五官、五部、强弱、寿夭之诊法也。天庭阙中至鼻之端，皆高起直平；面颧、两颊、蕃蔽、耳门，皆大广丰隆，去之十步，皆见于外，则为骨骼明显也。其人不但不病，且享遐龄之寿也。若天庭、颧、颊、耳门诸处，骨卑肉薄，则为骨骼陷弱也。其人不但不免于病，且不寿也。

黄赤风热，青白主寒，

青黑为痛，甚则痹挛。

皏白脱血，微黑水寒，

---

① 蕃蔽：指两颊外侧和耳门部位。《灵枢·五阅五使》："明堂广大，蕃蔽见外，方壁高基，引垂居外，五色及治。"

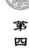

萎黄诸虚，颧赤劳缠①。

【注】此以五色随其所在五官、五部、内部、外部、上部、下部主病之诊法也。黄赤为阳色，故为病亦阳，所以主风也，热也。青白黑为阴色，故为病亦阴，所以主寒也，痛也。若黑甚，在脉则麻痹，在筋则拘挛。皏白者，浅淡白色也，主大吐衄、下血、脱血也；若无衄吐下血，则为心不生血，不荣于色也。微黑者，浅淡黑色也，主肾病水寒也。萎黄者，浅淡黄色也，主诸虚病也。两颧深红赤色者，主阴火上乘，虚损劳疾也。

视色之锐，所向部官。

内走外易，外走内难。

官部色脉，五病交参，

上逆下顺，左右反阽②。

【注】此以五色传乘官部之诊法也。色之尖处为锐。凡病相传相乘，当视其色之锐处所向何官、何部，则知起自何官、何部，传乘何部、何官，生克顺逆，自然明矣。锐处向外，是内部走外部，则为脏传腑，腑传表，易治之病也。锐处向内，是外部走内部，则为表传腑，腑传脏，难治之病也。内走处走，固有难易，然更当以五部、五官、五色、五脉、五病交相推参，则又有微甚生死之别焉。凡病色从下冲明堂而上额，则为水克火之贼邪，故逆也。从上压明堂而下颏，则为火侮水之微邪，故顺也。反，相反也。阽，危也。男子以左为主，女子以右为主。男子之色，自左冲右为从，自右冲左为逆。女子之色，自右冲左为从，自左冲右为逆。逆者，相反也，相反故危也。前以内外部位分顺逆，后以上下、左右分顺逆，不可不知。

沉浊晦暗，内久而重。

---

① 劳缠：虚损劳疾。

② 阽（diàn）：临危，危险。《广雅》："阽，危也。"

浮泽明显，外新而轻。

其病不甚，半泽半明。

云散易治，抟聚①难攻。

【注】此以五色晦明聚散，别久、重、新、轻之病，易治、难治之诊法也。色深为沉，主病在内，若更浊滞晦暗，主久病与重病也。色浅为浮，主病在外，若得光泽明显，主新病与轻病也。若其色虽不枯晦，亦不明泽，主不甚之病也。凡诸病之色，如云撤散，主病将愈，易治也；抟聚凝滞，主病渐进，难治也。上以内外、上下、左右分顺逆，此以浅深、晦明、聚散分顺逆也。

黑庭赤颧，出如拇指，

病虽小愈，亦必卒死。

唇面黑青，五官黑起，

擦残汗粉，白色皆死。

【注】此明非常之色，诊人暴死之法也。出如拇指，谓成块成条，抟聚不散也。黑色出如拇指于天庭，赤色出如拇指于两颧，此皆水火相射之候，故病者虽或小愈，亦必卒然而死也。病者唇面青黑，及五官忽起黑色白色，如擦残汗粉之状，虽不病，亦皆主卒死也。

善色不病，于义诚当，

恶色不病，必主凶殃。

五官陷弱，庭阙不张，

蕃蔽卑小，不病神强。

【注】此明见其色不见其病之诊法也。善色者，气色并至之好色也，其人于理当不病也。恶色者，沉深滞晦之色也，其人

---

① 抟聚（tuán jù）：集聚，结聚。

即不病，亦必主凶殃也。凶殃者，即相家所谓红主焦劳口舌，白主刑罚孝服，黑主非灾凶死，青主忧讼暴亡之类也。五官陷弱者，谓五官骨陷肉薄也。庭阙不张者，谓天庭、阙中不丰隆张显也。蕃蔽卑小者，谓颊侧耳门卑低不广也。此皆无病而有不寿之形，若加恶色，岂能堪哉！其有不病者，必其人神气强旺，素称其形也。

　　肝病善怒，面色当青，

　　左有动气，转筋胁疼，

　　诸风掉眩，疝病耳聋，

　　目视䀮䀮①，如将捕惊。

【注】此下五条，皆明色病相合，本脏自病，虚实之诊法也。怒者，肝之志，故病则好怒也。青者，肝之色，故病则面色当青也。肝之部位在左，故病则左胁有动气而胁疼也。肝主筋，故病则转筋也。掉者，动摇抽搐也。眩者，昏黑不明也。肝主风，故病则掉眩也。疝主肝，故病疝也。肝与胆为表里，故病耳聋也。此皆肝实之病。若肝虚，则目视䀮䀮无所见，以肝开窍于目也。肝虚则胆薄，故不时而有如人将捕之惊也。

　　心赤善喜，舌红口干，

　　脐上动气，心胸痛烦，

　　健忘惊悸，怔忡不安，

　　实狂昏冒，虚悲凄然。

【注】喜者，心之志，故病则好喜也。赤者，心之色，故病则面色赤也。心开窍于舌，故病则舌赤红也。心主热，故病则口干心烦也。心之部位在上，故病则脐上有动气也。胸者，心肺之宫城也，故病则心胸痛也。健忘、惊悸、怔忡，皆心神不

---

　　① 䀮䀮（máng máng）：目昏暗，视物不明。《灵枢·经脉》："目䀮䀮如无所见"；《太平圣惠方》卷三十三："视物昏暗，故谓之䀮䀮"。

安之病也。热乘心实，则发狂昏冒也。神怯心虚，则凄然好悲也。

　　脾黄善忧，当脐动气，
　　善思食少，倦怠乏力，
　　腹满肠鸣，痛而下利，
　　实则身重，胀满便闭。

【注】黄者，脾之色，故病则面色黄也。忧思者，脾之志，故病则好忧思也。脾之部位在中，故病则当脐有动气也。脾主味，故病则食少也。脾主四肢，故病则倦怠乏力也。脾主腹，故病则腹满肠鸣，痛而下利也。此皆脾虚之病也。脾主肉，故实则病身重、腹胀满、便闭也。

　　肺白善悲，脐右动气，
　　洒淅①寒热，咳唾喷嚏，
　　喘呼气促，肤痛胸痹，
　　虚则气短，不能续息。

【注】白者，肺之色，故病则面色白也。悲者，肺之志，故病则好悲也。肺之部位在右，故病则右胁有动气也。肺主皮毛，故病则洒淅寒热肤痛也。咳嗽唾痰，喷嚏流涕，喘呼气促，皆肺本病也。胸者，肺之府也，故病则胸痹而痛也。肺虚则胸中气少，故喘咳皆气短不能续息也。

　　肾黑善恐，脐下动气，
　　腹胀肿喘，溲便不利，
　　腰背少腹，骨痛欠气，
　　心悬如饥，足寒厥逆。

【注】黑者，肾之色，故病则面色黑也。恐者，肾之志，故

---

　　① 洒淅：寒栗、寒战貌。《素问·刺疟》："足阳明之疟，令人先寒，洒淅洒淅，寒甚久乃热。"

第四辑

病则好恐也。肾之部位在下，故病则脐下有动气也。肾主水，故病则水蓄腹胀、肿满、喘不得卧也。肾开窍于二阴，故病则溲便不利也。肾主骨，肾与膀胱为表里，故病则少腹满，背与骨俱痛也。肾主欠，故病则呵欠也。肾邪上乘于心，故病则心空如饥也。诸厥属下，故病则足寒厥逆也。

正病正色，为病多顺，

病色交错，为病多逆。

母乘子顺，子乘母逆，

相克逆凶，相生顺吉。

【注】此以五色合五病顺逆生死之诊法也。假如肝病色青，是正病正色。若反见他色，是病色交错也。若见黑色，为母乘子，相生之顺也。若见赤色，为子乘母，相生之逆也。若见黄色，为病克色，其病不加，凶中顺也。若见白色，为色克病，其病则甚，凶中逆也。曰相克逆凶者，谓相克为凶，凶中顺尚可也。凶中逆必凶也。曰相生顺吉者，谓相生为吉，如子乘母，为吉中小逆也，如母乘子，为吉中大顺也。其余四脏皆仿此。

色生于脏，各命其部。

神藏于心，外候在目。

光晦神短，了了①神足。

单失久病，双失即故。

【注】此以色合二目之神，诊病生死之法也。五色生于五脏，各命其部而见于面。神藏于心，虽不可得而识，然外候在目，视其目光晦暗，此为神短病死之候也。若目睛清莹，了了分明，此为神足不病之候也。单失者，谓或色或神，主久病也。双失者，神色俱失，故主即死也。

----

① 了了：了然，视物清晰。

面目之色，各有相当，

交互错见，皆主身亡，

面黄有救，眦红疹疡，

眦黄病愈，睛黄发黄。

【注】此以色合二目之色诊病之法也。面目之色，各有相当之色，如面之色，肝青、心赤、脾黄、肺白、肾黑；目之色，如睛瞳黑、乌珠青、白珠白、两红也。若目青、目赤、目白、目黑，与面色但有不同，皆为交互错见，病者皆主身亡也。惟面色黄者，为土未败，五行有救，皆不死也。若伤寒两目皆红，则为发疹疡之兆。两目皆黄，则为病将愈之征。若两睛通黄，则为主发黄疸之候也。

闭目阴病，开目病阳，

朦胧热盛，时瞑衄常，

阳绝戴眼①，阴脱目盲，

气脱眶陷，睛定神亡。

【注】此诊目阴阳生死之法也。凡病者闭目，则为病在阴也；开目，则为病在阳也。朦胧昏不了了，非开目也，则为热盛伤神也。视而时瞑，非开目也，则为衄血之常候也。目上直视，谓之戴眼，则为阳绝之候也。视不见物，谓之目盲，则为阴脱之候也。目眶忽陷，则为气脱之候也。睛定不转，则为神亡之候也。

五色既审，五音当明。

声为音本，音以声生。

声之余韵，音遂以名。

角徵宫商，并羽五声。

---

① 戴眼：症名。指病人眼睛上视，不能转动。《素问·三部九候论》："戴眼者，太阳已绝。"王冰："戴眼，谓睛不转而仰视也。"

【注】此明五音，乃天地之正气，人之中声也。有声而后有音，故声为音本，音以声生也。声之余韵则谓之音，非声之外复有音也。五色命乎五脏，诊人之病，既已审矣；而五音通乎五脏，诊人之病，亦当明也。角属木通乎肝，徵属火通乎心，宫属土通乎脾，商属金通乎肺，羽属水通乎肾也。

中空有窍，故肺主声。

喉为声路，会厌门户。

舌为声机，唇齿扇助。

宽隘锐钝，厚薄之故。

【注】此明声音各有所主之诊法也。凡万物中空有窍者，皆能鸣焉，故肺象之而主声也。凡发声必由喉出，故为声音之路也。必因会厌开阖，故为声音门户也。必借舌为宛转，故为声音之机也。必资之于牙齿唇口，故为声音之扇助也。五者相须，故能出五音而宣达远近也。若夫喉有宽隘，宽者声大，隘者声小。舌有锐钝，锐者声辨，钝者不真。会厌有厚薄，厚者声浊，薄者声清。唇亦有厚薄，厚者声迟，薄者声疾。牙齿有疏密，疏者声散，密者声聚。五者皆无病之声音，乃形质之禀赋不同也。以此推之，在喉、在会厌、在舌、在齿、在唇之故，当有别也。

舌居中发，喉音正宫，

极长下浊，沉厚雄洪。

开口张腭，口音商成，

次长下浊，铿锵肃清。

撮口唇音，极短高清，

柔细透彻，尖利羽声。

舌点齿音，次短高清，

抑扬咏越，徵声始通。

角缩舌音，条畅正中，

长短高下，清浊和平。

【注】此明五脏声音不病之常之诊法也。经曰：天食人以五气，五气入鼻藏于心肺，上使五色修明，声音能彰。故五脏各有正声，以合于五音也。如舌居中，发音自喉出者，此宫之正音也；其声极长、极下、极浊，有沉洪雄厚之韵，属土，入通于脾。开口张腭，音自口出者，此商之正音也；其声次长、次下、次浊，有铿锵清肃之韵，属金，入通于肺。撮口而发，音自唇出者，此羽之正音也；其声极短、极高、极清，有柔细尖利之韵，属水，入通于肾。以舌点齿成音者，乃徵之正音也；其声次短、次高、次清，有抑扬咏越之韵，属火，入通于心。内缩其舌而成音者，乃角之正音也；其声长短、高下、清浊相和，有条畅中正之韵，属木，入通于肝。此五脏不病之常声也。腭者，齿本肉也。

喜心所感，忻①散之声。

怒心所感，忿厉之声。

哀心所感，悲嘶之声。

乐心所感，舒缓之声。

敬心所感，正肃之声。

爱心所感，温和之声。

【注】前以咽喉、会厌、舌、齿、口唇禀赋不同，以别非病之音。此又复以人之情、感物成声，以明非病之声也。如为喜感于心者，则其发声必忻悦以散也。怒感于心者，则其发声必忿急而厉也。哀感于心者，则其发声必悲凄以嘶也。乐感于心者，则其发声必舒畅不迫也。敬感于心者，则其发声必正直肃

---

① 忻（xīn）：喜悦，欣喜。《玉篇·欣部》："忻，喜也。"

第四辑

敛也。爱感于心者，则其发声必温柔以和也。医者于此比类而推不病之音，自可识有病之音也。

　　五声之变，变则病生，

　　肝呼而急，心笑而雄，

　　脾歌以漫，肺哭促声，

　　肾呻低微。色克则凶。

【注】此以五声变而生病之诊法也。五声失正，则谓之变，变则病生也。肝呼而声急，肝声失正，故知病生肝也。心笑而声雄，心声失正，故知病生心也。脾歌而声漫，脾声失正，故知病生脾也。肺哭而声促，肺声失正，故知病生肺也。肾呻而低微，肾声失正，故知病生肾也。所谓色克则凶者，假如肝病呼急，得相克之白色，主凶也。余脏仿此。

　　好言者热，懒言者寒。

　　言壮为实，言轻为虚。

　　言微难复，夺气可知。

　　谵妄无伦，神明已失。

【注】此以声音诊病寒热、虚实、生死之法也。《中藏经》曰：阳候多语，热也；阴候无声，寒也。发言壮厉，实也；发言轻微，虚也。若言声微小不能出喉，欲言不能复言者，此夺气也。谵言妄语，不别亲疏，神明失也，皆主死候。

　　失音声重，内火外寒。

　　疮痛而久，劳哑使然。

　　哑风①不语，虽治命难。

　　呕②歌失音，不治亦痓。

【注】此明失音为病不同之诊也。失音声粗重，乃内火为外

---

　　① 哑风：中风后出现的声哑无音，亦称喑痱。
　　② 呕：古同"讴"。歌颂。

寒所遏，郁于肺也。若不粗重，且疮烂而痛，日久流连者，是因劳哑使然也。小儿抽风不语，大人中风不语，皆谓之哑风，虽竭力治之，而命则终难挽回，以金不能制木也。讴歌失音者，是因歌伤喉，不治亦可痊也。

声色既详，问亦当知，

视其五入，以知起止。

心主五臭，自入为焦，

脾香肾腐，肺腥肝臊。

脾主五味，自入为甘，

肝酸心苦，肺辛肾咸。

肾主五液，心汗肝泣，

自入为唾，脾涎肺涕。

【注】此明五入问病之诊法也。肺主五声，肝主五色，前已详明，而问之之道，亦所当知也。经曰：治之极于一。一者，问其因而得其情也。其要在视其五入，即可以知病情之起止也。假如心主五臭，凡病者喜臭、恶臭，皆主于心，此统而言之也。若分而言之，则自入喜焦，病生心也；入脾喜香，病生脾也；入肾喜腐，病生肾也；入肺喜腥，病生肺也；入肝喜臊，病生肝也。脾主五味，凡病者喜味、恶味，皆主于脾，此统而言之也。若分而言之，则自入喜甘，病生脾也；入肝喜酸，病生肝也；入心喜苦，病生心也；入肺喜辛，病生肺也；入肾喜咸，病生肾也。肾主五液，凡病者多液、少液，皆主于肾，此统而言之也。若分而言之，则自入出而为唾，病生肾也；入心出而为汗，病生心也；入肝出而为泪，病生肝也；入脾出而为涎，病生脾也；入肺出而为涕，病生肺也。其声之微壮，色之顺逆，法同推也。

百病之常，昼安朝慧，

夕加夜甚，正邪进退。

潮作之时，精神为贵，

不衰者实，困弱虚累。

【注】此以问知精神盛衰、虚实之诊法也。凡病朝慧者，以朝则人气始生，卫气始行，故慧也。昼安者，以日中则人气长，长则胜邪，故安也。夕加者，以夕则人气始衰，邪气始生，故加也。夜甚者，以夜半则人气入脏，邪气独居于身，故甚也。此百病消长，邪正进退之常也，凡病来潮发作之时，精神为贵者，以病至精神不衰，则为邪气不能胜正，正气实也；病至精神困弱，则为正气不能胜邪，正气虚也。

昼剧而热，阳旺于阳。

夜剧而寒，阴旺于阴。

昼剧而寒，阴上乘阳。

夜剧而热，阳下陷阴。

昼夜寒厥，重阴无阳。

昼夜烦热，重阳无阴。

昼寒夜热，阴阳交错，

饮食不入，死终难却。

【注】此以问知昼夜起居，诊病阴阳、气血、生死之法也。昼，阳也；热，阳也。凡病，昼则增剧烦热而夜安静者，是阳自旺于阳分，气病而血不病也。夜，阴也；寒，阴也。凡病，夜则增剧寒厥而昼安静者，是阴自旺于阴分，血病而气不病也。凡病，昼则增剧寒厥而夜安静者，是阴上乘于阳分之病也。凡病，夜则增剧烦热而昼安静者，是阳下陷于阴分之病也。凡病，昼夜俱寒厥者，是重阴无阳之病也。凡病昼夜俱烦热者，是重阳无阴之病也。凡病，昼则寒厥，夜则烦热者，名曰阴阳交错。若饮食不入，其人之死，终难却也。

食多气少，火化新痊。
食少气多，胃肺两愆①。
喜冷有热，喜热有寒，
寒热虚实，多少之间。

【注】此以问知饮食之诊法也。食多气盛，此其常也。若食多气少，非胃病火化，即新愈之后贪食，而谷气未足也。食少气少，此其常也。若食少气多，则必是胃病不食，肺病气逆，两经之愆也。喜冷者，中必有热。喜热者，中必有寒。虚热则饮冷少，实热则饮冷多，虚寒则饮热少，实寒则饮热多，故曰寒热虚实，辨在多少之间也。

大便通闭，关乎虚实，
无热阴结②，无寒阳利。
小便红白，主乎热寒，
阴虚红浅，湿热白泔。

【注】此以问知大小二便之诊法也。大便之利不利，关乎里之虚实也。闭者为实，若内外并无热证，则为阴结便闭也。通者为虚，若内外并无寒证，则为阳实热利也。小便之红与白，主乎里之寒热也。红者为热，若平素浅红淡黄，则为阴虚也。白者为寒，若平素白浑如米泔，则为湿热所化也。

望以观色，问以测情。
召医至榻，不盼不惊，
或告之痛，并无苦容，
色脉皆和，诈病欺蒙。

【注】此以色合问，诊病真伪之法也。望色只可以知病之

---

① 愆（qiān）：（引起的）原因。《医宗金鉴》："泪出差涩疼痛甚，大人肝肾虚风愆。"
② 阴结：胃肠阳寒凝结，或精血亏耗，肠燥所致便秘。

处，非问不足以测病之情也。凡病者闻医至榻，未有不盼视而惊起者也，若不惊起而盼视者，非无病必骄恣之辈也。若病者或告之痛，医视其面并无痛苦容状，诊其色脉皆利，此乃诈病欺蒙医士也。

脉之呻吟，病者常情。

摇头而言，护处必疼。

三言三止，言謇为风。

咽唾呵欠，皆非病征。

【注】此以声合情，诊病真伪之法也。医家诊脉，病者呻吟，以其为病所苦，无奈之常情也。凡欲言而先摇头者，是痛极艰于发声，摇头以意示缓故也。若以手护腹，则为里痛，护头则为头痛，但有所护之处，必有所痛也。持脉之时，病人三言三止者，谓欲言不言，不言欲言，如此者三也。言謇不能言者，风病也。若非言謇风病而三言三止者，是故为诈病之态也。或脉之而咽唾，或脉之而呵欠，皆非有病之征。以咽唾者里气和，呵欠者阴阳和故也。举此二事，以诊别其情之真伪，则其他可推广矣。盖意在使病者不能售其欺，医者不致为其所欺而妄治也。

黑色无痛，女疸①肾伤，

非疸血蓄，衄下后黄。

面微黄黑，纹绕口角，

饥瘦之容，询必噎膈。

【注】此以色合问，诊病之法也。黑色当主痛，询之无痛病，或为肾伤女劳疸也，察之又非女疸，其为血蓄于中，颜变于外可知。然血蓄之黑，则必或吐衄、或下血，而后即转黄色，

---

① 女疸：女劳疸，肾气虚衰，以发热恶寒、身黄、额黑、腹胀、小腹满、小便不利、大便或黑或溏等为主要表现的黄疸病。

以瘀去故也。面微黑黄者，即浅淡之黧色也，视其寿带纹短，若缠绕口角，亦非蓄血，即相家所谓螣蛇①入口，主人饿死。更视其人有饥饿削瘦之容，可知病不能食，询问必是噎膈也。

　　白不脱血，脉如乱丝，

　　问因恐怖，气下神失，

　　乍白乍赤，脉浮气怯，

　　羞愧神荡，有此气色。

【注】此以色合情之诊法也。白者脱血虚色也，察之并无脱血之证，问之始知因恐怖也。恐则血随气下，故色白也。怖则神随气失，故脉如乱丝也。乍白乍赤，气血不定之色也，脉浮气怯，神气不安之象也。问之始知中心羞愧，有此气色也。羞则气收，故气怯也。愧则神荡，故脉浮也。举此情色二端，一以诊病，一以诊情，他可类推，总在临病者神而明之也。

　　眉起五色，其病在皮。

　　营变蠕动，血脉可知。

　　眦目筋病，唇口主肌，

　　耳主骨病，焦枯垢泥。

【注】此以色合皮、脉、肉、筋、骨，诊病之法也。凡眉间起五色，主病在皮者，以肺主皮毛也。营变五色，蠕蠕然动，主病在脉者，以营行血脉也。眦目起五色，主病在筋者，以肝主筋也。唇口起五色，主病在肌者，以脾主肉也。耳起五色，主病在骨者，以肾主骨也。焦枯垢泥者，乃枯骨不泽，不能外荣也。此下皆诊病之杂法也。

　　发上属火，须下属水，

　　皮毛属金，眉横属木，

---

　　① 螣蛇（téng shé）：神话传说中兴云驾雾而飞的蛇，又叫"飞蛇"。《荀子·劝学》："螣蛇无足而飞。"

属土之毫，腋阴脐腹。

发直如麻，毛焦死故。

【注】此明毛发诊病之法也。发属心而上长，故属火也。须属肾而下长，故属水也。通身之毛，属肺而生皮，故属金也。眉属肝而横长，故属木也。腋下、阴下、脐中、腹中之毫，属脾以应四维，故属土也。凡毛发虽属五脏，然皆血液所生，故喜光泽，若发直如麻，须毛焦枯，皆死候也。

阴络从经，而有常色。

阳络无常，随时变色。

寒多则凝，凝则黑青。

热多则淖①，淖则黄红。

【注】此以色合络脉之诊法也。络有阴阳，随阴经之络为阴络，随阳经之络为阳络也。阴络深而在内，阳络浮而在外，在内者不可得而见也，惟从经常之色而治之，故曰有常色也。在外者可得而见，则随四时推迁变色而治之，故曰阳络无常也。然阳络之变色，亦不外乎诊色之寒热也。寒多则脉凝，凝则色青黑也；热多则脉淖，淖则色黄红也。

胃之大络，名曰虚里，

动左乳下，有过不及，

其动应衣，宗气外泄，

促结积聚，不至则死。

【注】此明宗气诊病法也。胃之大络，名曰虚里，贯膈络肺，出于左乳之下，动不应衣，以候宗气。若动之微而不见，则为不及，主宗气内虚。若动之应衣而甚，则为太过，主宗气外泄。若三、四至一止，或五、六至一止，则主有积聚也。

---

① 淖（nào）：烂泥，泥沼；柔和。喻脉象按之如泥柔软模糊。《灵枢·刺节真邪》："脉淖泽者，刺而平之。"

若绝不至者，则主死矣。

　　脉尺①相应，尺寒虚泻，

　　尺热病温，阴虚寒热，

　　风病尺滑，痹病尺涩，

　　尺大丰盛，尺小亏竭。

【注】此明诊尺之法也。尺者，谓从关至尺泽之皮肤也。经曰：脉急，尺之皮肤亦急；脉缓，尺之皮肤亦缓；脉小，尺之皮肤亦减而少气；脉大，尺之皮肤亦贲而起；脉滑，尺之皮肤亦滑；脉涩，尺之皮肤亦涩。故曰脉尺相应也。若诊尺之皮肤寒，则主虚泻也。诊尺之皮肤热，则主病温也；非病温则主阴虚寒热劳疾也。凡风病则尺之肤滑也，痹病则尺之肤涩也，气血盛则尺之肉丰盛，气血虚则尺之肉亏竭也。

　　肘候腰腹，手股足端，

　　尺外肩背，尺肉膺前，

　　掌中腹中，鱼青胃寒，

　　寒热所在，病生热寒。

【注】此明肘臂之诊法也。肘上曰膊，肘下曰臂，膊臂之节曰肘，臂内曰尺，尺外曰臂。肘上候腰腹，手主候股足，臂主候肩背，尺主候胸膺，掌中主候腹中。手大指本节后名曰鱼，或有青色，或现青脉，主候胃中寒也。诊其寒热所在，何处主病生寒热也。

　　诊脐上下，上胃下肠，

　　腹皮寒热，肠胃相当。

　　胃喜冷饮，肠喜热汤。

　　热无灼灼，寒无沧沧②。

――――――――――

①　尺：此指尺肤，系自两手肘关节（尺泽穴）下至寸口处的皮肤。

②　沧沧：寒冷。《说文解字》："沧，寒也。"

【注】此明诊脐之法也。脐之上主候胃也，脐之下主候肠也。扪其上、下之腹皮寒热，则知胃肠有寒热相当之病也。胃中有病，每喜冷饮，肠间有病，多喜热汤，是其征也。然与之饮热，不可过于灼灼之热；与寒，不可过于沧沧之寒，盖恐其恣意有失，惟当适其寒温之宜也。

胃热口糜，悬心善饥。

肠热利热，出黄如糜。

胃寒清厥，腹胀而疼。

肠寒尿白①，飧泻②肠鸣。

【注】此明胃肠寒热为病之诊法也。胃中有热，则上发口糜，心空善饥。肠中有热，则泻出之物亦热，色黄如粥。胃中有寒，面清冷厥，则腹胀而疼。肠中有寒，则小便尿白，飧泻肠鸣也。

木形之人，其色必苍，

身直五小，五瘦五长。

多才劳心，多忧劳事。

软弱曲短，一有非良。

【注】此下五条，皆以色合形之诊法也。木形之人，其色合青，贵乎如碧苍之润也。身直者，象木之干直也。五小者，谓头小手足小，象木之巅枝也。五瘦五长者，谓身肢象木之条细而长也。多才者，象木之用随斲③成材也。多才之人，必劳于心也。多忧者，象木之性不能自静也；多忧之人，必劳于事也。若一有形质软弱曲短，皆非良材也。

火形赤明，小面五锐，

---

① 尿白：小便清淡而长。

② 飧泻（sūn xiè）：又名飧泄，水谷利。以泻下完谷不化为特征。

③ 斲（zhuó）：砍伐，砍削。

反露偏陋，神清主贵。

重气轻财，少信多虑，

好动心急，最忌不配。

【注】火形之人，其色合赤，贵乎明也。五锐者，谓头、额、鼻、面、口，象火上之尖锐也。五反五露者，谓五官反外、露外也，象火之性，张显外露也。五偏五陋者，谓五官不正丑陋也，象火寄体，随物难定也。凡此反露偏陋，皆火败形，若神清而明，是为得火之神，则反主贵也。重气者，象火属阳，多气也。轻财者，象火之性，多散也。少信者，象火之性，易变也。多虑者，象火之明，烛物也。好动者，象火之用，不静也。心急者，象火之性，急速也。最忌神痴、气浊、色悖，则为不配，皆败形也。

土形之状，黄亮五圆，

五实五厚，五短贵全。

面圆头大，厚腹股肩，

容人有信，行缓心安。

【注】土形之人，其色合黄，贵乎亮也。五圆者，象土之形圆也。五实五厚者，象土之质实厚也。五短者，象土之形敦短也。圆、实、厚、短，五者俱全，各成一形，皆为土之正形，则主贵也。面圆、头大、厚腹、美肩、美股，皆土厚实之状也。容人有信，行缓心安，皆土德性之厚也。

金形洁白，五正五方，

五朝五润，偏削败亡。

居处静悍，行廉性刚，

为吏威肃，兼小无伤。

【注】金形之人，其色合白，贵乎洁也。五正五方者，象金之形方正也。五朝者，金主骨，骨骼贵内朝明堂也。五润者，

象金之藏于水也。偏则不方正，削则骨露陷，败亡之形也。居处静悍者，象金静而悍也。行廉性刚者，象金性洁而刚也。为吏威肃者，象金之性肃杀也。兼小无伤者，谓方正朝润，虽小无伤，金之正形也。

　　水形紫润，面肥不平，

　　五肥五嫩，五秀五清。

　　流动摇身，常不敬畏，

　　内欺外恭，粗浊主废。

【注】水形之人，其色合紫，贵乎润色。面肥不平者，象水之面广而有波也。五肥者，象水之形广大也。五嫩者，象水之性滋润也。五秀五清者，象水之质清彻也。肥嫩之质，发行常流动摇身，象水之流动不居也。常不敬畏者，象水之性趋下不上也。内欺外恭者，象水之质内虚无实也。若神气粗浊，皆主废形也。

　　贵乎相得，最忌相胜。

　　形胜色微，色胜形重。

　　至胜时年，加感则病。

　　年忌七九，犹宜慎恐。

【注】此明得其形不得其色之诊法也。假如木形之人，法当色青，是为形色相得，不病而贵之形也。若见黄色或见白色，是为相胜，主病而最忌者也。见黄色者，则为形胜色，主病微；见白色者，则为色胜形，主病重也。然其生病，必至于胜木之时之年，加感外邪则病也。年忌者，谓五形之人，形色相胜者，

凡至七岁，是为年忌①。积九递加至十六岁、二十五岁、三十四岁、四十三岁、五十二岁、六十一岁，皆年忌之年也。当此之年，加感为病则甚。故曰尤宜戒慎恐惧也。

形有强弱，肉有脆坚，

强者难犯，弱者易干。

肥食少痰，最怕如绵。

瘦食多火，着骨难全。

【注】此明形肉生死之诊法也。五形之人，得其纯者，皆谓之强，得其驳者，皆谓之弱。强者加感之邪难犯，弱者加感之邪易干也。能食形肥者，强也；若食少而肥者，非强也，乃痰也。肥人最怕按之如绵絮，谓之无气，则主死矣。食少而瘦者，弱也；若食多而瘦者，非弱也，乃火也。瘦人最怕肉干着骨，谓之消瘦，亦主死矣。

形气已脱，脉调犹死。

形气不足，脉调可医。

形盛脉小，少气体治。

形衰脉大，多气死期。

【注】此以形合脉，诊生死之法也。经曰：形气已脱，九候虽调犹死者，谓形脱无以贮气也。形气俱虚，寸口脉调可医者，谓形气未相失也。形盛而肥，脉小少气者，谓气不能胜形也。形衰而瘦，脉大多气者，谓形不能胜气也，故皆主死也。

颈痛喘疾，目裹肿水，

面肿风水，足肿石水。

---

① 年忌：阴阳家指人从七岁起，每隔九年所遇到的大忌。《灵枢·阴阳二十五人》篇："七岁，十六岁，二十五岁，三十四岁，四十三岁，五十二岁，六十一岁，皆人之大忌，不可不自安也。感则病行，失则忧矣。当此之时，无为奸事，是为年忌。"

手肿至腕，足肿至踝，

面肿至项，阳虚可嗟。

【注】此明形肿生死之诊法也。视其病者，人迎颈脉大动，主喘不得卧之疾也。目裹上下肿者，主有水气之病也。从面肿起者，名曰风水，阳水也。从足胫肿起者，名曰石水，阴水也。若手肿至腕，足肿至踝，面肿至项，非水也，乃阳气虚结不还之死证也。

头倾视深，背曲肩随，

坐则腰痿，转摇迟回，

行则偻俯①，立则振掉②，

形神将夺，筋骨尪颓③。

【注】此明形惫死候之诊法也。经曰：夫五脏者，身之强也。头者，精明之府，头倾视深，精神将夺矣。背者，胸中之府，背曲肩随，府将坏矣。腰者，肾之府，转摇艰难，肾将惫矣。膝者，筋之府，屈伸不能，行则偻俯，筋将惫矣。骨者，髓之府，不能久立，行则振掉，骨将惫矣。凡此形神将夺，筋骨尪颓之形状，故皆主死候也。

太阴情状，贪而不仁，

好入恶出，下意貌亲，

不随时务，后动于人，

长大似偻，其色黮黮④。

【注】此明阴阳之人之情状，以别阴阳盛衰法也。太阴，阴

---

① 偻俯：指身体弯曲不能直立，需依附他物而行。

② 振掉：指肢体震颤、动摇不定的症状。

③ 尪颓（huī tuí）：亦作"尪儳""尪隤"。腿软无力的样子，泛指疲劳有病。《楚辞·玉逸》曰："车轨折兮马尪颓"。

④ 黮黮（dǎn dǎn）：黑貌。

盛而过柔，故贪而不仁也。好入恶出，阴性藏也。下意貌亲，阴性卑柔也。不随时务，阴喜静也。后动于人，阴性迟也。长大者，阴盛之形也。似偻者，好曲身伛偻下意之态也。其色黑黯黯，阴盛之色也。此太阴人之情状也。

少阴情状，小贪贼心，

喜失愠①得，伤害无恩，

立则险躁，寡和无亲，

行如伏鼠，易惧易欣。

【注】少阴，阴微而残忍，故贪小而贼心也。喜失愠得，阴性嫉妒也。伤害无恩，阴性残忍也。立则险躁，阴性危险也。寡和无亲，阴性冷落也。行如伏鼠，阴性隐伏也。易惧易欣，谓如鼠之得失，忻然而进，惧然而退也。此少阴人之情状也。

太阳情状，自大轩昂，

仰胸挺腹，足高气扬，

志大虚说，作事好强，

虽败无悔，自用如常。

【注】太阳，阳盛而过刚，故自大轩昂，仰胸挺腹，足高气扬也。好志大者，阳性好刚强也。好虚说者，阳性好夸张也。作事好强，虽事败而不悔者，以其常好自用自是，亦阳过刚，果于断也。此太阳人之情状也。

少阳情状，谛谛②自贵，

志小易盈，好外不内，

立则好仰，行则好摇，

两臂两肘，常出于背。

【注】少阳，阳微而明小，故谛谛小察，自贵小官，志小易

---

① 愠（yún）：怒，生气。
② 谛谛（shì dì）：指细察，详审。

盈满也。好外交而不内附者，阳之性外也。立则好仰，阳之性上也。行则好摇，阳之性动也。两臂两肘常出于背者，亦阳之性喜露而不喜藏也。此少阳人之情状也。

　　得阴阳正，平和之人，

　　无为惧惧，无为忻忻，

　　婉然从物，肃然自新，

　　谦谦君子，蔼蔼①吉人。

【注】此明阴阳和平人之情状也。无为惧惧者，中心有所主，而威武不能屈也。无为忻忻者，外物不能惑，而富贵不能淫也。婉然从物者，谓豁然而大公，物来而顺应也。肃然自新者，谓尊严以方外，恭敬以直内也。夫如是之人，天必祐之，人必爱之，福禄绥之，焉得不谓之谦谦君子，蔼蔼吉人也哉！明此五者，其人之阴阳盛衰，自可见矣。

---

　　① 蔼蔼：众多的样子。《诗经·大雅·卷阿》："蔼蔼王多吉士，维君子使媚于天子。"

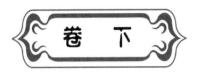

四言脉诀，始自汉张仲景平脉法，宋崔嘉彦衍之，明李时珍删补。及李中梓又补其缺略，删其差谬，复加注释，固已文简义赅矣。然犹有与经义不合者，今皆删去，其未备者补之。

脉为血府，百体贯通，

寸口动脉，大会朝宗。

【注】经曰：脉者，血之府也。周身血脉运行，莫不由此贯通，故曰百体贯通也。《难经》曰：十二经中皆有动脉，独取寸口，以决死生。寸口者，左右寸、关、尺，手太阴肺经动脉也，为脉之大要会也。故曰：寸口动脉，大会朝宗也。

诊人之脉，高骨①上取，

因何名关，界乎寸尺。

【注】凡诊人之脉，令仰其手，视掌后有高骨隆起，即是关部脉也。医者覆手取之，先将中指取定关部，方下前后二指于寸、尺之上。病人长，则下指宜疏；病人短，则下指宜密。因其界乎寸、尺二部之间，故命名曰关。

至鱼一寸，至泽一尺，

因此命名，阳寸阴尺。

【注】从高骨上至鱼际，长一寸，因此命名曰寸。从高骨下

---

① 高骨：腕骨中位于外侧之骨，即腕后高骨。解剖名桡骨茎突。

至尺泽，长一尺，因此命名曰尺。寸部候上，故为阳也。尺部候下，故为阴也。

右寸肺胸，左寸心膻。

右关脾胃，左肝膈胆。

三部三焦，两尺两肾。

左小膀胱，右大肠认。

【注】右寸浮候胸中，沉似候肺。左寸浮候膻中，沉以候心。右关浮以候胃，沉以候脾。左关浮候膈胆，沉以候肝。两尺沉俱候肾，左尺浮候小肠、膀胱，右尺浮候大肠。膻，膻中，即包络也。五脏皆一，惟肾有二，故曰两尺候两肾也。然《内经》言腑不及胆者，以寄于肝也。不及大、小肠，膀胱者，以统于腹中也。不及三焦者，以寸候胸中，主上焦也；关候膈中，主中焦也；尺候腹中，主下焦也。此遵《内经》分配三部诊脉法也。至伪诀以大、小肠配于寸上，以三焦配于左尺，以命门配于右尺，其手厥阴包络，竟置而不言，悉属不经。滑寿以左尺候小肠、膀胱、前阴之病，右尺候大肠、后阴之病，可称千古只眼①也。浮外候腑，沉内候脏之说，详于卷末。

命门属肾，生气之源，

人无两尺，必死不痊。

【注】两肾之中，名曰命门。命门居两肾之中，故两尺属之。命门之少火，即肾间动气，是为生气之源也。人若无两尺脉，则生气绝矣，病者必死不能痊也。

关脉一分，右食左风，

右为气口②，左为人迎。

----

① 只眼：比喻独特的见解。宋·陆游《书志》诗："读书虽复具只眼，贮酒其如无别肠。"

② 气口：指腕部桡骨内侧脉动之处，切脉的部位，又称脉口、寸口。

【注】阴得尺中一寸，阳得寸内九分。一寸九分，寸、关、尺脉三分分之。今日关脉一分，乃关上之一分也。左关一分名人迎，肝胆脉也。肝胆主风，故人迎紧盛，主乎伤风。右关一分名气口，脾胃脉也。脾胃主食，故气口紧盛，主乎伤食。此创自叔和，试之于诊，每多不应，然为后世所宗，不得不姑存其说。观《内经》以足阳明胃经颈上之动脉为人迎，手太阴肺经高骨之动脉为气口，足知其谬矣。

脉有七诊，曰浮中沉，

上竟①下竟②，左右推寻。

【注】浮者，轻下指于皮脉间所得之脉也。沉者，重下指于筋骨间所得之脉也。中者，不轻不重，下指于肌肉间所得之脉也。上者，两寸也；竟者，即《内经》上竟上者，胸喉中事也。下者，两尺也；竟者，即《内经》下竟下者，少腹腰股胫足中事也，左右者，左右手脉也。此七诊者，乃推寻取脉之法也，非谓《内经》独大、独小、独寒、独热、独迟、独疾、独陷下七诊之脉也。

男左大顺，女右大宜，

男尺恒虚，女尺恒实。

【注】天道阳盛于左，地道阴盛于右。故男左女右，脉大为顺宜也。天之阳在南，阴在北，地之阳在北，阴在南，阳道常饶，阴道常亏。故男寸恒实，尺恒虚；女寸恒虚，尺恒实也。

又有三部，曰天地人，

部各有三，九候名焉。

---

① 上竟：即《素问·脉要精微论》所谓之"上竟上"，指尺肤近腕向上直达鱼际部。竟，尽也。

② 下竟：即《素问·脉要精微论》所谓之"下竟下"，指尺肤近肘向下达肘窝处。

额颊耳前，寸口歧锐，

下足三阴，肝肾脾胃。

【注】此遵《内经》三部九候①，十二经中皆有动脉之诊法也。三部，谓上、中、下也。曰天、地、人，谓上、中、下三部，有天、地、人之名也。部各有三，九候名焉，谓三部各有天、地、人，三而三之，合为九候之名也。额、颊、耳前，谓两额、两颊、耳前也。上部天，两额之动脉，当颔厌之分，足少阳脉气所行，以候头角者也。上部地，两颊之动脉，即地仓、人迎之分，足阳明脉气所行，以候口齿者也。上部人，耳前之动脉，即和髎之分，手少阳脉气所行，以候耳目者也。寸口歧锐，谓寸口歧骨、锐骨也。中部天，乃掌后经渠之次，寸口之动脉，手太阴脉气所行，以候肺者也。中部地，乃手大指次指岐骨间合谷之动脉，手阳明脉气所行，以候胸中者也。中部人，乃掌后锐骨下神门之动脉，手少阴脉气所行，以候心者也。下足三阴，谓五里、太溪、箕门、肝、肾、脾、胃也。下部天，乃气冲下三寸，五里之动脉，足厥阴脉气所行，以候肝者也。下部地，乃内踝后跟骨旁，太溪之动脉，足少阴脉气所行，以候肾者也。下部人，乃鱼腹上越筋间箕门之动脉，足太阴脉气所行，以候脾胃者也。

寸口大会，五十合经。

不满其动，无气必凶。

更加疏数，止还不能。

短死岁内，期定难生。

【注】寸口动脉，五十一止，合于经常不病之脉也。若四十动一止，一脏无气，主四岁死。三十动一止，二脏无气，主三

---

① 三部九候：此指《内经》的全身遍诊之诊脉方法。

岁死。二十动一止，三脏无气，主二岁死。十动一止，四脏无气，主一岁死。不满十动一止，五脏无气，若更乍数乍疏，止而不能即还，则可期短死，一岁之内，必难生也。

五脏本脉，各有所管，

心浮大散，肺浮涩短，

肝沉弦长，肾沉滑软，

从容而和，脾中迟缓。

【注】此言五脏各有所管之本脉，必皆不大不小，从容而和，始为五脏不病之脉也。

四时平脉，缓而和匀，

春弦夏洪，秋毛冬沉。

【注】此言四时各有应见之平脉，必皆不疾不徐，缓而和匀，始为四时不病之脉也。

太过实强，病生于外。

不及虚微，病生于内。

【注】外因六气，风、寒、暑、湿、燥、火之邪，脉必洪大紧数，弦长滑实而太过矣。内因七情，喜、怒、忧、思、悲、恐、惊之伤，脉必虚微细弱，短涩濡芤而不及矣。

饮食劳倦，诊在右关，

有力为实，无力虚看。

【注】凡病外不因六气，内不因七情，为不内外因，内伤饮食劳倦也。饮食伤胃，劳倦伤脾，故诊在右关。饮食伤形为有余，故右关脉有力。劳倦伤气为不足，故右关脉无力也。三因百病之脉，不论阴、阳、浮、沉、迟、数、滑、涩、大、小，凡有力皆为实，无力皆为虚。经曰：诸阳脉按之不鼓，诸阴脉按之鼓甚。此之谓欤！

第
四
辑

凡诊病脉，平旦①为准，

虚静宁神，调息细审。

【注】经曰：常以平旦，阴气未动，阳气未散，饮食未进，经脉未盛，络脉调匀，气血未乱，乃可诊有过之脉②。又曰：诊脉有道，虚静为宝。言无思无虑，以虚静其心，惟神凝于指下也。调息细审者，言医家调匀自己气息，精细审察也。

一呼一吸，合为一息，

脉来四至，平和之则。

五至无疴，闰以太息③。

三至为迟，迟则为冷。

六至为数，数则热证。

转迟转冷，转数转热。

【注】医者调匀气息，一呼脉再至，一吸脉再至，呼吸定息，脉来四至，乃和平之准则也。然何以五至无疴乎？人之气息，时长时短，凡鼓三息，必有一息之长，鼓五息，又有一息之长，名为太息，如三岁一闰，五岁再闰也。言脉必以四至为平，五至便为太过，惟正当太息之时，始曰无疴。此息之长，非脉之急也。若非太息，正合四至也。至于性急之人，五至为平脉，不拘太息之例，盖性急脉亦急也。若一息而脉三至，即为迟慢而不及矣，迟主冷病。若一息而脉遂六至，即为急数而太过矣，数主热病。若一息仅得二至，甚而一至，则转迟而转冷矣。若一息七至，甚而八至、九至，则转数而转热矣。一至、二至、八至、九至，皆死脉也。

---

① 平旦：清晨，早晨。

② 有过之脉：有病变的脉象。过：过失，异常。

③ 闰以太息：张志聪注谓"太息者，呼吸定息之时，有余不尽而脉又一动，如岁余之有闰也。"闰，余也。

迟数既明，浮沉须别。

浮沉迟数，辨内外因，

外因于天，内因于人。

天有阴阳，风雨晦明。

人喜忧怒，思悲恐惊。

【注】浮脉法天，候表之疾，即外因也。沉脉法地，候里之病，即内因也。外因者，天之六气：风（风淫末疾），寒（寒淫阴疾），暑（暑淫心疾），湿（湿淫腹疾），燥（燥淫涸疾），火（火淫阳疾）是也。内因者，人之七情：喜伤心，怒伤肝，忧思伤脾，悲伤肺，恐伤肾，惊伤心也。

浮沉已辨，滑涩当明。

涩为血滞，滑为气壅。

【注】此上六脉，为诸脉之提纲。以浮沉统诸浮上沉下之部位也，以迟数统诸三至、六至之至数也，以滑涩统诸滑流涩滞之形状也。脉象虽多，然不属部位，则属至数，不属至数，则属形状，总不外此六脉，故为诸脉之提纲也。

浮脉皮脉，沉脉筋骨，

肌肉候中，部位统属。

【注】皮脉取之而得者，谓之浮脉。筋骨取之而得者，谓之沉脉。此以上、下部位而得名也。凡脉因部位而得名者，皆统乎浮沉，故曰部位统属也。心肺俱浮，以皮毛取之而得者，肺之浮也；以血脉取之而得者，心之浮也。故曰浮脉皮脉。肝肾俱沉，以筋平取之而得者，肝之沉也；以至骨取之而得者，肾之沉也。故曰沉脉筋骨。肌肉在浮沉之间，故曰候中也。

浮无力濡，沉无力弱，

沉极力牢，浮极力革。

【注】浮而无力谓之濡脉，沉而无力谓之弱脉，浮而极有力

谓之革脉，沉而极有力谓之牢脉。

三部有力，其名曰实。

三部无力，其名曰虚。

【注】浮、中、沉三部俱有力，谓之实脉。浮、中、沉三部俱无力，谓之虚脉。

三部无力，按之且小，

似有似无，微脉可考。

【注】浮、中、沉三部极无力，按之且小，似有似无，谓之微脉。

三部无力，按之且大，

涣漫不收，散脉可察。

【注】浮、中、沉三部极无力，按之且大，涣漫不收，谓之散脉。

惟中无力，其名曰芤，

推筋着骨，伏脉可求。

【注】浮、沉有力，中取无力，谓之芤脉。推筋着骨，按之始得，谓之伏脉。以上十脉，皆以部位而得名者，故皆统于浮沉也。

三至为迟，六至为数。

【注】一呼一吸，谓之之一息。一息三至，谓之迟脉。一息六至，谓之数脉。此以脉之至数而得名也。凡脉因至数而得名者，皆统乎迟数也。

四至为缓，七至疾脉。

【注】一息四至谓之缓脉，一息七至谓之疾脉。

缓止曰结，数止曰促。

凡此之诊，皆统至数。

动而中止，不能自还，

至数不乖①，代则难痊。

【注】四至缓脉，时而一止，谓之结脉。六至数脉，时而一止，谓之促脉。结促之脉，动而中止，即能自还。若动而中止，不能自还，须臾复动，或十至或二，三十至一止，其至数不乖，谓之代脉。难痊，谓不满五十动而止，合经难痊之死脉也。以上五脉，皆以至数而得名者，故皆统于迟数也。

形状如珠，滑溜不定。

往来涩滞，涩脉可证。

【注】形状如珠，滑溜不定，谓之滑脉。进退维艰，往来滞涩，谓之涩脉。此以脉之形状而得名也。凡脉以形状而得名者，皆统乎滑涩也。

弦细端直，且劲曰弦。

紧比弦粗，劲左右弹。

【注】状类弓弦，细而端直，按之且劲，谓之弦脉。较弦则粗，按之且劲，左右弹指，谓之紧脉。

来盛去衰，洪脉名显。

大则宽阔，小则细减。

【注】上来应指而盛，下去减力而衰，谓之洪脉。脉形粗大阔然，谓之大脉。脉形细减如丝，谓之小脉，即细脉也。

如豆乱动，不移约约②。

长则迢迢③，短则缩缩。

【注】其形如豆，乱动约约，动摇不移，谓之动脉。来去迢迢而长，谓之长脉。来去缩缩而短，谓之短脉。以上八脉，皆以形状而得名者，故皆统于滑涩也。

---

① 乖（guāi）：不同；差异。

② 约约：约束，束缚。此指脉体控制在一定范围内跳动。

③ 迢迢（tiáo tiáo）：远的样子。此引申为脉长之意。

浮阳主表，风淫六气，

有力表实，无力表虚。

浮迟表冷，浮缓风湿，

浮濡伤暑，浮散虚极，

浮洪阳盛，浮大阳实，

浮细气少，浮涩血虚，

浮数风热，浮紧风寒，

浮弦风饮，浮滑风痰。

【注】浮，阳脉主表。风邪六气外因之病，皆从表入，故属之也。浮而有力，表实风病也；浮而无力，表虚风病也。迟，寒脉也，故曰表冷。缓，湿脉也，故曰风湿。濡，气虚脉也，气虚则伤暑，故曰浮濡伤暑也。散，气散脉也，气散则虚极，故曰浮散虚极也。浮洪，阳盛脉，故曰阳盛也。浮大，阳实脉，故曰阳实也。细，气少脉，气少不充，故曰气少也。涩，血少脉，血少枯滞，故曰血虚也。数，热脉也，故曰风热。紧，寒脉也，故曰风寒。弦，饮脉也，故曰风饮。滑，痰脉也，故曰风痰。

沉阴主里，七情气食。

沉大里实，沉小里虚，

沉迟里冷，沉缓里湿，

沉紧冷痛，沉数热极，

沉涩痹气，沉滑痰食，

沉伏闭郁，沉弦饮疾。

【注】沉，阴脉主里。七情气食内因之病，皆由里生，故属之也。大，有余脉也，故曰里实。小，不足脉也，故曰里虚。迟，寒脉也，故曰里冷。缓，湿脉也，故曰里湿。紧，寒脉也，故曰冷痛。数，热脉也，故曰热极。涩，血滞脉，故曰痹气。

滑，痰食脉，故曰痰食。伏，痛甚不得吐泻脉也，故曰闭郁。弦，饮脉也，故曰饮疾。

濡阳虚病，弱阴虚疾，

微主诸虚，散为虚剧。

【注】濡，为阳分无力脉，故主诸阳虚之病。弱，为阴分无力脉，故主诸阴虚之病。微，为阴阳血气不足脉，故主诸虚。散，为元气散之脉，故曰虚剧也。

革伤精血，半产带崩。

牢疝癥瘕，心腹寒疼。

【注】革，内空之脉，故主男子亡血、伤精之病，妇人半产、崩、带之疾。牢，内坚之脉，故主诸疝、癥瘕、心腹寒冷、疼痛之病也。

虚主诸虚，实主诸实，

芤主失血，随见可知。

【注】虚，为三部无力脉，故主诸虚。实，为三部有力脉，故主诸实。芤，为营空之脉，故主失血。然此三脉，皆随所见之部位，可知其上下内外之病也。

迟寒主脏，阴冷相干，

有力寒痛，无力虚寒。

【注】迟，阴脉也，脏属阴，故主之。凡阴冷之病，皆属之也。有力为寒实作痛，无力为寒虚痛也。

数热主腑，数细阴伤，

有力实热，无力虚疮。

【注】数，阳脉也，腑属阳，故主之。凡阳属之病，皆属之也。数为阳盛，细为不足，故曰伤阴。有力为实热，无力为虚热。数亦主疮，故曰虚疮。

缓湿脾胃，坚大湿壅。

促为阳郁，结则阴凝。

【注】缓，脾胃脉，又主湿邪，故缓主湿邪脾胃之病。若搏指坚大，则为湿邪壅胀之病。促，为阳盛而郁之脉；结，为阴盛而凝之脉也。

代则气乏，跌打闷绝，

夺气痛疮，女胎三月。

【注】代者，真气乏而求代之脉也。若不因跌打气闷、暴病夺气、痛疮伤气、女胎气阻者，而无故见之，则必死也。

滑司痰病，关主食风，

寸候吐逆，尺便血脓。

【注】滑，阳脉，阳盛为痰，故司痰病。右关候胃，故主痰食。左关候肝，故主风痰。寸候上焦，故主吐逆。尺候下焦，故主便血脓也。

涩虚湿痹，尺精血伤，

寸汗津竭，关膈液亡。

【注】涩，血少滞涩脉也，六脉见之，则主营虚受湿痹之病。若两尺见之，则主伤精伤血之病。两寸见之，则主汗多津伤之病。两关见之，则主噎膈反胃，液亡结肠①之病也。

弦关主饮，木侮脾经，

寸弦头痛，尺弦腹疼。

【注】弦，阴脉，阴盛为饮；弦，木脉，木旺侮土，土虚不能制湿，故饮病生焉。寸弦，阴乘阳也，故主头痛。尺弦，阴乘阴也，故主腹疼。

紧主寒痛，洪是火伤。

动主痛热，崩汗惊狂。

---

① 结肠：即肠结，肠道闭结不通。

【注】紧，寒实脉，故主寒痛。洪，热实脉，故主火伤。动，为阴阳相搏之阳脉，故主诸痛。阳动主发热、主惊狂，阴动主汗出、血崩也。

长则气治①，短则气病②，

细则气衰，大则病进。

【注】长者，气之畅也，故曰气治。短者，气之缩也，故曰气病。小者，正气衰也。大者，邪病进也。

脉之主病，有宜不宜，

阴阳顺逆，吉凶可推。

【注】病有阴阳，脉亦有阴阳。顺应则吉，逆见则凶。此以下至其死可测句，凡二十七节，详分某病见某脉吉，某病见某脉凶也。

中风之脉，却喜浮迟，

坚大急疾，其凶可知。

【注】中风虚见虚脉，以浮迟为顺。若反见坚大急疾为逆，决无生理。

伤寒热病，脉喜浮洪，

沉微涩小，证反必凶。

汗后脉静，身凉则安，

汗后脉躁，热甚必难。

阳证见阴，命必危殆，

阴证见阳，虽困无害。

【注】此节皆言伤寒之顺逆也。伤寒热病传里属热，脉以浮洪阳脉为吉；若见沉、微、涩、小阴脉，是证与脉反，故凶。汗后邪解，便当脉静身凉，若躁而热，所谓汗后不为汗衰，名

---

① 气治：气血平和无病。

② 气病：此指气血不足之病。

曰阴阳交①必难治矣。阳证而见沉、涩、细、微、弱、迟之阴脉，则脉与证反，命必危殆；阴证而见浮、大、数、动、洪、滑之阳脉，虽脉与证反，在他证忌之，独伤寒为阴邪还阳，将解之诊，病虽危困，无害于命也。

　　劳倦伤脾，脉当虚弱，

　　自汗脉躁，死不可却。

　　【注】劳倦伤脾，脉当虚弱，为顺也。若自汗出而脉反躁疾，则逆矣，安得不死？

　　疟脉自弦，弦迟多寒，

　　弦数多热，代散则难。

　　【注】疟为寒热之病，弦为少阳之脉。少阳主病寒热往来，凡寒热之病，多属少阳半表半里之界，故疟脉自应得弦象也。迟多寒，数多热，理自然也。若得代、散二脉，邪尚未解，正气已衰，命则难生矣。

　　泄泻下利，沉小滑弱，

　　实大浮数，发热则恶。

　　【注】泻痢里虚，宜见沉小滑弱之脉为顺。若反见实大浮数之脉，则身必发热而成恶候也。

　　呕吐反胃，浮滑者昌，

　　沉数细涩，结肠者亡。

　　【注】呕吐反胃，脾虚有痰也。浮为虚，滑为痰，是为顺脉，故曰昌也。若沉数细涩，则为气少液枯，遂致结肠，粪如羊屎，死不可救矣。

　　霍乱之候，脉代勿讶，

　　　① 阴阳交：热病汗出后复发热，脉躁，狂言之危证。因阳邪入于阴分，交结不解所致。《素问·评热病论》："有病温者，汗出辄复热，而脉躁疾，不为汗衰，狂言不能食……病名阴阳交。"

舌卷囊缩，厥伏可嗟。

【注】霍乱之诊，阳脉为佳，若见代脉，因一时清浊混乱，故脉不接续，非死候也。如脉伏不见，四肢厥逆，舌卷囊缩，为阴寒甚，则有可嗟之变也。

嗽脉多浮，浮濡易治，

沉伏而紧，死期将至。

【注】嗽乃肺疾，脉浮为宜，兼见濡者，病将退也。若沉伏与紧则相反而病深矣。不死何待？

喘息抬肩，浮滑是顺，

沉涩肢寒，切为逆证。

【注】阳喘多实，风与痰耳，故脉以浮滑为顺。阴喘多虚，寒与虚也，故脉沉涩，四肢寒者，均为不治逆证。

火热之证，洪数为宜，

微弱无神，根本脱离。

【注】热证而得洪数，乃正应也。若见微弱，证脉相反，根本脱离，药饵不可施矣。

骨蒸发热，脉数而虚，

热而涩小，必殒其躯。

【注】骨蒸者，肾水不足，壮火僭[1]上，虚数二脉，是正象也。若涩小之脉，所谓发热脉静，不可救耳。

劳极诸虚，浮软微弱，

土败双弦，火炎细数。

【注】虚证宜见虚脉，若两关脉弦，谓之双弦。弦乃肝脉，右关见之，是肝木乘脾，故曰土败。劳证之脉，若见细数，乃阴虚火盛，上刑肺金，便不可治。

————————

① 僭（jiàn）：超越本分。

失血诸证，脉必见芤，

缓小可喜，数中堪忧。

【注】芤有中空之象，失血者宜尔也。缓小亦为虚脉，顺而可喜，若数且大，谓之邪胜，故可忧也。

蓄血在中，牢大却宜，

沉涩而微，速愈者稀。

【注】蓄血者，有形之实证，见牢大之脉，脉证相宜。倘沉涩而微，是挟虚矣。既不能自行其血，又难施峻猛之剂，安望速愈也？

三消之脉，数大者生，

细微短涩，应手堪惊。

【注】渴而多饮为上消，消谷善饥为中消，渴而便数为下消。三消者，皆燥热太过，惟见数大之脉为吉耳。细微短涩，死不可救也。

小便淋闭，鼻色必黄，

实大可疗，涩小知亡。

【注】鼻头色黄，必患小便难。六脉实大者，但用攻病之剂必愈。若逢涩小，为精气不化，死亡将及矣。

癫乃重阴，狂乃重阳，

浮洪吉象，沉急凶殃。

【注】癫狂二证，皆以浮洪为吉，取其病尚浅也。若沉而急，病已入骨，虽有扁仓，莫之能救矣。

痫宜浮缓，沉小急实，

但弦无胃，必死不失。

【注】痫本风痰，脉见浮缓，自应然也。若沉小急实，是病深也，或但弦无胃，则肝之真脏脉见矣，安望其更生耶？

心腹之痛，其类有九，

细迟速愈，浮大延久。

【注】九种心腹之痛①，皆宜迟细，易于施疗，如浮而大，是为中虚邪盛，不能收捷功也。

疝属肝病，脉必弦急，

牢急者生，弱急者死。

【注】肝主筋，疝则筋急，故属肝也。肝脉弦急，是其常也。疝系阴寒之咎，牢主里寒之脉，亦其常也。如且弱且急，必有性命之忧矣。

黄疸湿热，洪数便宜，

不妨浮大，微涩难医。

【注】湿蒸热瘀，黄疸生焉，洪数浮大，皆所宜也。一见微涩，虚衰已甚，必食少泻多，无药可疗矣。

肿胀之脉，浮大洪实，

细而沉微，岐黄无术。

【注】水肿胀满，有余之证，宜见有余之脉，浮大洪实是矣。沉细而微，谓之证实脉虚，难言生矣。

五脏为积，六腑为聚，

实强可生，沉细难愈。

【注】积聚皆实证也，实脉强盛，是所当然。沉细为虚，真气败绝，不可为矣。

中恶腹胀，紧细乃生，

---

① 九种心腹之痛：出《金匮要略·胸痹心痛短气病脉证治》载九痛丸"治疗九种心痛"，但未言具体名目。《备急千金要方·心脏》谓九种心痛："一、虫心痛，二、注心痛，三、风心痛，四、悸心痛，五、食心痛，六、饮心痛，七、冷心痛，八、热心痛，九、去来心痛。"《张氏医通·诸痛门》分为饮痛、食痛、气痛、血痛、冷痛、热痛、悸痛、虫痛、疰痛九种。《医学心悟》卷三指出心痛有九种"一曰气，二曰血，三曰热，四曰寒，五曰饮，六曰食，七曰虚，八曰虫，九曰疰。"《类证治裁·心痛》分为饮、食、寒、火、气、血、悸、虫、疰心痛九种。

浮大为何？邪气已深。

【注】中恶者，不正之气也。紧细则吉，浮大则凶也。

鬼祟之脉，左右不齐，

乍大乍小，乍数乍迟。

【注】鬼祟犯人，左右二手，脉象不一，忽大忽小，忽数忽迟，无一定之脉形也。

痈疽未溃，洪大脉宜，

及其已溃，洪大最忌。

【注】未溃属实，洪大为正脉也。溃后则虚，若仍见洪大，则为邪脉，最所忌也。

肺痈已成，寸数而实。

肺痿①之证，数而无力。

痈痿色白，脉宜短涩，

数大相逢，气损血失。

肠痈实热，滑数相宜，

沉细无根，其死可期。

【注】肺痈而寸口数实，知脓已成矣。肺叶焦痿，为火伤也，是以数而无力。肺痈、肺痿得白色者，肺之本色，得短涩者，肺之本脉，均相宜也。若逢数大，是火来克金，贼邪之诊，故气损血失也。肠痈实也，滑数相宜；沉细虚也，证实脉虚，死期将至矣。

妇人有子，阴搏阳别②，

少阴动甚，其胎已结。

---

① 肺痿：指肺叶痿弱不用，为肺脏及慢性虚损性疾病，临床以咳吐浊唾涎沫为主症。

② 阴搏阳别：阴指尺脉，阳指寸脉。阴搏，尺脉滑利搏手；阳别，寸脉平和有别于尺。为妊娠脉象。

滑疾而散，胎必三月，

按之不散，五月可别。

左男右女，孕乳是主，

女腹如箕，男腹如釜。

【注】此一节明女科胎前之脉也。阴搏阳别者，寸为阳，尺为阴，言尺阴之脉，搏指而动，寸阳之脉，则不搏指，回然分别，此有子之诊也。或手少阴心脉独动而甚者，盖心主血，血主胎，故胎结而动甚也。动者，谓往来流利之动而滑，非厥厥摇动为病之动也。疾即数也，滑而且数，按之而散，三月之胎也；按之不散，五月之胎也。左为阳，故左疾为男胎；右为阴，故右疾为女胎。五六月后，孕妇之乳房有核，吮之有乳者，则主有子也。女胎腹形，状如箕之圆也。男胎腹形，状如釜之上小而下大也。

欲产离经①，新产小缓，

实弦牢大，其凶不免。

【注】此一节明产中之脉也。欲产脉离经者，谓见离乎经常之脉也。盖胎动于中，脉乱于外，势所必然也。产后气血两虚，见小缓之虚脉为吉，若见实大弦牢，其凶不免矣。

经脉病脉，业已昭详，

将绝之形，更当度量。

【注】经常之脉，主病之脉，皆明于前矣。而死绝之脉，亦不可不察也，分列于后。

心绝之脉，如操带钩，

---

① 离经：离经脉，即离其经常数之脉。此指孕妇临产时，脉象突然一反常态。《脉诀汇辨》："夫孕妇将产，亦得离经之脉，此又非七八至得名，如昨浮今沉，昨大今细，昨迟今数，昨滑今涩，但离于平素经常之脉，即名为离经矣。"

转豆躁疾，一日可忧。

【注】经曰：脉来前曲后居，如操带钩，曰心绝。前曲者，谓轻取则坚强而不柔。后居者，谓重取则牢实而不动。如持革带之钩，全失冲和之气，但钩无胃，故曰心死。钩，即洪脉也。转豆者，即经所谓如循薏苡子，累累然，状其短实坚强，真脏脉也。又曰：心绝，一日死。

肝绝之脉，循刃责责①，

新张弓弦，死在八日。

【注】经曰：真肝脉至，中外急如循刃。又曰：脉来急益劲，如新张弓弦，曰肝死。又曰：肝绝，八日死。

脾绝雀啄，又同屋漏②，

覆杯水流③，四日无救。

【注】旧诀曰：雀啄连来四五啄，屋漏少刻一点落。若杯覆，若水流，皆脾绝也。经曰：脾绝，四日死。

肺绝维何？如风吹毛④，

毛羽中肤，三日而号。

【注】经曰：如风吹毛，曰肺死。又曰：真肺脉至，如以毛羽中人肤。皆状其但浮而无胃气也。又曰：肺绝，三日死。

肾绝伊何？发如夺索⑤，

辟辟弹石⑥，四日而作。

【注】经曰：脉来如夺索，辟辟如弹石，曰肾死。又曰：肾

---

① 责责：急劲貌。

② 屋漏：张介宾《类经·脉色类》注曰"如屋之漏，点滴无伦也"。

③ 水流：张介宾《类经·脉色类》注曰"如水之流，去而不返也"。

④ 如风吹毛：张介宾《类经·脉色类》注曰"如风吹毛，散乱无绪也"。

⑤ 发如夺索：形容脉来如按争夺之绳索，长而坚劲。夺索，争夺绳索。

⑥ 辟辟弹石：辟辟，象声词，如手指弹石之声。弹石，形容脉来如指弹石，圆硬坚实而不柔。

绝，四日死。旧诀云：弹石硬来寻即散，搭指散乱如解索。正此谓也。石，即沉脉也。

命脉将绝，鱼翔虾游，
至如涌泉，莫可挽留。

【注】旧诀云：鱼翔似有又似无，虾游静中忽一跃。经曰：浑浑革至如涌泉，绵绵其去如弦绝。皆死脉也。

脉有反关，动在臂后，
别由列缺，不干证候。

【注】反关脉者，脉不行于寸口，出列缺络，入臂后手阳明大肠之经之。以其不顺行于关上，故曰反关。有一手反关者，有两手反关者，此得于有生之初，非病脉也。令病人侧立其手，诊之方可见也。

岐黄脉法，候病死生，
太素脉法，阴阳贵清。
清如润玉，至数分明，
浊脉如石，模糊不清。
小大贫富，涩滑穷通，
长短寿夭，详推错综。

【注】脉法倡自岐黄，所以候病死生。至杨上善为风鉴①者流，托名"太素脉法"，以神其说，每多不验。然其中有近理可采者，如论六阳六阴之脉，以清主贵，以浊主贱。清脉之状，似玉润净，至数分明；浊脉之状，如石粗涩，至数模糊。小脉主贫，大脉主富，涩脉主穷，滑脉主通，长脉主寿，短脉主夭。如质清脉浊，贵中贱也；质浊脉清，贱中贵也。清脉兼大，贵

---

① 风鉴：原指风度与风识。在相学中则指以风貌品评人物，即相术之别称，这里指夸夸其谈的人。

而富也；兼滑，贵而通也；兼长，贵而寿也。浊脉兼小，贵而贫也；兼涩，贱而穷也；兼短，贱而夭也。清脉兼小，贱而贫也；兼涩，贵而穷也；兼短，贵而夭也。浊脉兼大，贱而富也；兼滑，贱而通也；兼长，贱而寿也。详推错综者，即详推此质清脉清，质浊脉浊，质清脉浊，质浊脉清，错综等说之理耳。

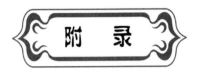

订正《素问·脉要精微论》一则备考

尺内两傍，则季胁也，尺外以候肾，尺里以候腹。中附上，左外以候肝，内以候膈；右外以候胃，内以候脾。上附上，右外以候肺，内以候胸中；左外以候心，内以候膻中。前以候前，后以候后。上竟上者，胸喉中事也；下竟下者，少腹腰股膝胫足中事也。

【注】"内""外"二字，前人有以尺部一脉，前半部脉、后半部脉为训者；有以内侧曰内，外侧曰外为训者，皆非也。盖脉之形，浑然纯一，并不两条，亦不两截。若以前半部、后半部为是，则视脉为两截矣。若以尺内侧、尺外侧为是，则视脉为两条矣。故知二说皆非也。熟玩通章经文，自知其为传写之讹。岂有独于脾胃，则曰：右外以候胃，内以候脾者耶？盖外以候腑，内以候脏，《内经》脉书，确然可考，故当以"外以候胃，内以候脾"之句为正。其尺外之"外"字，当是"里"字；尺里之"里"字，当是"外"字。中附上，左右之"内""外"字，上附上，左右之"内""外"字，皆当改之。故不循旧图所列，以符外候腑，内候脏之义也。前以候前，谓关之前寸也；后以候后，谓关之后尺也。上竟上者，谓上尽鱼际也；下竟下者，谓下尽尺泽也。

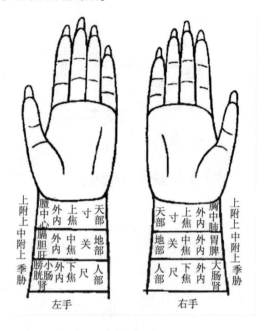

订正《素问》脉位图

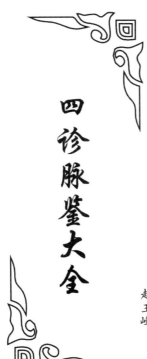

四诊脉鉴大全

清·王宏翰 撰

高青
刘俊红
王翌　校注
赵玉峰

内容提要

清·王宏翰撰。九卷。成书于清康熙三十二年（1693年）。王宏翰，字惠源，号浩然子。生于清顺治五年（1648年），卒于清康熙三十九年（1700年）。江苏华亭（今上海松江）人，后寄籍金阊（今苏州）。卷一论医源、脉源、察色审音、明堂部位察色法、望形察色知生死等，并收望形察色明堂部位图、《灵枢》明堂部位图、脏腑肢节明堂部位图；卷二收闻审音知生死论、察色审音秘授百病生死诀、形脉相反诀、伤寒死绝证诀；卷三专论问诊，有问证详诊论、启蒙问证法；卷四收诊脉枢要十二法、男女老幼所禀不同脉各异诊论、七诊虽见九候皆从者不死论；卷五论真脏脉、三因脉法、反关脉、冲阳太溪大冲脉、脱阴脱阳脉、怪绝七脉、诸病宜忌之脉、七表八里九道等；卷六为《内经》左右寸关尺六部配合脏腑之图论、诊脉脏腑歌，又录李时珍《濒湖脉学》，增附鉴释、参治活法两项，释疑解难，列述治法；卷七论述关格二脉、覆溢二脉及奇经脉；卷八为妇人妊娠诊分男女脉法、死绝脉有十四可决短期法、逍遥馆脉综六气配六部图诊脉发病辨误论；卷九为五运六气诸论诸图。全书以归纳整合经典及历代诊断文献为主体，并深入探讨中医诊断学之生命原理，是一部重要的中医诊断学古典文献。

本次整理，以清康熙三十三年（1694年）体仁堂刻本宝翰楼藏版为底本。

目 录

序

  自神农作《本草》，轩岐撰《灵》《素》，而脉病有机，方药有祖，医道始立，民病赖焉。继其后者，代有传人，亦代有传书。要皆识参造化，学贯天人者，方能洞彻医理。吾郡神于医者，国朝初推李、秦、施①，三君俱有著述行世，虽未尽览，皆本诸《内经》《铜人》《图说》，以总揽前言，昭示来学。而士材尤抉两家之奥，士大夫雅重之。此三君者，俱百年以内人尔。其历代医师，自三皇时以迄金元，最著者得一百九十一人，而有明三百年间，著书立言，指不胜屈，亦云盛矣。他如润州何氏②、吴兴凌氏③，驰誉东南，治病多效。总之，一十三科，代不乏人，人不乏书，各有专家，著不相袭，然而其义略同也。王君惠源，为吾郡士人，而寄籍金阊④，以经纬英才，因母病而工长桑之术，骎骎乎有度越前人之势，富于著作。癸酉春以《医学原始》见示，观其首立元神元质一论，详父母生人之始，明性命之本，贯天地之所以然，阐儒易之理，宗《灵》《素》之旨，发前人之未言，且得海外秘学，参悟吻合，真聪明、博学，兼而有之矣。今又以《四诊大全》寿梓，明气候寒温阴阳虚实脉理之奥，条列望闻问切，立图注释，诊脉有论，验病有诀，如鼓应桴，洞若观火；至司天运气，无不胪列显畅，真为

---

  ① 李、秦、施：李士材、秦昌遇、施沛，为明末三大医家。

  ② 润州何氏：又称"江南何氏"。镇江著名世医家族。

  ③ 吴兴凌氏：又称"归安凌氏"。明代针灸学家凌云，字汉章，归安（今浙江吴兴）人。其子孙承其术。

  ④ 金阊：苏州。

脉学之大全，后学之真诠，虽和缓复起，扁鹊再生，亦莫逾其学也。余自壬申冬猝感风痹，僵卧三日夜始苏。两年以来，药囊无虚，病态自著。如王君楚材晋用①，则不能而无私憾焉。

康熙三十三年岁次甲戌清和月年家眷弟许缵曾撰

---

① 楚材晋用：《左传·襄公二十六年》谓"虽楚有材，晋实用之"。后以"楚材晋用"指引用别国人才或自己的人才外流为别人所用。

自　序

　　医学典籍浩繁，病机脉理幽深，欲作大医，须明四诊。学虽务于广博，功宜殚乎精要。撮其奥旨，则有四焉，曰望、曰闻、曰问、曰切。望而知之谓之神，闻而知之谓之圣，问而知之谓之工，切而知之谓之巧。医不知四要，则所向便错，何能起沉疴于濒危之际哉？但望闻之学，灵机活泼，广博无穷，近世置而不讲。余慨世学日盲，医派日非，不揣固陋，讨寻《灵》《素》，详究诸家，汇辑而编次之，以为后学之一鉴。然脉理精微，其体难辨，兼有数候俱见，异病同脉之惑。是脉之一字，最为关切。前人虽经讲论，而脉之原始，后学蒙然未能尽彻。殊不知脉乃人身生活之机，知觉运动之本，昼夜循环而不息者也，一有停滞，脉即见之，故百病之机，无不从兹而得悉焉。攻医者，若不次第讲明，则临病鲜不惘然。因条晰诊脉之活法，男女老幼之不同，五脏有四时之诊，覆溢①有禀质之异；关格②脉名，有病名之误；娠妊之脉，详诊明确，可预判男女之的；死绝怪脉，非独雀啄虾游之七脉、阴阳脱绝之四脉也。至浮沉等之二十七脉，本文之外，逐一发明考释，而辨误又列之，以参治活法，使学者一目了然，临证有心领神会之机。若夫三因之感受，五运六气之时令，司天在泉，对正之化，脉有不应之

---

　　① 覆溢：脉象名。脉搏超越于寸部至鱼际为溢脉，脉搏下陷于尺部之下为覆脉。

　　② 关格：人迎脉四盛以上为格阳，寸口脉四盛以上为关阴，人迎与寸口俱盛四倍以上为"关格"。

诊，病有时行之变，尽皆阐发无遗。学者而能熟读玩味，自有神化决生判死洞垣之功，岂有异秘之术哉！是为序。

康熙三十二年清和月古吴浩然王宏翰撰

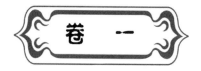

医源道出上古神圣
后世学浅无恒轻视论

　　洪濛①之世，淳朴全道，恬澹②神守，人无夭札③，尽乐其天年。厥④后风气渐开，情窦日启，民疾生焉。古圣恻悯济世，而医道始起。神农辨药性制《本草》，黄帝究百病、详运气、咨岐伯而《灵》《素》出，桐君⑤撰《药性》，伊尹制《汤液》⑥，祛疾疗人，皆古神圣也，悯苍生之疾苦，立经立典，垂训于后，万世赖焉。故医为仁德之本，操活人之权。古云造化者万物之司命，人君者三才之司命，将帅者三军之司命，而医者又自天子以至庶人之司命也，其关系岂浅尠⑦哉！必也学贯天人，博通古今者，始可谓之大医也。然医之一道，乃儒门事亲之本，古

---

　　① 洪濛：同"洪蒙"。辽阔、混沌之意。此处形容人类未开化的原始蒙昧状态。

　　② 恬澹：同"恬淡"。清静淡泊。

　　③ 夭札（zhá）：因病而早死；夭折。

　　④ 厥：其。

　　⑤ 桐君：黄帝时期的医师，曾采药于浙江桐庐之东山，结庐桐树下，故人称"桐君"。撰《彩药录》三卷，已佚。

　　⑥ 伊尹制汤液：伊尹，商朝大臣。古代不少学者认为《汤液经法》为其所撰。

　　⑦ 尠（xiǎn）：同"鲜"。少。

来圣君贤相，无不知医也。玄晏先生①曰：人受先人之体，有八尺之躯，而不知医理，此所谓游魂耳。虽有忠孝之心，慈惠之性，君父危困，赤子涂地，无以济之。此圣贤所以精思而极论之。玄晏之论，谓儒者学贯天人，务必知医也，何况攻医者，岂可不深究而造精洞微也乎？今世之人，心无仁德之恒，才乏天人之学，妄指医为技业，轻视而浅习之。殊不知医之论有二：曰道，曰业。曰道者，儒医也，即明医也，良医也，德与良相并；曰业者，时医也，即名医也。庸医也，难与儒医并。故志道者，学从儒理，溯源知本，参天地化育之旨，明气域运行之机，然后知我身之小天地，与覆载之大天地，两相吻合。身乃性元之基，知觉运动之本。究有生之初，受胎受性之原，明乾坤氤氲②之理，男女化育之奥，详《性原广嗣》③。了然于胸中者，此谓之儒医也，良医也。若止以诵歌诀，集验方，不究原本之学，则失乎仁德之本，有肃杀之权，而无回春之力，贸贸然④作糊口术者，此谓之时医也，庸医也。二者学隔霄壤⑤，自难同语也。世之亵视医道者，因宋人未明医道之大本，妄列医为九流之首。殊不知大医大儒，道无二理。上古儒医，尽性格物，洞彻造化，良有真传。历世久远，书籍散亡。晦庵谓致知格物，而今亡矣。故儒与医，迥分两途。然今之儒，亦无真儒，不入于释⑥，则入乎老⑦，无怪乎医道日歧也。后世谓医道通仙道，斯言一出，顿使渐入怪诞。创立不死之丹，惑世害人，以致游僧道流，异言

①　玄晏先生：晋·皇甫谧，字士安，自号"玄晏先生"。著《针灸甲乙经》。
②　氤氲：烟气、烟云弥漫的样子，气或光混合动荡的样子。
③　《性原广嗣》：妇产科专著，明代医家王廷爵撰，后经其子王宏翰删改刊行。
④　贸贸然：昏庸糊涂。
⑤　霄壤：比喻相去极远，差别很大。
⑥　释：指佛教。佛教以释迦牟尼为教祖。
⑦　老：指道教。道教奉老子为教祖。

异服，或以玄学蛊惑，或借仙传谋利。不但戕贼愚人，而王公士大夫亦为之所惑。种种难以尽述。总之，扣其胸中，毫无正学，而致知格物之功置之不问，博爱济人之心泯然①不及，似难与儒并驱，则仁道之源先失矣，何以言医？余痛世人之沉沦而不觉，恐久没然，故有是论。

脉源论

人禀阴阳之和以生长，而生生不息者，皆由男女媾合，得元质禀生，而受天命之性也。人一生此身，即有此脉。盖身具有营卫表里脏腑之异，其清阳在上，浊阴在下，经有十二，络有十五，骨节三百六十五，毛窍八万零四千，此皆应天地之数也。古之"脈"字，从"血"从"辰②"，所以使气血各依分派而行经络也。今之"脉"字，从"月"从"永"，乃脉在血肉之内，使血运行而不滞，永久而保天年也。脉名有三：一曰命之本，二曰气之神，三曰形之机。经所谓"天真"者是也。至于折一肢、瞽③一目，亦不能害生，而脉之不可须臾失也，失则绝命害生也。春之生也，我之脉与天地之气而同升。夏之长也，我之脉与天地之气而同浮。秋之收也，我之脉与天地之气而同降。冬之藏也，我之脉与天地之气而同沉。分而言之，曰气曰血；总而言之，惟脉运行气血而已。盖谷气入胃，脉道乃行。谷气多，则气血荣昌，脉亦盛矣；谷气少，则气血微弱，脉亦衰矣。故曰四时以胃气为本，脉无胃气则死矣。然人一离母腹时，便有此呼吸之脉，不待谷气而有也，此得先天禀受之脉也。

---

① 泯然：消失净尽的样子。

② 辰："派"之本字。

③ 瞽（gǔ）：瞎。

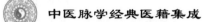

第
四
辑

虽然，设无谷气积而养之，则日馁①馁而瘁。呼吸何赖以行？谓呼吸得资谷气而行，非谓呼吸之脉属谷气也。此得后天资养元质之脉也。是真气言体，谷气言用也。夫脉，莫非血乎？血为营，营者水谷之精气，行于脉中者也；莫非气乎？气为卫，卫者水谷之悍气，行于脉外者也。谷气之清者为营，浊者为卫。言营为血者非也，乃营气化而为血尔。但脉之为体者，其源乃胃，化饮食而成白色，如乳粥之凝。肝有多细脉络，吸胃化膏脂以入肝，余糟粕乃人大肠而为大便也。肝以所翕②之精华，化为四液③。详在《医学原始》。其至纯之血液，从肝入心。心细炼甚热至纯之血，并生活至细之德，流灌于脉络，以运周身。其脉性贴于血络之下，使血运行而不滞也。故气血乃脉之用，而气血能使脉之盛衰也。是脉乃人生活之根，知觉运动之本。心主脉，心能宁静，则周身之脉亦运动调而不妄促也。故脉得气血之先，乃先天之禀受，后天之资养，元质之性也。人一身之上下，皆真元之机也，而气口为之总会，故得以知脏腑之疾病，而决死生也。人一呼脉行三寸，一吸脉行三寸；呼出心与肺，吸入肾与肝；肺主呼吸，天道也；肾主阖辟④，人道也。呼吸定息，合行六寸。一日一夜，凡一万三千五百息，脉行五十度周于身，合行八十一丈，漏水下百刻。营卫行阳二十五度，行阴亦二十五度，每二刻则周身一度也。

---

① 馁：饥饿。

② 翕：合，聚。

③ 四液：源于希波克拉底的"四液学说"，包括血液、黄胆汁、黑胆汁、黏液。

④ 阖辟（hé pì）：开合。

察色审音能入神圣之工论

夫望形察色，闻声审音，生死可决于耳目，玄妙素称于神圣，实大医之要领。今人置而不讲，安能起沉疴而操司命之权哉！昔医和①诊晋平公之疾而不可为，又知良臣将死，天命不佑之言；扁鹊见齐桓侯之色，知病初在腠理而王不听，后知在骨髓而却步难医者，此和、鹊皆得色脉之玄奥，故诊验如神，岂有异人之目而洞见脏腑者乎？愚虽不敏，心切钦仰，不惮②寒暑，广博搜辑。但色诊吉凶，轩岐详备于《灵》《素》，而脏腑部分及浅深散抟等法，惟《灵》《素》最悉，而玄台③注释明晰。至仲景《伤寒》、叔和《脉经》，所载决病之生死，尤为吃紧。余又博采诸家之精髓，逐一辩晰而条论，汇为图而部分之，使察色审音，可得何经之病，何脏之绝，决生判死，了然于胸中，庶④临证得以有据，预为决断，稍为后学之大纲。若欲再尽其神，犹当广博而运用也。

望形察色明堂⑤部位图总论

明堂之配脏腑部位，乃黄帝训雷公之秘旨，犹《素问》以脏腑之脉，分配寸关尺，上竟上而下竟下，以候脏腑胸腹之病

---

① 医和：春秋时期秦国医家。鲁昭公元年（公元前541年），晋平公病，向秦国求医，秦景公派医和前往诊治。

② 惮：怕，畏惧。

③ 玄台：马莳，字仲化，号玄台（又作元台）。明代医学家。著有《黄帝内经素问注证发微》九卷。

④ 庶：也许，或许。

⑤ 明堂：是望诊的主要部位。此泛指面部，分部内应脏腑。

也。后世止知三部九候之诊能决生死，而不知明堂之部分相通脏腑，色脉之吉凶，内外不爽。是以经云："上古使僦贷季，理色脉而通神明。"此通神明者，即隔垣①内照之神明也。余又采诸家之论符合脏腑者，详究分别，汇为二图。倘诸同志更得其精微者，尤望其究心以彰大道也夫。

《灵枢》明堂部位图

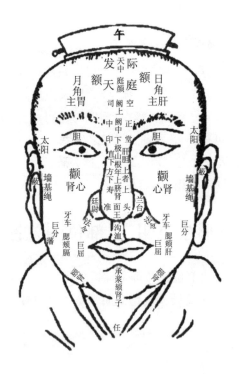

---

① 垣：矮墙，也泛指墙。

脏腑肢节部分察色图

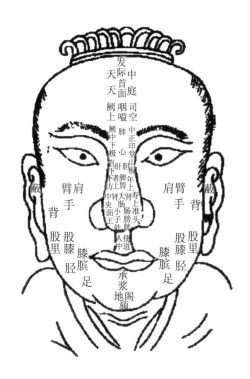

明堂部位诀

望形察色变无穷，明堂部位要精明。先将脏腑分明白，庭为首面阙咽喉，阙中属肺下极心，直下左胆右为肝。肝下属脾方上胃，中央大肠肾两旁。当肾脐间下小肠，面王膀胱子处①

---

① 子处：即子宫。

当。以上鼻部。更有肢节还须察，颧应乎肩颧后臂，臂下为手皆颧位。目内眦上属膺乳①，挟绳②而上应乎背。牙车③为股中央膝，膝下为胫胫下足，巨屈④膝膑巨分⑤股。熟读部位合色脉，决生判死道称神。

明堂部位察色论

"五色"⑥ 篇黄帝曰：明堂者鼻也，阙者眉间也，庭者颜也，以上三者为内部之基。蕃者颊侧也，蔽者耳门也。此二者为外部之位。其间欲方⑦，去之十步，皆见于外。如是者，寿必中百岁。又曰：五色之见也，各出其色部。部骨陷者，必不免于病矣。其色部乘袭者，虽病甚不死矣。言五色虽决于明堂，而诸骨部位宜方广而大者，十步之外，望之显见而不隐者，则寿必百岁。然五色之见，乃辨病之生死也。故五者之色，各出其部分。其何部之骨陷者，必不免于病；其何部之骨不至陷下，而仅有五色相乘袭者，虽病甚亦不死也。

又曰：明堂骨以起，平以直，言鼻为明堂，其骨贵高以起而平以直也。五脏次于中央，六腑挟其两侧，首面上于阙庭，天庭、眉间二处也。王宫心部也。在于下极，眉间之下，山根⑧之上。五脏安于胸中。真色以致，病色不见，明堂润泽以清，五官恶⑨得无辩乎！

---

① 膺乳：膺乳穴，位于心穴与内眼角的中点。主治胸闷，乳少等。
② 绳：耳边突起处。一说当两颊外侧额角下方。
③ 牙车：即颊车。
④ 巨屈：颊下曲骨处。
⑤ 巨分：口角两侧大纹处。
⑥ 五色：即《灵枢·五色》。
⑦ 方：《灵枢·五色》此下有"大"字。
⑧ 山根：鼻梁，指两目内眦间的部位。
⑨ 恶：疑问词，哪，何。

又曰：庭者，首面也。庭者颜也，即天庭也。颜为额中，为首面之部分。颜位最上，乃面之首也。阙上者，咽喉也。阙者眉间也。阙上眉之上，即司空，咽喉之部分。阙中者，肺也。阙中，两眉之正中，即中正，肺之部分也。下极者，心也。居肺之下者心，心者君主之官，故黄帝曰：王宫在于下极。下极即印堂，心之部分也。直下者，肝也；肝左者，胆也。肝居心下，故直下者肝之部分，即山根也。胆在肝之短叶间，属木，位东南而行令。胆位在左，故山根之左，胆之部分。下者，脾也；方上者，胃也。脾胃中央，乃肾之上，心之下也。其位年上①，年上为脾之部分。直下之下为下者，乃脾之位也。下者之下为方上者，乃胃之部分也。而胸②中部位，脾在胃上。脾胃相为表里，故相去不远也。中央者，大肠也；挟大肠者，肾也；当肾者，脐也。脾之下位，寿上也，大肠部分在焉。其下尚有面王一部，故曰中央。肾有二枚，居脐左右。腹之中曰脐，大肠居腹之中，故曰挟大肠者肾，当肾者脐也。肾与大肠、脐三者，部分俱在寿上。大肠虽在中央，望色者必以脏气为主。面王以上者，小肠也；面王以下者，膀胱、子处也。面王即准头，乃鼻之端也。准头在面最高，又居中央，有王者之象，故名之。小肠部分居其上，膀胱、子处部分居其下，三部从此可望焉。故方书曰：准头黄，小便难。"师传"③篇曰：鼻孔在外，膀胱漏泄。下文曰：男子色见于面王，为少腹痛，下为卵痛，其圆直为茎痛。若女子当为膀胱、子处之病。上文乃五脏六腑之部位，下文乃肢节之部位也。颧者，肩也；眼下高骨为颧。颧后者，臂也；臂下者，手也。颧为肩之部分，颧之后以候臂，臂下以候手，臂手部总在颧之后焉。目内眦上者，膺乳也。目内眦，目之近山④根处，即睛明穴，足太阳经所起。乳上曰膺，乳间上曰胸。膺乳部分，候于目内眦也。挟绳而上者，背也。绳，耳边也。耳边如

---

① 年上：鼻上山根之下的部位。
② 胸：据下文，当作"腹"。
③ 师传：即《灵枢·师传》。
④ 山：原作"三"，据上文改。

绳突起，故曰绳。玄台谓颊外为绳，义未切也。凡部分明堂为内，耳旁为外；脏腑为内，膺乳次之，臂背为外。挟，近也，故近耳边直上之部分，所以候背之病。循牙车以下者，股也。牙车，即颊车，足阳明之穴，在耳下曲颊陷下，方书在耳下八分取之。凡人身在上者肩背，在下者股膝，故背部之下颊车，颊车之下所以候股也。中央者，膝也。膝居股胫之中央，故中央候膝病。膝以下者，胫也。当胫以下者，足也。胫下于膝，故膝下候胫。足下于胫，故胫①下候足。巨分者，股里也。巨之为言大也。上下齿床大分处，以候股里。齿床司开合，亦犹股里任屈伸也。巨屈者，膝膑也。上下唇大为曲转交接处是地仓穴，在挟口之旁四分，以候膝膑也。唇为语言饮食之门户，亦犹②膝膑为屈伸奔走之关节，俱动而不休，故应焉。此五脏六腑肢节之部也。自首面而至于膀胱、子处十四部，配于明堂者，为内部也。自颧而至膝膑十一部，配颧之左右及颧之下者，为外部也。其脏腑配于明堂，肢节配于两颧上下左右者，皆出《灵枢》经旨，彰彰可考。今又罔③之，庶后之学者，观图详病，不亦明著乎?

"五阅"④篇岐伯曰：五官者，五脏之阅也。脉出于气口⑤，色见于明堂。五色更出，以应五时，各如其常。经气入脏，必当治里。黄帝曰：善，五色独决于明堂。岐伯曰：五官已辨，阙庭必张，乃立明堂。明堂广大，蕃蔽见外。方壁高基，外⑥垂居外，五色乃治。平博广大，寿中百岁。

"阴阳应象"⑦篇曰：善诊者，察色按脉，先别阴阳。审清

---

① 胫：原作"足"，据上文改。
② 犹：原作"有"，据文例改。
③ 罔：同"网"。搜罗。
④ 五阅：即《灵枢·五阅五使》。
⑤ 气口：人体部位名，即寸口。《素问·经脉别论》："气口成寸，以决死生。"
⑥ 外：《灵枢·五阅五使》作"引"。
⑦ 阴阳应象：即《素问·阴阳应象大论》。

浊，而知部分；视喘息，听音声，而知所苦；观权衡规矩，而知病之所生；按尺寸，观浮沉滑涩，而知病之所在。以治则无过，以诊则不失矣。

望形察色能知生死论

望形察色，乃医士之神妙，其要皆征于面。夫面为五官所聚，而脏腑之精华，皆发见于面也。色者，精神之标也。故神旺则色旺，神衰则色衰，神露则色露，神静则色静。是以富贵贫贱、寿夭晦滞，莫不呈显于面，而病成于内也。故面目为望色之部位也。

色脉之阴阳，阳舒而阴惨①也。色清而明，病在阳分；色浊而暗，病在阴分。

"脉要精微"曰：声合五音，色合五行。声色相同，然后可以知五脏之病也。

"五色"篇曰：审察泽夭，谓之良工。沉浊为内，浮泽为外。黄赤为风，青黑为痛，白为寒，黄而膏泽为脓，赤甚者为血。痛甚为挛，寒甚为皮不仁。五色各见其部，察其浮沉，以知浅深；察其泽夭，以观成败；察其散抟，以知远近；视色上下，以知病处。

"五色"篇曰：以五色命脏：青为肝，赤为心，白为肺，黄为脾，黑为肾也。肝合筋，心合脉，肺合皮，脾合肉，肾合骨也。

又曰：男子色在于面王，为小腹痛，下为卵痛，其圆直为

---

① 惨：凄凉，不舒畅貌。

茎痛。高为本，下为首，狐疝①、㿉②阴之属也。女子在于面王，为膀胱、子处之病，散为痛，抟为聚。方圆左右，各如其色形。其随而下，至胝为淫，有润如膏状，为暴食不洁。此言部分之色，当分男女以知其病也。男子之色在于面王，即鼻端，为小腹痛。其色见于面王之下，为阴卵痛。其色见于面王之下圆而且直，为□③茎痛。凡色见于面部，高者为本，以男子属阳，阳在上也；下者为首，其色从上而之下，似物之有首者，向下而行。故病在于内，即如其色，当如狐疝、㿉阴之属也。女子之色在于面王，当为膀胱经及妊子处之有病，即胞络宫也。其气色散者为痛，而不至成聚。若气色抟聚而不散，则成聚而不止于痛。然其聚之在内者，或方或圆，或左或右，各如其外色之形耳。若其色随而下行，至于尾骶，则其病之在下者，当有淫浸之润泽如膏之状者在也。不然，则为暴食间即出不洁之物耳。何也？其下行之势，内外一致也。

五脏之热见于面者，各有部分。"刺热"④篇曰：肝热病者，左颊先赤；肺热病者，右颊先赤；心热病者，额⑤先赤；脾热病者，鼻先赤；肾热病者，颐⑥先赤。

又曰：心病者，颧赤。肾病者，颧与颜黑。

"脉要精微"篇曰：夫精明五色者，气之华也。赤欲如白裹朱，不欲如赭⑦；白欲如鹅羽，不欲如盐；青欲如苍璧之泽，不欲如蓝；黄欲如罗裹雄黄，不欲如黄土；黑欲如重漆色，不欲

---

① 狐疝：是指腹腔内容物，行立则外出少腹滑入阴囊，卧则复入少腹，如狐之出入无定者，以患部有肿物突起，按之柔软，嘱患者咳嗽，按肿物处有冲击感，肿物卧则入腹，立则复出为临床表现。

② 㿉：特指睾丸疾病。

③ □：原脱。似作"玉"。

④ 刺热：即《素问·刺热》。

⑤ 额：《素问·刺热》作"颜"。

⑥ 颐：面颊，腮。

⑦ 赭（zhě）：赤红色。

如地苍。愚按：谓如裹朱、鹅羽、苍璧、罗裹雄黄、重漆各色，皆明而润泽也；赭、盐、蓝、黄土、地苍各色，皆暗晦而沉滞也。

"五脏生成"① 篇曰：五脏之气，色见青如草滋②者死，黄如枳实者死，黑如炲③者死，赤如衃血④者死，白如枯骨者死，此五色之见死也。愚按：谓其色深沉滞而枯，故死也。是以《脉经》言：病人面黄目青者不死，如草滋者死；面黄目赤者不死，赤如衃血者死；面黄目白者不死，白如枯骨者死；面黄目黑者不死，黑如炲者死；面目俱等者不死。此王叔和皆取其色鲜润泽为不死，色深枯暗为死也。

又曰：青如翠羽者生，赤如鸡冠者生，黄如蟹腹者生，白如豕⑤膏者生，黑如乌羽者生，此五色之见生也。愚按：谓其色深故病，以其明润故不死也。

又曰：生于心，如以缟⑥裹朱；生于肺，如以缟裹红；生于肝，如以缟裹绀；绀，深青扬赤色。生于脾，如以缟裹栝蒌实；生于肾，如以缟裹紫，此五脏所生之外荣也。愚按：缟，素帛绢也。裹以朱、红、绀、黄、紫之色于内，其光泽浅润，映辉于外，犹面之气色，由肌肉内而透见于外，有神气之荣泽，故为平也。

《脉经》曰：诊寒热瘰疬，目中有赤脉，从上下至瞳子，见一脉，一岁死；见一脉半，一岁半死；见二脉，二岁死；见二

---

① 五脏生成：即《素问·五脏生成》。
② 滋：汁液。
③ 炲（tái）：烟尘，黑灰。
④ 衃（pēi）血：瘀血。
⑤ 豕（shǐ）：猪。
⑥ 缟（gǎo）：白色的绢。

脉半，二岁半死；见三脉、三岁死。

"论疾诊尺"篇曰：婴儿病，其头毛皆逆上者，必死。

《脉经》曰：人病恐怖，其脉如循丝累累然，其面白，脱色。人愧者，其脉浮而弱，面形乍白乍赤。人不饮食，其脉涩而唇口干燥也。言①迟者，风也。摇头言者，其里痛也。行迟者，其表强也②。坐而伏者，短气也。坐而下一膝者，必腰痛里实。护腹如怀卵者，必心痛。师持脉，病人欠者，无病也。脉之因伸者，无病也。假令向壁卧，闻师到不惊起，而目眴③视，若三言三止，脉之咽唾，此谓诈病。假令脉自和，处言此病大重，当须服吐下药，针灸数十百处乃愈。

《难经》曰：经言见其色而不得其脉，反得相胜之脉者，即死；得相生之脉者，病即自已。色之与脉，当参相应，为之奈何？然：五脏有五色，皆见于面，亦当与寸口尺内相应。假令色青，其脉当弦而急；色赤，其脉浮大而散；色黄，其脉中缓而大；色白，其脉浮涩而短；色黑，其脉沉濡而滑。此所谓五色之与脉，当参相应也。五脏五色，肝青、心赤、脾黄、肺白、肾黑也。若一色现于面，即当与寸关尺脉之相应，是色与脉当参相应也。假如青色现于面，其脉弦而急，是肝之顺脉，此相应也。其余仿此而推之。脉数，尺之皮肤亦数；脉急，尺之皮肤亦急；脉缓，尺之皮肤亦缓；脉涩，尺之皮肤亦涩，脉滑，尺之皮肤亦滑。尺者，臂内尺泽穴是也。数，心脉；急，肝脉；缓，脾脉；涩，肺脉；滑，肾脉。假如脉数而臂之皮肤亦数，是脉与皮肤内外相应，故无病。若脉滑而臂之皮肤反涩，是皮肤与脉内外不相应者，故病也。五脏各有声色臭味，当与寸口尺内相应，其不应者病也。肝脉弦，其色青，其声呼，其臭臊，

---

① 言：原本此上有一字空格。

② 强也：此二字原脱，据《脉经》补。

③ 眴（miàn）：原作"眄"，据《脉经》改。斜视，窥视。

其味酸。心脉洪，其色赤，其声笑，其臭焦，其味苦。脾脉缓，其色黄，其声歌，其臭香，其味甘。肺脉涩，其色白，其声哭，其臭腥，其味辛。肾脉滑，其色黑，其声啼，其臭腐，其味咸。此谓相应也。假令①肝病，色白多哭，好辛喜腥，此谓不相应也。声色臭味，皆肺之症，金克木，曰贼邪，故病也。假令色青，其脉浮涩而短，若大而缓为相胜；浮大而散，若小而滑为相生也。色青是肝木，其脉浮涩而短，是肺脉，金克木也，是为贼邪；若大而缓，是脾脉，木克土也，是为微邪。此二者，皆谓之相胜。浮大而散，是心脉，木生火也；若小而滑，是肾脉，水生木也。二者皆谓之相生也。余色仿此而推。按色与脉，犹须分别生克。色脉相克者凶，色脉相生者吉。然犹有要焉。色克脉者，其死速；脉克色者，其死迟。色生脉者，其愈速；脉生色者，其愈迟。故曰能合色脉，可以万全。

若夫久病之色，必有受病之应。肺热病者，色白而毛败应之；心热病者，色赤而络脉②溢③应之；肝热病者，色苍而爪枯应之；脾热病者，色黄而肉蠕④动应之；肾热病者，色黑而齿槁⑤应之。

更有平人，久见病色，其人原不病者，医者心炫⑥而窃疑之。殊不知此乃络脉之色，不足畏也。盖阴络之色，随其经而不变；色之变动无常者，皆阳络之色也。寒多则凝泣⑦，凝泣则青黑。热多则淖⑧泽，淖泽则黄赤。《内经》谓此者无病也，何

---

① 假令：假设，如果。
② 络脉：是经脉的分去，有别络、浮络和孙络之分。
③ 溢：据《素问·痿论》补。
④ 蠕：原作"蹈"，据《素问·痿论》改。
⑤ 槁：原作"稿"，据《素问·痿论》改。
⑥ 炫：迷惑。
⑦ 泣（sè）：通"涩"。
⑧ 淖（nào）：濡湿貌。

炫疑之有？又有失睡之人，神有饥色；丧亡之子，神有呆色，气索则神失所养尔。小儿布痘，壮火内动，两目先现水晶光，不俟①痘发，治以大剂壮水，以制阳光，俾毒火②一线而出，不致燎原，可免劫厄③之祸也。

---

① 俟：等待。

② 火：《脉义简摩》引喻嘉言文，此下有"从小便"三字。

③ 劫厄：灾难。

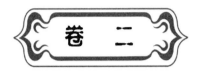

闻声审音能知生死论

人之所以主持一身者，惟气与神尔。神以气为舍，若气散则神离，而身死矣。声者，气之从喉舌而宣于口者也。呼出心与肺，吸入肾与肝。人之声音，有从丹田中来者，其声悠远而长，其人寿；若从上部来者，其声浅短而无力，其人夭。此平人之禀受不同也。若病人之声，须辨外感内伤、新病久病，清浊、轻重、长短之别，及五脏五音之声。若能审音明确，则可以知人之寿夭，决病之死生也。是以古人有闻隔垣之呻吟叫哀，未见其形，先得其情，岂非闻而知之谓神也欤！

外感者，其声先轻后重、高励①有力也；内伤者，其声先重后轻、沉困无力也。声浊而气急者，是痰壅滞于胸膈也；声清而缓者，是内元②有寒也。新病之人声不变，小病之人声不变，惟久病苦病，其声乃变。迨③声变，其病机显呈而莫逃也。或有外感风寒，因不戒大荤厚味，以致声哑而喉痛者，又不可不辨也。

五声以应五脏：金声响，土声浊，木声长，水声清，火声

---

① 励：同"厉"。凶猛；严肃。

② 内元：指内脏或元气之中。

③ 迨（dài）：等到。

燥也。

五音，宫、商、角、徵、羽也；五声之情，呼、笑、歌、哭、呻也，可以验五脏之虚实。肝木在音为角，在志为怒，在声为呼，在变动为握。心火在音为徵，在志为喜，在声为笑，在变动为忧。脾土在音为宫，在志为意，在声为歌，在变动为哕。肺金在音为商，在志为忧，在声为哭，在变动为咳。肾水在音为羽，在志为恐，在声为呻，在变动为栗。变动者，迁改其常志也。以一声之微，分别五脏之所来，以五脏之变动，得察病之善恶，以知病之生死也。

喘粗气热为有余，喘急气寒为不足。息高者，心肺之气有余；息弱者，肝肾之气不足。声大而缓者，苦病脾；声轻而劲者，苦病肺；声调①而直者，苦病肝；声和而美者，苦病心；声沉而深者，苦病肾。

"脉要精微"曰：五脏者，中之守也。中脏盛满，气胜伤恐也②，声如从室中言者，是中气之湿也。谓言而微，终日乃复言者，此夺气也。谓衣被不敛，言语善恶，狂言乱叫③，不避亲疏者，此热极神明之乱也。

或称神说鬼，逾墙④上屋，此痰壅心膈也。或音声遽⑤失，是肺气绝也。

《金匮》曰：病人语声寂寂然，时惊呼者，骨节间病也。寂寂然者，不欲语而欲嘿⑥也。静嘿统属三阴。此厥阴之病。何以知之？厥

---

① 调：语音有长短高低不同。
② 中脏盛满，气胜伤恐也：《素问·脉要精微论》谓"中盛脏满，气盛伤恐者"。
③ 狂言乱叫：《素问·脉要精微论》无此四字。
④ 逾墙：跳越墙垣。
⑤ 遽（jù）：急，突然。
⑥ 嘿（mò）：同"默"。

阴在志为惊，在声为呼。病本寂寂缄嘿①，而有时惊呼，故知在厥阴。则病必深入下焦，骨属筋节间病也。**语声暗暗然不彻者，心膈间病也。** 暗暗然不彻，声出不扬也。乃胸中大气壅塞不转，出入升降之机艰而不舒，故知病在中焦胸膈间也。**语声啾啾然②细而长者，头中痛也。** 啾啾细长，乃声自下焦阴分而上。缘足太阳主气，与足少阴为表里，所以肾邪不剂颈而还③，得从太阳部分达于巅顶。肾之声为呻。今肾气从太阳经脉直攻于上，则肾之呻，并从太阳变动，而啾啾细长，为头中病也。**息摇肩者，心中坚。** 息摇肩者，呼气粗，火上窜，致肩摇动，乃心中邪实坚也。**息引胸中上气者，咳。** 上气为逆，至息引其胸中之气，上逆而咳也。**息张口短气者，肺痿唾沫。** 张口短气者，短气，虚也；张口者，是有涎沫阻遏，不容气返之。势则必肺气不通，而为肺痿唾沫也。以上曰息三者，盖出气虽大，中无小还，不能大呼，故揭出摇肩、息引、张口六字。而病之在呼者宛然，然不得但言呼也。

察色审音秘授百病生死诀

各病之形色音声，决生死之要旨，载在诸书，散漫难稽。愚揖④而编次为诀，逐一缕晰分注于下，以授子弟之要诀也。今一并刊入，使后学共勷⑤济世。务熟读而深思，庶得博约之要，临症了然，决生判死，自有神明之用，慎毋忽之。

望色审音知吉凶，医能精此可通神，先从部位分生克，次究形声察病因。

天庭黄赤上焦热，紫色中焦气病侵，青白知是下焦冷，黑

---

① 缄嘿（jiān mò）：闭口不言，沉默寡言。

② 啾（jiū）啾然：声音细小，如鸟鸣之声。

③ 剂颈而还：剂，通"齐"，表示与某物平齐。剂颈而还，意为即到颈部而止。

④ 揖：同"集"。

⑤ 勷（xiāng）：同"襄"。辅助。

中医脉学经典医籍集成

第四辑

贯年颧死必真。《脉经》曰：黑气出天中①，下至年上颧上者，死。又曰：黑气②山出于额，上发际，下直鼻脊两颧上者，亦死在五日中。

日角左眉上也。主肝翠羽色，黑青伤冷及风寒，黄色肝虚须要补，白时秋季少平安。

月角右眉上也。主胃四季看，胃气不和黄色现，黄兼赤色胃家热，紫色毒气积病缠。

胆胃左右眉上。黑色春目疾，四季发青木旺刑。

眉中色现青赤黑，远候还须半年期，近看三五七日内，忽然暴死更无疑。

若然白色连眉目，知是皮肤肺疾微。

黄色入目一年期，黑色从眉绕目悲。

青若针横于目下，青色如针，横于目下。赤连耳鼻死须知。

黑色目鼻下相接，恶候须看月未③时。

目下五色筋疾现，魂归冥府不差移。

两颧赤色如母指④，病虽小愈必卒死；庭部前发际下曰天庭，乃首面之部位也。黑色如母指，不病之人亦卒死。《灵枢·五色》篇曰：赤色出两颧，大如母指者，病虽小愈，必卒死。黑色出于庭，大如母指者，必不病而卒死。此四句言暴病见色之应也。

目色赤兮病在心，白肺黄脾黑在肾，色青知是病于肝，黄不可名胸中病。《脉经》曰：目色赤者病在心，白在肺，黑在肾，黄在脾，青在肝。黄色不可名者，病胸中。

目病赤脉亦须知，从上而下太阳治，从下上者阳明症，从外入内少阳是。《脉经》曰：目病赤脉从上下者，太阳病也；从下上者，阳明病也；从外入内者，少阳病也。

---

① 天中：位于额部发际的正中间。
② 气：《脉经》原作"色"。
③ 月未：六月建未，故指六月。
④ 母指：即拇指。

面赤目青及目白，《脉经》曰：病人面赤目青，六日死。又曰：面赤目白，十日死。忧恚①思虑，心气内索②，面色反好，急求棺椁。面青目白与目黄，《脉经》曰：病人面青目白者，死。又曰：病人面青目黄，五日死。面白目黑荣华脱，《脉经》曰：病人面白目黑者，死。此谓荣华已去，血脉空索。面黑目白总皆亡。《脉经》曰：病人面黑目白者，八日死。肾气内伤，病因留积，一日命亡败也。

面黄目青酒伤身，《脉经》曰：病人面黄目青者，九日死③，是为乱经。饮酒当风，邪入胃④经，胆气妄泄，目则为青。虽有天救，不可复生。愚按：黄为中土之色。病人面目显黄色，而不受他色所侵，则吉。面目无黄色，而受他色所侵，则凶。然色之黄，乃湿深热甚，未可论于死生之际也。今面黄目青，乃木来克土，胃气受伤，欲绝之兆也，死在九日而已也。面黄目赤保无刑。《脉经》曰：面黄目赤者，不死；赤如虾血，死。面黄隐隐胃气存，目眦黄色病欲亨⑤。《脉经》曰：病人两目眦有黄色起者，其病方愈。

面色忽然望之青，近之如黑岂能生。《脉经》曰：病人及健人面忽如马肝色，望之如青，近之如黑者，死。一日肝肾绝也。面无精华如土色，不能饮食四日倾。《脉经》曰：病人面无精光，若土色，不受饮食者，四日死。目无精光齿龈黑，《脉经》曰：病人目无精光，及牙齿黑色者，不治。眼眶忽陷亦难生。《脉经》曰：病人阴阳竭绝，目眶陷者，死。

面肥色白气虚痰，黑而且瘦阴火旺。肥白必多痰气虚，黑瘦必内热火旺。

面黄目黄似烟熏，湿热积久黄疸形。

---

① 忧恚（yōu huì）：忧愁愤恨。

② 索：尽，毫无。

③ 死：《脉经》此上有"必"字。

④ 胃：原作误"肾"，据《脉经》及下文改。

⑤ 亨：顺利，安泰。

第
四
辑

面有白点腹虫积，面肿肩息①下利死。《金匮》曰：上气，面肿，肩息，脉浮大，不治；加利，死。

面色熏黄经不调，眼眶灰色崩带扰。骨蒸②热极，久而血枯，面色黄而经不调也。崩则血脱，带久则下元虚。目为五脏之精华，若虚脱则精华不能上荣，故色见如灰也。

耳目口鼻黑色起，入口必死定难当。黄黑白色起入目，更穿口鼻死相期。

《脉经》曰：病人耳目鼻口有黑色起，入于口者，必死。又曰：病人及健人，黑色若白色起，入目及鼻口，死在三日中。

戴同父曰：按明堂察色，入门户为凶。所谓门户者，阙庭、肺门户，目、肝门户，耳、肾门户，口、心脾门户。若有色气入者，皆死。白色见冲眉上，肺有病；入阙庭，夏死；黄色见鼻上者，脾有病；入口者，春夏死。青色见人中者，肝有病；入目者，秋死。黑色见颧上者，肾有病；入耳者，六月死。赤色见颐者，心有病；入口者，冬死。盖③五脏五色，各入本脏门户，至被克之时，为死期之日也④

黑色丝环左太阳，元气损而伤风寒。赤色知是心脏热，下元虚羸黄白兼。若见红黑面如桃，肠胃积热毒痢遭。

右太阳肺白羽容，青黑为伤寒与风，白色伤肺多咳嗽，肺热原因赤色隆。

心颧正色鸡冠赤，小肠心热赤瘀色，病为烦躁口舌疮，急宜凉药解其疾。

颧上赤青唇带白，中风之疾恐难释。

红粉涂颧腰俞痛，桃花染颊痘传尸。骨蒸痨瘵，鬼疰传尸，阴

---

① 肩息：呼吸时肩膀抬举或耸动，形容喘息气短。
② 骨蒸：五蒸之一，发热似自骨髓蒸蒸而出。
③ 盖：《脉诀刊误》此下有"以"字，原本脱。
④ 之日也：《脉诀刊误》无。

火炎颇，赤似桃花。飞廉①见于颧鼻间，男痔疮而女产厄。

赤虫游于目窠②下，妇人产内定遭刑。孕妇目下赤色似虫形，必患产难。

痰饮为患眼眶黑，颧颊赤黑必伤生。肉轮属脾，今眼眶色黑者，乃痰饮在脾胃也。

年寿眼堂横绛气，须知疝症与肠疼。

年上色黄为吉兆，其余四色少安宁。

印堂青色必是伤，肾经胁下痛须详。若然赤色内伤生，吐衄肠红血症临。紫色肺经伤风证，诸般痰喘要详明。黄者必是心腹痛，廖白③之时定遗精。欲知痞癖灰黑生，色枯憔悴骨热蒸。

鼻青腹冷痛难忍，黑色须知水疾侵，黄者胸中多痰积，白时亡血死来侵。赤必是风多热极，专须治疗莫沉吟。《金匮要略》曰：鼻头色青，腹中痛，苦冷者死。鼻头色微黑者，有水气。色黄者，胸上有寒。色白者，亡血也。微④赤非时者死。嘉言谓：仲景出精微一法，其要在中央鼻准。毋亦以鼻准在天为镇星，在地为中岳，木金水火四脏病气，必归于中土耶？其谓"鼻头色青，腹中痛，苦冷⑤者死"，此一语，独刊千古。后人每恨《卒病论》亡，莫由仰溯渊源，不知此语正其大旨也。盖厥阴肝木之青色，挟肾水之寒威，上征于鼻，下征于腹，是为暴病，顷之亡阳而卒死耳。谓"鼻头色微黑者，有水气"，又互上句之意。见黑虽为肾阴之色，微黑且无腹痛，但主水气，而非暴病也。谓"色黄者，胸中有寒"，"寒"《伤寒论》中多指为痰，言胸中有积痰也。谓"色白者，亡血"，白者肺之色，肺主上焦，以行荣卫，荣不充则鼻色白，故

---

① 飞廉：即"蜚蠊"，俗称蟑螂，有翼能飞。此指面部色斑在鼻两侧展开如翼状。

② 目窠：眼的凹陷处，包括眼眶、上下胞睑。

③ 廖白：廖，亦作"寥"。寥，空虚，羸弱。此指白而无华，惨白之色。

④ 微：《金匮要略》此上有"设"字。

⑤ 腹中痛苦冷：原作误"腹中苦冷痛"。

第
四
辑

知亡血也。谓"设微赤非时者死"，火之色归于土，何遽主死？然非其时而有其气，则火非生土之火，乃克金之火，又主脏燥而死矣。

兰台廷畔①有红丝，定是遗精白浊人。

孕妇准头若发火，产中之厄必难逃。

妊娠沟洫②常青色，双生之喜可预决。

人中色见赤为凶，忽然青色祸相从。

赤色变青一日死，半年一月三五逢。

五色口边绕巡死，恶候相侵命必亡。

产母口边有白色，近期七五日中间。

口角白干病将至，唇口回煤③死不难。

久病唇红定难疗，耳轮焦黑命将亡。

命门耳之下垂。枯黑骨中热，白肺黄脾紫肾殃。

地阁④又主膀胱疾，青白冷兮黄赤热。

肝病皮黑庚辛死，心病目黑壬癸亡；脾病唇青怕甲乙，肺病颊赤并目肿，死厄何能出丙丁；肾病面肿及唇黄，死在脾家戊己乡。《脉经》曰：肝病皮黑，肺之日庚辛死。心病目黑，肾之日壬癸死。脾病唇青，肝之日甲乙死。肺病颊赤目肿，心之日丙丁死。肾病面肿唇黄，脾之日戊己死。

以上色诊俱明白，再看形状生死殃。

病人目陷口如鱼，气出不返命飞扬。《脉经》曰：病人阴阳绝竭，目眶陷者死。又曰：病人口如鱼口，不能复闭，而气出多不反⑤者死。又曰：肺绝口张，气出而不还者，三日死。

---

① 兰台廷畔：有称"兰台廷尉"。《医会元要》："在迎香上曰鼻柱，即兰台廷尉，应胃。"

② 沟洫（xù）：此指人中沟。洫，水沟。

③ 回煤：指口唇周围发黑。

④ 地阁：指下颌。

⑤ 反：通"返"。

[批] 肺绝。

直视上视眼如盲，眼小目瞪命必亡。王浩然曰：五脏之精华，皆上注于目。或眼胞忽陷，或直视，或上视，或如盲，眼小目瞪等形，皆缘五脏内败，阴阳竭绝之征。此总言目形凶恶之死兆也。

[批] 五脏绝。

面青伏卧目视盲，泣出不止肝气绝。《脉经》曰：病人肝绝，八日死。何以知之？面青，但欲伏眠，目视而不见人，泣出如水不止。

[批] 肝绝。

发直如麻难曲伸，自汗不止六日死。《脉经》曰：发如干麻，善怒者，死。又曰：发直者，十五日死。又曰：病人小肠绝，六日死。何以知之？发直如干麻，不得曲伸，自汗不止也。《中藏经》曰：筋绝发直，汗不止，不得屈伸者，六日死。发眉俱冲起者，死。发如麻，善怒不调者，死。发直者，十五日死。但骨、肉、筋、肠、肺、心、肾、肝、胆、胃，号之十一绝。又有肾绝，大便赤涩，下血不止，耳干脚浮，舌肿六日延，足肿九日死；肝绝，汗出如水，恐惧不安，伏卧，目直而青，八日死。胃绝者，齿露，面黄，七日或十日死。

[批] 小肠绝。

眉倾胆绝七日丧，眉发冲起亦伤残。《脉经》曰：病人眉系倾者，七日死。又曰：病人眉与发冲起者，死。

[批] 胆绝。

人中尽满兼唇反，三日之期脾绝乡。《脉经》曰：病人唇青，人中反，三日死。又曰：唇反，人中满者，死。《二十四难》曰：谓唇反则肉先死，甲日笃，乙日死。《内经》曰：脾主肌肉，其华在唇，其窍在口。脾肉绝，则肉满，唇反。《脉经》又曰：病人唇肿齿焦者，死。

[批] 脾绝。

唇青体冷及遗尿，背向饮食四日期。《脉经》曰：卧遗尿不觉者，死。一曰：膀胱绝也。

[批] 膀胱绝。

齿如熟豆阴阳竭。《脉经》曰：阴阳俱竭，其齿如熟小豆，其脉躁者，死。又曰：齿忽变黑者，十三日死。

[批] 阴阳竭。

鼻衄鼻煽皆肺绝。鼻衄血如流不止，或鼻筒如扇动者，皆肺家衰绝之候也。

腮颊缩陷病虽轻，迟延日久必丧身。凡病人面之两颊腮陷下缩入者，病虽轻，不能即愈。若迟延日久，而必死也。此法，凡伤寒及大病者，验之无不应也。

[批] 肺绝。

项筋舒转命须殂。《脉诀》曰：督脉绝也①。

[批] 督脉绝。

舌卷囊缩寿无多。"二十四难"曰：足厥阴气绝，则筋缩引卵与舌卷。厥阴者，肝脉也。肝者，筋之合也。宗筋②聚于阴器，而络于舌本。故脉不荣，即筋缩急，筋缩急即引卵与舌，故舌卷囊缩，此筋先死。庚日笃，辛日死也。《脉经》曰：舌卷卵缩者，必死。

[批] 筋绝。

面黧直视肩息死。《脉经》曰：目回直视，肩息者，一日死。《二十四难》曰：手少阴气绝则脉不通，脉不通则③色泽去，故面色黑如黧，此血先死。壬日笃，癸日死。

[批] 手少阴绝。

面肿苍黑也难逃。《脉经》曰：病人卒肿，其面苍黑者死。

妄言错乱及不语。《脉经》曰：妄语错乱，及不能语者，不治。热病者可治。

尸臭原知寿不高。病人臭气触人也。《脉经》曰：尸臭者，不可治。

心中冷气囊茎肿。《脉经》曰：阴囊、茎俱肿者，死。

---

① 督脉绝也：查《脉诀》及《脉诀刊误》均无此文。
② 宗筋：筋之根本。因其聚于阴器，故亦称男子阴器为"宗筋"。
③ 则：《难经》二十四难后面有"血不流血不流则"7字。

脐突脐反①俱入墓。《脉经》曰：病人脐肿反出者，死。

爪甲青黑白皆死。《脉经》曰：病人爪甲青者，死。又曰：爪甲白者，不治。又曰：手足爪甲下肉黑者，八日死。

汗如贯珠阴阳绝。"二十四难"曰：六阳气俱绝，则阴与阳相离。阴阳相离，则腠理泄，汗流出②，大如贯珠③，转出不流，即气先死。旦占夕死，夕占旦死。

［批］六阳绝。

脊痛腰重反覆难，此是骨绝五日看。《脉经》曰：病人胃绝，五日死。何以知之？脊痛，腰中重，不可反覆。《刊误》④曰"骨绝"，《脉经》谓"胃绝"，但脊腰乃肾病，故从《刊误》。

［批］骨绝。

耳干舌肿大便泄，溺血肉绝⑤六日亡。《脉经》曰：病人肉绝，六日死。何以知之？耳干，舌皆肿，溺血，大便赤泄也。一曰足肿九日死。

［批］肉绝。

口冷足肿腹热胀，泄利不觉脾死绝。《脉经》曰：病人脾绝，十二日死。何以知之？口冷，足肿，腹热，胪啸⑥胀，泄利不觉，出无时度。又曰：大肠绝，死不治。何以知之？泄利无度，利绝则死。

［批］脾绝。

手足爪青呼骂多，筋绝九日应难过。《脉经》曰：病人筋绝，九日死。何以知之？手足爪甲青，呼骂不休。

［批］筋绝。

足跌趾肿膝如斗，十日应知难保守。《脉经》曰：病人足跌上

---

① 反：通"翻"。
② 汗流出：《难经》二十四难作"绝汗乃出"。
③ 贯珠：成串的珍珠。
④ 刊误：即《脉诀刊误》。
⑤ 肉绝：病名。肌肉羸弱败绝的疾患。
⑥ 啸：《脉经》无此字，疑衍。

肿，两膝大如斗者，十日死。

撮空①谵语阴阳绝。《脉经》曰：阴阳俱绝，掣衣撮空，妄言者，死。又曰：循衣缝，谵语者，不治。

[批] 阴阳绝。

掌内无纹命亦竭。《脉经》曰：病人手掌肿无纹者，死。《脉诀》云：心胞②绝也。

[批] 心包绝。

五脏已夺神明乱，声嘶定知魂魄绝。《脉经》曰：病人五脏已夺，神明不守，声嘶者，死。

卧遗尿粪不觉死。《脉经》曰：病人卧遗尿不觉者，死。

汗出不流舌卷亡。《脉经》曰：汗出不流，舌卷黑者，死。按：汗乃心液，舌乃心之苗。此心绝所致也。

[批] 心绝。

脉浮而洪汗如油，水浆不入喘不休，形体不仁乍静乱，命绝医人无好手。以下各条，俱出仲景《伤寒》。《内经》曰：大则病进。脉浮而洪，邪气胜也。身汗如油，喘而不休，肺气绝也。水浆不入，胃气尽也。形体不仁，谓痛痒不知，荣卫绝也。《针经》③曰：荣卫不和，故为不仁。争则乱，安则静。正与邪争，正负邪胜也。肺气脱，胃气尽，荣卫绝，邪独胜，故曰命绝也。

王宇泰曰：火之将灭也，必明。脉来涌盛，此将脱之兆也。然又兼各条一二症，方可断其命绝。

王浩然曰：如脉浮而洪，兼汗出如油，喘而气出不还，是死症也。或脉浮而洪，兼水浆不入，躁乱不宁之等，推断之危死。

汗出发润喘不休，肺脏将绝根寻究。肺主气，为津液之帅。汗出多而发润者，津脱也。气出喘而不休，是肺气脱绝之候也。

---

① 撮空：指两手无意识运动。

② 心胞：同"心包"。

③ 针经：即《灵枢经》。

［批］肺绝。

阳反独留体如熏，直视摇头心绝候。心主血，肺主气。血为阴，气为阳。阳盛则身热如灼，血受燥枯，而气独在也。则血枯不荣，而形体如烟熏也。心脉侠①咽系目，直视者，心绝之候。头为诸阳之会，摇头者，阴竭而阳无根也。

［批］心绝。

唇吻反青木乘脾，四肢漐习肝气绝。唇吻为脾之候，脾主四肢，肝主筋，肝将绝则真色见于所胜之部，则筋脉引急，发于所胜之分也。漐习者，为振动，若搐搦，手足时时引缩也。

［批］肝绝。

环口黧黑荣华去，柔汗发黄脾败竭。脾主口唇，若精华去，故环口黧黑也。柔为阴。柔汗，冷汗也。脾胃为津液之本，阳气之宗也。今脾绝则阳脱，故冷汗出而发黄者，真色见也。

［批］脾绝。

肾绝溲便多遗失，狂言反目直视的。肾司开阖，禁固便溺。肾藏志。骨之精上为瞳子②。今肾绝则不能约制溲便而遗失也。志不守，则狂言妄乱。骨精竭而不能上荣于瞳子，故目反直视而不转动也。

耳目口鼻有血出，病为下厥上竭亡。少阴经病误发汗，动其阴血，则血妄行，使血从耳目口鼻，或脐中大小便俱出者，名曰上竭下厥者，死也。

牙疳③齿落并穿腮，肾水衰竭火焚死。

阳气先绝阴后竭，其人身死必青色。阴气先绝阳后竭，身赤腋温心下热。阳主热而色赤，阴主寒而色青。其人死而身色见青，是阴未离乎体，故曰阴气后竭也。若身赤腋下温，心下热，则阳未离乎体，故曰阳后竭也。《灵枢》曰：人有两死，而无两生。此之谓也。

---

① 侠：通"夹"。
② 瞳子：瞳孔。
③ 牙疳：病名。指牙龈红肿，溃烂疼痛，流腐臭脓血等症。

五脏气绝便不禁，《要略》①曰：六腑气绝于外，手足寒。五脏气绝于内，下利不禁。六腑气绝脚冷缩。

形色两参不差谬，再从脉理细寻究。吉凶生死□②无差，医称神妙十全九。

形脉相反歌

健人脉病号行尸，病人脉健曰内虚。长短瘦肥皆体察，脉症相违病可虞③。

《内经》曰：形气有余，脉气不足，死。脉气有余，形气不足，生。仲景曰：脉病人不病，名曰行尸。以无王气，卒眩仆不识人，则死。人病脉不病，名曰内虚。以五谷气，虽困无苦。

《脉经》曰：人病脉不病者，生；脉病人不病者，死。

仲景曰：肥人责浮，瘦人责沉。肥人当沉，今反浮，故责之。瘦人当浮，今反沉，故责之。《脉经》曰：当视其人大小长短，及性气缓急，脉之迟速大小长短。设如其羸人得强脉者，死。人之形性相类为吉，相反为逆。肥人脉细小如丝欲绝者，死。前言形脉相反，又有脉病相反，《难经》所谓"脉不应病、病不应脉"者是也。《素问》曰：形盛脉细，少气不足以息者，死；形瘦脉大，胸中多气者，死。形气相得者，生；参伍不调者，病。形肉已脱，九候虽调，犹死。

---

① 要略：即《金匮要略》。
② □：原缺，此字难辨。
③ 虞：忧虑。

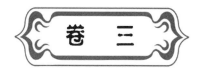

中医脉学经典医籍集成

四诊脉鉴大全

问证详诊论

问诊一端，亦医士之要务，若不委曲细心，先用望闻之功，而卒然问之则不当。或频频而问，则病家反生疑忌而隐讳，或谓医者学问不精，岂可不预习纯精而临证，庶不为愚所难也。今余逐一探集《灵》《素》、诸名家之要旨，胪列明白，使后学有所适从也。

"征四失"① 篇黄帝曰：诊病不问其始，忧患、饮食之失节，起居之过度，或伤于毒，不先言此，卒持寸口，何病能中？妄言作名，为粗所穷。此言不问致病之由，先与切脉，未免模糊揣度，伪指病名，为粗人所穷，必不能切中病情也。

"疏五过"② 篇黄帝曰：凡未诊病者，必问常③贵后贱，虽不中邪，病从内生，名曰脱营；常富后贫，名曰失精。五气留连，病有所并，医工诊之，不在脏腑，不变躯形。诊之而疑，不知病名，身体日减，气虚无精，病深无气，洒洒然时惊。病深者，以其外耗于卫，内夺于营，良工所失，不知病情。此治之一过也。言人常贵后贱者，贵时尊荣，贱则屈辱，既屈且辱，则眷念

---

① 征四失：即《素问·征四失论》。
② 疏五过：即《素问·疏五过论》。
③ 常：《素问·疏五过论》作"偿"，为正。尝，曾经。

· 565 ·

故位。虽不中邪，忧惶内生，则心志不乐，营血无生，脉气虚减，名曰脱营。亦有常富后贫者，富则膏粱①，贫则藜藿②，先丰后敛，悲伤故惝，脏液不生，名曰失精。由是五脏之精气郁滞留连，病因之以合并也。二者得病之初也，不在脏腑，则脏腑中无形可求；不变形躯，则体中无证可验。医诊而疑，不知病名，难以妄拟。既而病之将久，则身体因脱营而日减，故气应而无精，渐至病深则中气怯而气少，阳衰畏寒，觉洒洒然有时而惊。病深如此，气随悲减，血为忧煎，故外耗于卫，内伤于营也。医人失问其始，则病从何知？此治病者之一过也。

又曰：凡欲诊病者，必问饮食居处，暴乐暴苦，始乐后苦，皆伤精气，精气竭绝，形体毁沮③。暴怒伤阴，暴喜伤阳。厥气上行，满脉去形。愚医治之，不知补泻，不知病情，精华日脱，邪气乃并。此治之二过也。此言诊病者，必先问其今昔饮食居处。饮食有膏粱、藜藿，施治之不同；居处有温凉燥湿，制方之亦异。苦乐先后、素暴，乐则喜，喜则气缓；苦则悲，悲则气消，皆能伤于精气，而令形体毁沮。且怒为肝志，怒则气逆，故暴怒伤阴；喜为心志，喜则气缓，故暴喜伤阳。阴阳受伤，则厥逆之气上行，故脉满而形血耗脱也。愚医不知喜怒哀乐之殊，不谙补泻之法，罔④知得病之情，使彼精华日脱，虚则受邪，故邪气日并也。此治病者之二过也。

又曰：善为脉者，必以比类奇恒，从容⑤知之。为工而不知道玄台注曰：古经有"比类""奇恒""从容"诸篇，皆至道之要。即如《素问》内第七十六篇"示从容论"者，其大略也。若为脉者，知之为工，而不善脉者，不知为失，此治病者之三过也。启玄注曰：奇恒，谓气取奇异于恒常之候也；从容，谓

---

① 膏粱：膏，肥肉；粱，细粮。以膏粱为食，比喻生活富足。
② 藜藿：藜，一年生草本植物，嫩叶可食；藿，豆类植物的叶子。以藜藿为食，比喻生活清苦。
③ 沮（jǔ）：败坏。
④ 罔（wǎng）：无，不。
⑤ 从容：轻松。

分别脏气虚实、脉见高下几相似也。鹤皋①注曰：比类奇恒，谓比量类例于奇异及庸常之证也。从容知之，从其容之长少壮，揆度②而知也。三公之论，虽以不同，细译文义，皆相合经文，为学者宜参审焉。

又曰：诊有三常，必问贵贱。封君败伤，及欲侯王，故贵脱势，虽不中邪，精神内伤，身必败亡。始富后贫，虽不伤邪，皮焦筋屈，痿躄③为挛。医不能言，不能动神，外为柔弱，乱志失常，病不能移，则医事不行。此治之四过也。问其贵贱，审苦乐也。封君败伤，谓常封君，为事毁败而中伤也。欲侯王，谓情慕尊贵，而妄起念虑也。诊脉当用此三常之法。彼常贵之人而脱势，则忧惶煎迫，内必伤其精神，外必则败亡其身体也。始富后贫之士，失其肥甘，悲戚伤内，五液干涸不荣，则皮焦筋屈，痿躄为挛。医不能严戒其非，疏动其神，外为柔和萎弱，从而顾之，以乱其天常之性，既以病不能移，而何医之有？此治病者之四过也。

又曰：凡诊者，必知终始，有知余绪。切脉问名，当合男女，离绝菀④音郁同。结，忧恐喜怒，五脏空虚，血气离守，工不能知，何术之语？常富大伤，斩筋绝脉，身体复行，令泽不息，故伤败结，留薄归阳，脓积寒炅⑤。音炯。粗工治之，及刺阴阳，身体解解同。散，四肢转筋，死日有期。医不能明，不问所发，惟言死日，亦为粗工。此治之五过也。终始，谓气色也。"脉要精微"曰：知外者，终而始之，明知五色气象，终而复始也。余绪，谓病发端，病势相因，诸凡余事也。又必切其脉体，问其病名，合其男女

---

① 鹤皋：吴崑，字山甫，号鹤皋，明代医家，新安医家名家之一。

② 揆度：揣测，计算。

③ 痿躄（bì）：病名。痿之又名。主要指四肢痿弱、足不能行。《素问·痿论》："五脏因肺热叶焦，发为痿躄。"

④ 菀（yù）：通"蕴"。郁结，积滞。

⑤ 炅（jiǒng）：热。又今人考证认为，此字实为"热"之异体字。

气血之不同，其脉与症亦当符合也。凡离间其亲爱，餂①绝其所怀，思虑郁积，结而不解者，夫离则魂游，绝则魄丧，菀则神劳，结则志苦，忧则气塞，恐则气下，喜则气缓，怒则气逆。有是八者，致使五脏空虚，血气离守。医不知此，何术之有？况病者尝富，大有伤损，筋若斩而脉若绝，损伤之甚者也。身体虽能复旧而行，而津液不能如前滋息，若故时伤损，复败而结，或留薄归于诸阳之脉，积成脓血，令人寒热交作也。粗工不知寒热为脓积所生，以常暴之疾药施治之，亟②刺阴阳经脉，气夺病甚，致身体解散而不用，四肢废运而转筋，死期有日矣。为医者不能明其病之所由，不问其病之从何而发，草率粗略，惟判死期，真庸陋之工。此治病者之五过也。

凡此五者，皆受术不通，人事不明也。以上五过，皆受业不精，不格知世事人情之变态故尔。

启蒙问病法

此问法虽属粗略庸常，然初学者得以易习详究，一至学问渊深，自然神而化之也。

常暮发热否。《脉经》曰：小肠有宿食，常暮发热，明日复止也。

头痛否。痛无间歇为外感，痛有间歇为内伤。

项强否。暴强则为风寒，久强则为痰火。

鼻有涕否。或无涕而燥，或鼻塞，或素流涕不止，或鼻痔，或酒齄。

耳鸣耳聋否。或左或右。久聋者，不可纯用补涩之剂，须兼开闭行气之药。

呕吐否。或湿呕，或干呕，或食罢即呕，或食久乃呕。

口知味否。或不食亦能知味，为外感风寒；或食亦不知味，为内伤饮食。

---

① 餂（tiǎn）：诱取，探取。

② 亟（jí）：急切，急迫。

有寒热否，寒热有间者否。无间为外感，有间为内伤，午寒夜热则为阴虚火动。

口渴否。渴饮冷水者为热，渴饮热水者为虚，夏月大渴好饮者为暑。

舌有苔者。或白，或黄，或黑，或红而裂。

齿痛否。或上眖，或下眖，或有牙宣。

咽痛否。暴痛多痰热，素惯痛多下虚。

目红肿否。或暴红肿，或素疼痛。

手掌热否。手背热为外感，手掌内热为内伤，手背手心俱热为内伤兼外感。

手指稍冷否。冷则为感寒，不冷则为伤风，素清冷则为体虚矣。

胸膈满否。习用下药者，为结胸；未下者，为邪入少阳经分，为胸满，非结胸①也；素惯胸满者，多郁、多痰火、下虚。

心烦否。或只烦躁不宁，或欲吐不吐，谓之嘈杂；或多惊恐，谓之怔忡。

腹胀否。或大腹作胀，或小腹作胀。

胁痛否。或左或右，或两胁俱痛，或一点空痛。

腹痛否。或大腹痛，或脐中痛，或小腹痛；或痛按之即止，或痛按之不止。

心痛否。暴痛属寒，久痛属火属虚。

尻骨痛否。暴痛为太阳经邪，久痛为大阳经火。

腹有痞块否。或脐上下有痞块，或脐左右有痞块，或脐中有痞块，不可妄用汗吐下及动气凝滞之药，宜兼消导行气之剂。

肩背痛否。暴痛为外感，久痛为虚损夹郁。

手足瘫痪否。左手足臂膊不举或痛者，属血虚有火；右手足臂膊不举或痛者，属气虚有痰。

腰脊痛否。暴痛亦为外感，久痛为肾虚夹滞。

---

① 结胸：语出《伤寒论》，指邪气结瘀胸中的病证。

第四辑

脚掌心热否。热则下虚火动，脚跟痛者亦肾虚有热。脚趾及掌心冷者为寒。

膝酸软否。暴酸软则为脚气或胃弱，久病则为肾虚。

脚肿痛否。肿而痛，多属风湿；不肿，胫枯细而痛者，为血虚，为湿热下注也。

阴强否。阴强为有火，阴痿为无火。

小便淋闭否。渴者为热，不渴为虚。

大便泄否。或溏泄，或水泄，或晨泄，或食后即泄，或黄昏时泄，一日共泄几行。

大便闭否。秘而作渴作胀者为实，秘而不渴不胀者为虚。

小便清利否。清利为邪在表，赤涩为邪在里。频数窘急为下虚，夹火，久病及老人得之危。

素有疝气否。有疝气宜兼疏利肝气，药不可妄用升提及动气之剂。

素有梦遗、白浊否。有遗浊为精虚，不可轻汗下。

素有便血否，有痔疮否。有便血、痔疮，不敢过用燥药，恐烁阴伤脏。

有疮疥否。有疮疥忌发汗，宜清热养血祛风。

有房室否。男子犯房，则气血暴虚，虽有外邪，戒用猛剂，攻补宜斟酌可也。

饮食喜冷否。喜冷则为中热，喜热则为中寒。

饮食多少否。能饮食者易治，全不食者难治，惟伤寒不食亦无害。

素饮酒及食煎炒否。酒客多痰热，煎炒犯上焦，或流入大肠而为湿热症。

饮食运化否。能食不能化，为脾寒胃热。

有汗否。外感有汗为伤风，无汗为伤寒，杂症有汗为阳虚。

有盗汗否。睡中出汗，外感则为半表里邪，内伤则为阴虚有火。

夜重否。或昼轻夜重为血病，或夜轻昼重为气虚。

浑身骨节疼痛否。外感则邪居表分，内伤则气血不和，重痛者则挟湿气。

病轻几时否。或几日，或几旬，或经年。

年纪多少否。壮年病可耐，老年病杂则元气难当。妇人生产多，年少者血虽虚，气犹盛，或生产多，年又多，则血气皆少，宜补不宜攻。

所处顺逆否。所处顺则性情和而气血易调，所处逆则气血怫郁，须于所服药中量加开郁行气之剂。

曾误服药否。误服药则气血乱而经络杂，急病随为调解，缓病久病，停一二日后药之可也。

妇人经调否。或参前为血热，或过期为血虚，或当经行时有外感，经尽则散，不可妄药，以致有犯血海。

经闭否。或有潮热，或有咳泄，或有失血，或有白带否，能饮食否。能食则血易调，而诸症自除，食减渐瘦者死。

有癥瘕否。有腹痛潮热，而一块结实者为癥瘕。瘕比癥而稍轻，癥者坚而不移，瘕者坚而能移。

有孕能动否。腹中有一块，结实能动，而无腹痛潮热等症，为有孕。腹虚大腹满，按之无一块结实者，为气病，其经水时漏渗下。

产后有寒热否，恶露多少否，有腹痛否，有汗否，有咳嗽否。寒热多为外感，发散兼补；恶露少则瘀血留滞，变生诸病；腹痛多为瘀血，或食积停滞；有汗单潮为气血大虚，咳喘为瘀血入肺，难治。

凡女人天癸未行之时属少阴，既行属厥阴，已绝属太阴。胎产之病从厥阴。凡妇人室女病寒及诸寒热气滞，须问经事若何。凡产后须问恶露有无。此皆要诀也。

凡初症题目①未定，最宜详审。病者不可讳疾忌医，医者必须委曲请问。人非神圣，何能一诊尽悉其病情也。若题目已定，或外感，或内伤，或杂症，自当斟酌前贤之法，不可执泥，以致偏妄也。慎之戒之！

---

① 题目：诊断结果。

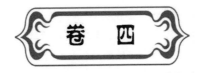

诊脉秘要十二法

诊脉之道须调己息

凡诊脉之道，先须调自己气息。男左女右，先以中指定得掌后高骨为关位，却齐下食指无名指，以按尺寸。如人长则臂长，臂长则下指疏排；人短则臂短，臂短则下指密排。然后自寸关尺，逐部寻究。初轻按以消息①之，次中按以消息之，次重按以消息之。一呼一吸，脉行四至，间以太息②，脉五至为平脉也。其有太过不及则为病脉，各以其部之脉断之也。

按寸关尺法

掌后高骨为关，关，间隔也。关上为寸，关下为尺。自关而上至于鱼际，鱼际，太阴穴也，掌后腕中大横纹是也。得铜人身寸之一寸，故曰寸部。铜人寸者，男左女右，屈中指量中节，两角尖纹为一寸也。寸，阳也，清阳上升，故曰关前为阳。阳数九，故于寸内取九分以候阳。若脉上行九分之外，出乎鱼际，则曰溢。自关

---

① 消息：增减、进退。指诊脉时分别用大小以感知脉搏。
② 间以太息：《素问·平人气象论》作"闰以太息"。太息，较长的呼吸。

而下至于尺泽，尺泽，太阴经穴也，肘臂交界横纹是也。得铜人身寸之一尺，故曰尺部。尺，阴也，浊阴下降，故曰关后为阴。阴数十，故于尺内取寸以候阴。从鱼际穴至尺泽共一尺一寸。若脉下缩于一寸之下，入乎尺中，则曰覆。经曰：关格覆溢者死，言阴乘乎阳，阳无所容而上溢，阳乘乎阴，阴无所容而深覆，故覆溢是真脏脉至，人虽不病，必死也。

脉上鱼际脉入尺泽分别平病论

上鱼际之脉，世人每常有之，不可一例论也。有一手上鱼际者，有两手上鱼际者。若平人神色充实而有此脉者，此天禀之厚，精神足旺，其脉上溢于鱼际，其人必寿。至于脉入尺泽，禀厚之人亦常有之，其人亦必寿，此乃蒂固根深之象，故脉长入尺中。若人素无此脉，一旦上鱼际或入尺泽者，此病脉也，医士当详辨而审诊焉。

三部脉配上中下三焦

寸、关、尺为三部。寸为阳，象天，候上焦，白头至心胸之分。关为阴阳之中，候中焦，自胸至脐、胠①、胁之分。尺为阴，象地，候下焦，自少腹、腰股、胫足之分。

三部九候详诊脏腑之脉

三部之中，各以浮、中、沉三法候之，三三而九，曰九候。浮者，轻手取之即得，脉行于皮肤之间，主心肺，治从标。沉者，重手取之始得，脉行于筋骨之间，主肝肾，治从本。中者，

---

① 胠（qū）：腋下。

按指略重乃得，脉行于肌肉之间，主胃气，不从标本，而从乎
中也。脉浮则发表，误攻里则死，轻则变疟，坏而不救。沉则
攻里，误发表则死，轻则变痢，坏而不救。中则调养将息，误
攻表里则伤胃气，胃气伤则水谷无所主，化生之本绝矣。

人迎气口脉

左手为阳，主血，寸阳血，尺阴血。关前一分曰人迎，候
外感风寒暑湿燥火天之六气，淫则为邪，起居不谨则外邪迎之
而入，故曰人迎。右手为阴，主气，寸阳气，尺阴气。关前一
分曰气口，候内伤喜怒忧思悲恐惊人之七情，过则为戾，饮食
劳欲不节，则真气因之以伤，故曰气口。

六部验脉知平病法

凡六部之内，大小浮沉迟数同等，尺寸阴阳高下相符，男
女左右强弱相应，司天时气脉不相戾①，为天真委和②之脉，命
曰平人。其或一部之内，独大独小，偏迟偏疾，左右强弱之相
反，四时男女之相背，皆病脉也。凡病脉之见，在上曰上病，
在下曰下病，左曰左病，右曰右病。左脉不和，为病在表，为
阳，主四肢；右脉不和，为病在里，为阴，主腹脏。以次推
之也。

察时脉与胃脉

凡诊脉，先识时脉与胃脉及脏腑平脉，然后推之病脉。时
脉，谓春三月六部中俱带弦，夏三月俱带洪，秋三月俱带浮，

①　戾（lì）：违背，违反。
②　委和：天然和顺。

冬三月俱带沉。胃脉，谓中按得之，脉来和缓有神也。凡脏腑脉既平，又得时脉与胃脉，是无病者也，反此者为病脉。

取脉有纲领

取脉之道理各不同，脉之形状又各非一。凡脉之来，必不单至，必曰浮而弦、浮而数、沉而紧、沉而细之类，将何别之？大抵提纲之要，不出乎浮沉、迟数、滑涩之六脉也。浮沉之脉，轻手重手取之也。迟数之脉，以己呼吸察至数取之也。滑涩之脉，则察夫往来之形状也。浮为阳，轻手而得之也，而芤、洪、虚、散、濡、弦、长、革之八脉，皆轻手而得之类也。沉为阴，重手而得之也，而伏、短、细、实、牢之五脉，皆重手而得之类也。迟者，一息三至，而缓、结、微、弱之四脉，皆迟之类也。数者，一息六至，而紧、动、促之三脉，皆数之类也。尚有脏腑衰惫而脉代者，或曰滑类乎数，涩类乎迟，何也？然脉虽似是而理实殊也。但迟数之脉，以呼吸察其至数之疏数，滑涩以往来察其形状之流滞也。数为热，迟为寒，滑为血多气少，涩为气多血少也。

脉有表里虚实之诊

诊脉须辨表、里、虚、实四字。表者，阳也，腑也，凡六淫之邪，侵袭于经络，而未及乎胃腑及脏者，皆属于表也。里者，阴也，脏也，凡七情之气，郁滞于心腹之内，不能越散，又饮食五味之伤，留于腑脏之间，不能通泄者，皆属于里也。虚者，脏腑之气不足，精神耗散，气力衰竭也。实者，邪气有余之实，由正气之本虚，邪气乘之，非元气之自实也。故虚者补其正气，实者泻其邪气，经所谓"邪气盛则实，精气夺则虚"，此大法也。

察脉有无神气

东垣曰：不病之脉，不求其神，而神无不在也；有病之脉，则当求其神之有无。谓如六数七极，热也，脉中有力，即有神矣，为当泄其热也。三迟二败，寒也，脉中有力即有神矣，为当去其寒也。若数极迟败之中，不复有力，即无神矣，将何所持耶？苟不知此，而遽泄之取之，人将何以依而生哉！经曰：脉者，气血之主；气血者，人之神也。善夫。

诊脉要辨明五虚五实

五虚者，脉细，皮寒，气少，泄利前后，饮食不入也，若浆粥入胃而泄止者则生。五实者，脉盛，皮热，腹胀，前后不通，瞀闷也，若大小便通利而得汗者则生。

男女老幼所禀不同脉各异诊论

人之禀质所各不同，而诊脉者，犹当谙晓①。如气血盛则脉盛，气血衰则脉衰，气血热则脉数，气血寒则脉迟，气血微则脉弱，气血平则脉治。长人脉长，短人脉短，性急人脉急，性缓人脉缓。室女、尼、寡②则脉濡弱。婴儿稚子则脉急，脉常七至为平。男子阳气常旺，故左大为顺；女子阴气常旺，故右大为顺。是以男子寸脉常旺，尺脉常弱；女子尺脉常旺而寸脉常弱。此皆其常也，反之者病。又有人禀雄壮而六部脉俱细小均等者，谓之六阴脉，此天禀之静，清逸之士也。或六部之脉俱

---

① 谙晓（ān xiǎo）：熟悉通晓之义。出《陈书·宋元饶传》。
② 室女尼寡：未婚女子、尼姑、丧夫之寡妇。

洪大有力相等者，谓之六阳脉，此禀质厚而脉亦旺，乃刚强之人，亦皆平脉也。酒后之脉常数，饭后之脉常洪，久饥之脉必空，远行之脉必疾，临诊者皆当详审焉。

肥盛之人，虽曰气居于表，六脉每带浮洪为常，若使肌肉过于坚厚，脉之来势不能直达于皮肤，反重按乃见。倘守浮洪易见之说，以轻手取之，则脉来模糊细小而本脉竟不能测矣。瘦小之人，虽曰气敛于中，六脉每带沉数为常，若使肌肉过于浅薄，脉之来势呈于皮肤，反轻手即见矣。室女尼寡，虽曰脉来濡弱为常，若襟怀恬淡，脉亦冲和。婴儿气禀纯阳，虽曰脉来急数为常，倘禀弱质寒，则脉亦迟缓矣。性急之人，虽曰脉数六至为平，或遇从容优逸之时，亦有舒徐之脉。性缓之人，虽曰脉迟为常，偶当悾惚①多事之时，亦有急数之脉。北方之人，每见强实为常，倘累世膏粱，或母系南产②，亦有软弱之形。南方之人，软弱为常，或先天禀厚，亦有强实耐劳之质，脉见壮实有力。少壮之脉，大为常，或禀弱夭促者，亦见虚细也。年老之脉，虚软为常，或壮实而非躁者，此天禀之厚，期颐③之征，名曰寿脉。若脉躁疾，有表无里，此谓孤阳，死期近矣。经曰：形气相得者生，三五不调者死。此皆察脉之活法，岂可执泥拘滞，为学者可不细心变通乎哉。

七诊虽见九候皆从者不死

《素问·三部九候》篇

岐伯曰：察九候独小者病，独大者病，独疾者病，独迟者

---

① 悾惚：当作"悾偬"。悾偬（kǒng zǒng），事情迫促、紧急。
② 母系南产：母亲家族是南方人。
③ 期颐：百岁。《礼记·曲记》篇"百年曰期颐"。

病，独热者病，独寒者病，独陷下者病。言九候之中复有七诊之法。有独见之脉，与他部不同者，即察其部而知病之所在也。而独热独寒者，谓其或在上或在下，或在表或在里也。陷下者，沉伏不起也。此虽以三部九候为言，而于气口部位类推为用，亦惟此法。形瘦脉大，胸中多气者死。形体消瘦而脉反大，胸中反多气者，阴精衰脱而形败，而孤阳虚炎之势安能久世乎？形肉已脱，九候虽调，犹死。形肉消脱，大肉尽去也。脾主肌肉，为五脏之本，未有脾气脱而能生者。九候之中，虽无独见之七诊，而脉虽调，难免于死也。七诊虽见，九候皆从者，不死。从者，顺也，谓脉顺四时之令，又顺五脏之常，与病症为顺者，虽有独小独大之七诊等脉，不至于死也。

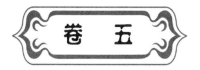

五脏有四时之脉诊要须明平病真脏脉法论

肺脏脉法

肺脉浮涩而短。肺合皮毛，脉①循皮毛而行。持肺脉之法，下指如三菽②重，轻轻按至皮毛而得者为浮；稍稍加力，脉道不利为涩，不及本位为短。此肺脉之平也，亦曰毛。肺部不见毛而见洪大，此心火刑之也，是谓贼邪。见弦急，此肝木侮③之也，是为微邪。见沉细，此肾水乘④之也，是为实邪。见缓大，此脾土救之也，是为虚邪。

秋肺司令，西方金也，万物之所以收成也，其气来虚以浮，来急去散，故曰浮，反此者病。气来毛而中央坚，两旁虚，如循鸡羽，此为太过，病在外；气来毛而微，此为不及，病在中。

---

① 脉：原误作"肺"，据文例改。《四诊抉微》作"肺脉"二字。

② 菽：《春秋·考异邮》谓"大豆曰菽"。文中三菽、六菽、九菽、十二菽，以其重量比喻按脉力度的比例。

③ 侮：五行学说术语。即反克，又称反侮。指五行中的某一行太过强盛，使原来克制它的一行不仅不能克制它，反而受到它的反向克制。

④ 乘：相乘。指五行中某"一行"对被克的"一行"克制太过，从而引起一系列的过度克制反应。

太过则令人逆气而背痛，愠愠然不舒；不及则令人喘，呼吸少气而咳，上气见血，喘而咯血，肺中有声。

秋以胃气为本，秋胃微毛曰平，毛多胃少曰病，但毛无胃曰死。毛而有弦曰春病，弦甚曰今病。

平肺脉来，厌厌聂聂，如循榆荚。

病肺脉来，不上不下，如循鸡羽。

死肺脉来，如物之浮，如微风吹毛。

真肺脉来，大而虚，如以毛中人肤，色赤白不泽，毛折乃死。肺至悬绝，十二日死。

凡浮而涩短，皆肺也。肺脉搏坚而长，当病吐血；软而散，病灌汗，至令不复散发。

心脏脉法

心脉浮大而散。心合血脉，脉循血脉而行。持心脉之法，下指如六菽重，略略按至血脉而得者为浮；略加大，脉道粗大为软阔为散。此心脉之平也。有力为洪，亦曰钩。

心部不见钩而见沉细，此肾水刑之也，是为贼邪。见毛涩，此肺金侮之也，是为微邪。见缓大，此脾土乘之也，是为实邪。见弦急，此肝木救之也，是为虚邪。

夏心司令，南方火也，万物之所以盛长也，其气来盛去衰，故曰钩，反此者病。气来盛去亦盛，此为太过，病在外也；其气来不盛去反盛，此为不及，病在中。太过则令人身热而肤痛，为浸淫；不及则令人烦心，上见咳唾，下为气泄。

夏以胃气为本，夏胃微钩曰平，钩多胃少曰病，但钩无胃曰死。钩而有石曰冬病，石甚曰今病。

平心脉来，累累如连珠，如循琅玕。

病心脉来，喘喘连属，其中微屈。

死心脉来，前屈后倨，如操带钩。

真心脉至，坚而持，如循薏苡子，累累然，色赤不泽，毛折乃死。心至悬绝，九日死。

凡洪大而浮，皆钩、皆心也。心脉搏坚而长，当病舌卷不能言；软而散，消环而已。心脉急，病名心疝，少腹当有形也。

脾脏脉法

脾脉缓而大。脾合肌肉，脉循肌肉而行。持脉之法，下指如九菽重，略重按至肌肉，如微风轻飐柳梢，为缓；次稍加力，脉道敦重为大。此脾脉之平也，亦曰软弱。

脾脉不见软弱而见弦急，此肝木刑之也，是为贼邪。见沉细，此肾水侮之也，是为微邪。见毛涩，此肺金乘之也，是为实邪。见洪大，此心火救之也，是为虚邪。

脾为孤脏，以贯①四傍，盛于长夏。其脉来如水之流，此为太过，病在外；如鸟之喙，此为不及，病在中。太过则令人四肢不举；不及则令人九窍不通，名曰重强。

长夏以胃气为本，胃而微软弱曰平，弱多胃少曰病，但代无胃曰死。弱而有石曰冬病，石甚曰今病。

平脾脉来，和柔相离②，如鸡践地。病脾脉来，实而盈数，如鸡举足。死脾脉来，锐坚如鸟之喙，如鸟之距，如屋之漏，如水之流。真脾脉来，弱而乍疏乍数，色黄青不泽，毛折乃死。脾至悬绝，四日死。

凡软缓，皆脾也。脾脉搏坚而长，色黄，病少气。软而散，色不泽，病足胻肿，若水状也。胃脉搏坚而长，色赤，病折

---

① 贯：当作"灌"。
② 离：原作误"杂"，据《素问·平人气象论》改。

髀①。软而散，病食痹。实则张，虚则泄。

肝脏脉法

肝脉弦而长。肝合筋，脉循筋脉而行。持肝脉之法，下指如十二菽之重，重按至筋，而脉如切绳曰弦，迢迢②端直而长，此肝脉之平也。肝部不见弦，而见短涩，此肺金刑之也，是为贼邪。见缓大，此脾土侮之也，是为微邪。见洪大，此心火乘之也，是为实邪。见沉细，此肾水救之也，是为虚邪。

春肝司令，东方木也，万物之所以始生也。其气来软弱轻虚而滑，端直以长，故曰弦，反此者病。气来实而强，此谓太过，病在外；气来不实而微，此谓不及，病在中。太过则令人善怒，忽忽眩冒而癫疾；不及则令人胸痛引背，下则两胁胠满。

春以胃气为本，胃而微弦曰平，弦多胃少曰病，但弦无胃曰死。弦而毛曰秋病，毛甚曰今病。

平肝脉来，软弱迢迢，如揭长竿末梢。

病肝脉来，盈实而滑，如循长竿。

死肝脉来，劲急如新张弓弦。

真肝脉至，中外急如循刀刃，责责然如按琴瑟，色青白不泽，毛折乃死。

肝至悬绝，十八日死。

凡弦，皆肝也。肝脉搏坚而长，色不青，当病坠若搏，因血在胁下，令人喘逆；其软而散，色泽，当病溢饮。溢饮者，渴暴多饮，而易入肌皮肠胃外也。

---

① 髀（bì）：大腿骨。
② 迢迢（tiáo tiáo）：远的样子。此引申为脉长之意。

肾脏脉法

肾脉沉软而滑。肾合骨，脉循骨而行。持肾脉之法，下指极重，按至骨而得曰沉，无力为软，流利而滑，此肾脉之平也，亦曰石。肾脉不见石，而见缓大以长，此脾土刑之也，是为贼邪。见洪大，此心火侮之也，是为微邪。见弦长，此肝木乘之也，是为实邪。见短涩，此肺金救之也，是为虚邪。

冬肾司令，北方水也，万物之所以合藏也；其气来沉以搏，故曰营，反此者病。其来如弹石者，此谓太过，病在外；其去如数者，此为不及，病在中。太过则令人解㑊，脊脉痛，少气不欲言；不及则令人心悬如病饥，䏚①中清，䏚，腰中也。脊中痛，少腹满，小便变。

冬以胃气为本，胃而微石曰平，石多胃少曰病，但石无胃曰死。石而有钩曰夏病，钩甚曰今病。

平肾脉来，喘喘累累如钩，按之而坚。

病肾脉来，如引葛②，按之益坚。

死肾脉来，发如夺索，辟辟如弹石③。

真肾脉来，搏而绝，如弹石辟辟然，色黄黑不泽，毛折乃死。肾至悬绝，七日死。

凡沉滑，皆营、皆石、皆肾也。肾脉搏坚而长，色黄赤，病折腰。软散，病少血，至冬不复。

---

① 䏚（miǎo）：原作误"䏱"，据《素问·玉机真脏论》改。

② 引葛：形容脉来如按牵拉之葛藤，沉紧弹指。

③ 发如夺索，辟辟如弹石：形容脉来急促而又坚硬，如以指弹石。夺索，争夺绳索。弹石，以指弹石，坚硬击指。

三因脉法论

三因者，内因、外因、不内外因也。

外伤六气曰外因：脉来浮缓则伤风，病在卫；弦紧则伤寒，病在营；虚弱则伤暑，病在气；沉缓则伤湿，病在内；长躁则伤燥，病在血；虚数则伤热，病在皮毛。此外邪所干，脉见其情，俱当升散者也。

内伤七情曰内因：脉来虚散，喜伤心也；弦，激怒伤肝也；沉涩，忧伤气也；结滞，思伤脾也；紧促，悲伤肺也；沉弱，恐伤肾也；动摇，惊伤胆也。此内淫所夺，脉见其情，俱当平补者也。

不内外因：脉来细数弦滑则伤饮，短滑疾实则伤食，沉数顶指则冷积，弦数弱大则劳倦极也，微弱伏数则色欲过也，沉伏滞涩抑郁甚也。此正气之所夺，脉见其情，久则变为虚劳，俱当调理者也。

南政北政有不应之脉

不应者，脉来沉细不应于指，甚至极沉极细而代，几于不可见也，第覆病者之手而诊之则见矣。凡值此不应之脉，乃岁运所至，命曰天和，非病脉也。医不知此，若误以病脉治之，反伐天和，以致夭亡，可不慎哉。

甲己二年为土运，是南政。盖土位居中，如君之面南而行令也。三阴司天则寸不应，三阴在泉则尺不应。

如少阴司天则两寸不应，少阴为君，故两寸不应也。厥阴司天则右寸不应，太阴司天则左寸不应。

少阴在泉则两尺不应，厥阴在泉则右尺不应，太阴在泉则左尺不应。

乙庚、丙辛、丁壬、戊癸八年，乃金、水、木、火之四运，为北政，如臣之北面而行也。三阴在上则尺不应，三阴在下则寸不应也。

如少阴司天则两尺不应，厥阴司天则右尺不应，太阴司天则左尺不应。

少阴在泉则两寸不应，厥阴在泉则右寸不应，太阴在泉则左寸不应。若寸当沉细而反浮大，尺当浮大而反沉细，尺当不应而反浮大，寸当浮大而反沉细者，是为尺寸反。经曰：尺寸反者死。

如右当不应而反浮大，左当浮大而反沉细，左当不应而反浮大，右当浮大而反沉细者，是为左右交。经曰：左右交者死。

南政司天脉不应图

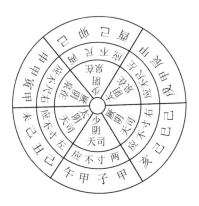

北政司天脉不应图

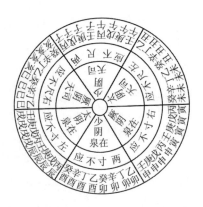

南北政者，以面南而北之谓也。不应者，谓阴之所在，则脉沉细而不应也。如甲己之岁二运面南论脉，则寸在南而尺在北，少阴司天两寸不应，少阴在泉两尺不应。乙、丙、丁、戊、庚、辛、壬、癸之岁，四运面北论脉，则寸在北而尺在南，少阴司天两尺不应，少阴在泉两寸不应。乃以南为上，北为下。六气之位，则少阴在中而厥阴居右，太阴居左，此不可易者。故少阴主两尺寸，厥阴当在右，太阴当在左也。

六气之脉应节候之诊法①

《素问·至真要大论》

厥阴之至，其脉弦。此言主气也。大寒至惊蛰为厥阴风木主之，初气也，其气之至，脉来弦也。但子午之年客气之初气，乃太阳寒水，然

---

① 法：原无，据目录补。

太阳之至，其脉大而长之类。为医者，学宜活泼，不可拘执①。若止言主气而不言客气，恐临诊有所不应，后学无所适从也。丑未之年，客之初气厥阴风木；寅申之年，客之初气少阴君火；卯酉之年，客之初气太阴湿土；辰戌之年，客之初气少阳相火；巳亥之年，客之初气阳明燥金也。

少阴之至，其脉钩。春分至立夏为少阴君火主之，二气也。但子午之年，客之二气厥阴风木，即丑未之初气也；丑未之年，客之二气少阴君火，即寅申之初气。以此类推。

少阳之至，大而浮。小满至小暑为少阳相火主之，三气也。如子午年客之三气，即寅申年客之初气少阴也；丑未年客之三气，即卯酉年客之初气太阴之类是也。

太阴之至，其脉沉。大暑至白露为太阴湿土主之，四气也。如子午年客之四气，即卯酉年客之初气太阴湿土；丑未年客之四气，即辰戌年客之初气少阳之类是也。

阳明之至，短而涩。秋分至立冬为阳明燥金，主气之五也。如子午年客之五气，即辰戌年客之初气少阳相火；丑未年客之五气，即巳亥年客之初气阳明之类。

太阳之至，大而长。小雪至小寒为太阳寒水，主气之六也。如子午年客之六气，即巳亥年客之初气阳明燥金；丑未年客之六气，即子午年客之初气太阳寒水之类。以此而推之也。

按以上六气之脉，各有其时。时至则气至，气至则脉至，所谓天和也。经曰：毋伐天和。若至而甚则失中和之气，则病，如但弦无胃之类。时至脉不应，来气不足也，亦病。时未至而脉先至，来气太过也，亦病。如此之类，安可不知也。

反关脉论

脉不行于寸口，由列缺络于臂后手阳明大肠经也。以其不

---

① 拘执：拘泥，固执。

正行于关上，故曰反关。医士反其手而诊之，乃可见也。或云左手得之主贵，右手得之主富，左右俱得，富而且贵之说，余初以为实然，及后连诊左手反者，其言不验，则知此乃风鉴①之说。医与儒道合，不可泥作此言也。至于诊太素脉者，定人富贵穷通灾患之说，此乃兼谙风鉴部位辨别气色也。而彭用光著《体仁汇编》一书，其议论虽似是而实，余少年曾经讨究，诊之疾病寿夭，有验其富贵穷通，实在风鉴部位，灾患则在气色。若独以脉断验，杳无是验矣。

冲阳太溪太冲脉论

冲阳者，胃脉也，在足跗上五寸即脚面上。骨间动脉中，去陷谷三寸。盖胃属土，为万物之母，人以胃气为本。若病甚而冲阳脉诊之不衰，则胃气尚在，病虽危，犹可生也。然脉虽旺，又忌弦急。弦急者，肝脉也。若见此脉，为木来克土，谓之贼邪，不治。

太溪者，肾脉也，在足内踝后跟骨上踝骨者，即跗后两傍圆骨，俗名孤拐骨也。在内为内踝，在外为外踝。动脉陷中。盖肾为藏精之所，元神之基。若病甚而太溪之脉不衰，犹精气未败，肾犹未绝，病虽危笃，尚可生也。

太冲者，肝脉也，在足大指本节后二寸陷中有动脉也。盖肝为先生之脏，为化液之源，注详《医学原始》。主藏魂。若病笃而此脉不衰，则生生之机，尚可望也，而女人又专以此脉为主也。

---

① 风鉴：古代的相术。

尺中神门脉非神门穴论

两手尺中，乃神门脉也。王叔和曰：神门决断，两在关后。人无二脉，病死不救。其论肾之虚实，俱在关后尺中神门以后验之。盖肾为藏精之所，元神之本，若神门之脉一绝，即是肾绝，而先天之根本既脱，绝无回生之理也。而《脉诀》谓为心脉者，误矣。彼因手少阴经有穴，名曰神门，正在小指直掌后兑骨之端，故其错认耳。殊不知心在上焦，岂有候于尺中者乎？再按《脉经》诊尺中肾脉各条皆曰：左右手尺中，神门以后脉，阴实阴虚者，足少阴经也。诊膀胱脉各条皆曰：左右手尺中神门以后，阳实阳虚者，足太阳经也。如此则非手少阴经神门穴明矣。

脱阴脱阳脉论

脱阴者，六脉有表无里，如濡之类，又名孤阳，乃阴脱而止存阳，故阳则孤矣。脱阳者，六脉有里无表，谓之陷下，如弱脉之类。若六脉暴绝，此阴阳俱脱也。经曰：脱阴者目盲，脱阳者见鬼，阴阳俱脱者危。

七冲门阴绝阳绝脉论

唇为飞门，齿为户门，会厌为吸门，胃之上口为贲门，太仓下口为幽门，大小肠会为阑门，下极为魄门，此为七冲门。此七门者，一气贯通，无有壅遏，壅遏则气闭而绝矣。寸口之动脉应之，故寸关尺一脉贯通，无有间绝，间绝则死。寸脉为上，上不至关，为阳绝。尺脉为下，下不至关，为阴绝。阳绝死于春夏，阴绝死于秋冬。

怪绝七脉论

弹石者，脉在筋肉间，举按劈劈然而至，肾绝也。

雀啄者，脉在筋肉间，如雀之啄食，连连凑指忽然顿绝，良久复来，脾绝也。谓其坚硬，如雀之啄食连三五啄，而忽已也。

屋漏者，脉在筋肉间，如残溜之下，不能相接，良久一滴，溅起无力，胃绝也。

解索者，脉如解乱绳之状，指下散散，无复次第，肾衰绝也。

虾游者，脉在皮肤，沉时忽一浮，如虾冉冉①不动，少焉瞥然②而去，久之倏尔③复来，心神衰绝。心为君火，火欲绝而忽焰之象也。

鱼翔者，脉在皮肤，浮时忽一沉，其本不动，而末强摇，如鱼游在水中，身首贴然而尾独悠飏④之状，肾绝也。一曰肺绝。

釜沸者，脉在皮肉，有出无入，涌涌如羹上之肥。此阴阳气绝者，皆死脉也。

怪绝七脉诀

雀啄连来三五啄，屋漏半日一点落，鱼翔似有一似无，虾

---

① 冉冉：柔软貌。

② 瞥然：忽然。

③ 倏（shū）尔：迅疾貌。

④ 飏：同"扬"。

游静中跃一跃，弹石硬来寻即散，搭指散脱为解索，釜沸涌出羹上肥，七脉见一休难药。

诸病有宜忌之脉

伤寒，未汗宜阳脉，忌阴脉；已汗宜阴脉，忌阳脉。

中风，宜浮迟，忌急数。

咳嗽，宜浮濡，忌沉伏。

喘急，宜浮滑，忌短涩。

水肿，宜浮大，忌沉细。

头痛，宜浮滑，忌短涩。

心痛，宜浮滑，忌短涩。

腹痛，宜沉细，忌弦长。

腹胀，宜浮大，忌沉小。

消渴，宜数大，忌虚小。

痿痹，宜虚濡，忌紧急。

癥瘕，宜沉实，忌虚弱。

癫狂，宜实大，忌沉细。

吐血，宜沉小，忌实大。

衄血，宜沉细，忌浮大。

脱血，宜阴脉，忌阳脉。

肠澼，宜沉小，忌数大。

下利，宜沉细，忌浮大。

霍乱，宜浮洪，忌微迟。

虚损，宜软缓，忌洪大。

堕胎，宜坚紧，忌小弱。

金疮，宜微细，忌紧数。

痈疽，宜微缓，忌滑数。

中恶，宜紧细，忌浮大。

中毒，宜洪大，忌微细。

新产，宜沉滑，忌弦紧。

带下，宜迟滑，忌急疾。

崩漏，宜微弱，忌实大。

䘌①蚀，宜虚小，忌紧急。

论七表八里九道之非

戴同父曰：脉不可以表里定名也。轩、岐与越人、叔和皆不言表里。《脉诀》窃叔和之名，妄立七表八里九道，为世大惑。夫脉之变化，从阴阳生，但可以阴阳对待而言，各从其数，岂可以一浮二芤为定序，而分七八九之名乎？大抵因浮而见者皆为表，因沉而见者，皆为里，何拘于七八九哉！

滑伯仁曰：脉之阴阳表里，以对待而为名象也。高阳生之七表八里九道，盖穿凿矣。求脉之明，为脉之晦。

宏翰按：高阳生《脉诀》定七表八里九道之脉，而遗失数、革、散脉，此贻误后世之罪岂浅哉！夫浮沉迟数，乃脉之纲领也，而《脉诀》将数脉止歌于心脏，而方谷②《脉经直指》谬引叔和，谓数乃弦脉之体，状若筝弦，时时带数曰弦之句，谓弦即数也，数即弦也，又言有弦之处而无数，弦乃数之本，数乃弦之末等语，此方谷不知弦数多热，弦迟多寒之义，不能辨

---

① 䘌（nì）：小虫；虫食病。原作"慝"，据《诊家正眼·诸病宜忌之脉》改。

② 方谷：明代医家。钱塘（今浙江杭州）人，精于医，尤擅长脉理。著《脉经直指》《本草集要》等。

《脉诀》之非，而反巧饰之，遗祸千载，可不慎哉！予恐后人再为其误，特表而出之。

用药不可迟过论

华佗曰：病有宜汤者，宜丸者，宜散者，宜下者，宜吐者，宜汗者。汤可以荡涤脏腑，开通经络，调品阴阳；丸可以逐风冷，破坚积，进饮食；散可以去风寒暑湿之邪，散五脏之结伏，开肠利胃。若病可下而不下，使人心腹胀满，烦乱而死；可汗而不汗，使人毛孔闭塞，闷绝而终；可吐而不吐，使人结胸上喘，水食不入而死。

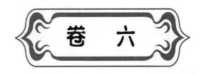

《内经》左右寸关尺六部
配合脏腑之图论

　　夫以左右寸关尺六部候脏腑之脉，原①于《内经》。阐其奥者，固有扁鹊，汉有仲景，晋有叔和，固蔑②以加矣。迨高阳生撰伪诀，而脉之理始晦，赖元戴同父昌言阐之，而得正其悖谬。然自宋元以迄，于兹脉书著述虽多，纷然不能尽一，若不折其衷而为之定论，则后学莫可适从。余不揣谫③陋，逐一考究《内经》，汇群贤之确论，取濒湖二十七脉，条分缕晰，详辨而刊正，发明而鉴释④，庶可为脉学之指南。若神而明之，则存乎其人尔。今按《内经》左右六部，配合脏腑之图，开列于下。

---

　　① 原：通"源"。
　　② 蔑：无。
　　③ 谫（jiǎn）：浅薄。
　　④ 鉴释：鉴别、解释。

左手脉部位图

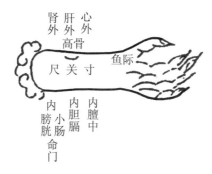

肾 肝 心
外 外 外
　　高骨
　　　　鱼际
尺 关 寸
　　内 内
内 胆 膻
膀 小 膈 中
胱 肠
命
门

右手脉部位图

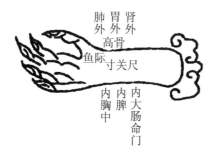

肺 胃 肾
外 外 外
　　高骨
鱼际 寸 关 尺
内 内 内
胸 脾 大
中 　 肠
命
门

　　按：手少阴经循手内侧，手太阳经循手外侧，手太阴经循手内侧，手阳明经循手外侧，故谓之表里也。至于《脉诀》配大小肠于两寸诊脉者，谓心与小肠为表里，肺与大肠为表里，殊不知此乃经络之表里，而误作脏腑之表里。诸家脉书亦未辨正，误世已久。余立图于上，特表而出之，庶后学毋致再误也。

　　"脉要精微论"篇曰：尺内两旁则季胁也，尺内者，尺泽之内，左右尺部也。季胁，小肋也，在胁下尽处两旁，乃近肾之处也。故季胁之下，皆尺部主之。尺外以候肾，尺里以候腹。人身以背为阳为外，以腹为阴为内也。尺外尺内，以浮沉取之。肾附于背，为阳为外，故轻按以候肾；腹为阴为内，凡谓腹者，大小肠、膀胱皆在焉，故重按以候腹也。

王启玄、马玄台、吴鹤皋三人，皆注尺外谓尺之外侧，尺内谓尺之内侧也。愚细详人之脉，总是一条，若依三人诊之，则一条之脉，形必扁阔，可以两边侧看，或脉二条，亦可侧诊。若谓诊者之指，则前后矣。然全篇文义乃举脉体而言，且诊者之左外，则病者之右手矣。张介宾《类经》注尺外谓尺之前半部，尺内谓尺之后半部，引易卦上三爻为外卦，下三爻谓内卦。而李士材曰：或谓浮取为外，沉取为内，然外以候心肺，内以候胸中膻中，是脏从外取，腑从内取，则无是理，不如从上下取之说为妥。士材之论虽似是，则一部之脉作两段看，而六部之脉应作十二部矣。但《内经》全部从无一言及此，恐无凭据，使人难诊。不若以轻按为外，重按为内，以候诊也。如仲景伤寒下证，若尺脉重按无力，则不可下。推此一端，则知重按乃按腹中病症之脉，显然明矣。且《内经》明言背为阳，腹为阴，愚以内外俱作浮沉之诊为是也。

中附上，左外以候肝，内以候膈；附尺上之而居中，乃关脉也。轻按以候肝，重按以按膈中事也。右外以候胃，内以候脾。启玄谓：脾居中，故以内候之；胃为市，故以外候之也。上附上，言上而又上，即寸部也。右外以候肺，内以候胸中；肺位最高，肺叶近背，故轻按外以候之；胸中为阴，故重按内以候之。左外以候心，内以候膻中，心居膈上。膻中者，两乳之间，为气海，当心包络之分也。前以候前，后以候后。此重言申明上下内外之义，统而言之也，寸为前，尺为后也。上竟上者，胸喉中事也；下竟下者，少腹、腰股、膝胫足中事也。竟者，尽也。上竟上，言寸之上尽之脉，至鱼际也，在体则应于胸部与喉中之事也；下竟下，言尺之下尽之脉，尽尺之动脉处也，在体则应于少腹及下至足中之事也。推而外之，内而不外，有心腹积也；推而内之，外而不内，身有热也。推者，细行推详而察脉也。内外以里言也，以见证之各异也。举指于皮肤之间，推而外之，宜乎脉之浮也，但沉而不浮，是内而不外，是必心腹中有积在内，故内而不外者如此。按指于筋骨之间，宜乎脉之沉也，但浮而不沉，则外而不内，是必邪在表，故身热，是以外而不内者如此。启玄注谓：脉附臂筋，取之不审，推筋令远，使脉外行，内而不出。外者，心腹中有积也，脉远臂筋，推之令近，远而不近者，是阴气有余，故身有热也。鹤皋注谓：脉来不直，斜向于内，则用指推之使外。若更内而不外，是心腹积也。或脉来不直，斜向于外，则用指推之使内；若更外而不内，是谓身热，故脉偏于外也。按二家之注各异，夫启玄以为脉附在臂筋，恐筋掩压，以指推开臂筋，令远令近，而使脉行。脉或止内而不出外，或止外而不入内者，鹤皋又谓脉来或不直而斜向于内斜向于外，用指推之，使内使外，或更外不内，更内不外者。二论皆非切当。盖脉之部位，自离母腹后，即有此脉，或系反关，或系斜行，或系正行。定形之后，乃一定之部位也，岂可用指推筋相让脉行、用指推使脉之直向斜向之说？此言一出，反使后人生疑，无所适从，有歧途之欺，余特表而明之。**推而上之，上而不下，腰足清也；推而下之，下而不上，头项痛也。** 王启玄注谓：推筋按之寻之，而上脉上涌盛，是阳气有余，故腰足清也；推筋按之寻之，而下脉沉下，单是阴气有余，故致头项痛也。玄台注谓：推而上之，以指按其上部，但脉止见于上部，而下部则无，则气有升无降，其腰足虚而清冷也；推而下之，以按其下部，但脉止见于下部，而上部无，则气有降而无升，其头项必不足而作痛也。鹤皋注谓：或用指推而使上，若更上不下，阳气升而不降；或用指推而使下，若下而不上，阳气滞而不利也。三人之论会而观之，而启玄之言为当，而马吴二说皆以上下为有脉无脉之论，不合经旨。殊不知，此节以上下言者，以有力无力，或大或小之谓，并非有脉无脉之义也。如推而上之，上而不下，谓上部有力或大，而下部无力或小者，是脉有升无降，下元虚而腰足清冷也。推而下之，下而不上者，谓脉下部有力或大，而上部无力或小者，是清气不升，则上部头项虚而作痛也。**按之至骨，脉气少者，腰脊痛而有痹也。** 气血充足则脉和而有神，气血有余则脉洪而大，气血不足则脉衰少。今按之至骨，脉气衰少者，是气血不足，腰脊虚痛，而身有痿痹不仁也。盖荣气虚则不仁，卫气虚则不用，又有骨痹、筋痹、肉痹、脉痹、皮痹之不同，其因血气衰少则一也。

王叔和《脉经》曰：肝心出左，脾肺出右，肾与命门俱出尺部，魂魄谷神，皆见寸口。宏翰按：《铜人图》命门穴在脊骨之下七节间，即两肾之中间也，乃立命之根，精神之舍也，其气与肾通。故诊命门脉，皆从两尺推详也。故《脉经》谓两尺又曰神门也。谓元神在肾为根本之脉，故称神门也。按张路玉《诊宗三昧》云：大小二肠之气，平居无病之时，则二肠之气未尝不随经而之寸口也。以病言之，则二肠司传化之任，病则气化不顾而为留滞，又必验之于尺。路玉以无病有病而定脏腑，殊为大谬①。但脏腑配寸关尺诊脉验病，乃古圣轩岐立论，确有一定之理，岂可以有病将二肠之脉诊于尺，以平居无病者诊于寸口哉？此论似是实非，乃起后世之疑端，予特辨而正之也。

诊脉脏腑部位歌

心与膻中居左寸，关候肝胆两经证，尺中肾脏真元气，膀胱小肠细推认，右寸肺胸关脾胃，大肠肾脉右尺定，命门根穴肾中间，诊脉皆从两尺寻。

二十七脉

浮、沉、迟、数、滑、涩、虚、实、长、短、洪、微、紧、缓、芤、弦、革、牢、濡、弱、散、细、伏、动、促、结、代。

浮_阳

经论 浮脉，举之有余，按之不足，《脉经》。如微风吹鸟背

---

① 大谬：亦作"大缪"。大错的意思。

上毛，厌厌聂聂，如循榆荚，如水漂木，《素问》、崔氏①。如捻葱叶。黎氏②。

发明 浮脉法天，有轻清在上之象。按《医学原始》四元行③推之，而肺为气行。但气行之质本轻，故脉来浮也。吹毛者，轻浮也；厌厌者，和调不变乱也；聂聂者，连续不止代也；榆荚，轻浮和软也；漂木，轻浮在上也。捻葱，上有力而下软。皆形容浮脉之状，诊者当心领而神会也。

浮脉主表，而司令在秋，是肺家之脉也。又曰毛者，乃轻虚以浮，来急去散也。若太过则脉来中坚旁虚，如循鸡羽，病在外也；不及则气来毛微，病在中也。病在外为气逆，为背痛，愠愠然不舒也；病在中为喘息，为呼吸少气，为咳上气，见血，喘而咯血，肺中有声也。

正误 《脉诀》云：再再寻之如太过。此浮兼洪紧之象，非浮脉也。其谬如此。

体象 浮脉惟从肉上行，如循榆荚似毛轻，三秋得令知无恙，久病逢之却可惊。

相类 浮如木在水中浮，浮大中空乃是芤。拍拍而浮是洪脉，来时虽盛去悠悠。

浮脉轻平是捻葱，虚来迟大豁然空。浮而柔细方为濡，散是杨花无定踪。

浮而有力为洪，浮而迟大为虚，虚甚为散，浮而中空为芤，浮而柔细为濡，浮弦芤为革。

主病 浮脉为阳表病居，迟风数热紧寒拘，浮而有力多风热，无力而浮是血虚。

分部 左寸风眩鼻塞壅，虚迟气少心烦忡，关中腹胀促胸

---

① 崔氏：崔嘉彦，字希范，号紫虚。南宋医家、道士。撰《紫虚脉诀》等。

② 黎氏：黎民寿，字景仁。南宋医家，盱江（今江西南丰）人。信佛教，号黎居士。著《诀脉精要》等书。

③ 四元行：王宏翰在《医家原始》中将古印度的"四大"（地、风、水、火）及古希腊哲学家恩培多克勒的"四元素"改称"四元行"，用以代替五行理论。

满，怒气伤肝尺溺红。

肺浮风痰体倦劳，涕清白汗嗽叨叨，关脾虚满何能食，尺有风邪客下焦。

浮脉主表，有力表实，无力表虚。浮迟风虚。浮数风热。浮紧风寒。浮缓风湿。浮滑风痰，又主宿食。浮涩气癖。浮虚伤暑。浮芤失血。浮洪虚热。浮散劳极。浮濡阴虚。浮微虚剧。

鉴释　浮脉主肌表经络之病。浮而有力，为风，为表热，为胀，为喘，为痞，为满不食；浮而无力，为少气，为倦怠，为少食，为表虚。

左寸浮，伤风发热，头痛目眩，以及风痰；浮而虚迟，心气不足，心神不安；浮而散，心气耗而虚烦；浮而洪数，心经热。关浮，腹胀；浮而数，风热入肝经；浮而促，怒气伤肝，心胸逆满。尺浮，膀胱风热，小便赤涩；浮而芤，男子小便血，妇人血崩带下；浮而迟，冷疝，脐下痛。

右寸浮而有力，肺感风寒，咳喘清涕；浮而无力，自汗劳倦；浮而洪，肺热咳；浮而迟，肺寒喘嗽。关浮无力，脾虚中满不食；浮大有力或涩，为宿食；浮而迟，脾胃虚。尺浮而虚，元气不足；浮而数，下焦风热，大便秘。

参治活法

凡始病而脉不浮，病久而脉反浮者，此中气不足，不能内守，反见虚痞之候，药忌攻伐，宜用温补。有寸关俱浮，尺迟弱者，谓阳浮阴弱，营气不足，血少之病也。

如伤寒以尺寸俱浮为太阳经受病，但以指下有力为有余之客邪。然太阳本经风寒之邪感之，有营卫之分，以浮缓为风邪伤卫，浮紧为寒邪伤营，用药有麻黄汤、桂枝汤之别。阳明腑热攻脾，脉虽浮大，心下反硬者，急下之，从证不从脉也。其在三阴证，无浮脉，惟阴尽复阳，厥愈足温而脉浮者，皆为愈证。故太阴例有手足温、身体重而脉浮者，少阳例有阳微阴浮者，厥阴例有脉浮，为欲愈，不浮为未愈者。要知阳病浮迟，兼见里证，合从阴治。阴病脉浮，证显阳回，合从阳治。而详证辨脉，纤毫难忽也。

沉阴

经论 沉脉，重手按之筋骨乃得；《脉经》。如绵裹砂，内刚外柔；杨氏。如石投水，必极其底。

发明 沉脉法地，有渊泉在下之象，水行之性次重，故附地而在下也。裹砂投石，皆形容脉沉下之状。

沉脉主里，而司令在冬，是肾水之脉也。又曰石，亦谓营者，言其脉气之来沉以搏，来去清白，平脉也。太过则如弹石，按之益坚，病在外也；不及则气来虚微，去如数者，病在中也。病在外，为解体，为脊脉痛，少气不欲言也；病在中，为心悬如病饥，䏚中清，脊中痛，少腹满，小便变也。

正误 《脉诀》谓"缓度三关，状如烂绵"者，非也。此弱脉也。但沉有缓数及各部之诊，岂止在关部乎？而《脉诀》乃高阳生所编，假王叔和之名，其中舛①错甚多。元末戴同父刊《脉诀》之误，行世已久。今之庸医，仍传诵为家秘，其错误不杀人者几希矣。

体象 水行润下脉来沉，筋骨之间软滑匀，女子寸兮男子尺，四时如此号为平。

相类 沉帮筋骨自调匀，伏则推筋着骨寻，沉细如绵真弱脉，弦长实大是牢形。

沉行筋间，伏行骨上，牢大有力，弱细无力。

主病 沉潜水畜阴经病，数热迟寒滑有痰，无力而沉虚与气，沉而有力积并寒。

分部 左寸沉寒痰饮心，关沉疝癖伏寒疼，尺寒肾感腰阴痛，血结女精寒便浊频男。

右寸虚喘紧滑嗽，细兼寒热骨蒸皮，关寒中满吞酸饮，尺水腰疼冷腹脐。

---

① 舛（chuǎn）：错误，错乱。

沉脉主里，有力里实，无力里虚。沉则为气，又主水畜。沉迟痼冷，沉数内热。沉滑痰食，沉涩气郁。沉弱寒热，沉缓寒湿，沉紧冷痛，沉牢冷积，沉伏霍乱，沉细少气，沉弦癖痛。

鉴释　沉虽属里为阴，有阳虚阴盛、有阳郁内伏、有热极似阴，其要在有力无力大小之别。如阳气衰弱，不能统运营气于表，则阴寒。脉沉而迟，按久衰小无力者，为虚、为寒、为厥逆、为洞泄、为少气、为痼冷。如阳气郁伏，寒邪在外，不能升卫气于外，故脉沉，按之有力不衰者，为实、为气、为水、为停饮、为癥瘕、为胁胀、为癖积也。

左寸沉，心内寒邪为痛，胸中寒饮胁疼。关沉，伏寒肝经，两胁刺痛；沉弦，疝①内痛。尺沉，肾脏感寒，腰背冷痛，小便浊而频，男为精冷，女为血结；沉而细，颈②酸，阴痒，溺有余沥。

右寸沉，肺冷寒痰停蓄，虚喘少气；沉而紧滑，咳嗽；沉细而滑，骨蒸寒热，皮毛焦干。关沉，胃中寒积，中满吞酸；沉紧，悬饮。尺沉，病水，腰脚疼；沉细，下利，又小便滑，脐下冷痛。

参治活法

夫伤寒以尺寸俱沉为少阴经证。若始病不发热，不头疼，而手足厥冷、脉沉者，此直中阴经寒证也。若先曾发热、头疼、烦扰，至五七日而变手足厥冷、烦躁不寐而脉沉者，此厥深热亦深，阳邪陷阴之热证也。有始本阳邪，因汗下太过，而脉变沉迟者，此阳热去而阴寒虚证也。有太阳证下早，胸膈痞硬，而关脉细沉紧者，此表邪内陷阳分结胸也；若能食、自利，乃阳邪下陷阴分藏结也。有少阴病，自利清水，口干，腹胀，不大便，而脉沉者，此热邪陷于少阴也。有少阴病始得之，反发热而脉沉者，麻黄附子细辛汤温之，是少阴兼太阳，即两感也。此与病发热头疼，脉反沉，身体痛，当温之，以四逆汤之法，似是而实不同也。有寸关俱浮而尺中沉迟者，此阳证夹阴之脉也。凡伤寒、温热、时疫、感冒，得汗后脉沉者，此为将愈之脉，非阳病见阴之脉也。假如内外有热，而脉来沉伏，不

---

① 疝（xuán）癖：病名。脐腹偏侧或胁肋部时有筋脉攻撑急痛的病证。见《外台秘要》卷十二，因气血不和，经络阻滞，食积痰凝所致。

② 颈：疑误，应作"胻"。《素问·骨空论》："淫泺胻酸，不能久立。"

数不洪，指下涩小急疾，无论伤寒杂病、发于何时，皆为伏热，不可以沉伏而误认阴寒之病也。

迟_阴

经论　迟脉，一息三至，去来极慢。《脉经》。

发明　迟为阴盛阳衰，故脉来不及。阴盛则脏腑气虚而元阳衰，故虚寒之诸症作焉，当峻补其阳。经谓"益火之原，以消阴翳"也。

正误　《脉诀》言"重手乃得"，是有沉无浮也。迟来一息三至，甚为易见。《脉诀》云"隐隐"，又云"状且难"，此涩脉也。其谬如此。

体象　迟来一息至惟三，阳不胜阴气血寒，但把浮沉分表里，消阴须益火之源。

相类　脉来三至号为迟，四至因而作缓持，迟细而难知是涩，浮而迟大以虚推。

三至为迟，二至为败。一息一至，阳气将绝，不可救也。有止为结，迟甚为散，浮大迟软为虚。

正误　《脉学》言：迟而有力为细，无力为涩。但细有迟数之别，涩有参伍不调之象，岂可以迟之有力无力为细为涩哉？宜正之。

主病　迟司脏病或多痰，沉痼癥瘕仔细看，有力而迟为冷痛，迟而无力定虚寒。

分部　左寸迟寒惨少精神，关肢冷筋拘肝胁疼，左尺肾虚兼便浊，女人月信亦无音。右肺迟气短涕清痰，冷积伤脾在右关，少腹寒疼腰脚重，溲便不禁尺中寒。

迟脉主脏，有力冷痛，无力虚寒。浮迟表寒，沉迟里寒。

鉴释　迟为阴盛阳亏之候，为寒为不足。人迎主寒湿外袭，气口主积冷内滞，在寸为气不足，在尺为血不足，气寒则缩，血寒则凝也。

左寸迟，心寒，精神多惨。关迟，筋寒急，手足冷，胁下痛。尺迟，肾虚便浊，女人不月。

右寸迟，肺感寒，冷痰，气短。关迟，中焦寒，脾胃伤冷物，不食；

第
四
辑

沉迟为积。尺迟，为脏寒，泄泻①，小腹冷痛，腰脚重。

参治活法

迟虽为阳气不敷②、营气自和之象，然亦有热邪内结，寒气外郁，而见气口迟滑作胀者，讵③可以迟脉概为之寒乎？

如伤寒阳明证，脉迟，微恶寒，而汗出多者，为表未解；脉迟，头眩，腹满者不可下。

有阳明病，脉迟有力，汗出，不恶寒，身重，喘满，潮热便硬，手足濈然④汗出者，为外欲解，可攻其里。

又太阳病，脉浮，因误下而脉迟，胸膈痛而为结胸。以上皆脉迟，皆热邪内结之验也。

数阳

经论 数脉一息六至，《脉经》。脉流薄疾。《素问》。

发明 数为阳盛阴衰，热邪流薄于经络，故脉来太过。阳盛则脏腑热极而真阴衰，故阳极燥热之诸症作矣。当泻其阳而补其阴，经谓"壮水之主，以镇⑤阳光"也。

正误 浮、沉、迟、数，脉之纲领，《素问》《脉经》皆为正脉。《脉诀》立七表八里，而遗数脉，止歌于心脏，其妄甚矣。

体象 数脉息间常六至，阴微阳极必狂烦，浮沉表里分虚实，惟有儿童作吉看。

相类 数比平人多一至，紧来如数似弹绳，数而时止名为促，数见关中动脉形。

六至为数，七至为极，滑氏谓"疾"，热极之脉也。八至为脱，阳极

---

① 泄泻：原作"泻泄"，据《脉贯》乙转。
② 不敷：不够，不能满足。出自《东周列国志》。
③ 讵（jù）：岂，怎。
④ 濈（jí）然：出汗流畅貌。
⑤ 镇："镇"字原作"制"。

阴衰，当急泻其阳，而峻补其阴。一息九至，阳气已绝，不可救也。数而弦急为紧。流利为滑。数而有止为促，数独见于关中为动脉。

主病 数脉为阳热可知，只将君相火来医。实宜凉泻虚温补，肺脉秋深却畏之。

分部 左寸数咽干口舌疮，关中目赤泪汪汪，耳鸣口苦皆肝热，左尺阴虚溺亦黄。右寸吐红咳嗽肺痈疡，关部吞酸胃火伤，右尺数来大便涩，肠风热病见红殃。

数脉主腑，有力实火，无力虚火。浮数表热，沉数里热，细数阴虚。气口数实肺痈，数虚肺痿。

鉴释 数为阳盛阴弱之候，为火为热，为风热结痰。

左寸数，心经热，为烦满，为头疼，上焦火旺。关为肝热目赤。尺数，小便赤，淋涩，茎中痛。

右寸数为肺热。关为脾热口臭，胃烦呕逆。尺数大便涩，有力则为痔为漏，为肠风便血。寸数气不足，尺数血不足。按：《脉经》云脉来五至为平，而滑氏谓数一息六至，过平脉两至者，则四至为平脉矣。此撄宁①之一失也。

参治活法

数为阴衰水弱、火旺炎逆之象也。如瘦人脉数及久病脉数者，皆阴虚火烁血少也。形充气实之人脉数者，乃痰湿郁滞经络而蕴热也。若无故而脉数者，必生痈疽。凡虚劳失血，喘嗽上气，多有数脉。但以数大软弱为阳虚，细小弱数为阴虚，非若伤寒衄血脉大为邪伏于经合用发散之比。然血症脉宜细小微数者为顺，若脉数有热及实大弦劲急疾者为逆。

如伤寒，以烦躁脉数者为传经，脉静为不传，以分有火、无火也。如经尽欲解，脉浮数、按之不芤者，其人不虚，不战汗出而解也。则知数而按之芤者，皆为虚也。如阳明病，脉数为热当消谷引食，而反吐者，以发汗令阳气微，膈内虚，脉乃数也。数为客热，不能消谷，胃中虚冷，故

---

① 撄宁：滑寿，元代医学家，字伯仁，晚号撄宁生。著有《难经本义》等医书多种。

吐。此必数而无力也。又胃反而寸微数者，为胸中冷。又脉阳紧阴数为欲吐，阳浮阴数亦吐。胃反脉数，中气大虚，而见假数之象也。人见脉数，误认为热，殊不知亦有胃虚及阴盛拒阳之故。经曰：脉至而从，按之不鼓，诸阳皆然。若病热而脉数，按之不鼓甚者，乃阴盛拒阳于外而致病，非热也。或形症似阴，而脉按之鼓击指下者，乃阳盛拒阴而致病，非寒也。

丹溪曰：脉数盛大，按之涩，而外有热症，名曰中寒。乃寒留血脉，外症热而脉亦数也。

滑阳中阴

经论　滑脉往来前却，流利展转，替替然如珠之应指，《脉经》。漉漉如欲脱。时珍。

发明　滑为阴气有余，故脉来流利如水。脉者，血之府也。血盛则脉滑，故肾脉宜之；气盛则脉涩，故肺脉①宜之。

正误　高阳生《脉诀》云：三关如珠动，按之即伏，不进不退，是不分浮滑、沉滑、尺寸之滑也。

张路②玉《诊宗三昧》云："滑者，举之浮紧，按之滑石。"此乃实脉之象，非滑也。夫滑之一字，乃脉流利如珠，有浮滑、沉滑之分，岂可概以举紧按石之体哉？今并正之。

体象　滑脉如珠替替然，往来流利却还前，莫将滑数为同类，数脉惟看至数间。滑则如珠，数则六至。

主病　滑脉为阳元气衰，痰生百病食生灾，上为吐逆下畜血，女脉调时定有胎。

分部　寸滑膈痰生呕吐，舌酸舌强或咳嗽，当关宿食肝脾热，渴痢颓淋看尺部。

---

① 脉：原作误"肺"，据《脉贯》及文义改。
② 路：原作误"露"。

滑主痰饮。浮滑风痰，沉滑食痰，滑数痰火，滑短痰食。

正误　《脉经》曰：关滑胃热，尺滑血畜。而《脉诀》云：关滑胃寒，尺滑脐似水，与《脉经》之旨相反，其谬如此。

鉴释　滑为血实气壅之候，是气不胜于血也，故主呕吐、痰逆、宿食、经闭之症也。

左寸滑，心经热痰。滑而实大，心惊舌强。关滑，肝热，头目为患。尺滑，小便淋涩，尿赤，茎中痛。

右寸滑，痰饮呕逆。滑而实，肺热，毛发焦，膈壅咽干，痰晕目昏，涕唾黏。关滑，脾热口臭，及宿食不化、吐逆。滑实，胃热。尺滑，因相火炎上而引饮，多作冷、腹鸣，或时下利。妇人主血实气壅，月事不通；若滑而和匀，则为孕矣。

人迎浮滑为风痰，缓滑为中风。气口滑数为宿食，缓滑为热中。平人肢体丰盛，六脉软滑，此湿痰渐积于中外，终日劳役不知倦怠，若安息则重着酸疼矣。

参治活法

经云"滑为阴气有余"一语，此指阴邪搏阳而言，岂以阴气有余、多汗身寒之病，便可目为血多？又以滑大之脉牵合无力，岂可误作内伤元气乎？此又不可不辨也。

涩_阴

经论　涩脉细而迟，往来难，短且散，或一止[1]复来，《脉经》。参伍不调，《素问》。如轻刀刮竹，《脉诀》。如雨沾沙，通真子[2]。如病蚕食叶。《濒湖脉学》。

发明　涩为阳气有余，气盛则血少，故脉寒滞涩涩，而肺脉宜之。

正误　《脉诀》云：指下寻之似有，举之全无，与《脉经》之旨，

---

① 止：原作误"至"，据《濒湖脉学》及《脉经》卷一改。

② 通真子：刘元宾，宋医家，字子仪，号"通真子"。庐陵（今江西吉安）人。精于脉诊，著《脉诀机要》《补注王叔和脉诀》等书多种，均佚。

悖谬舛错，绝不如此。

体象　细迟短涩往来难，散止依稀应指间，如雨沾沙容易散，病蚕食叶慢而艰。

相类　参伍不调名曰涩，轻刀刮竹短而难，微似秒芒①微软甚，浮沉不别有无间。

细迟短散，时一至，曰涩。极细而软，重按若绝，曰散。浮而柔细，曰濡。沉而柔细，曰弱。

主病　涩缘血少或伤精，反胃亡阳汗雨淋，寒湿入营为血痹，女人非孕即无经。

涩主血少精伤之病，是以尺脉涩则艰于子嗣。女人有孕为胎病，无孕为败血。杜光庭②云：涩脉独见尺中，形同代，为死脉。

分部　寸涩心虚痛对胸，胃虚胁胀察关中，尺为精血俱伤候，肠结溲淋或下红。

鉴释　涩为气多血少之候，故主少血、亡血、无汗、伤精血、血痹痛等症也。

左寸涩，心神虚耗不安，及冷气心痛。关涩，肝虚血败，肋胀胁满，身痛。尺涩，男子伤精及疝，女子月事虚败。若有孕，主胎漏不安。

右寸涩，营卫不和，上焦冷痞，气短臂痛。肺主气，气为卫，血为营，肺脉涩乃气多血少，故曰不和也。

关涩，脾弱不食，胃冷而呕。尺涩，大便涩，津液不足，少腹寒，足胫逆冷。若先富后贫，脉亦必涩。尺部见涩，艰于子嗣。

参治活法

涩虽属血少精伤之候，然亦有宿食、外邪阻滞而见涩者。《金匮》云：寸口脉浮大，按之反涩，尺中亦微而涩，知有宿食。有发热头疼，而见浮涩数盛者，阳中雾露之气也。雾伤皮腠，湿流关节，总皆脉涩，但兼浮数

---

① 秒芒：微小、细微。
② 杜光庭：唐末五代间道士，字圣宾，号东瀛子、广成先生，托苍（今浙江丽水）人。兼通医理，著有脉学专著《玉函经》。

沉细之不同耳。

虚阴

经论　虚脉迟大而软，按之无力，隐指豁豁然空。《脉经》。

发明　崔紫虚云：形大力薄，其虚可知。

正误　《脉诀》云：寻之不足，举之有余。止言浮脉，不见虚状。

杨仁斋[1]云：状似柳絮，散慢而迟。滑氏曰：散大而软。二家所言，皆是散脉之形，非虚也。今并正之。

体象相类　举之迟大按之松，脉状无涯类谷空，莫把芤虚为一例，芤来浮大似慈葱[2]。

虚脉浮大而迟，按之无力。芤脉浮大，按之中空。芤为脱血，虚为血虚。芤散二脉见浮脉。

主病　脉虚身热为伤暑，自汗怔忡惊悸多；发热阴虚须早治，养营益气莫蹉跎。

分部　血不营心寸口虚，关中腹胀食难舒，骨蒸痿痹伤精血，却在神门两部居。

神门者，尺部也。经曰：血虚、脉虚；曰：气来虚微为不及，病在内；曰：久病脉虚者，死。

鉴释　虚为气血俱虚之候，为暑。左寸为虚烦、为多汗，为恍惚多惊，为小儿惊风。右寸为气不足，右关为食少，尺脉虚防泄泻。气口脉大而虚，为内伤于气。若虚大而时见一涩，为内伤瘀血。

参治活法

仲景云：脉虚不可吐；腹满脉虚复厥者，不可下；脉阴阳俱虚，热不

---

[1]　杨仁斋：杨士瀛，字登父，号仁斋。三山怀安（今福建福州）人。南宋医学家。著《仁斋小儿方论》《伤寒类书活人总括》《医脉真经》《仁斋直指方论》等。

[2]　慈葱：葱之一种。《本草纲目》第二十六卷："冬葱即慈葱……其茎柔细而香，可以经冬。"

止者，死。惟癫疾而脉虚可治者，以其神出舍空，可行峻补。若脉实大，为顽痰固结、搜涤不应为难耳。

实^阳

经论　实脉浮沉皆得，脉大而长微弦，应指愊愊^{音壁}然。《脉经》。

发明　实为阳盛有余，故脉来浮沉皆得，大且长而坚实也。愊愊，坚实貌。

正误　《脉诀》言：如绳应指来。乃紧脉，非实脉也。

体象　浮沉皆得大而长，应指无虚愊愊强，热蕴三焦成壮火①，通肠发汗始安康②。

相类　实脉浮沉有力强，紧如弹索转无常，须知牢脉帮筋骨，实大微弦更带长。

浮沉有力为实，弦急弹人为紧，沉而实大微弦而长曰牢。

主病　实脉为阳火郁成，发狂谵语吐频频，或为阳毒或伤食，大便不通或气疼。

经曰：血实脉实。曰：脉实者，水谷为病。曰：气来实强，是谓太过。

正误　《脉经》曰：尺实，小腹痛、小便难。《脉诀》言，尺实小便不禁，与《脉经》相反。洁古不知其谬，误以为虚寒，药用姜附，其谬愈甚。可不慎哉！

分部　左寸实咽疼口舌疮，右寸气填痰壅目红肮③，右关脾宫中满消中热，左尺实腰肠痛右尺便难。

鉴释　实为三焦气满实热之象，主病皆邪热蕴蓄有余之症，故为呕、

---

① 火：此字原污，据《脉贯》改。
② 发汗始安康：此5字原无，据《脉贯》改。
③ 肮（huāng）：目不明。

为痛、为气塞、为膜胀、为气聚、为食积、为利等病也。

左寸实，心中积热，口舌疮，咽疼痛；实大，头面热风，烦躁，体倦，面赤。关实，腹胁痛满；实而大，肝盛，目暗赤痛。

尺实，小腹痛，小便涩；实而滑，淋漓茎痛，溺赤；实大，膀胱热，溺难；实而紧，腰痛。

右寸实，胸中热，痰嗽，烦满；实而大，肺热咽燥痛，喘嗽气壅。关实，伏阳蒸内，脾虚食少，胃气滞；实而大，脾热消中，善饥，口干，劳倦。尺实，脐下痛，便难，或时下利。

参治活法

伤寒阳明病，不大便而脉实，宜下之。下后脉实大，或暴微欲绝，热不止者，死。厥阴病，下利，脉实者，下之，死。若消瘅①、鼓胀、坚积等病，皆以脉实为可治。若泄而脱血，及新产骤虚，久病虚羸，而得实大之脉者，为难治。

长 _阳

经论 长脉不大不小，迢迢自若，朱氏。如循长竿末梢，为平；如引绳，如循长竿，为病。《素问》。

发明 长脉在时为春，在人为肝。平人脉长有神，此气治而无病也。若病人脉长，病虽甚而尚可治也。

宏翰治丹青②高简，病痛疽发背，诸医治之两月余，仰卧死去五日。因气未绝，请余决之。诊其两尺脉长，余曰"可治"，众骇异之。小思此疾，因庸医用附桂太过，助毒攻心。十日前，诸医曾用犀角黄连汤，而大便泄泻数次致死。深思良久，用生脉散，加牛黄四厘。服之一时，则身转侧卧；两服能言，腹饥目开。后用补气补脾，两月痊愈。

---

① 消瘅（dān）：原出《内经》，又名"热瘅"，即消渴病。"消"指消耗津液而见消瘦；"瘅"指内热。消瘅就是邪热内炽，消灼津液，而见多饮食而消瘦的证候。

② 丹青：此处指画家。

体象相类 过于本位脉名长，弦则非然但满张，弦脉与长争较远，良工测度自然量。

实、牢、弦、紧，皆兼长脉。

主病 长脉迢迢大小匀，反常为病似牵绳，若非阳毒癫痫病，即是阳明热势深。

《内经》曰：心脉搏坚而长，病舌卷不能言。

《脉经》云：肾脉搏坚而长，其色黄而赤，当病折腰。此非以长为病，以搏坚相合为病也。

鉴释 长为有余之病。长有三部之长、一部之长。戴同父曰：从尺至关连寸口，直过如横竿之状，此三部之长；脉过①本位，谓或尺或关或寸，过于一指之外，此各部之长②。若欲知其病，则必于③浮、沉、迟、数、大、小之间求之；若不大、不小、不浮、不沉、不迟、不数，则气④治而无病也。经曰：长则气治。此平脉也⑤。大概常⑥人，病人脉长为吉，深且⑦长，寿脉也。尺脉长，蒂固根深；心脉长，神气强壮。

短 阴

经论 短脉不及本位，《脉诀》。应指而回，不及满部。《脉经》。

发明 戴同父曰：短脉只见尺寸。若关中见短，上不通寸，下不通尺，是阴阳绝脉，必死矣。故关不诊短。黎居士云：长短未有定体，诸脉举按之间，过于本位者为长，不及本位者为短。长脉属肝，宜于春；短脉属肺，宜于秋。但诊肝肺，长短自见。

---

① 过：《脉诀刊误》其后有"于"字。
② 长：《脉诀刊误》其后有"脉"字。
③ 知其病则必于：原书此六字墨污，参《脉贯》改。
④ 气：《脉诀刊误》其后有"自"字。
⑤ 此平脉也：《脉诀刊误》作"是也"二字。
⑥ 常：《脉诀刊误》作"平"。
⑦ 且：原误作"则"，据《脉诀刊误》改。

正误 按李辰山①《脉诀汇辨》谓：短脉，涩小之状。此是涩脉，非短也。短有滑短痰食，岂可止以涩小为短形？高阳生伪《诀》谓：中间有，两头无，则不言尺寸，皆谬也。宜并正之。

体象相类 两头缩缩名为短，涩短迟迟细且难，短涩而浮秋喜见，三春为贼有邪干。

涩、微、动、结，皆兼短脉。

主病 短脉惟于尺寸寻，短而滑数酒伤神，浮为血涩沉为痞，寸主头疼尺腹疼。

鉴释 经曰：短则气病。短主不及之病。《脉经》曰：浮而短者，营卫不行；沉而短者，脏腑痞塞。

洪阳

经论 洪脉指下极大，《脉经》。来盛去衰，来大去长。通真子。

发明 洪脉为阳，司令在夏，是心经之脉也。《素问》谓之大，亦曰钩。滑氏曰：来盛去衰，如钩之曲，上而复下，应血脉来去之象，万物敷布下垂之状。

正误 詹炎举②谓如环珠者，非也。《脉诀》云：季夏宜之，秋季、冬季、发汗、通肠，俱非洪脉所宜。是谬论也。

体象 脉来洪盛去还衰，满指滔滔应夏时，若在春秋冬月分，升阳散火莫狐疑。

相类 洪脉来时拍拍然，去衰来盛似波澜，欲知实脉参差处，举按弦长愊愊坚。

洪而有力为实，实而无力为洪。

主病 洪脉阳盛血应衰，相火炎炎热病居，胀满胃翻须早

---

① 李辰山：李延昰，原名彦贞，字我生，号辰山，又号寒村、漫庵。清初医家，华亭（今上海松江）人。著有《脉诀汇辨》《医学口诀》《药品化义》等。

② 詹炎举：生卒年无考。纂有《太素脉诀》，今佚。李时珍《濒湖脉学》引用此书。

治，阴虚泄痢可愁如。

洪主阳盛阴虚之病，泄痢、失血、久嗽者，皆宜忌之。经曰：形瘦脉大多气者，死。曰：脉大则病进。

分部 左寸洪心火上焦炎，右肺脉洪时金不堪，左关肝火右关胃虚关内察，肾虚阴火尺中看。

鉴释 洪为荣络大热、血气燔灼之候，故主表里俱热，为烦，为咽干，为大小便不通。

左寸洪，心经积热，眼赤口疮，头痛内烦。关洪，肝热，及身热，四肢浮热。尺洪，膀胱热，小便赤涩。右寸洪，肺热毛焦，唾黏咽干；洪而紧为喘急。关洪，胃热，呕吐，反胃，咽干；洪而紧为腹胀。尺洪，腹满，大便难，或时下血。

参治活法 若病后久虚、虚劳失血、泄泻脱元等症，皆气血精神衰弱，脉亦应细小为是，而反见洪盛之脉者，则危矣。或平日六部之脉皆洪大实者，谓之六阳脉，乃禀气使然也；亦有禀虽盛，平日六部之脉皆微小者，谓之六阴脉。二者皆禀气使然，非病脉也。若平日六阳六阴之脉而或变常者，则为病脉也。脉浮而洪，身汗如油，为肺绝。有屡下而热势不解，脉洪不减，谓之坏病，不可救治。洪为阳气满溢、阴气垂绝之脉，故蔼蔼然如车盖者，为阳结。

微_阴

经论 微脉极细而软，按之如欲绝，若有若无，《脉经》。细而稍长。戴氏。

发明 《素问》谓之小。气血微，则脉微。

体象相类 微脉轻平瞥瞥乎，按之欲绝有如无；微为阳弱细阴弱，细比于微略较粗。

轻诊即见，重按如欲绝者，微也。往来如线而常有者，细也。

仲景曰：脉瞥瞥如羹上肥者，阳气微；萦萦如蚕①丝者，阴气衰。长病得②之死，卒病得之生。

主病③ 气血微兮脉亦微，恶寒发热汗淋漓，男为劳极诸虚候，女作崩中带下医。

微主久虚血弱之病，阳微恶寒，阴微发热。

《脉诀》云：崩中日久为白带，漏下多时骨髓枯。

正误 按滑氏云：浮而微，阳不足，身体恶寒；沉而微，阴不足，脏寒下利。但"沉微"一句，窃有疑焉。微脉按之如欲绝，何得有沉微？若沉细而软，乃弱脉矣。宜详审之。

分部 右肺微气促左心惊惕，肝为肢拘胃胀形，尺部带崩女精血弱男，恶寒消瘅痛呻吟。

鉴释 微为气血俱虚之候，故主虚弱少气、泄泻、虚汗、崩漏败血不止等症也。

左寸微，心虚忧惕，营血不足，头痛胸④痞，虚劳盗汗。关微，胸满气乏，四肢恶寒、拘急。尺微，败血不止，男为伤精尿血，女为血崩带下。

右⑤寸微，上焦寒痞，冷痰不化，中寒，不足少气；关微，胃⑥寒气胀，食不化，脾虚噫气，心腹冷痛。尺微，脏寒泄泻，脐下冷痛。

紧阳

经论 紧脉来往有力，左右弹人手，《素问》。如转索无常，

---

① 蚕：此字原脱，据《脉贯》补。《伤寒论》作"蜘蛛"。
② 得：此字原脱，据《脉贯》补。
③ 主病：此二字据《脉贯》补。
④ 胸：据《脉贯》补。
⑤ 右：据《脉贯》补。
⑥ 胃：据《脉贯》补。

仲景。数如切绳，《脉经》。如纫箄线①。丹溪。

发明　时珍曰：紧乃热为寒束之脉，故急数如此。要有神气，《素问》谓之急。

正误　《脉诀》云寥寥入尺来，崔氏言如线，皆非紧状。或以浮紧为弦，沉紧为牢，亦近似耳。

体象　举如转索切如绳，脉象因之得紧名，总是寒邪来作寇，内为腹痛外身疼。

相类　见弦、实二脉。

主病　紧为诸痛主于寒，喘嗽风痫吐冷痰；浮紧表寒须发越，紧沉温散自然安。

诸紧为寒为痛。人迎紧盛伤于寒，气口紧盛伤于食，尺紧痛居其腹。若中恶浮紧，邪方炽而脉无根；咳嗽沉紧，正已虚而邪方痼，皆主死症。

分部　寸紧人迎气口分，当关心腹痛沉沉，尺中有紧为阴冷，定是奔豚与疝疼。

鉴释　紧为邪风搏激，伏于营卫间之候，故为痛为寒。浮紧为伤寒身痛，沉紧为腹中有寒，为风痫。

左寸紧，头疼目眩，舌强；紧而沉，心中气逆，冷痛。关紧，心腹满痛，胁疼肋急；紧而盛，伤寒浑身痛；紧而实，痃癖。尺紧，腰脚脐下痛，小便难。

右寸紧，鼻塞膈壅；紧而沉滑，肺实咳嗽。关紧，脾腹痛，吐逆；紧而盛，腹胀伤食。尺紧，下焦筑痛。

参治活法　病人脉阴阳俱紧，反汗出者，亡阳也。

缓阴中阳

经论　缓脉去来小快②于迟，《脉经》。一息四至，戴氏。如

---

　　①　如纫箄（pái）线：箄，大的筏子。"如纫箄线"喻紧脉的脉象如连接竹筏的绳索那样紧张有力。

　　②　快：原作"駃"，为"駃"的讹字；駃，通"快"。

丝在经，不卷其轴，应指和缓，往来甚匀，张大素。如春初杨柳舞风之象，杨玄操。如微风轻飐柳梢。滑伯仁。

发明 缓为阳气初微，故脉来徐缓，而司令在四季，是脾胃之脉也。阳寸阴尺，上下同等，浮大而软，无有偏胜者，平脉也。若非其时，即为病脉。缓而和匀，不沉不浮，不疾不迟，不微不弱者，即为胃气也。

体象 缓脉呵呵四至通，柳梢袅袅飐轻风，欲从脉里求神气，只在从容和缓中。

相类 见迟脉。

主病 缓脉营衰卫有余，或风或湿或脾虚，上为项强下痿痹，分别浮沉大小区。

正误 《脉诀》云：缓主脾热口臭、反胃齿痛、梦鬼之病。不关经旨，时珍谓其出自杜撰，与缓无干。

分部 左寸缓风邪项背拘，左关为风眩右胃家虚，尺为濡泄或风闭，肾弱蹒跚足力迂。

浮缓为风，沉缓为湿，缓大风虚，缓细湿痹，缓涩脾虚，缓弱气虚。

鉴释 缓为气血向衰之候，故主风湿痹痛等症。在上为项强，在下为脚弱。

心不足则左寸缓，怔忡多忘，亦主项背急痛。

关缓风虚眩晕，腹胁气结。尺缓肾虚冷，小便数，女人月事多。

右寸缓，肺气浮，言语短气。关缓胃①气弱。若不沉不浮，从容和缓，乃脾家平脉也。尺缓，下寒脚弱，风气闭滞。浮缓，肠风泄泻。沉缓，小腹感冷。

芤阳中阴

经论 芤脉浮大而软，按之中央空，两边实，《脉经》。中空外实，状如慈葱。

---

① 胃：原作误"肾"，据《脉贯》改。

发明 芤，慈葱之名也。《素问》无芤名。

崔紫虚云：芤脉何似？绝类慈葱，指下成窟，有边无中。

戴同父曰：营行脉中，脉以血为形。芤脉中空，脱血之象也。

《脉经》曰：三部脉芤，长病得之生，卒病得之死。

正误 芤脉浮沉二候易见，故曰有边；中候豁然难见，故曰中空。非中候绝无，若泥为绝无，是无胃气矣。旧说以为旁实，与芤葱之义不合。

《脉诀》云：两头有中间无，是脉断截矣。又言主淋沥、风入小肠之病，与失血之候相反，误世不小。

按：芤乃失血之脉，非积瘀之脉也。诸家以积血为诊，误矣。今正之。

体象 芤形浮大软如葱，举按易得中央空，火犯阳经血上溢，热伤阴络下流红。

相类 主病中空无力乃为芤，浮大而迟虚脉呼，芤更带弦名曰革，芤为亡血革虚寒。

分部 寸芤失血病心忪，关芤呕血肠胃痈，尺部见之多下血，脱肛红利漏崩中。

鉴释 芤为失血之候，血脱则气有余，血不足则不能统气于脉，故来虚大中空，若芤之状也。

左寸芤，主心血妄行，为吐为衄。

关芤，主胁间血气痛，肝虚不能藏血，亦为吐血目暗①。尺芤，小便血，女人月事为病。

右寸芤，肺家失血②，为衄为呕。关芤，肠痈下脓血，及呕血不③食；尺芤，大便血。

---

① 目暗：此二字坏，据《脉贯》补。
② 失血：此二字坏脱，据《脉贯》补。
③ 血不：此二字坏脱，据《脉贯》补。

弦 _{阳中阴}

经论 弦脉端直以长，《素问》。如张弓弦，《脉经》。按之不移，绰绰如按琴瑟弦，巢氏。状若筝弦，《脉诀》。从中直过，挺然指下。《刊误》。

发明 弦为阳中伏阴，气血收敛，故脉来端直似弦，而司令在春，是肝经之脉也。若脉来轻虚以滑者，平；实滑如循长竿者，病；劲急如新张弓弦者，死。池氏曰：弦紧而数劲为太过，张紧而细为不及。太过则令人善怒，忽忽眩冒而癫疾；不及则令人胸痛引背，下则两胁胜满。

戴同父曰：弦而软，其病轻；弦而硬，其病重。

正误 《脉诀》谓"弦象时时带数"，又言"脉紧状牵绳"，而方谷又谓"弦即数也，数即弦也"。有弦之处而无数之句，皆非弦脉，不合经旨，今并正之。

体象 弦脉迢迢端直长，肝经木旺土应伤，怒气满胸常欲叫，翳蒙瞳子泪淋浪。

按《医学原始》"四元行"推之，肝属气，脾属土。若气行盛，则土行受气行之侵，发松而不坚。肝气旺，则脾土为肝气壅塞而不舒，则饮食少而胃气衰矣。此论得格致之旨，粗浅无学者，宜深详而无忽之。

相类 弦来端直似丝弦，紧则如绳左右弹，紧言其力弦言象，牢脉弦长沉伏间。又见长脉。

蔡西山曰：阳搏阴为弦，阴搏阳为紧，阴阳相搏为动，虚寒相搏为革，阴阳分离为散，阴阳不续为代。

按：弦脉乃阴伏于内，而阳搏于外，故疟、痰、寒热之症多弦。而紧为阳藏于内，阴搏于外，故伤寒、伤食、痛症之脉多见紧也。

主病 弦应东方肝胆经，饮痰寒热疟缠身，浮沉迟数须分别，大小单双有重轻。

分部 寸弦头痛膈多痰，寒热癥瘕察左关，关右胃寒心腹痛，尺中阴疝脚拘挛。

弦为肝盛之病，浮弦支饮外溢，沉弦悬饮内痛。疟脉自弦，弦数多热，弦迟多寒。弦大主虚，弦细拘急。阳弦头痛，阴弦腹痛。单弦饮癖，双弦寒痼。若不食者，肝旺主衰，必难治矣。

鉴释　弦为阴伏于阳、肝旺脾伤之象，或经络间有寒所滞，为痛、为疟、为痹、为拘急，及寒热、血虚、盗汗、疝、饮、劳倦等症。

关前为阳，关后为阴。阳弦则头痛，阴弦则腹痛。

两手脉弦为双，一手脉弦为单。单弦则胸腹痰饮为癖，双弦则阴寒痼积于内，或胁急疼痛。弦长为积。

左寸弦，头疼心惕，劳伤盗汗，乏力。关弦，胁肋痛，痃癖；弦紧为疝瘕，为瘀血；弦小寒癖。尺弦小腹痛，弦滑腰脚痛。

右寸弦，肺受寒，咳嗽，胸中有寒痰。关弦，脾胃伤冷，宿食不化，心腹冷痛，又为饮。尺弦，脐下急痛不安，下焦停水。

参治活法　弦脉之诊，惟在推求有胃气与无胃气。其弦而软，微带和缓之象，乃胃气未乏，是为可治；若弦而劲细如循刀刃，弦而强直如新张弓弦，此乃弦而无胃气也，病虽新起，亦难医治。是以虚劳之脉，寸口多数大，尺中弦细搏指者，是为损脉，虽扁鹊亦难医。

伤寒以尺寸俱弦为少阳经病。少阳为枢，为阴阳交界。如弦而兼浮、兼细，为少阳之本脉；弦而兼数、兼缓，是入腑传阴之脉象。若弦而兼沉、涩微弱，是入阴之脉也。

伤寒脉弦细，头痛发热者，属少阳。此阳弦头痛也，痛必见于太阳。阳脉涩，阴脉弦，法当腹中急痛。此阴弦腹痛。病必见于少腹，皆少阳部分耳。少阴病，欲吐不吐，始得之，手足寒，脉弦迟者，此胸中实，当吐之。若膈上有寒饮、干呕者，不可吐，急温之。如此，又不当以兼沉、兼涩概为之阴也。而伤寒以弦迟为胸中实者，详证合脉，治法活泼，不可固执也。盖诸病之脉，属邪盛而见弦者十居二三，属正虚而见弦者十居六七。在伤寒表邪全盛之时，中有一部见弦，或兼迟、兼涩，便是夹阴寒之证，客邪虽盛，急宜温散，而汗下之剂咸非所宜。即非时感冒亦宜体此。至于素有动气，怔忡、寒疝、脚气，种种宿病而挟外感之邪，于浮紧数大之中，委曲寻之，而弦象必隐于内。多有表邪脉紧，于紧脉之中按之，渐渐减小，总之不甚鼓指，便当弦脉例治。于浮脉之中按之敛直，滑脉之中按之搏指，皆当弦脉例看。于沉脉之中按之引引，涩脉之中按之切切，皆阴邪内伏，阳气消沉，不能调和百脉而显弦直之状，良非客邪紧盛之兆。如腹痛、膨胀①、胃反、胸痹、癥瘕、畜血、中暍、伤风、霍乱、滞下、中气郁结、寒热痞满，种种皆有弦脉，悉由中气不足，土衰木贼而致。惟以弦多弦少，以证胃气之强弱；弦实弦虚，以证邪气之盛衰；浮弦沉弦，以证表里之阴阳；寸弦尺弦，以证病气之升沉。无论所患何症，兼见何脉，但以和缓有神，不乏胃气，皆为可治也。

革阴

经论 革脉弦而芤，仲景。如按鼓皮。丹溪。

发明 时珍曰：革即芤、弦二脉相合，故均主失血之候。诸家脉书皆以为牢脉，故或有革无牢，有牢无革，混淆不辨。不知革浮牢沉，革虚牢实，形证皆异也。宜审别之。

按《甲乙经》曰：浑浑革革②，至如涌泉，病进而危；弊弊绵绵③，其去如弦绝者，死。谓脉来浑浑革变，急如涌泉，出而不反也。叔和以为溢脉，与此不同。

体象主病革脉形如按鼓皮，芤弦相合脉寒虚，女人半产并崩漏，男子营虚或梦遗。

相类 见芤、牢二脉。

鉴释 革为气血虚寒之候。

仲景曰：弦则为寒，芤则为虚。虚寒相搏，其名曰革，男子亡血、失精，女人半产、漏下。

《脉经》曰：三部脉革，长病得之生，卒病得之死。

---

① 膨胀：疑作"臌胀"。

② 浑浑革革：《素问悬解》卷二谓"浑浑，盛也；革革，硬也"。一说"革"（jí）通"亟"；革革，喻病紧急。

③ 弊弊绵绵：《素问悬解》卷二谓"弊弊，虚浮也；绵绵，软弱也"。

牢<small>阴中阳</small>

经论牢脉似沉似伏，实大而长，微弦。《脉经》。

发明 扁鹊曰：牢而长者，肝也。

仲景曰：寒则牢坚，有牢固之象。

沈氏曰：似沉似伏，牢之位也；实大弦长，牢之体也。

正误 《脉诀》不言形状，但云寻之则无，按之则有；云脉入皮肤辨息难；又以牢为死脉，皆孟浪之语也。

体象相类弦长实大脉牢坚，牢位常居沉伏间；革脉芤弦自浮起，革虚牢实要详看。

主病 寒则牢坚里有余，腹心疼痛木乘脾，疝㿗癥瘕何愁也，失血阴虚却忌之。

鉴释 牢为里实表虚之象，故主寒实之候。如胸中气促，木实乘脾，为腹心疼痛、疝㿗癥积等症。

扁鹊曰：革为虚，牢为实。失血者，脉宜沉细，反沉大而牢者死，虚病见实脉也。

宏翰曰：脉体实大，弦长而沉伏，则里实之病宜之。故虚病见牢脉，则死危必矣。

正误 《脉诀》云：骨间疼痛，气居于表；池氏以为肾传于脾，皆谬妄不经。

濡<small>阴</small>

经论 濡脉极软而浮细，如帛在水中，轻手相得，按之无有，《脉经》。如水上浮沤①。

发明 李时珍《脉学》曰：濡即软也。帛浮水中，重手按之，随手

---

① 沤（ōu）：水泡。

而没；水上浮沤，重按则无，皆形濡脉之象也。

正误 《脉诀》言：按之似有举还无。是微脉，非濡脉也。

体象 濡形浮细按须轻，水面浮沤力不禁，病后产中犹有药，平人若见是无根。

相类 浮而柔细知为濡，沉细而柔作弱持，微则浮微如欲绝，细来沉细近乎微。

浮细如绵曰濡，沉细如绵曰弱，浮而极细如绝曰微，沉而极细不断曰细。

主病 濡为亡血阴虚病，髓海丹田暗已亏，汗雨后来蒸入骨，血山崩倒湿浸脾。

分部 左寸心濡阳微自汗生，右寸肺虚内热憎寒侵，肝经力少脾胃弱，肾怯肠虚泄脱精。

鉴释 濡为气血俱虚之象，故主少气、无血、疲损、自汗、下冷、伤湿痹等症也。

左寸濡，心虚易惊，盗汗短气；关濡，营卫不和，精神离散，体虚少力；尺濡，男为伤精，女为脱血，小便数，自汗多痁①。右寸濡，发热憎寒，气乏体虚；关濡，脾弱，不化饮食；尺濡，下元冷惫，肠虚泄泻。

弱阴

经论 弱脉极软而沉细，按之乃得，举手无有。《脉经》。

发明 弱乃濡之沉者。《素问》曰：脉弱以滑，是有胃气；脉弱以涩，是为久病。病后、老弱见之顺，平人、少年见之逆。

正误 《脉诀》云轻手乃得，黎氏譬如浮沤，皆是濡脉，非弱脉也，宜辨之。

体象 弱来无力按之柔，柔细而沉不见浮，阳陷入阴精血弱，白头犹可少年愁。

---

① 痁（shān）：疟疾的一种，多日一发。

相类 见沉脉。

主病 弱脉阴虚阳气衰，恶寒发热骨筋痿，多惊多汗精神减，益气调营急早医。

仲景曰：阳陷入阴，故恶寒、发热。又曰：弱主筋，沉主骨，阳浮阴弱，血虚筋急。

分部 左寸弱阳虚右肺气衰，左肝经筋痿右关胃虚寒，尺部冷疼兼便滑，阴虚阳陷少年难。

柳氏曰：气虚则脉弱，寸弱阳虚，尺弱阴虚，关弱胃虚。

鉴释 弱由精气不足，故脉来萎弱而不振也，故主元气虚耗，萎弱不前，癫冷、虚热、泄精、虚汗等症也。

左寸弱，阳虚、心悸①、自汗；关弱，筋痿无力，妇人主产后客风面肿；尺弱，小便数，肾虚耳聋，骨肉酸疼。

右寸弱，身痛多寒，胸中短气；关弱，脾胃虚，食不化；尺弱，下焦冷痛，大便滑。

散阴

经论 散脉大而散，有表无里，《脉经》。涣散不收，崔紫虚。无统纪，无拘束，至数不齐，或来多去少，或去多来少，涣散不收，如杨花散漫之象。柳氏。

发明 戴同父曰：心脉浮大而散②，肺脉短涩而散，平脉也。心脉软散，怔忡；肺脉软③散，汗出；肝脉软散，溢饮；脾脉软散，胻④肿，病脉也；肾脉软散，诸病脉代散，死脉也。

《难经》曰：散脉独见则危。

柳氏曰：散为气血俱虚，根本脱离之脉，产妇得之生，孕妇得之堕。

---

① 悸：原作误"热"，据《诊家枢要》及《脉贯》改。
② 而散：原字漫漶，据《本草纲目》改。
③ 脉软：原字漫漶，据《本草纲目》改。
④ 胻（héng）：小腿。

体象 散似杨花散漫飞，去来无定至难齐，产为生兆胎为堕，久病逢之不可医。

久病得散脉，乃气血脱散之象，故主死。

相类 散脉无拘散漫然，濡来浮细水中绵，浮而迟大为虚脉，芤脉中空有两边。

主病分部 左寸怔忡右寸汗，溢饮左关应软散，右关软散胕①肿，散居两尺魂应断。

鉴释 散为气血耗散，脏腑气绝之候，在病脉主虚阳不敛，又主心气不足，大抵非佳脉也。若两尺得散脉，乃精神衰惫，魂魄将离而不救也。

左寸散，心脉衰而血少，神不安而怔忡作。

右寸散，肺气耗而腠理不固，故自汗。

左关软散，有溢饮在中。

右关软散，脾气虚而足部胕胕作肿。两尺软散，精气衰败无救。

细阴

经论 细脉小于微而常有，细直而软，若丝线之应指。《脉经》。

发明 《素问》谓之小，王启玄言如莠蓬，状其柔细也。

正误 《脉诀》言往来极微，是微反大于细矣，与经旨相背。

体象 细来累累细如丝，应指沉沉无绝期；春夏少年俱不利，秋冬老弱却相宜。

相类 见微、濡。

主病 细脉萦萦血气衰，诸虚劳损七情乖，若非湿气侵腰肾，即是伤精汗泄来。

《脉经》曰：细为血少气衰，有此症则顺，否则逆。故吐衄得沉细者

---

① 胕（fū）：足。

生，忧劳过度者，脉亦细。

分部　寸细应知呕吐频，入关腹胀胃虚形，尺逢定是丹田冷，泄痢遗精号脱阴。

鉴释　细为血冷气虚不充之候，乃元气不足，乏力无精，内外俱虚冷，瘦弱洞泄，为忧劳过度，为伤湿，为积，为痛在内及在下。

伏阴

经论　伏脉重按着骨，指下裁动，《脉经》。脉行筋下。《刊误》。

正误　《脉诀》言：寻之似有，定息全无。殊为舛谬。

体象　伏脉推筋着骨寻，指间裁动隐然深，伤寒欲汗阳将解，厥逆脐疼证属阴。

相类　见沉脉。

主病　伏为霍乱吐频频，腹痛多缘宿食停，蓄饮老痰成积聚，散寒温里莫因循。

发明　《脉学》曰：伤寒一手脉伏曰单伏，两手脉伏曰双伏。不可以阳证见阴脉为诊，乃火邪内郁，不得发越，阳极似阴，故脉伏。必有大汗而解，正如久旱将雨，六合阴晦，雨后庶物皆苏之义。又有夹阴伤寒，先有伏阴在内，外复感寒，阴盛阳衰，四肢厥逆，六脉沉伏，须投姜附，及灸关元，脉乃复出也。若大溪、冲阳皆无脉者，必死。

刘元宾曰：伏脉不可发汗。

正误　《脉诀》云：徐徐发汗；洁古以附子细辛麻黄汤主之。皆非也。

分部　食气郁胸双寸伏，欲吐不吐常兀兀，当关心腹痛沉沉，关后疝瘹还破腹。

鉴释　伏为阴阳潜伏，关膈闭塞之候，故主积聚、疝瘕、食壅、霍乱、水气及诸痛之甚，为营卫气闭而厥逆。关前得之为阳伏，关后得之为阴伏。

左寸伏，心气不足，神不守常，沉忧抑郁；关伏，血冷，腰脚痛及胁下有寒气。尺伏，肾寒精虚，疝瘕寒痛。右寸伏，胸中气滞；关伏，中脘积块作痛及胃中停滞；尺伏，脐下冷痛，下焦虚寒，腹中痼冷。

动阳

经论　动乃数脉，见于上下，无头尾，如豆大，厥厥动摇。《脉经》。

发明　仲景曰：阴阳相搏，名曰"动"。阳动则汗出，阴动则发热、形冷、恶寒。此三焦伤也。

成无己曰：阴阳相搏，则虚者动。故阳虚则阳动，阴虚则阴动。

庞安常曰：关前三分为阳，关后三分为阴，关位半阴半阳，故动随虚见。

正误　《脉诀》言：寻之似有，举之还无，不离其处，不往不来，三关沉沉。皆含糊谬妄，殊非动脉。

詹氏言"其形鼓动，如钩如毛"者，尤谬也。

体象　动脉摇摇数在关，无头无尾豆形团，其原本是阴阳搏，虚者摇兮胜者安。

主病　动脉专司痛与惊，汗因阳动热因阴，或为泄痢拘挛病，男子亡精女子崩。

鉴释　仲景曰：动则为痛为惊。《素问》曰：阴虚阳搏谓之崩。又曰：妇人少阴脉动甚者，妊子也。滑氏谓：虚劳体倦，为崩漏，为泄痢。

促阳

经论　促脉来去数，时一止复来，《脉经》。如蹶①之趣②，徐疾不常。黎氏。

---

①　蹶：急行，快跑。
②　趣（cù）：同"促"，急促。

第四辑

发明　数止为促，缓止为结，促结之止无常数。

正误　《脉诀》乃云并居寸口，不言时止者，其谬可知。

体象　促脉数而时一止，此为阳极欲亡阴，三焦郁火炎炎盛，进必无生退可生。

相类　见代脉。

主病　促脉惟将火病医，其因有五细推之，时时喘咳皆痰积，或发狂斑与毒疽。

鉴释　促主阳独盛，而阴不能相和之象。或怒逆上，亦令脉促，故主气粗狂闷，及瘀血发狂等症。

凡气、血、食、饮、痰五者，盖先以气热脉数，而五者之中或一有留滞乎其间，则阳气壅促，是脉因而为之促，非恶脉也。虽然，加则死，退则生，亦可畏也。

结_阴

经论　结脉往来缓，时一止复来。《脉经》。

发明　仲景谓：累累如循长竿，曰阴结；蔼蔼如车盖，曰阳结。《脉经》言：如麻子动摇，旋引旋收，聚散不常者，曰结，主死。此三脉，名同实异也。

正误　《脉诀》云"或来或去，聚而却还"之句，与结脉无干，宜辨之。

体象　结脉缓而时一止，独阴偏盛欲亡阳，浮为气滞沉为积，汗下分明在主张。

相类　见代脉。

主病　结脉皆因气血凝，老痰结聚苦沉吟，内生积聚外痈疽，疝瘕为殃病属阴。

越人曰：结盛则积盛，结微则积微。浮结外有积痛，沉结内有积聚。

鉴释　结为阴独盛，而阳不能相入之象，为癥结、为七情所郁。浮结为寒邪滞结，沉结为积气在内。

凡气、血、食、饮、痰五者，盖先以气寒脉缓，而五者之中或一有留滞于其间，则阴气结塞，是脉因而为之结也。故仲景谓促结皆病脉也。

代_阴

经论 代脉动而中止，不能自还，因而复动。仲景。脉至还入尺，良久方来。吴氏。

体象 动而中止不能还，复动因而作代看；病者得之犹可疗，平人若见寿相关。

相类 数而时止名为促，缓止须将结脉呼，止不能回方是代，结生代死自殊途。

《脉学》曰：促结之止无常数，或二动三动一止即来。代脉之止有常数，必依数而止，脉至良久方来。

主病 代脉脏衰危恶候，腹疼泄利下元亏，脾败吐泻寒不食，三月怀胎不必医。

发明 代主气促胀满，喘急痰涎及泄痢脱精之候。久病脉代者死。

《脉经》曰：代散者死，主泄及便脓血。

《内经》曰：代则气衰。

滑伯仁曰：代主形容羸瘦，口不能言。若不因病而人羸瘦，其脉代止，真危亡之兆也。若因病而气血骤损，以致元气不续，或风家、痛家脉见代止，只为病脉。伤寒家亦有心悸而脉代者，腹心痛亦有结涩止代不均。盖凡痛病而脉见代者，不可准也。又妊娠脉代者，其胎百日代之，生死不可不辨。

辨诊 五十不止身无病，数内有止皆知定。数内者，即五十内之数也。知定者，可定其脏气之死期也。四十一止肾脏衰，三十一止肝气尽，二十一止脾败竭，十动一止心脉绝，四五动止肺经伤，死期更参声色证。

两动一止三日死，三四动止五六日，五六一止七八朝，次第推之自无失。

《脉经》曰：一动一止二日死，二动一止三日死，三动一止四日死，四动一止六日死，五动一止七日死，六动一止八日死，七动一止九日死，八动一止十日死，九动一止十一日死，十动一止立夏死。

鉴释 脉一息五至，肺心脾肝肾五脏之气皆足。五十动者，合天地大衍之数也。人之脉息，昼①夜循环五脏，脉一动循一脏，五动循五脏，呼吸脉遍，周而复始，五十动则循环五脏十次。遍则数皆均至，而不见止脉者，五脏皆平，故无病也。今不满五十动而脉见止，是一脏无气也。凡平人一呼脉两动，一动肺，一动心；一吸脉两动，一动肝，一动肾；呼吸之间一息，脉五至者，此一动是脾脉也。心与肺在上为阳，主气呼出也，故云呼出心与肺，又云呼因阳出也。肝与肾在下为阴，主气吸入也，故云吸入肾与肝，又云吸随阴入也。脾虽不主呼吸，其位居心肺肝肾之中，惟受谷气，故脉动在四脏呼吸两界之间，故平人脉一息五至也。假如一呼一吸脉四动，初动肺，二动心，三动脾，四动肝而止，良久却复来动者，仍从肺来也，是不至者肾也。《难经》曰：脉不满五十动而一止，肾脏先衰，谓吸不能至肾，至肝而还，故知一脏无气，肾气先绝也。

《脉经》曰：不满五十动一止者，五岁死；四十动而一止者，一脏无气，四岁死；三十动而一止者，二脏无气，三岁死；二十动而一止者，三脏无气，二岁死；十动而一止者，四脏无气，岁中死。

吴氏注曰：肾气绝，期应四年而死。三十动而见止者，是知肾肝二经无气，期应三年而死。二十动而止者，肾肝脾三脏无气，期应二年而死。十五动而一止者，肾肝脾②心四脏皆无气，期应一年而亡也。

戴同父曰：《脉经》以四脏无气岁中死，其言几脏无气以分别几岁之死期，予窃疑焉。《内经》曰：肾绝六日死，肝绝八日死，心绝一日死。果此脏气绝，又安能待四岁三岁乎？

宏翰曰：夫戴氏引《内经》而正《脉经》之谬。予会而详思，默悟得其机焉。如某脏之气衰，尚未败绝而见代者，则死期之岁月，从《脉经》而断之。若某脏之气败绝而见代者，则死期之月日，从《内经》而断之。

---

① 昼：原误作"尽"，据《脉贯》改。
② 脾：《脉贯》作"肺"。

但《内经》原说某脏绝，而《脉经》当作某脏衰弱也。又《脉经》言二十三十动一止，二脏三脏无气，亦属舛谬。岂有三脏、四脏无气，能延过三四岁乎？而吴氏不辨，亦依释而蹈①误也。当以五十动一止者肾气衰，四十动一止者肝气衰，三十动一止者脾气衰，二十动一止者心气衰，十动一止者肺气衰也。然其中要分衰与败，以断岁月之死期，庶谓妥当也。大抵五十动者，脉之大要数，必候五十动，不可不及五十动而遽不候也。或问：候止从何处数起？曰：得止脉后，即从至脉数起也。但今庸医惟赖口侫，指到腕臂，不候五十动，便云了然。脉既不明②，又不观色审音，何能起沉疴乎？后学宜详四诊，而慎之勿忽焉。

---

① 蹈：原字难辨，据《脉贯》改。
② 明：原字漫漶，据《脉贯》改。

中医脉学经典医籍集成

第四辑

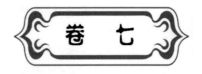

关格①二脉论

"禁服"②篇曰：寸口主中，人迎主外。两者相应，俱往俱来，若引绳大小齐等。春夏人迎微大，秋冬寸口微大。如是者，名曰平人。此言寸口人迎之脉，各有所主，而合四时者，为无病。寸口者，在右手寸部，即太渊穴，去鱼际一寸，故曰寸口。以其为脉气之所会，故又曰脉口，又曰气口。寸口主中，乃手足六阴经脉所见也。人迎者，在左手寸部。盖人迎乃足阳明胃经之穴名，而其脉则见于此，故以人迎称之，以胃谓六腑之先也。人迎主外，故左关为东为春，左寸为南为夏，所以左寸为外。凡足手六阳经之脉，必见于此。右寸为秋为西，右关为中央，为长夏，其两尺为北为冬，所以右寸为内。凡足手六阴经之脉，必见于此。然寸口之脉在内而出于外，人迎之脉在外而入于内。即如人迎一动为足少阳胆经，寸口一动为足厥阴肝经，则肝与胆相为表里，而一出一入，两经本相应也。故俱往俱来，若引绳齐等。而春夏之时，则人迎比寸口之脉为微大，秋冬之时，则寸口比人迎之脉为微大，乃为平和无病之人也。盖曰微大，则是平和之脉耳。余经表里，可以以③类推，见下文。

人迎大一倍于寸口，病在足少阳；一倍而躁，在手少阳。

---

① 关格：中医病名。是指以脾肾虚衰气化不利，而致小便不通与呕吐并见的危重病证。小便不通谓之关，呕吐时作谓之格。
② 禁服：即《灵枢·禁服》。
③ 以：疑衍。

人迎二倍，病在足太阳；二倍而躁，在手太阳。人迎三倍，病在足阳明；三倍而躁，在手阳明。盛则为热，虚则为寒，紧则为痛痹，代则乍甚乍间。盛则泻之，虚则补之，紧痛则取之分肉，代则取血络且饮药，陷下则灸之。不盛不虚，以经取之，名曰经刺。人迎四倍者，且大且数，名曰溢阳。溢阳为外格，死不治。必审按其本末，察其寒热，以验其脏腑之病。"六节脏象"① 篇、"终始"② 篇、"五色"篇、《四时气》③ 篇、"经脉"篇等，脉分气口、人迎义同。滑伯仁谓：古以夹咽喉两旁，分气口人迎。至王叔和始分左右寸部者，未考诸篇故耳。马玄台曰：此言气口、人迎之脉，而决其病在何经，甚至脉为关格则死也。言人迎较比寸口之脉，大一倍、二倍、三倍、四倍者，可以验足手六阳经之病，而有治之之法也。人迎较寸口之脉大一倍，则病在足少阳胆经；若一倍而加之躁动，乃手少阳三焦经有病也。躁者，一倍之中而有更躁之意。下文二倍、三倍、四倍，其躁可以意会。较寸口之脉大二倍，则病在足太阳膀胱经；若二倍而躁，乃手太阳小肠经④有病也。较寸口之脉大三倍，则病在足阳明胃经⑤；若三倍而躁，乃手阳明大肠经有病也。其各阳经之□⑥，盛则为热，虚则为寒，紧则为痛痹，代则病为乍甚乍间，即下文之乍痛乍止。然所以治之者，脉盛则分经以泻之，脉虚则分经以补之。脉紧则为痛痹，则取其分肉之病在何经。脉代则取其血络，使之出血，及饮食以调之。脉陷下者，则血结于中，中有著血、血寒，故宜灸之。若不盛不虚，则止以本经取之。如一盛泻胆以补肝，二盛泻膀胱以补肾之类。兹则取之于胆而不取之肝，取之膀胱而不取之肾之类也。或用针，或用灸，或用药，止在本经，而不求之他经，故名曰经刺也。夫治法固已如此。夫人迎之脉大于寸口者，甚至四

---

① 六节脏象：即《素问·六节脏象论》。
② 终始：即《灵枢·终始》。
③ 四时气：即《灵枢·四时气》。
④ 经：据文例补。
⑤ 经：据文例补。
⑥ □：此字坏，疑作"脉"。

倍，且大且数，则阳脉偏盛，是六阳泛溢，格拒于外，而在内六阴之脉，而不得运之以出于外矣，故谓之外格也。其证当为死不治。凡此者，必宜审按其本末。盖先病为本，后病为末。及察其寒热，以验其脏腑之病何也。

寸口大于人迎一倍，病在足厥阴；一倍而躁，病在手心主。寸口二倍，病在足少阴；二倍而躁，病在手少阴。寸口三倍，病在足太阴；三倍而躁，病在手太阴。盛则胀满、寒中、食不化，虚则热中、出糜、少气、溺色变，紧则痛痹，代则乍痛乍止。盛则泻之，虚则补之，紧则先刺而后灸之，代则取血络而后调之，陷下则徒灸之。徒，但也。陷下者，脉血结于中，中有着血，血寒，故宜灸之。不盛不虚，以经取之，名曰经刺。寸口四倍者，名曰内关。内关者，且大且数，死不治。必审察其本末之寒温，以验其脏腑之病。言寸口之脉，大于人迎，可以验足手六阴经之病，而有治之之法也。寸口比人迎之脉大一倍，则病在足厥阴肝经；若一倍而躁，乃手厥阴心包络经有病也。比人迎之脉大二倍，则病在足少阴肾经；若二倍而躁，乃手少阴心经有病也。比人迎之脉大三倍，则病在足太阴脾经；若三倍而躁，乃手太阴肺经有病也。其各阴经之脉，盛则为胀满，其胃中必寒，而食亦不化。虚则真阴不足，故热中，而所出之糜亦不化，且气亦少，溺色亦必变也。脉紧则为痛痹。脉代则为乍痛乍止。然所以治之者，盛则分经以泻之，虚则分经以补之；紧则取其痛痹之分肉在于何经，先刺而后灸之；代则取其血络，使之出血，及药以调之；脉陷下者，则但灸之而已。脉既陷下，则血结于中，中有著血、血结，故宜灸之。若不盛不虚，则以本经取之。谓取阳经者不取阴经，取阴经者不取阳经也。或用药，或用针，或用灸，止在本经，而不求之他经者，名曰经刺也。夫治法固已如此，及乎寸口之脉大于人迎者，甚至四倍，且大且数，则六阴经偏盛，名曰内关。谓六阴关闭于内，而在外六阳之脉而不得运之以入于内矣，是谓之内关也。其证当为死，不可治。凡此者，必宜审按其本末，及察其寒热，以验其脏腑之病可也。

马玄台曰：王冰注止引躁脉，而不兼手足者，非。按《伤寒论》云：寸口脉浮而大，浮为虚，大为实。在尺为关，在寸为格。关则不得小便，格则吐逆。跌阳脉伏而涩，伏则吐逆，水谷不化，涩则食不得入，名曰关格。夫《内经》诸篇，分明以左手人迎脉大，自一盛以至四盛，乃手足六阳经为病，其名曰格，故春夏人迎微大者为无病。今仲景曰在寸为格，又曰格则吐逆，是以格脉误为《内经》之膈证。《此事难知集》李东垣宗之，且曰气口之脉大四倍于人迎，则又同于《难经·三十七难》之误，而不知《内经》诸篇之以人迎大于气口者为格脉也。《内经》诸篇，分明以右手气口脉大，自一盛以至四盛，乃手足六阴经为病，其名曰关，故秋冬气口微大者为无病。今仲景曰在尺为关，又曰关则不得大小便，是以关脉误为《内经》之闭癃证。《此事难知集》李东垣宗之，且曰人迎之脉大四倍于气口，则又同于《难经·三十七难》之误，而不知《内经》诸篇之以气口大于人迎者为关脉也。《朱丹溪纂要》竟列关格为病名，亦曰脉两寸俱盛四倍以上，是其病名之误同于仲景，而脉以四倍以上为说，则又欲正东垣之误，而不得《内经》诸篇之精绪也。呜呼痛哉，轩岐之旨乎。秦张王李朱诸贤，后世业医者所宗，尚与《内经》渺然①者如此，况能使后世下工复知关格为脉体而非病名也哉！又焉能决关格脉之死生，治关格脉之病证，及治膈证、闭癃证而无谬也哉！噫，夭人多矣。

按：关格二脉，载之《灵》《素》，向无人究。至明时马玄台注释《内经》，大阐发其旨，辩论诸家以关格作病名之非，千古以来，一旦卓然明白，真有功于轩岐，岂浅尠哉！余是以另列关格二脉于各脉之后，使显然明著，庶后学有所适从也夫。

---

① 渺然：渺茫，不清楚。

覆溢二脉论

《难经》曰：脉有太过，有不及，有阴阳相乘，有覆有溢，有关有格，何谓也？然：关之前者，阳之动也，脉当九分而浮，过①曰太过，减②曰不及。遂上鱼际③为溢，为外关内格。此阴乘之脉也。关以后者，阴之动也，脉当见一寸而沉，过④曰太过，减⑤曰不及。遂入尺为覆，为内关外格。此阳乘之脉也。故曰覆溢，是其真脏之脉，人不病而死也。

脉入尺泽曰覆。覆者，上倾而下入也。脉出寸口上鱼际，曰溢。溢者，下泛而上出也。谓阴乘乎阳、阳无所容而上溢，阳乘乎阴、阴无所容而深覆也。故覆溢之脉，是阴阳不相济，所谓孤阳独阴，致脉上下相离。是谓真脏之脉，无胃气以和之，人虽不病而死矣。

尺寸分别阴阳，当相济而不可偏胜。一有偏胜，则脉有太过、不及、覆溢、关格见焉。若阴气太甚拒阳，使阳气不得相营于下，故脉上出鱼际，名曰溢，谓之外关内格，是阴太过而阳不及也。若阳气太甚拒阴，使阴气不得相营于上，故脉下入尺泽，名曰覆，谓之内关外格，是阳太过而阴不及也。

---

① 过：《难经》三难此后有"者法"2字。
② 减：《难经》三难此后有"者法"2字。
③ 际：《难经》三难无。
④ 过：《难经》三难此后有"者法"2字。
⑤ 减：《难经》三难此后有"者法"2字。

奇经八脉

督脉①

经论 督脉尺、寸、中央三部俱浮，直上直下。

经脉 张洁古曰：督者，都也，为阳脉之都纲。

《内经》曰：督脉起于下极之腧，并于脊里，上至风府，入脑上巅，循额，至鼻柱，极于上齿缝中龈交穴。

主病 为外感风寒之邪，王叔和。为腰脊强痛，不得俯仰，大人癫病，小儿风痫。

《内经》谓：实则脊强反折，虚则头痛。

寸关尺三部皆浮，且直上直下者，为弦长之象，故主外邪。

任脉

经论 任脉寸口脉紧细实长至关。又曰：寸口边丸丸②。

经脉 任者，妊也，为阴脉之海也。

《内经》谓：任脉起于中极之下，循腹里，由关元上咽，至承浆下龈交，极目下承泣穴，为阴脉之都纲也。

主病 男子内结七疝，女子带下瘕聚。王叔和谓少腹绕脐下引阴中痛，又曰：苦腹中有气，如指上抢心，不得俯仰，拘急。又紧细实长者，中寒而气结也。

寸口丸丸，即动脉也。状如豆粒，厥厥③动摇，故主气上冲

---

① 督脉：此二字标题原无，据《脉贯》补。下文中任脉、冲脉、阳跷脉、阴跷脉、带脉、阴维脉、阳维脉均同。

② 丸丸：圆滑端直貌。

③ 厥厥：突发、跳跃状。

第四辑

心也。

冲脉

经论　冲脉尺寸中央俱牢，直上直下。牢脉似沉似伏，实大而长微弦，乃三部之脉皆沉有力。直上直下，弦实之象也。

经脉　冲脉起于气街，在少腹毛中两旁各二寸。侠脐左右上行，至胸中而散，为十二经之根本，故称经脉之海，亦称血海。

主病　《灵枢》曰：冲脉血盛则渗灌皮肤，生毫毛，女子数脱血，不荣其口唇，故髭①须不生。宦者去其宗筋，伤其冲脉，故须亦不生。

越人曰：冲脉为病，逆气而里急。

东垣曰：凡逆气上冲，或兼里急，或作躁热，皆冲脉逆也，宜补中益气汤加知、柏。

王叔和曰：冲脉用事，则十二经不复朝于寸口，其人若恍惚狂痴。

冲脉与督脉无异，但督脉浮而冲脉沉耳。

阳跷脉

经论　阳跷脉寸部左右弹。弹者，紧脉之象。

经脉　阳跷脉起于跟中，上外踝，循胁，上肩，夹口吻，至目，极于耳后风池穴。

主病　越人曰：阳跷为病，阴缓而阳急。

王叔和注曰：当从外踝以上急，内踝以上缓。又曰：寸口脉前部左右弹者，阳跷也。苦腰背痛、癫痫、僵仆、恶风、偏

---

①　髭（zī）：指嘴上边的胡子。

枯、瘛①痹、体强。

左右弹，即紧脉之象。

阴跷脉

经论 阴跷脉尺部左右弹。

经脉 阴跷脉起于足跟，上内踝，循阴，上胸，至咽，极于目内眦睛明穴。

主病 越人曰：阴跷为病，阳缓而阴急。叔和注曰：当从内踝以上急，外踝以上缓。又曰：寸口脉后部左右弹者，阴跷也。苦癫痫、寒热、皮肤淫痹、少腹痛、里急、腰及髋窌②下连阴痛，男子阴疝，女子漏下。张洁古云：跷者，捷疾也。二跷之脉起于足，使人跷捷也。阳跷在肌肉之上，阳脉所行通贯六腑，主持诸表；阴跷在肌肉之下，阴脉所行通贯五脏，主持诸里。

带脉

经论 带脉关脉左右弹。

经脉 带脉起于季胁，周围一周，如束带然。

主病 越人曰：带之为病，腹满，腰溶溶如坐水中。溶溶，缓纵之貌。

《明堂》曰：女人少腹痛、里急、瘕疝、月事不调、赤白带下。

杨氏曰：带脉总束诸脉，使不妄行；如人束带而前垂。此

---

① 瘛（wàn）：手足麻痹。

② 髋窌（liáo）：腰下髋部的穴位。《奇经八脉考》"髋，髀骨也。窌，腰下穴也。"

脉若固，即无带下漏经之症矣。

阴维脉

经论 阴维脉尺外斜上至寸。斜上者，不由正位而上。斜向大指名曰尺外，斜小指名曰尺内。叔和曰：寸口脉从少阳斜至厥阴，是阴维脉也。

经脉 阴维起于诸阴之交，发于内踝上五寸，循股入小腹，循胁上胸，至顶前而终。

主病 叔和曰：动苦癫痫、僵仆、羊鸣，又苦僵仆、失音、肌肉痹痒，应时自发，汗出、恶风，身洗洗然也。取阳白、金门、仆参。又曰：阴维脉沉大而实者，主胸中痛，胁下支满，心痛。脉如贯珠者，男子两胁下实，腰中痛；女子阴中痛，如有疮状。

阳维脉

经论 阳维脉尺内斜上至寸。

叔和曰：寸口脉从少阴斜至太阳，是阳维脉也。

或言从右手手少阳三焦，斜至寸上手厥阴心包之位，为阴维；从左手足少阴①肾，斜至寸上手太阳小肠之位，为阳维也。

经脉 阳维脉起于诸阳之会，发于足外踝下一寸五分，循膝上髀厌②，抵少腹，循头入耳，至本神而止。

主病 叔和曰：动苦肌肉痹痒，皮肤痛，下部不仁，汗出而寒。又苦癫仆、羊鸣，手足相引，甚者失音不能言，宜取客主人。

---

① 阴：此字原脱，据《脉贯》补。
② 髀厌：股后骨，即环跳。

洁古云：卫为阳，主表。阳维受邪为病在表，故苦寒热。营为阴，主里。阴维受邪为病在里，故苦心痛。阴阳相维，则，营卫和谐；营卫不谐，则怅然失志，不能自收持矣。

人身有经脉、络脉。直行曰经，旁支曰络。经凡十二，手之三阴三阳，足之三阴三阳是也；络凡十五，乃十二经各有一别络，而脾又有一大络，并任、督二络为十五也。共二十七气，相随上下，如泉之流，不得休息。阴脉营于五脏，阳脉营于六腑，阴阳相贯，如环无端，其流溢之气入于奇经，转相灌溉。奇经凡八脉，不拘制于十二正经，无表里配合，故谓之奇。盖正经犹沟渠，奇经犹河泽。正经之脉隆盛，则溢于奇经，故秦越人比之天雨，沟渠溢满，霶霈①河泽，此《灵》《素》未发之旨也。

阳维起于诸阳之会，由外踝而上行于卫分。阴维起于诸阴之交，由内踝而上行于营分，为一身之纲维也。营卫俱阴阳相维也，则知阳脉之维于头目、手足、颈项、肩背，诸阳无一不到。其脉不荣，则不能维。在头目无维则眩，在颈项肩背无维则僵，在手足无维则仆矣。则知阴脉之维于胸腹，诸阴无一不到。其脉不荣，则不能维。在胸腹胁失所维，则动筑而刺痛矣。是以阳维络一身之阳，阴维络一身之阴也。

阳跷起于跟中，循外踝，上行于身之左右。阴跷起于跟中，循内踝，上行于身之左右。所以使机关之跷捷也。

督脉起于会阴，循背而行于身之后，为阳脉之总督，故曰阳脉之海。

任脉起于会阴，循腹而行身之前，为阴脉之承任，故曰阴脉之海。

冲脉起于会阴，夹脐而行，直冲于上，为诸脉之冲要，故曰十二经脉之海。

---

① 霶霈（pāng pèi）：形容雨下得很大。

带脉则横围于腰，状如束带，所以总约诸脉者也。

是故阳维主一身之表，阴维主一身之里，以乾坤言也。阳跷主一身左右之阳，阴跷主一身左右之阴，以东西言也。督脉主身后之阳，任脉主身前之阴，以南北言也。带脉横束诸脉，以六合言也。是故医而知乎八脉，则十二经、十五络之大旨无不得也。

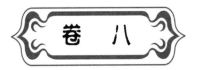

妇人妊娠诊分男女脉法

《阴阳应象》篇曰：天地者，万物之上下也。阴阳者，血气之男女也。左右者，阴阳之道路也。水火者，阴阳之征兆也。阴阳者，万物之能始也。

《阴阳别论》篇曰：阴搏阳别，谓之有子。

王启玄注曰：阴，谓尺中也。搏，谓搏触于手也。尺脉搏击与寸脉殊别，阳气挺然，则为有妊之兆。

陈自明《良方》曰：搏者，近也，谓阴脉逼近于下，阳脉别出于上，阳中见阳，乃阳施阴化，法当有子。

戴同父《刊误》谓：寸微尺数也。

《脉指南》曰：脉动人产门者，有胎也。谓脉出尺外，名曰产门。又云：尺中脉数而旺者，胎脉也，为血盛也。

王宏翰按：细绎《内经》并诸家之论，谓阴搏阳别，则尺脉搏击于手者，乃数滑有力，而寸脉来微有别异于尺，则是寸脉来微殊别与尺脉之滑数，是有子之象也。而陈自明之论阳中见阳，则是寸数，与《内经》之言有异矣。但孕子之脉，原有寸、关、尺俱数之脉，而此节之经文，乃寸微尺数之旨也。

"平人气象"篇曰：少阴脉动甚者，妊子也。

全元起注作足少阴。

王启玄注作手少阴动脉者，大如豆，厥厥动摇也。脉阴阳相薄，名曰动也。

　　王叔和《脉经》曰：心主血脉，肾名胞门、子户，尺中肾脉也。尺中之脉，按之不绝，法妊娠也。

　　王宏翰按：全元起、王冰二家之注，各执一见，而叔和合而同论，细绎其义。但手少阴，心也，心主血脉；足少阴，肾也，肾主藏精，精血调和，交会孕子之征也。言心肾二部之脉动甚，或一部之脉动甚者，皆妇人怀娠之象也。

　　"腹中"篇曰：何以知怀子之且生也？岐伯曰：身有病而无邪脉也。按：身有病者，谓经闭也。夫脉来而断绝者，经闭月水不利也。今病经闭，而脉来如常有神不断绝者，是妊娠也。

　　《脉经》曰：三部脉浮沉正等，按之无绝者，有娠也。妊娠初时寸微小，呼吸五至，三月而尺数也。脉滑疾，重以手按之散者，胎已三月也。脉重手按之不散，但疾不滑者，五月也。

　　王宏翰按：脉浮沉正等者，即仲景所谓寸关尺三处之脉大小浮沉迟数同等也。仲景以同等谓阴阳平和之脉，病虽剧当愈。此大概论病人之脉也。叔和谓：妇人之脉三部浮沉正等，又按之无绝者，谓阴阳和洽，有娠之兆也。

　　又曰：妊娠四月欲知男女法：左疾为男，右疾为女，俱疾为生二子。

　　又曰：得太阴脉为男，太阳脉为女。太阴脉沉，太阳脉浮。

　　又曰：左手沉实为男，右手浮大为女；左右手俱沉实猥生①二男，左右手俱浮大猥生二女。

　　戴同父曰：《脉经》虽曰太阴脉沉为男，太阳脉浮为女，亦不明言以何部为太阳太阴，不若后条浮大为女，沉实为男之明

---

　　①　猥（wěi）生：多生，多胎。

白也。

《脉经》曰：尺脉左偏大为男，右偏大为女，左右俱大产二子，大者如实状。

又曰：左右尺俱浮为产二男，不尔则女作男生；左右尺俱沉为产二女，不尔则男作女生也。

戴同父曰：前云右浮大为女，左沉实为男，是独以左右脉各异立言。今左右俱浮为二男，俱沉为二女，是并左右两尺脉一同，以其于诸阳男，诸阴女，未尝有差也。左沉实、左①疾、左偏大与俱浮，或以脉，或以位，皆阳也。右浮大、右疾、右偏大与俱沉，或以脉，或以位，皆阴也。

《脉经》曰：遣娠妇面南行，呼之左回首者是男，右回首是女也。

又曰：看上圊时，夫从后急呼之，左回首是男，右回首者是女也。

楼全善曰：按朱丹溪言，男受胎在左子宫，女受胎在右子宫。是言大契是说也。盖男胎在左则左重，故回首时慎护重处而就左也；女胎在右则右重，故回首时慎护重处而就右也。推之于脉，其义亦然。胎在左，则血气护胎而盛于左，故脉亦从之，而左疾为男，左大为男也；胎在右，则血气护胎而盛于右，故脉亦从之，而右疾为女，右大为女也。亦犹经云"阴搏阳别，谓之有子"，言胎处在脐腹之下，则血气护胎而盛于下，故阴之尺脉鼓搏有力，而与阳之寸脉殊别也。又如痈疽发上，则血气从上而寸脉盛；发下，则血气从下而尺脉盛；发左，则血气从左而左脉盛；发右，则血气从右而右脉盛也。丹溪以左大顺男，右大顺女，以医人之左右手言，盖智者之一失也。

---

① 左：原作误"右"，据《脉诀刊误》改。

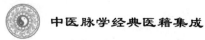

《脉经》曰：妇人妊娠，其夫左乳房有核是男，右乳房有核是女也。

宏翰按：此言妻孕而夫乳有核，其言似谬，恐衍文多一"夫"字。但女孕则女乳有核，其理可通。学者宜甚审之。

《脉经》曰：妇人怀娠，离经，其脉浮，设腹痛引腰脊，为今欲生也。但离经者，不病也。

又：妇人欲生，其脉离经，夜半觉，日中则生也。离经者，离乎经常之脉也。

王子亨云：妊娠，其脉三部俱滑大而疾，在左则男，在右则女。

《脉指南》曰：关上一动一止者一月，二动二止者二月。余仿此。

《脉诀刊误》云：滑疾按微胎三月，但疾不散五月母。

若怀胎五月，是以数足胎成就而结聚，必母体壮热，当见脉息躁乱，非病苦之症，乃五月胎已成，受火精，故身热脉乱，原无他病也。

女腹如箕，男腹如釜。欲产之脉，散而离经；新产之脉，小缓为吉。实大弦牢，其凶可明。

预辨男女阴阳算法歌

娠妇男女预知生，阴阳算法最分明。男系单岁双月受，双岁单月亦男形。若在单岁单月受，双岁双月女胎成。依此产来多有寿，若还反此命难成。

如娠妇二十一岁，在二、四、六等月受胎者必男，在正、三、五等月受者必女。倘应男而产女，应女而产男者，后皆不育，或寿夭也。

死绝脉有十四可决短期法

《素问·大奇论》

脉至浮合，浮合如数，一息十至以上，是经气予不足也。微见，九十日死。浮合者，如浮浪之合，后以催前，数数而来，一息之间，遂有十至以上之脉，是十二经脉之气，五脏之精气，皆衰夺极尽。微见，初见也。始见此脉，其死仅在九日与十日之间耳。盖肺主元气，其成数在九。脾主五脏，其成数在十也。予，与同。

脉至如火薪然，是心精之予夺也，草干而死。脉来如火薪之然，乃洪大无根无神之脉，是邪气热极，心精被夺。夏为木令犹尚未绝；至秋尽冬初，草干之候，寒水令行，心火受克而死。

脉至如散叶，是肝气予虚也，木叶落而死。散叶者，漂浮无根之状。肝木大虚，木遇金而负，遇秋而凋，故深秋而死也。

脉至如省客，省客者，脉塞而鼓，是肾气予不足也，悬去枣华而死。

马玄台曰：省客者，暂去暂来也。正以脉本闭塞，而复有鼓击于指之时，是肾气全衰，本源亏极，鼓不常鼓，而闭塞自如也。枣花之候，木衰火旺，水安胜之？故曰悬去枣华而死也。悬去，犹俗云虚度也。

李士材曰：省者，禁也，故天子以禁中为省中。塞者，沉而不利也；鼓者，搏而有力也，伏藏于内，而鼓①搏，正如禁宾客而不见，独居于内而恣肆也，故曰如省客也，是肾气不宁之故也。枣华去，则当长夏也，土旺水败，肾虚者不能支也。二者之论，从李氏为妥。

脉至如丸泥，是胃精予不足也，榆荚落而死。丸形圆而泥性轻，脉来如珠转动，浮涩而无根，则中和胃气已夺，至秋冬之交，而榆荚始落之候，乃水令方张，来侮胃衰之土而死矣。

脉至如横格，是胆气予不足也，禾熟而死。横格者，如横木之

――――――――

① 鼓：此字坏脱，据《四诊扶微》补。

格在指下，且长且坚，真脏脉见，禾熟秋深，金令肆行，木被克败而死矣。

脉至如弦缕，是胞精予不足也。病善言，下霜而死；不言，可治。弦缕者，如弓弦之急，如缕之细也。胞者，心胞络也。言者，心声也。火过极而神明无以自持，则多言不休也。夫脉急细，则反其洪大之常。善言则丧其神明之守，方霜下而水令司权，火当绝矣。

脉至如交漆，交漆者，左右旁至也。微见，三十日死。交漆者，以漆绞去其渣也。脉来如绞①漆之状，是左右旁至，有降无升，有出无入，大小不匀，前盛后虚。脏腑衰夺，阴阳乖乱。初见此脉，必期其三十日而死，盖月魄之生死，以三十日为盈虚故也。

脉至如涌泉，浮鼓肌中，太阳气予不足也，少气，味韭英而死。涌泉者，有升无降，有出无入，势甚汹涌，莫能遏御也。脉来浮鼓于肌肉之上，而乖违其就下之常，膀胱衰竭，阴精不能上奉，故少气耳。韭英初发，木令当权，则水官谢事矣，故死。

脉至如颓土之状，按之不得，是肌气予不足也，五色先见黑，白垒发而死。颓土者，颓败之土也，虚而无根，按之全无也。肌气，即脾气，脾主肌肉也。黑为水色，土虚而水无所畏，反来乘之也。垒即蔂，即蓬蔂也。蔂有多种，而白者发于春，当木旺之时，土安得而不败乎？

脉至如悬雍，悬雍者，浮揣切之益大，是十二俞之予不足也，水凝而死。悬雍者，乃喉间下垂之肉，音声之机也。脉来如悬雍，浮揣切之益大，即知重按之必空矣，是孤阳亢极之象也。十二俞在背，即五脏六腑十二经之所系也。水凝为冰，乃阴盛之候，而孤阳安有不绝乎？

脉至如偃刀，偃刀者，浮之小急，按之坚大急，五脏菀热，寒热独并于肾也，其人不得坐，立春而死。浮之小急，如刀口也。按之坚大且急，如刀背也。菀者，积结也。五脏精衰而结热，故发寒热也。阳王则阴消，故独并于肾也。腰者肾之府，肾虚则不能起坐。迨立春阳气用事，阴日衰而死矣。马玄台谓此脉当见于尺部。

吴鹤皋谓：不得坐，臀肉消也。

---

① 绞：据上文，似应作"交"。

脉至如丸，滑不直手，不直手者，按之不可得也，是大肠气予不足也，枣叶生而死。脉至如丸之滑，其实有形。今圆活不直手，似乎无形也，大肠庚金之精气已败，而将脱之兆。新夏枣叶初生，火旺之候而死矣。

脉至如华者，令人善恐，不欲坐卧，行立常听，是小肠气予不足也，季秋而死。华者，草木之花也，在枝叶而不在根，乃轻浮虚而脱神也。小肠之气通于心经，小肠不足，故心痛善恐，不欲坐卧者，心神怯而不宁也。行立常听者，恐惧之心生疑耳。丙火墓于戌，故当季秋而死也。

逍遥馆脉综六气配六部图诊脉发病辨误论

左寸			左关			左尺		
浮	中	沉	浮	中	沉	浮	中	沉
立夏十五日	谷雨五日	谷雨十日	清明十日	清明五日	春分十五日	惊蛰十五日	雨水十日	立春十日	立春五日	大寒十五日	小寒十五日	冬至五日	冬至十日	大雪五日	大雪五日	小雪十五日	
二之气少阳君火			初之气厥阴风木			终之气太阳寒水		

左手主气图

左寸			左关			左尺		
浮	中	沉	浮	中	沉	浮	中	沉
小满十五日	芒种五日	芒种十日	夏至十日	夏至五日	小暑十五日	大暑十五日	立秋十日	处暑十日	处暑五日	白露十五日	秋分十五日	寒露五日	寒露十日	霜降十日	霜降五日	立冬十五日	
三之气少阳相火			四之气太阴湿土			五之气阴明燥金		

右手主气图

左手尺部，肾、膀胱之脉所出，太阳寒水也。主小雪、大雪、冬至、小寒，候左肾、膀胱、小肠、前阴、腰臀也。关部，肝、胆之脉所出，厥阴风木也。主大寒、立春、雨水、惊蛰，候肝、胆、胁肋、背膊也。寸部，心、膻中之脉所出，少阴君火也。主春分、清明、谷雨、立夏，候心、膻中、喉嗌、肩膊、头项背也。

右手尺部，肾、大肠之脉所出，少阳相火也。主小满、芒种、夏至、小暑，候右肾、大肠、后阴、尻腘也。关部，脾、胃之脉所出，太阴湿土也。主大暑、立秋、处暑、白露，候脾、胃、膜膈、脐腹也。寸部，肺、大肠之脉所出，阳明燥金也。主秋分、寒露、霜降、立冬，候肺、胸中、胃口、咽、头、面也。

按六气配寸关尺六部，以候节气之脉病。此图载在《逍遥馆脉综》，系明朝姑孰①人孙略字叔谋所辑。余细阅文词，而孙叔谋亦集前人之笔，则此图流传已久。而今李士材《诊家正眼》亦有此图。但士材之图比此图之节气稍有互异，然议论俱似是而实非也，且诊脉家用之不验。今将一二节辨论，正误于后。

图云：诊得六部之中独异者，病看在何部分，属何气候，依图断之。如左关中分，候脉独弦大，则知立春后雨水边有风热之患，盖弦主风而大主热也。假如秋令诊得此脉，恐不久即有疟疾之病作矣，岂能待过冬而至春之久而发病乎？殊属不合，今正之。

图云：右尺沉分独缓滞实大，则小满芒种边有湿热之病，盖缓滞主湿，实大主热也。假如秋令，诊得此实大之脉，当即有下焦火旺，或大便难，或小便淋涩等病，何能待过至来岁小

---

① 姑孰：古镇名，即今安徽省当涂县城。

满芒种时、有半载余之久而始发病乎？以实理揆之，决无此理也。大抵此图与太素脉法同，但太素赖风鉴同用，乃江湖之流派。今此图欲将脉之实理而行，何能见验？予特辨其误而正之，庶免后学有捕风之叹云尔。

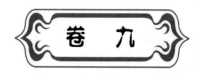

运气摘要

司天运气总论

　　原夫五运六气之学，《内经》备载，马玄台注释甚详。及读王启玄《玄机密语》，广博详晰，分门条列，可谓无余蕴矣。顾征之民病，有不能尽验者。盖因运气流行，有偏隅方向，原不能处处概然也。但民之疾厉，多有因于天时岁气者，平时若不讲明，临症曷①以致用？奈②今之习医者，止为谋生射利之计，浅学而不究及之，无怪乎医道之日晦也。予所望者，惟赖有志之士，不为习俗所拘，殚格致之学，尽心参究，则不特运气之说无难融会于胸中，进而推之，即天地化育之本，身心性命之原，贯而通之，固有道矣。学者其可自画③乎？曩④著《医学原始》，已将天地之形体，火气水土四元之性情，风云雷雨之变化，讲论明晰。至于五星列宿之照临，实关气运，其理难以骤明，此系天文家之学，予另有《乾坤格致》可考。今止摘运气

---

　　① 曷（hé）：何，怎么。

　　② 奈：如何，怎样。

　　③ 自画：自我满足，停止不前。

　　④ 曩（nǎng）：从前，过去。

纲领，以备时行民疾。诊脉用药，又当临症活泼，若拘某年为某政，执某药以治之，是胶柱而鼓瑟也。今将大义，立图立说于后，以便为初学之阶梯，免浩瀚①之苦云尔。

五运六气图论

五运者，金木水火土也；六气者，风寒暑湿燥火也。其法合十干为五运，对十二支为六气。运有主运、客运，气有主气、客气。天以六气动而不息，上应乎客；地以五行静而守位，下应乎主。

运有南北二政，惟土运为南政，甲己二年是也。盖土位居中，面南行令故也。金木水火四运为北政，乙丙丁戊庚辛壬癸八年是也，皆以臣事，北面受令故也。

甲己之岁，土运统之；乙庚之岁，金运统之；丙辛之岁，水运统之；丁壬之岁，木运统之；戊癸之岁，火运统之也。

总论

运乃五年一周，气则六期环会。五运有太过、不及，有平运，有大运，有主运、客运也。太过者，甲、丙、戊、庚、壬五阳干也；不及者，乙、丁、己、辛、癸五阴干也。太过之年，大寒前十三日交，名曰先天；不及之年，大寒后十三日交，名曰后天；平运者，司天与运同气也。或太过而司天克气，或不及而年支相合，谓之岁会；或月干与之相符，或交初气，日干时干与之相合，谓之干德符。值之者，物生脉应，无相先后，皆平运也。正大寒日交，名齐天。大运者，本年年干也。主运者，每年皆以木运，从大寒日始，以次相生，至水而终，每运

---

① 瀚：原误作"汗"，据文义改。

各主七十二日零五刻，岁岁皆然也。客运者，如甲为土，乙为金，以次相生，至癸为火，逐岁变迁也。六气有司天，有在泉，有主气客气，有正化、对化也。主气者，每年皆以木气从大寒始，以次相生，至水气而终，每气各主六十日奇八十七刻半，岁岁皆然也。客气者，以本年年支后第三支起，如子年子后第三支是戌，戌属水，就以水气从大寒日始为初气，即在泉左间也；木为二气，即司天右间也；火为三气，即司天火气也；土为四气，即司天左间也；金为五气，即在泉燥金也；水为终气，即在泉右间也。每气各主六十日奇八十七刻半，每年一易也。以客加主，客胜主则从，主胜客则逆。凡司天主上半年，在泉主下半年。此运气之大概也。

天干之生五行之位五音之运
生成之数太过不及平运总图

水，一羽。火，二徵。木，三角。金，四商。土。五宫。阳干为太太数成，阴干为少少数生。

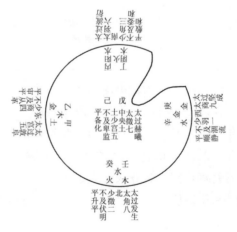

如丙辛水运，丙为太羽，其从成数六；辛为少羽，其从生数一之类也。但土无成数，皆从生数五也。

每年司天在泉正化对化之图

正司化令之实，对司化令之虚。正化从本生数，对化从标成数。
土无成数皆从生数，故正化对化皆从五也。

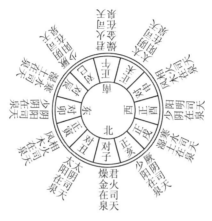

六气分上下左右而行天令，十二支分节令时日而司地化。然以六气而加于十二支，则有正化、对化之不同。如厥阴之司于巳亥者，以厥阴属木，木生于亥，故正化于亥，对化于巳也。少阴司于子午者，少阴为君火，当正南离位，故正化于午，对化于子也。太阴司于丑未者，以太阴属土居中，旺于西南，故正化于未，对化于丑也。少阳司于寅申者，以相火卑于君火，生于寅，故正化于寅，对化于申也。阳明司于卯酉者，以阳明属金，酉为西方金位，故正化于酉，对化于卯也。太阳司于辰戌者，以太阳为水，辰戌属土，雨水行土中，而戌居西北，为水渐旺之乡，故《洪范·五行》以戌属水，故正化于戌，对化于辰也。皆以阴阳之盛衰，合于十二辰，以明正化对化之理也。

每年主气客气之图

内图是主气，主气又名地气。年年如此，千古不易。

外图是客气，客气又名天气。年年更换，六岁相同。

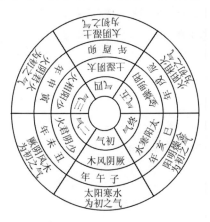

假如子午年，初气太阳、二气厥阴、三气少阴之类。丑未年，初气厥阴、二气少阴、三气大阴之类，推之是也。

按：客气，《六微旨大论》曰：上下有位，左右有纪。故少阳之右，阳明治之；阳明之右，太阳治之；太阳之右，厥阴治之；厥阴之右，少阴治之；少阴之右，太阴治之；太阴之右，少阳治之。此谓气之标，盖南面而待之也。

子午岁气热化之图

甲子甲午，岁名敦阜①。庚午庚子，岁名坚成②。丙子丙午，岁名流

---

① 敦阜（fù）：敦，厚也；阜，高也。此言土太过之年。

② 坚成：坚固而成物。

衍①。戊子戊午，岁名赫曦②。壬午壬子，岁名发生③。

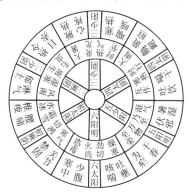

下六图，皆岁气加盘图也。内盘属天，天主动，客气也，故一岁而一迁；外盘属地，地主静，主气也，故常守其位。如子午岁则初气太阳加厥阴，丑未岁则初气厥阴加厥阴之类，主客相并而病生焉。每岁具图于后。

丑未岁气湿④化之图

乙丑乙未，岁名从革⑤。辛未辛丑，岁名涸流⑥。丁未丁丑，岁名敷和⑦。已丑己未，岁名卑监⑧。癸未癸丑，岁名升明⑨。

---

① 流衍：流行而满溢。

② 赫曦（xī）：赫，盛大；曦，阳光。此言火太过之。

③ 发生：万物初生，发展迅速。此言木大过之年。

④ 气湿：此二字坏脱，据《四诊抉微》补。

⑤ 从革：金从火化而变革。意为金不及之年。

⑥ 涸流：水液枯涸而流断。意为水不及之年。

⑦ 敷和：敷布和气，以生万物。意为木平气之年。二字原脱，据《四诊抉微》补。

⑧ 卑监：卑，低下也；监，受困也。意为土不足乏年。二字原脱，据《四诊抉微》补。

⑨ 升明：上升而显明。意为火平气之年。

第四辑

中医脉学经典医籍集成

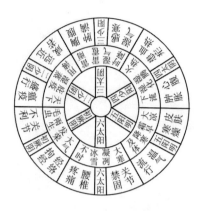

寅申岁气火化之图

丙寅丙申，岁名流衍。壬申壬寅，岁名发生。戊寅戊申，岁名赫曦。甲申甲寅，岁名敦阜。庚寅，岁名审平①。庚申，岁名坚成。

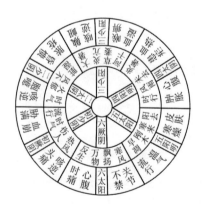

---

① 审平：审慎而平定。意为金子气之年。

· 658 ·

卯酉岁气燥化之图

丁卯丁酉，岁名敷和。癸卯癸酉，岁名伏明①。己酉己卯，岁名卑监。乙卯，岁名从革。乙酉，岁名审平。辛卯辛酉，岁名涸流。

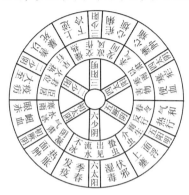

辰戌岁气寒化之图

戊辰戊戌，岁名赫曦。甲戌甲辰，岁名敦阜。庚辰庚戌，岁名坚成。丙辰丙戌，岁名流衍。壬辰壬戌，岁名发生。

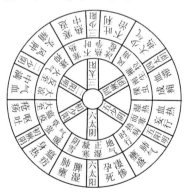

---

① 伏明：阳德不彰，光明伏藏。意为火不及之年。

巳亥岁气风化之图

己巳己亥，岁名卑监。乙巳乙亥，岁名审平。辛巳辛亥，岁名涸流。丁巳丁亥，岁名敷和。癸巳，岁名升平①。癸亥，岁名伏明。

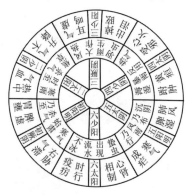

每年交六气时节日图

五日为一候，一候金水木火土周也。三候为一节，以为三才之道也。三月为一时，亦乾象也。四时为一岁，乃四曜之义也。每气主二月令，每令主二节，其时刻交气可以类推。

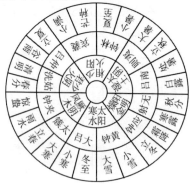

---

① 升平：同"升明"，为火平气之年。

先天八卦后天八卦九宫分野总图

内图为先天，外围为后天。

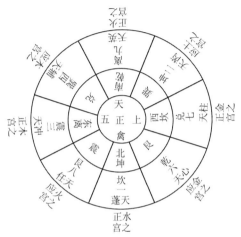

九宫分野。

九宫八风图

　　太乙者，岁神也。常以冬至之日，居坎方叶蛰之宫，计四十六日；立春居艮方天留之宫，计四十六日；春分居震方仓门之宫，以此照图推之也。太乙移日，天必应之以风雨。若此日有风雨，则岁美，民安少病。先于所移之日而有风雨，则天必多雨；后于所移之日而有风雨，则民必多汗。其风从所居之乡来，如冬至日来自北方，春分日来自东方之谓，是之谓实风也，主生长以养万物也；或从其冲后而来，如冬至日从南方、西方而来，春分从西方、北方而来，是之谓虚风也，主杀害以伤人也。谨候虚风以避之，惟圣人避之如矢石，所以邪勿能伤。如风从南方来，名曰大弱风。南方属火，为心主热，其伤人也，内舍于心，外在于脉，其气主病为热。风从西南方来，名曰谋风。其伤人也，内舍于脾，外在于肌，其气主病为弱。风从西方来，名曰刚风。西属金，为肺主燥，其伤人也，内舍于肺，外在皮肤，其气主病为燥。从西北来者，名曰折风，其内伤于小肠，而外在手太阳之脉。从北方来，名曰大刚风。其伤人也，内舍于肾，而外在于骨，及肩背内之膂筋，其气主病为寒。从东北来，名曰凶风，其内伤于大肠，而外在两胁旁骨，下及肢节，以大肠于别腑不同，皆能受伤也。从东方来，名曰婴儿风，其伤人，内舍于肝，外在筋纽，其气主病为身湿，以风为婴儿，其气尚柔，不能胜湿故也。从东南来，名曰弱风，以未主土，其内伤于胃，而外在肌肉，其气主病体重。此八风者，皆从其虚之乡来，乃能病人。三虚相搏，则为暴病卒死；两实一虚，病则为淋露寒热。犯雨湿之地，则为痿。故圣人避风如避矢石。其有三虚而偏中邪风，则为击仆偏枯矣。

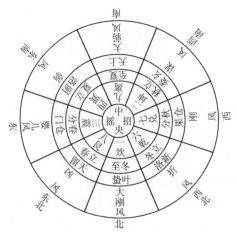

运气十一法

六十年内，有天符十二年，岁会七年，同天符六年，岁会同天符二年，同岁会六年，太乙天符四年，支德符四年，顺化运十二年，天刑运十年，小逆运十二年，不和运十二年。

运与司天相合曰天符

如戊子、戊午为火运，司天乃少阴君火，运与司天皆火，则为合，故曰天符。其己丑、己未、乙卯、乙酉[①]、丙辰、丙戌、戊寅、戊申、丁巳、丁亥共十二年也。

运临本气之上谓岁会 即运与地支合也

如丙子年，丙为水运，子乃属水，则运与子合，故曰岁会。其丁卯、甲辰、己未、甲戌、戊午、乙酉共七年，皆是岁会也。

太过之运与在泉合曰同天符

谓之同者，岁运与在泉合，阳年曰同天符，阴年曰同岁会。

如庚子、庚午年，为金运，运与在泉阳明燥金合，故曰同天符。其壬寅、壬申、甲辰、甲戌，共六年，亦皆同天符也。

岁会同天符

如甲辰、甲戌二年是也。

---

① 乙酉：此二字原脱，据旁注补。

不及之运与在泉合谓同岁会

如辛丑、辛未年，辛为水运，与在泉太阳寒水合，故曰同岁会。其癸卯、癸酉、癸巳、癸亥亦是，共六年也。

天符岁会相合曰太乙天符

如己丑、己未二年，己为土运，又司天太阴湿土，丑未又属土，乃三合会也，故曰大乙天符。其戊午、乙酉亦是，共四年也。

运与四孟月相合谓支德符

如寅属木，春孟月也，壬寅年木运临之；巳属火，夏孟月也，癸巳年火运临之；申属金，秋孟月也，庚申金运临之；亥属水，冬孟月也，辛亥水运临之是也。六十年中，止有此四年也。

天气生运曰顺化

如甲子、甲午、甲寅、甲申四年，乃少阴君火，下生甲土之运也；其壬辰、壬戌二年，水下生木也；乙丑、乙未二年，土下生金也；辛卯、辛酉二年，金下生水也；癸巳、癸亥二年，木下生火也，共一十二年也。

天气克运曰天刑运

如庚子、庚午年为金运，子午少阴君火，下克金运，故曰天刑。余仿此推之。如辛丑、辛未、庚寅、庚申、丁酉、丁卯、戊辰、戊戌、己亥、己巳，共一十年也。

运生天气曰小逆

如壬子、壬午年，丁壬木运，子年少阴君火，木上生下火，故曰小逆。余仿此推之。如辛巳、辛亥、癸丑、癸未、壬寅、壬申、己卯、己酉、庚辰、庚戌，共十二年也。

运克天气曰不和

如丙子、丙午、丁丑、丁未、丙寅、丙申、癸卯、癸酉、甲辰、甲戌、乙巳、乙亥共十二年也。

按：经曰：天符谓执法，岁会谓行令，太乙天符谓贵人。邪之中人，则执法者，其病速而危；行令者，其病徐而待；贵人者，其病暴而死也。

六气司天所主天时诗

风木司天主有风，少阴君火日融融，相火当权多酷热，太阴湿土雨濛濛，燥金用事多清肃，寒水当时冷气攻。

六气司天所主民病诗

风木司天多掉眩，少阴疮疡热相煎，相火流行瘟疫盛，太阴湿土胃家愆，燥金用事多皮揭，寒水当权筋骨挛。

主运诗

大寒木运始行初，清明前三火运居，芒种后三土运是，立秋后六金运推，立冬后九水运伏，周而复始万年如。

客运诗

甲己化土南政君，丙辛水运乙庚金，丁壬化木戊癸火，此为北政居于臣。

司天在泉诗

子午少阴君火天，阳明燥金应在泉，丑未太阴湿土上，太阳寒水雨连绵，寅申少阳相火旺，厥阴风木地中联，卯酉却与子午倒，辰戌巳亥亦皆然。

卯酉年阳明司天，少阴在泉。辰戌年太阳司天，太阴在泉。巳亥年厥阴司天，少阳①在泉。以此推之是也。

主气诗

大寒厥阴气之初，春分君火二之隅，小满少阳为三气，大暑太阴四相呼，秋分阳明是五位，小雪太阳六之余。

客气诗

子午太阳寒水始，丑未厥阴风木通，寅申少阴君火初，卯酉太阴湿土是，辰戌少阳相火光，巳亥阳明燥金主。

此诀乃轮流数去之法。假如子午年，初气大阳，二气厥阴，三气少阴，四气大阴，五气少阳，六气阳明。又如丑未年，初气便是厥阴，二气

---

① 阳：原误作"阴"，据《四诊抉微》及文义改。

少阴，三气太阴之类①，余仿此。

二十四气七十二候生
旺可推运气盛衰章

立春正月节，斗指艮，土旺木相。

雨水正月中，斗指寅，寅木用事。

惊蛰二月节，斗指甲，甲木用事。

春分二月中，斗指卯，木旺木相。

清明三月节，斗指乙，乙木用事。

谷雨三月中，斗指辰，辰土用事。

立夏四月节，斗指巽，木旺火相。

小满四月中，斗指巳，巳火用事。

芒种五月节，斗指丙，丙火用事。

夏至五月中，斗指午，火旺土相。

小暑六月节，斗指丁，丁火用事。

大暑六月中，斗指未，未土用事。

立秋七月节，斗指坤，土旺金相。

处暑七月中，斗指申，申金用事。

白露八月节，斗指庚，庚金用事。

秋分八月中，斗指酉，金旺金相。

寒露九月节，斗指辛，辛金用事。

霜降九月中，斗指戌，戌土用事。

立冬十月节，斗指乾，金旺水相。

小雪十月中，斗指亥，亥水用事。

---

① 类：此字坏脱，据《四诊抉微》补。

大雪十一月节，指壬，壬水用事。

冬至十一月中，指子，水旺土相。

小寒十二月节，指癸，癸水用事。

大寒十二月中，指丑，丑土用事。

以上节气十二，中气十二。每五日为一候，三候为一节气。共节气有二十四，候有七十二也。